高职高专规划教材
护理系列

总主编 王维利

# 五官科护理学

刘安诺 刘东梅 ◎ 主编

北京师范大学出版集团
BEIJING NORMAL UNIVERSITY PUBLISHING GROUP
安徽大学出版社

**图书在版编目(CIP)数据**

五官科护理学/刘安诺,刘东梅主编. —合肥:安徽大学出版社,2019.7
高职高专规划教材. 护理系列
ISBN 978-7-5664-1822-7

Ⅰ. ①五… Ⅱ. ①刘… ②刘… Ⅲ. ①五官科学－护理学－高等职业教育－教材
Ⅳ. ①R473.76

中国版本图书馆 CIP 数据核字(2019)第 180752 号

## 五官科护理学

刘安诺 刘东梅 主编

| | |
|---|---|
| 出版发行： | 北京师范大学出版集团<br>安 徽 大 学 出 版 社<br>(安徽省合肥市肥西路3号 邮编230039)<br>www.bnupg.com.cn<br>www.ahupress.com.cn |
| 印　　刷： | 安徽昶颉包装印务有限责任公司 |
| 经　　销： | 全国新华书店 |
| 开　　本： | 184mm×260mm |
| 印　　张： | 26 |
| 字　　数： | 508 千字 |
| 版　　次： | 2019 年 7 月第 1 版 |
| 印　　次： | 2019 年 7 月第 1 次印刷 |
| 定　　价： | 52.00 |

ISBN 978-7-5664-1822-7

| | | | |
|---|---|---|---|
| 策划编辑：刘中飞　武溪溪 | | 装帧设计：李　军 | |
| 责任编辑：武溪溪 | | 美术编辑：李　军 | |
| 责任印制：赵明炎 | | | |

**版权所有　侵权必究**
反盗版、侵权举报电话：0551—65106311
外埠邮购电话：0551—65107716
本书如有印装质量问题,请与印制管理部联系调换。
印制管理部电话：0551—65106311

# 本书编委会

主　编　刘安诺　刘东梅
副主编　夏晓华　滕晓菊　宫　娟
编　者　(以姓氏笔画为序)
　　　　马文娜　刘东梅　刘安诺　李火把
　　　　周苗苗　赵　龙　宫　娟　夏晓华
　　　　滕晓菊　戴晓英

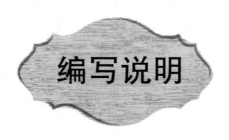

## 编写说明

受安徽大学出版社之邀，安徽医科大学护理学院携手全省高校护理学院（系）、医学专科院校护理系的教师和部分医院临床高级护理人员，共同编写了这套护理学专科专业教材。编写这套教材的目的很明确：一是为安徽省护理专业的教材建设打下基础；二是为安徽省护理专业教师提供一个教学交流的平台；三是为安徽省护理学科"十三五"规划的完成与发展作出贡献。编写全程都做了精心的设计。本套教材的编写思路和要求如下：

**态度知识技能并重**　学做人——是教育的基本要求，也是职业教育的重点；尊重他人与自己、认知社会与职业，提高学生的情商反映在教学的每一个环节；教师有责任以课堂教学为平台、以教材为媒介，帮助学生提高情商，帮助学生认知护理专业的职业价值，这在每册教材的每一章学习目标和内容中都有所体现。学知识——是学生的主要任务；能提高学生获取知识的积极性是优秀教材的特性之一；本套教材期望通过新颖活泼的编写方式来予以体现。学技能——是学生应用知识从事护理职业的关键。技能按其性质和表现特点，可区分为动（操）作技能和智力技能（如归纳、演绎、分析、写作之类）两种。护理专业学生的操作技能培养与教材中操作原则、流程的编写密切相关，而智力技能涉及教材内容编写的方方面面，我们强调在教材编写中，注意各种技能之间的相互影响，努力以学生已形成的技能来促进其新技能的形成，即技能正迁移；在教材内容编写中做到明确、准确、精确、有意义、有逻辑、有系统，前后呼应，融会贯通，避免学生已形成的技能阻碍了新技能的形成，即技能负迁移，这是本套教材努力追求的。

**编写体例新颖活泼**　学习和借鉴优秀教材特别是国外精品教材的写作思路、写作方法以及章节安排；摒弃传统护理专业教材中知识点表述按部就班、理论讲解抽象和枯燥无味的弊端；学习和借鉴优秀人文学科教材的写作模式，风格清新活泼。抓住学生的兴趣点，让教材为学生所用，便于学生自学，尤其是避免学生面对教材、面对专业课程产生畏难情绪。

**注重人文知识与专业知识的结合**　教材中适当穿插一些有趣的历史和现实事例;注重教材的可读性,改变专业教材艰深古板的固有面貌,以利于学生在学习护理专业知识的同时,提高其人文素质素养,起到教书育人的作用。

**以学生及职业特征为本**　现代教育观和职业教育规范要求我们教师在编写这套教材时,努力做到以学生为中心,以学生未来从事的护理职业特征为本,并且考虑到医疗卫生改革的现状和临床护理发展变化的趋势。在教材编写中多设置提问、回答等互动环节,为学生参与教学提供必要条件;教材发挥的作用是在学生听教师授课的同时,还要自己动手、动脑;强调锻炼学生的思维能力以及运用知识解决问题的能力。

**与时俱进更新教材内容**　将最新的知识吸收到教材中。教材中用到的示意图、实物图、实景图、流程图、表格、思考题等都要注重其前沿性,让学生开拓知识视野。

在这套教材出版后,我们期望全体参加编写的教师仍然能保持团队合作的精神,安徽医科大学护理学院愿意继续携手安徽省医学院校护理专业各学科教师,以校际学科教研组的形式开展学科学术研究和教学合作与交流,共同讨论使用本套教材时发现的问题与解决问题的方法,为这套教材再版做好准备。

王维利

2018 年于合肥

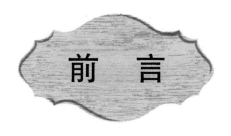

# 前　言

按照推进卫生与健康事业改革发展以及《健康中国2030规划纲要》的要求，护理专业发展要以人民健康为中心、以改革创新为动力、以人民需求为导向，适应医疗卫生改革发展的需求。如何培养适应社会需要的高水平护理人才，是当前护理教育的首要任务，而教材建设在提高人才培养质量中发挥着重要的基础性作用。

本书以护理人才培养目标为依据，以培养学生能力为重点，坚持思想性、科学性、启发性、先进性、实用性相结合的原则，力求反映五官科护理学教学、科研的最新研究成果；注重疾病的护理评估和护理措施，突出预防保健指导，将五官科护理学的内涵从单纯的疾病护理延伸到预防保健等健康的各个方面；强调人文知识向专业知识的渗透，体现人文关怀与整体护理观。

本书分为上、中、下三篇，共23章。每章设置"学习目标"版块，以便学生抓住学习重点；在章节中间插入"知识链接"版块，引导学生对学科前沿趋势、相关领域研究热点、最新研究成果等进行深层次思考；在每章重要疾病中设置"典型案例"版块，将护理程序有机地贯穿其中，引导学生建立临床思维，提高临床观察、分析、判断问题和解决问题的能力；同时每章附有复习思考题，再次突出本章节重点内容。

由于编者水平有限，书中缺点与不当之处在所难免，恳请专家和读者批评指正。

刘安诺<br>
2019年3月

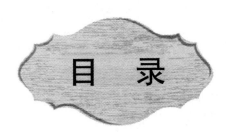

## 上篇　眼科护理

**第一章　眼的应用解剖与生理** ························· 3

　　第一节　眼球的应用解剖与生理 ························· 3
　　第二节　视路 ························· 8
　　第三节　眼附属器的应用解剖与生理 ························· 8
　　第四节　眼部血液循环和神经支配 ························· 12

**第二章　眼科患者的护理概述** ························· 14

　　第一节　眼科患者的护理评估与常用护理诊断 ························· 14
　　第二节　眼科患者常用检查和护理配合 ························· 17
　　第三节　眼科护理管理 ························· 25
　　第四节　眼科患者围手术期的护理 ························· 27
　　第五节　眼科常用护理技术操作 ························· 29

**第三章　眼睑和泪器病患者的护理** ························· 35

　　第一节　眼睑炎症患者的护理 ························· 35
　　第二节　眼睑功能、位置和先天异常患者的护理 ························· 39
　　第三节　泪液排出系统障碍患者的护理 ························· 44

**第四章　结膜病患者的护理** ························· 49

　　第一节　结膜炎患者的护理 ························· 49
　　第二节　翼状胬肉患者的护理 ························· 58
　　第三节　结膜干燥症患者的护理 ························· 60

## 第五章 角膜病患者的护理 ································· 63

第一节 细菌性角膜炎患者的护理 ······················ 63
第二节 单纯疱疹病毒性角膜炎患者的护理 ············· 65
第三节 真菌性角膜炎患者的护理 ······················ 68
第四节 角膜接触镜及其相关并发症的护理 ············· 70

## 第六章 晶状体病患者的护理 ································ 73

第一节 年龄相关性白内障患者的护理 ·················· 74
第二节 糖尿病性白内障患者的护理 ···················· 78
第三节 先天性白内障患者的护理 ······················ 80

## 第七章 青光眼患者的护理 ································· 84

第一节 原发性闭角型青光眼患者的护理 ··············· 86
第二节 原发性开角型青光眼患者的护理 ··············· 94
第三节 先天性青光眼患者的护理 ······················ 96

## 第八章 葡萄膜和视网膜病患者的护理 ······················· 99

第一节 葡萄膜炎患者的护理 ·························· 99
第二节 视网膜疾病患者的护理 ······················· 104

## 第九章 屈光不正、斜视和弱视患者的护理 ··················· 121

第一节 屈光不正患者的护理 ························· 121
第二节 斜视和弱视患者的护理 ······················· 128

## 第十章 眼外伤患者的护理 ································ 137

第一节 眼钝挫伤患者的护理 ························· 137
第二节 眼球穿通伤患者的护理 ······················· 140
第三节 眼异物伤患者的护理 ························· 143
第四节 眼化学伤患者的护理 ························· 146
第五节 辐射性眼外伤患者的护理 ····················· 148

## 第十一章 眼科激光治疗及盲和低视力患者的康复与护理 ········ 151

第一节 眼科激光治疗患者的护理 ····················· 151

第二节　盲和低视力患者的康复与护理 …………………………………… 154

# 中篇　耳鼻咽喉科护理

## 第十二章　耳鼻咽喉的应用解剖与生理 …………………………………… 161
第一节　耳的应用解剖与生理 …………………………………… 161
第二节　鼻的应用解剖与生理 …………………………………… 168
第三节　咽的应用解剖与生理 …………………………………… 172
第四节　喉的应用解剖与生理 …………………………………… 175
第五节　气管、支气管和食管的应用解剖与生理 …………………………………… 178

## 第十三章　耳鼻咽喉科患者的护理概述 …………………………………… 181
第一节　耳鼻咽喉科患者的护理评估与常用护理诊断 …………………………………… 181
第二节　耳鼻咽喉科患者常用检查与护理配合 …………………………………… 185
第三节　耳鼻咽喉科护理管理 …………………………………… 190
第四节　耳鼻咽喉科患者围手术期的护理 …………………………………… 192
第五节　耳鼻咽喉科常用护理技术操作 …………………………………… 196

## 第十四章　鼻科疾病患者的护理 …………………………………… 205
第一节　外鼻和鼻腔炎症患者的护理 …………………………………… 205
第二节　鼻息肉患者的护理 …………………………………… 211
第三节　鼻窦炎患者的护理 …………………………………… 213
第四节　鼻出血患者的护理 …………………………………… 217
第五节　鼻腔鼻窦肿瘤患者的护理 …………………………………… 220
第六节　鼻外伤患者的护理 …………………………………… 225

## 第十五章　咽科疾病患者的护理 …………………………………… 229
第一节　咽炎患者的护理 …………………………………… 229
第二节　扁桃体炎患者的护理 …………………………………… 233
第三节　鼻咽癌患者的护理 …………………………………… 241
第四节　阻塞性睡眠呼吸暂停低通气综合征患者的护理 …………………………………… 245

| 第十六章 | 喉科疾病患者的护理 | 250 |
|---|---|---|
| 第一节 | 喉部炎症患者的护理 | 250 |
| 第二节 | 喉阻塞患者的护理 | 257 |
| 第三节 | 喉癌患者的护理 | 264 |
| 第四节 | 气管和支气管异物患者的护理 | 268 |

| 第十七章 | 耳科疾病患者的护理 | 273 |
|---|---|---|
| 第一节 | 外耳部疾病患者的护理 | 273 |
| 第二节 | 鼓膜外伤患者的护理 | 275 |
| 第三节 | 中耳疾病患者的护理 | 277 |
| 第四节 | 内耳疾病患者的护理 | 284 |
| 第五节 | 耳聋的预防与康复 | 289 |
| 第六节 | 植入式助听技术 | 290 |

# 下篇　口腔科护理

| 第十八章 | 口腔颌面部的应用解剖与生理 | 295 |
|---|---|---|
| 第一节 | 口腔的应用解剖与生理 | 295 |
| 第二节 | 颌面部的应用解剖与生理 | 300 |

| 第十九章 | 口腔科患者的护理概述 | 306 |
|---|---|---|
| 第一节 | 口腔科患者的护理评估与常用护理诊断 | 306 |
| 第二节 | 口腔科患者常用检查与护理配合 | 308 |
| 第三节 | 口腔科护理管理 | 313 |
| 第四节 | 口腔科患者的护理常规 | 319 |
| 第五节 | 口腔科局部常用材料、药物与常用护理技术操作 | 321 |
| 第六节 | 口腔预防保健 | 326 |

| 第二十章 | 口腔内科常见疾病患者的护理 | 329 |
|---|---|---|
| 第一节 | 牙体硬组织疾病患者的护理 | 329 |
| 第二节 | 牙髓病和根尖周围组织病患者的护理 | 334 |
| 第三节 | 牙周组织病患者的护理 | 340 |

第四节　口腔黏膜病患者的护理 ················· 345

**第二十一章　口腔颌面部外科常见疾病患者的护理** ················· 352
　　第一节　口腔颌面部感染患者的护理 ················· 352
　　第二节　口腔颌面部损伤患者的护理 ················· 363
　　第三节　口腔颌面部肿瘤患者的护理 ················· 368
　　第四节　先天性唇裂和腭裂患者的护理 ················· 374
　　第五节　牙拔除术患者的护理 ················· 379

**第二十二章　口腔修复科常见疾病患者的护理** ················· 385
　　第一节　牙列缺损义齿修复患者的护理 ················· 385
　　第二节　种植义齿患者的护理 ················· 389

**第二十三章　口腔正畸科常见疾病患者的护理** ················· 393
　　第一节　正畸档案资料的管理 ················· 393
　　第二节　正畸患者的护理 ················· 394

**附录　中英文名词对照索引** ················· 397

**参考文献** ················· 402

# 上篇 眼科护理

# 第一章　眼的应用解剖与生理

> **学习目标**
> 1. 掌握眼球壁和眼内容物的解剖结构及生理功能。
> 2. 熟悉眼附属器的解剖特点及保护眼球的意义。
> 3. 了解视路的传导途径、眼血管及神经的构成和特点。
> 4. 能够在模型上指出眼球各组织的解剖部位。

视觉器官（visual organ）包括眼球、眼附属器、视路和视中枢。眼球是视觉器官的重要组成部分，接受外界物体的光线，成像于视网膜，通过视路传导至视中枢形成视觉。眼附属器对眼球起保护、协助运动等作用。

## 第一节　眼球的应用解剖与生理

眼球（eye ball）近似球形，由眼球壁和眼内容物组成（图1-1）。正常成人眼球的前后径约为24 mm，垂直径和水平径则比前后径略小。眼球位于眼眶的前部，前面有上下眼睑保护，后部受眶骨壁保护并与视神经相连，借眶筋膜、韧带与眶壁联系，周围有眶脂肪垫衬。

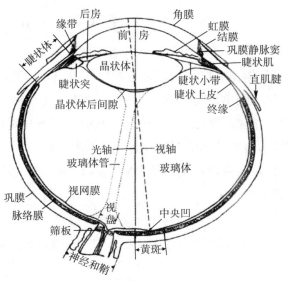

图1-1　眼球水平切面示意图

## 一、眼球壁

眼球壁由外、中、内三层膜构成。外层为纤维膜,中层为葡萄膜,内层为视网膜。

### (一)外层

眼球壁外层由坚韧致密的纤维结缔组织构成,其前1/6为透明的角膜,后5/6为瓷白色不透明的巩膜,两者移行区称角膜缘。眼球的外层具有保护眼内组织、维持眼球形状的作用,角膜还有屈光的作用。

1. 角膜(cornea) 角膜位于眼球前部稍向前突的透明圆形组织结构,横径为11.5～12 mm,垂直径为10.5～11 mm。角膜中央部厚约为0.5 mm,周边部厚约为1 mm。其前表面曲率半径约为7.8 mm,后表面约为6.8 mm。组织学上,角膜由外向内分为5层(图1-2)。

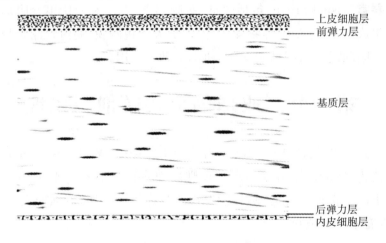

图1-2 角膜组织学示意图

(1)上皮细胞层:由5～6层鳞状上皮细胞构成,与球结膜上皮相延续,无角化。该层再生能力强,损伤后能较快修复且不留瘢痕,对细菌有较强抵抗力。

(2)前弹力层:为无细胞成分的均质透明膜,损伤后不能再生,可留下薄翳。

(3)基质层:约占角膜厚度的90%,由近200层排列极规则的胶原纤维薄板组成。损伤后不能再生,由不透明的纤维结缔组织代替。

(4)后弹力层:为较坚韧的透明均质薄膜,富有弹性,对化学物质及细菌毒素抵抗力较强,损伤后可再生。

(5)内皮细胞层:由单层六角形扁平细胞构成。具有角膜-房水屏障作用,损伤后不能再生,其缺损区由邻近的内皮细胞扩展和移行来覆盖。若失去代偿功能,常引起角膜水肿。

此外,角膜表面的泪膜具有保持角膜平滑、防止角膜结膜干燥和维持角膜光学特性的作用。角膜上皮、结膜上皮与泪膜共同构成了眼表组织,以保证睁眼状态下的清晰视觉。

角膜的生理特点有:①屈光间质的重要组成部分,相当于43D的凸透镜,约占眼球总屈光力的70%;②无血管:营养物质主要来自房水、角膜缘血管网和泪膜,损伤后修复慢,但有利于角膜移植;③感觉敏锐:三叉神经的眼支密布于上皮细胞之间,知觉极敏感,对保护角膜具有重要作用;④与邻近组织关系密切:角膜与结膜、巩膜、虹膜等组织相延续,在疾病上常相互影响;⑤弯曲度规则:每条径线的屈折力基本相等,若弯曲度不规则,可致散光。

2. 巩膜(sclera)　巩膜由瓷白色坚韧致密的胶原纤维交错构成,不透明。组织学上巩膜分为表层巩膜、巩膜实质层和棕黑板层。其功能为保护眼内组织、维持眼球外形。巩膜后部与视神经交接处分内外两层,外2/3移行于视神经鞘膜,内1/3由视神经纤维束穿出呈网眼状,称巩膜筛板。此板很薄,持续高眼压可使其向后凹陷形成青光眼杯。巩膜厚薄不一,为0.3～1 mm,眼外肌附着处最薄,视神经周围最厚。

3. 角巩膜缘(limbus)　角巩膜缘位于角膜与巩膜的移行区,呈半透明状,宽约为1.0 mm。角巩膜缘周围有深浅两层血管网,浅层由结膜血管分支构成,位于结膜内,深层由睫状血管分支构成,位于巩膜浅层。角巩膜缘的角膜、巩膜与虹膜、睫状体围绕形成前房角,小梁网和环形的巩膜静脉窦(Schlemm管)位于此区,是房水排出的主要通道。此外,角巩膜缘区多是内眼手术切口的标志部位。

## (二)中层

眼球壁中层称为葡萄膜(uvea),含有丰富色素和血管,亦称色素膜或血管膜。由前向后分为虹膜、睫状体和脉络膜三部分。

1. 虹膜(iris)　虹膜呈圆盘状,位于角膜后面、晶状体前面,将眼球前部腔隙隔成前、后房。虹膜颜色可因种族不同而不同,中国人一般呈棕褐色。虹膜中央有一直径为2.5～4 mm的圆孔,称瞳孔,近瞳孔缘处最厚,其表面辐射状高低不平的隐窝和皱褶称虹膜纹理。虹膜与睫状体相连处为虹膜根部,受挫伤时易从睫状体上离断。虹膜富含三叉神经末梢,炎症时可引起剧烈眼痛。虹膜内有瞳孔括约肌和瞳孔开大肌,分别受副交感神经和交感神经支配而产生缩瞳和散瞳作用。两种肌肉随光线强弱而改变瞳孔大小,以调节进入眼内的光线,保证视网膜成像清晰。

2. 睫状体(ciliary body)　睫状体宽为6～7 mm,前接虹膜根部,后续脉络膜,其矢状面略呈三角形。睫状体前1/3肥厚,称睫状冠,内表面有70～80个纵行放射状突起,称睫状突,主要功能是产生房水,从而营养眼内组织,维持眼压;后2/3

薄而平坦,称睫状体扁平部或睫状环。睫状体扁平部与脉络膜联结处呈锯齿状,称锯齿缘。睫状体与晶状体赤道部有悬韧带相连,睫状体内有睫状肌,包含纵行、放射状和环行三种平滑肌纤维,受副交感神经支配。睫状肌收缩时,悬韧带松弛,晶状体借助于本身的弹性变凸,增加屈光力,以视清近处物体,称眼的调节作用。另外,睫状体富含三叉神经末梢,炎症时可致眼痛明显。

3. **脉络膜**(choroid) 前起锯齿缘,后止于视神经周围,和睫状体扁平部相连,介于视网膜与巩膜之间。富含血管,约占眼球血液总量的65%,具有营养视网膜外层、晶状体和玻璃体的作用;含有丰富的色素细胞,起遮光作用。脉络膜无感觉神经分布,炎症时不引起眼痛。

## (三)内层

眼球壁内层为视网膜(retina),是一层透明的薄膜,前起锯齿缘,后止于视盘,外与脉络膜紧贴,内与玻璃体毗邻。视网膜由外层的色素上皮层和内层的神经感觉层组成,两者间有潜在间隙,在病理情况下可分开,即临床上所说的视网膜脱离。组织学上,视网膜由外向内可分为10层,外5层由脉络膜血管供应,内5层由视网膜血管供应。

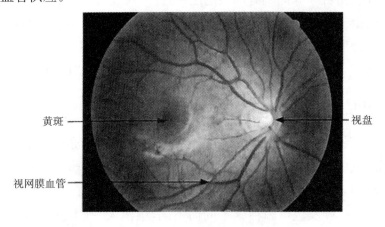

图 1-3 正常眼底示意图

视神经后极部有一富含叶黄素的淡黄色无血管凹陷区,称黄斑,其中央凹陷处称为黄斑中心凹,是视觉最敏锐之处。距黄斑鼻侧 3 mm 处,大小约为 1.5 mm×1.75 mm,境界清楚的橙红色圆盘状结构称为视盘,又称视乳头,是视觉神经纤维汇集组成视神经向视中枢传递穿出眼球的部位,其中央有一生理性凹陷,称为视杯。该处无感光细胞,不能形成视觉,视野中被称为生理盲点。视盘上有视网膜中央动脉和静脉通过,并分支走行在视网膜上(图 1-3)。

视网膜神经感觉层由三级神经元组成。最外层为第一级神经元,称光感受器,由两种细胞构成:一种是视锥细胞,主要集中在黄斑区,感受强光(明视觉)和色觉,有精细辨别力,形成中心视力;另一种为视杆细胞,分布在黄斑区以外的视网膜上,感受弱强光(暗视觉),形成周边视力(视野)。第二级神经元为双级细胞,用于联络第一、第三级神经元。居于内层的第三级神经元为神经节细胞,其轴突汇集成视盘,穿出巩膜筛板组成视神经。

## 二、眼球内容物

**眼球内容物**包括房水、晶状体和玻璃体三种透明物质,无血管,无神经,具有屈光作用,与角膜一起构成眼的屈光系统。

1. 房水(aqueous humor)　无色透明液体,产生于睫状体上皮细胞,充满于前、后房。前房是角膜后面与虹膜和瞳孔区晶状体前面之间的空隙,中央部深为 2.5～3 mm,周围部渐浅,称前房角。后房是虹膜后面,睫状体和晶状体赤道部之间的环形间隙。房水总量为 0.25～0.3 mL,约占眼球内容物的 4%,处于动态循环中。房水具有屈光,营养角膜、晶状体和玻璃体,维持眼内压等作用。

房水的循环途径为:由睫状突上皮细胞产生后进入后房,经瞳孔到前房,再从前房角到小梁网入 Schlemm 管,然后经集液管和房水静脉汇入巩膜表层的睫状前静脉,回到血液循环(图 1-4)。

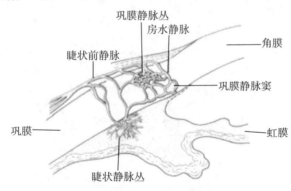

**图 1-4　房水循环示意图**

2. 晶状体(lens)　晶状体为富有弹性的双凸透明体,位于虹膜与玻璃体之间,借晶状体悬韧带与睫状体相连并固定其位置。晶状体直径为 9～10 mm,厚为 4～5 mm,由晶状体囊和晶状体纤维组成。晶状体纤维是构成晶状体的主要成分,一生中不断生成,囊下较新的纤维称晶状体皮质。较旧的纤维被挤向中心,密度增高而形成晶状体核。随年龄增长,晶状体核逐渐浓缩、增大,弹性减退而发生老视。晶状体囊病变或房水代谢改变可发生混浊形成白内障。晶状体无血管,其营养代谢主要来自房水。晶状体的主要功能为屈光,与睫状体共同完成眼的调节作用。

3. 玻璃体(vitreum)　玻璃体为透明胶质体,主要成分是水,占眼球后部 4/5

空间。其功能为屈光、维持眼内压、支撑视网膜。伴随年龄增加,玻璃体内黏多糖解聚,呈浓缩或液化状态,临床表现为可见漂浮物(飞蚊症)。

## 第二节 视 路

**视路**(visual pathway)是指视觉信息从视网膜到大脑枕叶视中枢的传导通路,包括视神经、视交叉、视束、外侧膝状体、视放射和视中枢。

视网膜神经节细胞的轴突汇集成视神经,入颅后在蝶鞍处形成视交叉。来自两眼视网膜鼻侧的纤维在此处相互交叉到对侧,与同侧的视网膜颞侧的纤维合成视束。视束终止到外侧膝状体,更换神经元后发出的纤维形成视放射,再经过内囊、颞叶到达大脑枕叶皮质纹状区的视中枢(图1-5)。

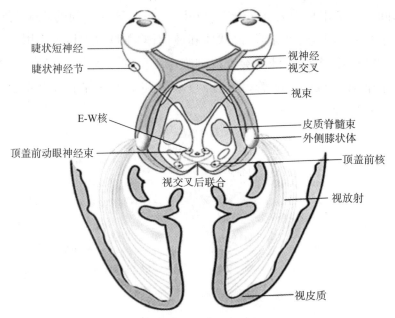

图 1-5 视路示意图

视路中神经纤维在视路各段排列不同,当视觉传导在某部位受损或病变时,可出现特定的视野改变。临床上检查视野,有助于中枢神经系统病变的定位诊断。

## 第三节 眼附属器的应用解剖与生理

**眼附属器**包括眼眶、眼睑、结膜、泪器和眼外肌,其功能为保护、运动、固定眼球。

## 一、眼眶

**眼眶**（orbit）为四边锥形的骨性空腔，底朝前，尖向后。成人眶深为 4～5 mm，容积为 25～28 mL。眼眶包含上、下、内、外四个壁。眼眶外侧壁较厚，位置靠后，有利于开阔视野，但容易受伤。其他三壁较薄，与额窦、筛窦、上颌窦相毗邻，故鼻窦炎症和肿瘤常累及眼眶。眼眶除容纳眼球、视神经、眼外肌、泪腺、血管、神经外，还有眶脂肪填充，可对眼球起软垫样保护作用。

眼眶壁是视神经和血管之间的通道，包括以下结构（图 1-6）：①视神经孔：位于眶尖部，内有视神经和眼动脉经过；②眶上裂：位于眶上壁与眶外壁之间，与颅中窝相通，第Ⅲ、Ⅳ、Ⅵ脑神经和第Ⅴ脑神经第一支、眼静脉及部分交感神经纤维等由此通过，若受损易出现眶上裂综合征；③眶下裂：位于眶外壁与眶下壁之间，有眶下神经、第Ⅴ脑神经第二支、眶下动脉及眶下静脉等通过；④眶上切迹（或孔）：位于眶上缘内 1/3 处，有眶上神经、第Ⅴ脑神经第一支和眶上静脉等通过；⑤眶下孔：位于眶下缘内 1/3、距眶缘约 4 mm 处，有第Ⅴ脑神经第二支、眶下神经通过。

此外，眼眶外上角处有泪腺窝，内上角处有滑车窝，内侧壁前下方有泪囊窝。泪囊窝为泪囊手术重要的解剖标志。在眼眶深部，距眶尖约 1 cm 处的视神经与外直肌之间，有一睫状神经节。它由感觉根、运动根和交感根组成，眼球手术时常通过球后阻滞麻醉该神经节，有镇痛和略降眼压的作用。

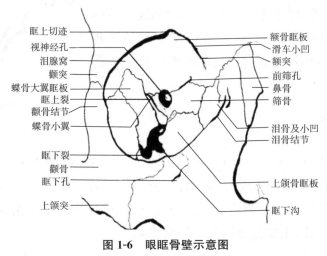

**图 1-6　眼眶骨壁示意图**

## 二、眼睑

**眼睑**（eye lids）覆盖在眼球表面，分为上睑和下睑，游离边缘称睑缘，有睫毛、皮脂腺、变态汗腺和睑板腺的开口。上、下睑缘之间的裂隙为睑裂，其内外联结处分别称内眦和外眦。内眦部有一小的肉样隆起，称泪阜，为变态的皮肤组织。上、下睑缘近内眦部各有一乳头状隆起,其上有一小孔,称上、下泪点。眼睑的主要生理功能是保护眼球。眼睑的瞬目运动可使泪液润湿眼球表面,保持角膜光滑,反射性闭睑可防止各种损伤。

眼睑的组织学结构从外向内分5层:①皮肤层:人体最薄皮肤之一,易形成皱褶;②皮下组织层:含疏松结缔组织和少量脂肪,易引起水肿和皮下淤血;③肌层:包含眼轮匝肌、提上睑肌和米勒肌(Müller肌)。眼轮匝肌呈环形,由面神经支配,司眼睑闭合作用;提上睑肌由动眼神经支配,司开启眼睑作用;Müller肌受交感神经支配,协助开睑;④睑板层:由致密结缔组织构成的半月状结构,是眼睑的支架,其内含有与睑缘垂直排列的睑板腺,开口于睑缘,分泌类脂质,参与泪膜的构成,对眼表起润滑作用;⑤睑结膜层:为紧贴于睑板的半透明黏膜,上睑结膜距睑缘约2 mm处,有一与睑缘平行的浅沟,称睑板下沟,常为细小异物存留之处。

## 三、结膜

**结膜**(conjunctiva)为一层薄而半透明的黏膜,表面光滑且富有弹性,覆盖在眼睑后面和前部巩膜表面。按所在部位可分为三部分:①睑结膜:紧贴于睑板内面,和睑板紧密相连,不能被推动;②球结膜:覆盖于眼球前部巩膜表面,与巩膜表面的球筋膜疏松相附,易推动,球结膜下注射即在此部位进行;③穹隆部结膜:球结膜和睑结膜移行部分,松弛多皱,便于眼球转动。三种结膜形成的囊状间隙称为结膜囊(图 1-7),通过睑裂与外界相通。结膜上有副泪腺分泌浆液,有杯状细胞分泌黏液,共同参与构成泪膜。

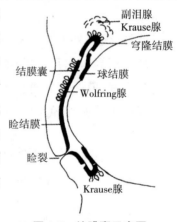

**图 1-7 结膜囊示意图**

## 四、泪器

**泪器**(lacrimal apparatus)由泪腺和泪道两部分构成(图 1-8)。泪腺(lacrimal gland)位于眼眶前部外上方的泪腺窝内,分泌泪液,通过10～12根排泄导管,开口于上穹隆外侧结膜。一般情况下泪液分泌很少,仅用于营养角膜和湿润眼球。结膜上尚有副泪腺,主要分泌泪液湿润结膜囊。

泪道(lacrimal passage)是泪液排出的通道,包括上泪小管、下泪小管、泪小管、泪囊和鼻泪管。其中泪小管先垂直于睑缘行走1～2 mm,然后转水平向鼻侧走行,上、下泪小管可汇合成泪总管,亦可分别注入泪囊。

泪液经排泄管进入结膜囊,靠瞬目运动分布于眼球前表面,大部分被蒸发,多余部分通过泪小管的虹吸作用进入泪道,排向鼻腔。

泪液为弱碱性透明液体,含有溶菌酶、免疫球蛋白 A、补体系统、乳铁蛋白、电解质等成分,具有湿润眼球、清洁和杀菌作用。

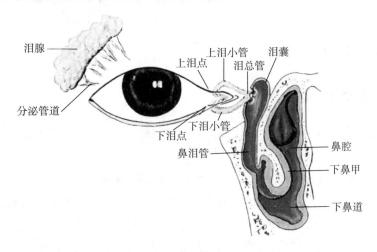

图 1-8　泪器示意图

## 五、眼外肌

**眼外肌**(extraocular muscles)是司眼球运动的横纹肌,每眼有上、下、内、外四条直肌和上、下两条斜肌(图 1-9)。四条直肌起自眶尖部视神经孔周围的总腱环,分别止于距角膜缘不同距离的前部巩膜上。内、外直肌主要使眼球向肌肉收缩方向转动,内直肌使眼球内转,外直肌使眼球外转。下斜肌起至眶下壁的内下侧,止于眼球赤道部后外方巩膜上。除上斜肌受滑车神经支配、外直肌受外展神经支配外,其余四条眼外肌均受动眼神经支配。各眼外肌相互配合与协调,共同完成正常眼位和眼球运动,以实现双眼单视功能。

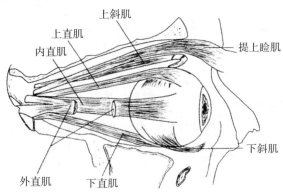

图 1-9　眼外肌示意图

# 第四节　眼部血液循环和神经支配

## 一、眼部血管

### (一)动脉系统

眼球血供来源于眼动脉。眼动脉自颈内动脉分出后经视神经管进入眼眶,分成视网膜中央血管系统和睫状血管系统。

1. 视网膜中央血管系统　从眼动脉发出后,在眼球后 9~11 mm 处穿入视神经中央,从视盘穿出。在视盘上分出上、下两支,每一支再分成鼻侧和颞侧,最终形成鼻上、鼻下、颞上、颞下四支,各支相互吻合,共同营养视网膜内层组织。

2. 睫状血管系统　包含睫状后短动脉、睫状后长动脉和睫状前动脉,供应除视网膜中央动脉的眼球其他部分。

### (二)静脉系统

静脉系统有三个回流途径:视网膜中央静脉、涡静脉和睫状前静脉。

1. 视网膜中央静脉　与动脉伴行但不平行,和动脉交叉处有共同鞘膜,分支间互相独立,经眼上静脉或直接汇入海绵窦。

2. 涡静脉　位于眼球赤道部后方,包含 4~6 条,负责收集脉络膜及部分虹膜睫状体的血液,经直肌间斜穿出巩膜,最后经眼上、下静脉回流到海绵窦。

3. 睫状前静脉　收集虹膜、睫状体和巩膜的血液,大部分经眶上裂汇入海绵窦,一部分经眶下裂最后进入颈外静脉。

## 二、神经支配

### (一)运动神经

1. 动眼神经　主要用于支配上、下直肌、内直肌、下斜肌及上睑提肌。睫状肌和瞳孔括约肌受动眼神经副交感纤维睫状神经节、睫状短神经支配。

2. 滑车神经　支配上斜肌。

3. 外展神经　支配外直肌。

4. 面神经颞支和颧支　支配眼轮匝肌以完成闭睑动作。

### (二)感觉神经

1. 眼神经　三叉神经第一支,控制眼球、上睑及泪腺等部感觉。

2. 上颌神经 三叉神经第二支,控制下睑感觉。

## (三) 睫状神经及神经节

眼球不仅受视神经支配,还受睫状神经支配,含有交感、副交感纤维。交感神经支配瞳孔开大肌,副交感神经支配睫状肌和瞳孔括约肌。睫状神经节位于视神经的外下方,是眼球感觉神经的唯一来源,球后麻醉时阻断此神经才可取得最佳效果。

### 复习思考题

1. 简述眼球的解剖结构及生理功能。
2. 简述眼附属器的组成及主要生理功能。

(宫 娟)

# 第二章 眼科患者的护理概述

> **学习目标**
> 1. 掌握眼科护理评估要点；掌握眼科手术患者围手术期护理要点；掌握眼科常用专科护理技术。
> 2. 熟悉眼部相关检查的目的、操作步骤和注意事项；熟悉眼科常用护理诊断。
> 3. 了解眼科患者的心理特征及眼科护理管理的基本要求。

## 第一节 眼科患者的护理评估与常用护理诊断

### 一、眼科患者的基本特征

伴随医学模式的转变，护理理念逐渐发展为以患者为中心的整体护理，护理的重点不仅是病，更强调人。眼科患者是眼科护理工作的主要服务对象，基于整体观了解眼科患者的基本特征并理解眼科患者，有利于护理人员全面获得患者的健康和护理问题。眼科患者的特点包括以下方面：

1. **眼科患者症状、体征突出** 因眼的结构精细和功能特殊，一旦出现病变，临床症状和体征均比较突出，如视力下降、眼痛、畏光、流泪、充血、角膜混浊等。

2. **眼科患者心理负担明显** 视功能障碍可严重影响患者的日常生活、工作和学习，加之眼病带来的心理痛苦和外貌影响，患者易产生焦虑、恐惧、悲观、孤独等负性情绪。

3. **多伴有其他全身疾病** 许多眼病是全身性疾病的眼部表现或并发症，如糖尿病可引起视网膜病变，高血压动脉硬化可引起眼底出血，风湿性关节炎可引起虹膜睫状体炎。有些眼病也有全身表现，如急性闭角型青光眼可导致恶心、呕吐等消化道症状；眼眶蜂窝织炎可引起头痛、高热等全身症状。

4. **存在安全隐患** 患者因视力障碍、视野模糊、肢体协调功能减退，跌倒、坠床和碰伤的风险增加。

5. **视力恢复期望值高** 因病情的复杂和医疗条件的限制，部分疾病在治疗后视力不能有效改善，如视网膜剥离修补术、青光眼滤过性手术等。

另外,生活方式的改变,眼科疾病谱的不断变化,视网膜病变的增加,干眼症的患病率增加且呈现低龄化趋势,青少年屈光不正的患病率居高不下等,使眼科工作者面临新的任务和挑战。

## 二、眼科患者的评估

### (一)健康史

收集患者的现病史、既往健康状况及工作、生活环境等资料,评估眼科疾病的影响因素。

1. 现病史　仔细询问患者起病情况、患病时间,主要症状和特点,病情发展与演变,接受治疗和检查的详细过程,引起病变的可能原因及发病后的精神状态、睡眠、饮食、体重变化等。

2. 既往史　充分了患者既往史,有利于眼病的诊断和治疗。许多眼病常是全身疾病的局部表现,如糖尿病引起的视网膜病变、白内障;高血压动脉硬化引起的眼底出血;颅内肿瘤引起的视盘水肿和视神经萎缩等。眼病亦可互为因果,如高度近视可并发孔源性视网膜脱离;虹膜睫状体炎可并发白内障、继发青光眼;眼球穿孔伤后可能导致健侧眼睛发生交感性眼炎等。

3. 家族遗传史　许多眼病与遗传有关,如先天性色盲、视网膜色素变性、原发性开角型青光眼、视网膜母细胞瘤等。

4. 药物史　某些药物全身或局部长期使用可导致眼部病变,如长期滴用糖皮质激素类眼药水可引起青光眼、白内障,亦可诱发局部真菌感染;长期应用毛果芸香碱眼液可引起变态反应性滤泡性结膜炎。

5. 职业与工作环境　长期接触三硝基甲苯及红外线(如玻璃厂炉工)可导致白内障;接触紫外线可导致电光性眼炎等。

6. 发病诱因　许多因素可诱发眼病,如情绪激动可诱发闭角型青光眼急性发作;高度近视伴视网膜退行性病变者;过度头部震荡可导致视网膜脱离;角膜外伤或戴角膜接触镜污染可导致感染性角膜溃疡等。

### (二)症状评估

眼科患者临床的主要症状为视功能障碍、感觉异常和外观异常。

1. 视功能障碍　视功能(尤其是视力)的改变可反映眼部病情的变化及治疗护理的效果,是最重要的评估项目。视功能障碍是指中心视力减退或丧失、视野缺损、色觉异常、夜盲与昼盲。

(1)视力下降:突然视力障碍无眼痛,常见于视网膜中央动、静脉栓塞、视网膜脱离、眼底出血等；突然视力障碍伴眼痛，常见于急性闭角型青光眼、角膜炎、虹膜睫状体炎等；逐渐视力下降无眼痛，见于白内障、屈光不正、开角型青光眼等；视力下降而眼部检查正常，可见于球后视神经炎、弱视、癔症等。

(2)视野缺损：见于眼底病、青光眼、视路及视中枢病变等。

(3)色觉障碍：先天性色盲多属性染色体隐性遗传，男性较多；后天形成者多见于视网膜、视神经疾病。

(4)夜盲：见于维生素A缺乏、视网膜色素变性等。

(5)视物变形：可见于视网膜剥离及散光。

2. 感觉异常　主要包括眼痛、刺痒、异物感、烧灼感、畏光、视疲劳等。

(1)眼痛：了解疼痛的性质、部位、程度和伴随症状。眼睑痛见于睑腺炎、眼睑脓肿等；眼球痛见于虹膜炎、角膜炎等；眼痛伴有剧烈头痛可见于急性闭角型青光眼、急性虹膜睫状体炎等。

(2)眼部干、痒、烧灼和异物感：眼干见于干眼症；眼刺痒见于沙眼或过敏性结膜炎；异物感见于急性卡他性结膜炎。

(3)视疲劳：阅读后轻度眼胀痛，伴头痛、恶心等，应考虑屈光不正或老视等引起的视力疲劳。

3. 外观异常　主要包括流泪和泪溢、眼部充血、眼部分泌物、角膜混浊等。

(1)流泪和泪溢：泪液分泌增多溢出眼睑外，称流泪，见于情感因素、异物、外伤、眼前部组织炎症等；泪液分泌正常而排出受阻溢出眼睑外，称为泪溢，见于各种类型的泪道狭窄或阻塞等。

(2)眼部充血：分结膜充血、睫状充血和混合充血三种类型(表2-1)。若结膜充血和睫状充血同时存在，则为混合充血，其临床意义同睫状充血，但病情更为严重。

(3)眼部分泌物：黏液性或脓性分泌物多见于急性细菌性结膜炎；浆液性分泌物多见于病毒性结膜炎；黏稠丝状分泌物多见于过敏性结膜炎。

(4)角膜混浊：可见于角膜水肿、炎症和瘢痕。角膜水肿多见于眼压急剧升高时，呈雾状混浊。炎症性混浊包括角膜浸润和角膜溃疡。角膜瘢痕性混浊按厚薄程度可分为云翳、斑翳和白斑。

表2-1　结膜充血与睫状充血的鉴别

| | 结膜充血 | 睫状充血 |
| --- | --- | --- |
| 血管来源 | 结膜血管 | 睫状前血管 |
| 颜色 | 鲜红 | 暗红 |
| 部位 | 愈靠近穹隆部充血愈明显 | 愈靠近角巩膜缘充血愈明显 |
| 形态 | 分支、网状 | 放射状 |
| 移动性 | 推动球结膜血管可随之移动 | 推动球结膜血管不随之移动 |
| 常见疾病 | 结膜炎 | 角膜炎、虹膜睫状体炎、青光眼等 |

## (三)心理社会因素

1. **疾病知识** 评估患者及家庭对疾病的原因、转归、治疗和护理等方面知识的知晓程度。
2. **心理状态** 眼部患者的症状明显,应及时、准确地评估患者的心理状态。
3. **社会支持系统** 系统评估患者的家庭、经济、文化背景对患者在精神上的支持程度,了解其单位、同事、朋友给予的鼓励和支持程度等。

## 三、眼科患者常用护理诊断

眼科患者常见的护理诊断如下:

1. **急性疼痛** 与外伤、手术、眼压升高、各种急性炎症刺激等因素有关。
2. **慢性疼痛** 与眼压升高、炎症反应或缝线刺激等因素有关。
3. **感知觉紊乱** 与视功能障碍有关。
4. **舒适度减弱** 与疾病导致眼部畏光、流泪、干燥、刺痒、异物感、视疲劳等因素有关。
5. **自理缺陷** 与视功能障碍或术后双眼遮盖等有关。
6. **睡眠形态紊乱** 与生活环境改变、视力下降、眼痛、焦虑等有关。
7. **有感染的危险** 与不良卫生习惯、术后预防感染措施不当或机体抵抗力下降等有关。
8. **有受伤的危险** 与视功能障碍有关。
9. **组织完整性受损** 由手术和外伤所致。
10. **知识缺乏** 缺乏眼部疾病预防、治疗及康复等相关知识。
11. **焦虑** 与知识缺乏、担心预后不良及视功能障碍等有关。

# 第二节 眼科患者常用检查和护理配合

## 一、眼部检查

眼部检查包括眼附属器检查、眼前段检查和眼后段检查。检查顺序一般遵循"先右后左、先健后患、由表及里、由前到后"的原则。患有传染性眼病者,则应先检查健眼,后检查患眼,以避免交叉感染。眼球穿通伤者,切忌压迫眼球、翻转眼睑。

### (一)眼附属器及眼前段检查

1. **眼睑** 观察有无红肿、淤血、瘢痕等,皮下有无结节,两侧睑裂大小是否对称,眼睑运动是否正常,睑缘有无内、外翻及倒睫等。

2. 泪器  注意泪腺有无肿大,泪点有无外翻或闭塞,泪囊区有无红肿压痛或瘘管,挤压泪囊有无分泌物溢出,必要时可行泪道冲洗判断有无阻塞及其部位。

3. 结膜  检查球结膜有无充血、水肿、出血、干燥、色素、异物、新生物、睑裂斑等。睑结膜有无充血、乳头肥大、滤泡增生、瘢痕形成或睑球粘连等。检查睑结膜及穹隆部结膜时需将眼睑上下翻转,目前常用单手法翻转上睑。方法为:嘱被检查者向下看,将示指放在上眼睑部眉下凹处,拇指放在睑板前面靠近睑缘,然后两指夹住眼睑皮肤等软组织,在把眼睑向前下方牵拉的同时,示指轻轻下压,拇指将眼睑向上捻转,上睑则被翻转(图 2-1)。

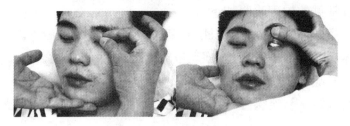

图 2-1  翻转眼睑方法

4. 眼球位置及运动  注意两眼平视时角膜位置是否位于睑裂中央,高低位置是否相同,有无眼球震颤、斜视,眼球大小有无异常、有无突出或内陷等。检查眼球突出的简单方法是使患者取坐位,头稍后仰,检查者站在患者背后,用双手食指同时提高患者上睑,从后上方向前下方看两眼突度是否对称。如需精确测量眼球的程度,可用 Hertel 眼球突出计测量,即将眼球突度计的两端卡在被检者两侧眶外缘,嘱其向前平视,从反光镜中读出两眼角膜顶点投影在标尺上的读数(图 2-2)。正常情况下我国成人眼球突出度平均值为 12~14 mm,两眼差不超过 2 mm。检查眼球运动时,嘱患者向左、右、上、下及右上、右下、左上、左下 8 个方向注视,以了解眼球向各方向转动有无障碍。

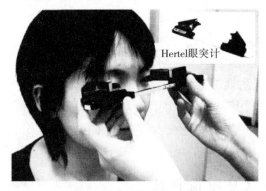

图 2-2  眼球突出测量示意图

5. 眼眶  观察两侧眼眶是否对称,触诊眶缘有无骨质缺损、肿物等。

6. 角膜  注意角膜大小、光泽、透明度、弯曲度及表面是否光滑;有无新生血管、异物、混浊(炎症或瘢痕),感知觉是否正常。

(1)角膜荧光素染色法:角膜上皮有损伤或溃疡时,可被荧光素染色。用经过消毒的玻璃棒蘸少许1%荧光素钠液滴于结膜囊内,然后用生理盐水冲洗,角膜上皮缺损区则被染成黄绿色。因荧光素钠溶液易受铜绿假单胞菌污染,故必须定期消毒或更换。

(2)角膜感觉检查法:将消毒棉签头部捻出一条纤维,用其尖端从被检眼外侧轻触角膜,立即瞬目者为正常,反射迟钝或不发生则为感觉减退,可见于单纯疱疹病毒性角膜炎或三叉神经麻痹等。

7. 巩膜  观察有无充血、黄染、结节及压痛。

8. 前房  观察前房深浅,房水有无混浊、积血或积脓等。

9. 虹膜  观察虹膜的纹理、颜色,有无新生血管、结节、萎缩、震颤,与角膜或晶状体有无粘连,有无根部离断及缺损。

10. 瞳孔  观察瞳孔大小、形状及位置,两侧是否对称,直接光反射、间接光反射与集合反射是否正常等。

11. 晶状体  观察晶状体有无混浊和脱位。

## (二)眼后段检查

通过直接或间接检眼镜可以检查眼后段。观察玻璃体有无混浊、积血;视盘大小、形状、颜色、边界和C/D比值;黄斑部及中心凹光反射情况;视网膜有无出血、渗出,动、静脉比例等。

## (三)眼压检查

眼压是眼球内容物作用于眼球内壁的压力。眼压测量是青光眼的重要诊断依据之一。正常眼压范围为10～21 mmHg(1.33～2.79 kPa)。眼压测量包括指测法和眼压计测量法,后者又包括接触式和非接触式两种。

1. 指测法  嘱被检查者双眼向下看,检查者以两手食指尖置于上睑皮肤上,中指和无名指固定于额部,两食指交替轻按眼球,借指尖触知的硬度估计眼压的高低。双眼应进行对比测量。眼压正常者如鼻尖硬度,记录为$T_n$;眼压增高依次记录为$T_{+1}$、$T_{+2}$和$T_{+3}$;眼压降低者依次记录为$T_{-1}$、$T_{-2}$和$T_{-3}$。指测法简便,但只能粗略估计眼压。

2. 眼压计测量法  眼压计有压陷式、压平式和非接触式等多种仪器。①Schiötz压陷式眼压计(图2-3):测量前先校准眼压计,用75%酒精消毒眼压计足板待干,向患者解释测量目的及注意事项,使其放松并愿意配合。嘱被检查者低枕仰卧,松开颈部纽扣,用1%丁卡因滴眼2~3次,表面麻醉后被检查者睁开双眼注视正上方某一目标或自己的食指,使角膜保持在水平正中位置。检查者用左手拇、食指分开其上下眼睑并固定于上下眶缘,右手持眼压计柄,轻捷地将眼压计足板放于角膜中央,迅速读出指针刻度。如读数小于3,应更换7.5 g或10 g砝码重复测量一次,以方便对照,两眼分别测量作为对比。根据对照换算表,查出对应眼压值。测量完毕,滴抗生素眼液,预防感染。嘱其不要揉眼,以免损伤角膜上皮。记录方法:用分数表示,如砝码为5.5 g,刻度读数为5,则记录为5.5/5＝17.3 mmHg(2.3 kPa)。注意眼压计在角膜上停留的时间不宜过长,连续测量不得超过3次。测毕用消毒干棉球擦干足板,放回盒中备用。②Goldmann压平式眼压计(图2-4):是目前国际较常用的眼压计,它附装在裂隙灯活体显微镜上,主要由测压头、测压装置和重力平衡杆组成。患者取坐位,当角膜被压平面直径达3.06 mm时,通过裂隙灯显微镜看到的两个半圆环的内缘正好相切,刻度鼓上所显示的压力数值即为所测量的眼压。③非接触式眼压计(图2-5):原理为利用可控的空气脉冲,使角膜压平到一定的面积,通过监测系统感受角膜表面反射的光线,并记录角膜压平到某种程度的时间,将其换算成眼压值。测量时不接触眼球,不需表面麻醉和消毒,无交叉感染,但测量精确度低于接触式眼压计。

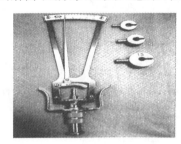 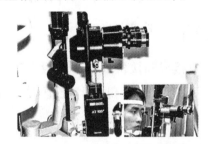

图 2-3　Schiötz 压陷式眼压计　　　图 2-4　Goldmann 压平式眼压计

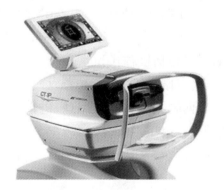

图 2-5　非接触式眼压计

## (四)特殊检查

1. 裂隙灯显微镜检查　裂隙灯显微镜是眼科必不可少的检查设备(图 2-6)。在暗室进行,主要用于检查眼前段病变。加上附件尚可检查前房角及眼后段病变,加上激光凝固器还可用于治疗各种眼科疾病。

2. 眼压描记检查　眼压描记检查法用于测定房水动力学状况,对青光眼的诊断、治疗、观察和研究有一定价值。

3. 前房角镜检查　前房角镜检查是诊断青光眼的常规检查项目,主要检查房角的宽窄及其开放状态。此外,前房角镜还可用于发现房角病变、眼外伤、眼前段手术等。

4. 眼底荧光血管造影　根据荧光素进入眼底的速度及消失时间,视网膜血管有无荧光素渗漏,眼底有无异常的荧光素显影等,可作为某些眼底病的临床诊断和基础研究。

5. 眼科影像学检查　近年来眼科影像学发展很快,已成为眼科临床诊断的常用方法。如眼超声检查、电子计算机断层扫描、磁共振成像等。眼科计算机图像分析是现代眼科发展的重要标志,如角膜拓扑仪、角膜共焦显微镜、干涉光断层扫描仪、超声活体显微镜等,为眼科诊断及研究提供了更为先进和精密的检查方法。

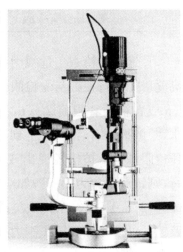

图 2-6　裂隙灯显微镜

## 二、视功能检查

视功能检查包括视觉心理物理学检查(视力、视野、色觉、暗适应、立体视觉等)和视觉电生理检查两大类。

## (一)视力检查

视力即视敏锐度(visual acuity),亦称中心视力,是眼辨别最小物象的能力,反映了视网膜黄斑部中心凹的视功能。视力检查分为远视力检查和近视力检查,前者用于评估视网膜黄斑中心凹处的视觉敏锐度,后者用于评估近阅读能力及晶状体调节功能。远近视力结合检查可初步判断眼的屈光状态。世界卫生组织规定,患者的双眼矫正视力均低于 0.3 为低视力,有读写困难;矫正视力低于 0.05 为盲。

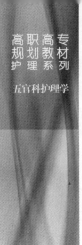

> **知识链接**
>
> **世界卫生组织盲和视力损伤的分类标准**
>
> | 视力损伤 | | 最好矫正视力 | |
> | --- | --- | --- | --- |
> | 类别 | 级别 | 较好眼 | 较差眼 |
> | 低视力 | 1级 | <0.3 | ≥0.12 |
> | | 2级 | <0.1 | ≥0.05(指数/3 m) |
> | 盲 | 3级 | <0.05 | ≥0.02(指数/1 m) |
> | | 4级 | <0.02 | 光感 |
> | | 5级 | 无光感 | |

1. 远视力检查  远视力检查常用国际标准视力表或对数视力表。视力表的高度以 1.0 行视标与受检眼同高为宜,充足的自然光线或人工照明,检查距离为 5 m 或在被检者眼前 2.5 m 处置一平面反光镜。检查前向被检者说明方法及要求,一般按先右后左、从上到下的顺序仔细检查。另眼用遮眼板或手掌遮盖,但勿压迫眼球。嘱被检者说出或用手势指出视标缺口方向。如被检者能辨认"0.6"行,则记录视力为"0.6";如对"0.6"行视标有 3 个能辨认,2 个不能辨认,则记录为 0.6−2 或 0.5+3,余依次类推。1.0 以上即为正常视力。戴镜者应记录裸眼视力及镜片的屈光度和矫正视力。

若被检者在 5 m 处不能辨认 0.1 行视标,可让其逐步向视力表走近至看清 0.1 行视标为止,则按视力=0.1×被检查者所在距离(m)/5 m 计算。

如被检者距离 3 m 处认出"0.1"行视标,则按视力=0.1×3/5=0.06 或按被检者距离(m)×0.02 计算。

如被检者在 1 m 处仍处看不清"0.1"行视标,则检查指数,检查距离从 1 m 开始,逐渐移近,记录能辨清指数的距离,如指数/30 cm。如不能辨认指数,在被检者眼前摆动检查者的手,并记录能辨清手动的距离,如手动/20 cm。对于不能辨认眼前手动者,应在暗室检查光感和光定位,另眼严密遮盖,以烛光或手电光,自 5 m 开始让被检者辨认,并记录看到光亮的距离,如 5 m 光感。对有光感者还要检查光定位,将点状光源置于距离被检眼(固视前方不动)1 m 处,在 9 个方位检查对光源的分辨力。以"+""−"表示光定位的"阳性""阴性"。如眼前不能辨认光感,即为无光感。

我国一般采用如上所示的小数表示法进行视力表示,也有缪氏对数视力的 5 分记录法,每排视标的增进率恒定。国际上还有分数、LogMAR 等级法记录法等。

婴幼儿可通过视动性眼球震颤检测了解其视力情况;学龄前儿童可采用幼儿视力表或简单的图形检查其视力;优先观看法或视觉诱发电位检查法可客观定量地检查小儿视力。

2.近视力检查　常用标准近视力表或对数视力表。检查距离一般为 30 cm,方法及注意事项与远视力检查基本相同,但可以调整距离。近视力记录时应同时记录视力和距离,如 1.0/20 cm、1.0/40 cm 等。

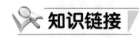

### 视力检查常用符号

OD、RE 或 R 表示右眼;OS、LE 或 L 表示左眼;OU 表示双眼;V 表示视力;PD 表示瞳距;D 表示屈光度;DS 表示球镜度数;DC 表示柱镜度数;AX 表示柱镜轴。

## (二)视野检查

视野(visual field)是指眼向前方固视时所见的空间范围,反映周边部视网膜黄斑中心凹以外的视觉功能,分周边视野检查和中心视野检查。距注视点 30°以内的视野称为中心视野,距注视点 30°以外的视野称为周边视野。正常人动态视野平均值为上方 56°、下方 74°、鼻侧 56°、颞侧 90°。世界卫生组织规定:视野小于 10°者,即使视力正常,也属于盲。视野检查在眼底病、视路疾病及青光眼等诊断中有重要意义。目前常用的视野检查法有以下几种。

1.对照法　简单易行,但准确性较差,可大致估计被检查者的视野有无异常。检查者与被检查者相对而坐,眼位等高,距离 1 m,检查一眼时另眼遮盖。如检查右眼时,被检查者右眼与检查者左眼相对注视,检查者将手指置于两者之间,分别从各方向中央移动,如被检查者与检查者在各方向同时看到手指,即视野大致正常。

2.弧形视野计　用于检查距注视点 30°以外的周边视野。检查时使受检眼与视野计中央注视点在同一水平线上,并固视中央注视点,遮盖另眼。用不同大小、颜色的视标沿视野计的弧板自周边向中心移动,记录患者能看见视标的所有点,将其连接画线,即为被检眼的周边视野范围。

3.平面视野计　检查距注视点 30°以内的中心视野,适用于发现较小的视野缺损。位于注视点颞侧 15.5°,水平线下 1.5°,有一呈垂直椭圆形点称为生理盲点。正常视野范围内,除生理盲点外的任何暗点均为病理性暗点。检查方法是:受检者坐在 1 m×1 m 黑色呢绒制成的平面视野屏前 1 m 处,先测生理盲点,再查各径线视野,发现异常改变,用大头针插在屏布上,最后绘制在中心视野图上。

4. Goldmann 视野计  为半球形视屏投光式视野计,半球屏的半径为 33 cm,背景光为 31.5 asb,试标的大小和亮度均以对数梯度变化(图 2-7)。该视野计的出现为后来各式视野计的发展提供了刺激光的标准指标。

5. 自动化视野计  现代视野检查日趋标准化、自动化,如电脑控制的静态定量视野计,有针对青光眼、黄斑病变的特殊检查程序设置,可自动监控受试者固视的情况,能对多次视野检查结果进行统计学分析。

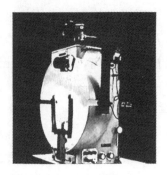

图 2-7  Goldmann 视野计

视野检查法的护理配合:检查前告知患者检查目的、操作方法及注意事项,取得患者的理解和配合。告诉患者检查过程中要注意力集中,始终保持眼睛盯着正前方的注视点不动,告知眼睛的转动可能会影响检查结果的准确性。

## (三)色觉检查

色觉(color vision)是视网膜视锥细胞的功能之一。色觉障碍代表锥体细胞功能存在缺陷。视锥细胞含有红、绿、蓝 3 种原色感光色素。如感光色素缺乏,则出现色觉障碍。按其程度不同可分为色盲与色弱。对颜色完全丧失辨别能力称色盲,以红、绿色盲为多,多为先天性遗传病,男性多见。能够认出但辨认时间延长者为色弱。色觉障碍者不宜从事军事、交通、美术、医学、化学等工作。

最常用的色觉检查法为假同色图检查法。方法为将色盲本置于充足的自然光线下,距离被检者 50 cm,嘱被检者双眼同时注视图表,让其在 5 s 内辨认出图中的数字或图案。若辨色力异常,可对照检查图所附说明书来判断其色觉障碍的种类和程度。

## (四)暗适应检查

当人从明处进入暗处时,等待片刻后才能看到周围的物体,这是视杆细胞内感光色素视紫红质复原的过程,称为暗适应(dark adaptation)。暗适应的快慢主要反应视网膜视杆细胞的功能。视紫红质复原需要维生素 A 才能合成,若缺乏可导致夜盲症。暗适应检查可对夜盲者进行定量评价,最简单的方法是读夜光表上的时针,与检查者进行对比,如需准确测定,可选用暗适应计。

## (五)立体视觉检查

立体视觉(stereoscopic vision)也称深度觉,是用眼感知物体的空间方位、深度、凹凸等相对位置的能力。立体视觉须以双眼单视为基础。许多职业要求具有良好的立体视觉，如驾驶员、精细加工、绘画雕塑等。立体视觉检查可采用同视机、深度计检查、立体视图法等。

### (六)对比敏感度检查

视力检查反映了高对比度时的分辨能力，但日常生活中物体间明暗对比并非如此强烈。对比敏感度检查根据灰度调制曲线的变化，制成不同宽窄、明暗的条栅图作为检查表，以反映空间、明暗对比二维频率的形觉功能。

### (七)视觉电生理检查

该项检查的原理是利用视觉电生理仪测定视网膜被光照射或图形刺激时，在视觉过程中发生的生物电活动。如临床常用的眼电图（EOG）、视网膜电图（ERG）和视觉诱发电位（VEP），它们可客观评价视功能指标，为视觉系统病变的诊治提供依据。

视觉电生理检查的护理配合：检查前告知患者检查目的、操作方法，取得患者的理解与配合；告知患者 ERG 检查时电极为角膜接触式，尤其儿童，使其积极配合完成检查。检查结束后滴抗生素眼液预防感染。

## 第三节 眼科护理管理

### 一、眼科门诊护理管理

眼科门诊具有患者数量大、就诊时间集中、检查治疗项目多、许多问题需短时间内解决等特点。眼科门诊护理管理的主要任务是做好开门前准备，组织患者就诊，协助医生检查，做好护理指导和健康教育等。

1. 开诊前准备　认真做好诊室和治疗室的卫生整理和物品准备工作。诊室和治疗室要求做到清洁、整齐、明亮、通风。备好洗手液和擦手毛巾。检查准备诊疗桌上的物品和药品，包括表格、聚光手电筒、近视力表、色盲检查图谱、2％荧光素钠、1％丁卡因、散瞳及缩瞳眼液、抗生素眼液、消毒玻璃棒、干棉球、棉签、眼垫、酒精棉球等。同时做好诊疗器械和药品的定期消毒和更换。

2. 组织患者就诊　根据病情特点和挂号顺序进行分诊。电光性眼炎、化学烧伤、异物伤等急诊患者随到随诊，老弱幼残患者可优先安排就诊，为低视力和盲目患者提供有效帮助。

3. 协助检查治疗　就诊前帮助患者做好视力检查和眼压测量，遵医嘱给患者使用散瞳眼药水、缩瞳眼药水或表面麻醉剂,查视野,测眼压,冲洗泪道,冲洗结膜囊,进行球结膜下注射,覆盖眼垫和包扎等。

4. 健康教育　利用板报、墙报、电视、讲座、个别指导等形式,宣传眼科常见病、多发病的发病原因及防治知识。

## 二、眼科暗室护理管理

暗室是眼科的特殊检查环境,眼部多数精细检查要在暗室进行。要求其墙壁为深灰或墨绿色,窗户设置遮光窗帘以保证室内黑暗状态。为保证患者安全,要求地面防滑,各种仪器安放合理,使用方便。同时护士应做好引导工作,协助医生做好检查。

暗室内有各种精密光学仪器,要注意保持室内干燥和空气流通。暗室内制定严格的精密仪器使用规程,切忌用手触摸光学仪器的镜头、镜片,可用擦镜纸或95%乙醚轻拭。每天下班前将暗室内各种检查仪器恢复到原位,切断电源,加盖防尘罩,关好水龙头、门窗等。

## 三、眼科激光室的管理

1. 激光室的一般要求　激光室应设有警告标示,非工作人员不能随意进出。激光室内安装特殊的玻璃或遮光窗帘,随时关闭门窗,以防激光透出对人造成伤害。工作区内避免放置具有反射作用的物品,室内墙壁不宜使用反光强的涂料。

2. 安全使用激光器

(1)激光器应安装锁具,防止非工作人员操作。

(2)激光器上勿放置液体类物品,以免洒落损伤激光器内部的光学元件,使用时应注意防潮、防尘。

(3)准分子激光室的管理:激光室的布局和设施要合理,保持安静,定期消毒;准分子激光手术室应根据眼科内眼手术室的要求进行建造;手术室医务人员和患者通道分离,符合院内感染控制要求;有专用空气层流设施;准分子机器专人操作、定期维修与保养。

3. 工作人员的安全防护　激光治疗时,工作人员应正确使用防护用具,戴专业防护眼罩,对超过安全阈值的激光,穿白色工作服,戴手套,避免激光直射皮肤并防止反射、散射光照射皮肤。

4. 加强安全教育

(1)防激光:激光可导致工作人员的眼睛和皮肤受到伤害,严重者可导致失明,皮肤出现红斑、丘疹、水疱、炭化和汽化。因此,应对工作人员进行安全教育,加强自我保护意识。

(2)防火：激光室必须设灭火装置。激光治疗过程中，禁止将激光对准含乙醇的液体、干燥的棉花、敷料等易燃物品照射。

### 四、眼科病房护理管理

1. 保持病房整洁、安静、空气流通，做到"四轻"。室内禁止吸烟。

2. 创造安全的病区环境　病房选用防滑地板，拖地时拧干拖把，并用干布立即擦干。病区内合理布局，简化走廊墙壁上的各种设施，不可摆放任何障碍物，照明充分，以免碰撞。室内物品摆放遵循方便安全的原则，固定地点放置。刀、剪等危险物品要尽量远离。卫生间内应设扶手，铺防滑垫，以免患者摔倒。针对老年患者视力较差者，嘱其有需要时按呼叫器，由护士给予帮助。设置加护床挡的病床，防止老人和儿童坠床。到暗室做检查时，要搀扶患者，避免暗室撞伤。

3. 加强安全教育，避免意外发生　术后或卧床时间过长的患者嘱其醒后不要立即坐起或站立，以免跌倒。视力障碍、视野缺损的患者外出时要征得医生同意，不要擅自单独外出。

4. 定时巡视病房　视力较差的患者给予生活照顾，行走派人搀扶或教会患者使用拐杖。

5. 做好入院宣教　向患者介绍病房环境、住院制度等，贵重物品要妥善放置。建立患者作息制度，保证午休及夜间睡眠时间。

6. 自觉遵守医院各项规章制度　患者不得随意离开病房，严禁在外留宿，特殊情况需取得主管医生同意。严格执行陪护制度，加强陪护人员管理。探视患者要遵守医院探视时间。

7. 定期召开工休座谈会　讲解医院的有关规章制度，对患者进行卫生知识和疾病的健康指导，定期进行入院、出院患者的问卷调查，听取意见，改进病房工作。

## 第四节　眼科患者围手术期的护理

手术是眼科的重要治疗手段，做好术前、术中和术后护理对于疾病康复有重要意义。

### 一、眼科患者手术前常规护理

1. 做好患者的心理护理，主动向患者介绍管床医生和责任护士，消除陌生感。向患者讲解疾病的治疗方案、手术目的、手术过程、手术效果及术前注意事项等，消除患者焦虑、恐惧等负性情绪，增强战胜疾病的信心，取得患者及家属的理解与

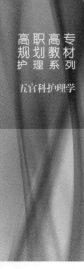

配合。评估患者的社会支持程度及经济状况,并针对性地给予心理护理。

2. 术前3天开始滴抗生素眼液(门诊手术者嘱其自行滴眼),预防术后感染。白内障、视网膜剥离患者需术前缩瞳,青光眼患者用20%甘露醇250 mL快速静脉滴注。内眼手术需遵医嘱剃除眉毛,剪除眼睫毛,冲洗泪道、结膜囊。术前禁止吸烟,避免气管黏膜受到刺激致分泌物增加,诱发咳嗽。

3. 了解患者有无手术禁忌证,高血压、糖尿病患者注意监测血压和血糖,采取必要的治疗和护理措施。感冒发热、咳嗽、女性月经期、全身感染及眼部急性炎症期等情况需及时通知医生,以便进行必要的治疗和考虑延期手术。

4. 教会患者向各方转动眼球,以配合手术操作。指导患者避免咳嗽、打喷嚏,以免术中、术后因剧烈震动,引起前房出血、玻璃体溢出或切口裂开。

5. 保持全身清洁,洗头、洗澡时注意脏水勿入眼内。注意保暖,防止感冒。

6. 遵医嘱术前用药,向患者说明术前给药的名称、作用及不良反应,取得患者配合。睡眠不佳者适当给予镇静安眠药。

7. 嘱患者进手术室前排空大小便,摘掉义齿。

8. 认真执行查对制度,确认患者身份,避免造成护理差错事故。

9. 与手术室护士做好术前交接工作,确保患者术前准备完善。

## 二、眼科患者手术中常规护理

1. 根据手术要求放置体位,暴露手术术野,避免手术部位污染。

2. 术中勿大声喧哗或离开手术间。

3. 老年或身体状况不佳患者,注意防止跌倒或从手术床上坠下。慢性支气管炎及肥胖患者确保呼吸道通畅。

4. 术中神志清醒患者,告知患者手术过程中不得随意移动头部,做到只动口不动手,不得随意举起双手,以免污染手术区域,必要时可适当约束四肢。

5. 术中注意给予患者安慰和心理疏导,有压迫眼球降眼压或牵拉眼肌等敏感操作时,提前与患者做好沟通。密切观察患者的生命体征,如有异常,及时通知医生,以防发生危险。

6. 观察手术进展,注意输液、输血是否通畅,监测生命体征,如有意外,积极配合医生进行抢救。

## 三、眼科患者手术后常规护理

1. 患者返回病房时,值班护士主动向医生、麻醉师及手术室护士了解手术相关情况,做好交接班。

2. 根据手术方式选择合适的体位。玻璃体术后填充硅油的患者需保持面部向下;视网膜剥离的患者根据裂孔的位置采取左侧或右侧、头低或头高位。

3. 观察局部伤口情况,是否有渗血,眼垫或绷带有无脱落。术眼加盖保护罩,防止碰撞。嘱患者勿剧烈运动、揉眼或剧烈咳嗽,以防手术切口裂开或眼内出血。若眼部突然剧烈眼痛,伴发热、恶心、呕吐、视力下降等情况,应警惕术后眼内出血、感染及伤口裂开等并发症发生,及时报告医生,协助处理。

4. 对患者进行动态疼痛评估,根据评分结果给予相应处理,并向患者解释疼痛原因,缓解患者紧张情绪,指导患者转移注意力以减轻疼痛。疼痛明显时,可遵医嘱酌情给予镇静、止痛药。

5. 饮食宜清淡易消化,鼓励多吃水果蔬菜,保持大便通畅。

6. 告知患者遵医嘱正确服药,定期复查,如有不适及时就医。

## 第五节　眼科常用护理技术操作

### 一、滴眼液法

1. 目的　检查或治疗眼部疾病,如滴入抗生素眼液、散瞳或缩瞳剂、表面麻醉剂等。

2. 物品　眼药水、滴管或滴瓶、消毒干棉球及棉签。

3. 方法　先查对,向患者解释滴眼药的目的和方法,以取得合作。嘱患者取坐位或仰卧位,头稍后仰,眼睑放松勿紧张,眼球向上注视。操作者站在患者对面或头侧,用左手拇指或棉签轻轻向下拉开下眼睑,右手持眼药瓶或滴管,先挤掉1~2滴眼药水,再于距眼1~2 cm处,将药水滴入下穹隆部1~2滴,然后轻提上睑并覆盖眼球,使药液均布于结膜囊内,若有溢出,可用干棉球拭去,嘱患者轻轻闭眼2~3 min。

4. 注意事项　①严格查对,尤其是散瞳药和缩瞳药,以免造成严重后果;②滴阿托品、毒扁豆碱等毒性较大的药物后,需压迫泪囊2~3 min,以防吸收中毒;③操作时注意动作轻巧,勿压迫眼球,尤其是对眼外伤、角膜溃疡及术后的患者;④双眼用药时,一般先滴健眼后滴患眼;同时滴用数种药水时,应稍有间隔;滴混悬液(如可的松)时,应摇匀后使用;⑤滴管勿倒置,每次吸入的药液不可过多,滴药时避免接触睫毛或眼睑,以防污染;⑥眼药水应定期消毒、更换,尤其是丁卡因、荧光素等,易被铜绿假单胞菌污染。

### 二、涂眼膏法

1. 目的　眼药膏比眼药水在结膜囊内保留时间更长,作用更持久,为常用的治疗眼病的给药方法。

2. 物品　眼药膏、消毒圆头玻璃棒、消毒干棉球、棉签等。

3. 方法　患者体位及暴露下穹隆部同滴眼药水法，操作者将管型眼膏挤出一小段弃去，再直接将眼膏由左向右挤入下穹隆部，或用玻璃棒蘸取一段眼膏，平行放入下穹隆部，嘱患者轻闭眼睑，然后转动玻璃棒从水平方向抽出。最后用棉签按摩眼睑片刻，使眼膏在结膜囊内分布均匀。

4. 注意事项　①使用玻璃棒前应先检查其圆头是否光滑、完整，以免损伤角膜和结膜；②玻璃棒用后要消毒，以防交叉感染；③若同时使用眼药水和眼膏，应先滴眼药水后涂眼膏。

## 三、结膜囊冲洗法

1. 目的　清除结膜囊内化学物质、脓性分泌物及异物，手术前常规清洁消毒结膜囊。

2. 物品　洗眼壶或冲洗吊瓶、受水器、消毒干棉球及冲洗液（常用生理盐水、3％硼酸溶液、2％碳酸氢钠溶液等）、治疗巾等。

3. 方法　嘱患者取坐位，头稍后仰并偏向患侧，自持受水器紧贴于面颊部；若取仰卧位，则受水器置于颞侧。将治疗巾铺于患者肩部，以防冲洗液污染衣物。操作者左手翻转上下睑并固定于眼眶上，右手持洗眼壶，距眼部 2 cm，先以少量冲洗液冲洗颊部皮肤，再移向眼部冲洗，并嘱患者转动眼球，以彻底冲洗结膜囊各部。冲洗完毕，用消毒干棉球擦干眼睑及周围皮肤，取下受水器，洗净并置消毒液中浸泡。

4. 注意事项　①冲洗液温度要适宜，一般在 18～20 ℃，冬季 32～37 ℃，可先在手腕处试温；②冲洗距离要适当，过近易接触眼部而被污染，过远冲力太大易致眼部不适，亦不可直接冲洗角膜；③深层角膜溃疡及眼球穿通伤者切勿冲洗；④传染性眼病冲洗时，注意勿使冲洗液流至健眼，使用过的冲洗用具应严格消毒。

## 四、泪道冲洗

1. 目的　用于泪道疾病的诊断、治疗及内眼手术前的泪道清洁。

2. 物品　注射器、泪道冲洗针头（针尖磨钝）、泪点扩张器、受水器、1％丁卡因、生理盐水、抗生素眼液、消毒干棉球、棉签等。

3. 方法　患者取坐位或卧位，将蘸有 1％丁卡因的小棉签，夹于患眼内眦部上下泪点之间，麻醉约 5 min。患者自持受水器紧贴面颊部，操作者用左手拇指拉开下睑暴露下泪点（若泪点太小时，可用泪点扩张器将其扩大），右手持装有冲洗液的注射器，将针头垂直插入下泪点 1～2 mm，然后转向鼻侧，顺泪小管水平推进

5~6 mm,固定并缓慢注入冲洗液。若冲洗液顺利流入鼻腔或咽部,说明泪道通畅,否则为泪道狭窄或阻塞,若伴黏液或脓液反流,则为慢性泪囊炎(图2-8)。冲洗完毕,滴入抗生素眼液,并记录冲洗情况。

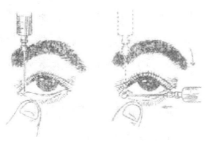

**图 2-8　泪道冲洗法**

4.注意事项　①有慢性泪囊炎者,先挤压泪囊部,排出分泌物再冲洗;②操作要轻巧、准确、平稳,持注射器之手在面部应有支点固定,以防损伤结膜及眼球;③进针应顺应泪小管的方向,如遇阻力不可强行推进,以免损伤泪道;若冲洗时出现皮下肿胀,应立即停止操作,通知医生酌情处理;④禁忌反复冲洗,避免黏膜损伤或粘连引起泪小管阻塞。

## 五、球旁注射法

1.目的　提高局部组织内的药物浓度,常用于治疗眼前段疾病。

2.物品　1~2 mL注射器、5半号针头、注射药物(常用抗生素、糖皮质激素、散瞳药、自血等)、1%丁卡因、抗生素眼药水、消毒棉球、眼垫、棉签、胶布、治疗盘等。

3.方法　核对并向患者解释,以取得合作。患者取坐位或仰卧位,滴1%丁卡因溶液3次。注射前消毒眼睑周围皮肤,嘱患者向内上方注视,在眶下缘中、外1/3交界处,右手持注射器经皮肤刺入眶内,紧靠眶下壁垂直刺入1 cm左右,固定针头,抽吸无回血,推入药液,注射完毕,拔出针头,用棉签按压针眼,滴抗生素眼液,用眼垫包盖,留观片刻。

4.注意事项　①不宜使用一次性注射针头;②注射要做到"三慢",进针、推药、拔针均要缓慢;③注射时针头斜面向上,切忌针头在眼眶内上下左右捣动,防止损伤眼睛和血管;④注射过程中若遇到阻力,不可强行进针;⑤注射过程中密切观察患者眼部情况,如有眼睑肿胀、眼球突出,提示有出血症状,应立即拔针,给予加压包扎。

## 六、球后注射法

1.目的　将药物注入球后壁组织,常用于内眼手术的球后麻醉、治疗各种眼底病及青光眼急性发作时的封闭止痛等。

2. 物品　5 mL 注射器、5 号注射针头、注射药物、消毒棉签及纱布、络合碘、治疗盘等。

3. 方法　患者取仰卧位,用络合碘消毒下睑皮肤,患眼向鼻上方注视。操作者戴手套,左手固定注射处皮肤,右手持注射器在眶下缘中外 1/3 交界处进针,沿眶缘皮肤垂直刺入 1 cm,再将针头稍斜向内、上、后方,朝眶尖方向缓慢推进 3～3.5 cm,回抽无血后,方可注入药物。拔针后用消毒纱布压迫进针部位片刻,以防球后出血。

4. 注意事项　①注射前应做好解释,并固定好头部位置,以消除患者的恐惧,配合操作;②进针时动作要轻,深度不宜超过 3.5 cm,不要过于偏向鼻侧,以免伤及视神经和血管;③注射后如遇急剧眼胀痛、眼球突出、运动受限等,则为球后出血,应立即拔针,再用绷带加压包扎 1～2 天;④若为注射治疗性药物,进针可浅些,以免刺激睫状神经节引起强烈反应。

## 七、球结膜下注射法

1. 目的　将药物注射于球结膜与巩膜的疏松间隙内,达到消炎、散瞳和促进吸收的作用。

2. 物品　注射器、注射针头、注射药物、0.5%～1% 丁卡因溶液、抗生素眼膏、消毒棉签、纱布眼垫及胶布条。

3. 方法　患者取坐位或仰卧位。患眼结膜囊内滴表面麻醉剂,每 3～5 min 一次,共 2 次。嘱患者注视视标,与注射部位方向相反。操作者左手分开患者眼睑向前推进,右手持注射器,针头与角膜切线方向平行,避开血管刺入结膜下,进针 3～3.5 cm,缓慢注药。注射完毕,拔除针头,观察有无出血,涂抗生素眼膏,无菌纱布包扎。

4. 注意事项　①注射时嘱患者勿转动眼球,针尖斜面朝外,针头刺入的方向指向穹隆部,以防刺伤角膜;不合作患者可用开睑器及固定镊固定眼球后再注射;②进针时要避开血管,注射后如有出血,可用棉签压迫片刻;③如注射散瞳类药物,应注意观察患者的全身状况,并在注射后 20 min 观察瞳孔是否散大;④刺激性强、容易引起局部坏死的药物,禁忌做结膜下注射;⑤多次注射者,应常更换部位,以免结膜下结疤、粘连;⑥注射可的松混悬液时,应先将药物摇匀后再抽吸注射。

## 八、剪眼睫毛法

1. 目的　用于眼科手术前准备,暴露手术部位,使术野清洁,便于手术者操作及消毒。

2. 物品　弯剪刀、眼药膏或凡士林、无菌棉签、消毒棉球和眼垫。

3. 方法　协助患者取坐位或仰卧位,涂眼药膏或凡士林膏于剪刀两侧,以便粘住剪下的睫毛,剪上睑睫毛时嘱患者向下看,手指压住上睑皮肤,使睑缘稍外翻;剪下睑睫毛时嘱患者向上看,手指压住下睑皮肤,使下睑轻度外翻,检查结膜囊内有无睫毛落入。

4. 注意事项　①操作前与患者沟通,取得理解与配合;②剪睫毛过程中叮嘱患者眼球不要转动,防止伤及角膜和睑缘皮肤;③皮肤松弛患者,剪睫毛时应绷紧眼睑皮肤,以免造成损伤,延误手术;④若睫毛不慎落入结膜囊内,应立即用湿棉签拭出或用生理盐水冲洗干净。

## 九、眼部绷带包扎法

1. 目的　保护患眼,保证患者得到充分休息;术后保持眼部清洁,预防感染;局部加压包扎,可以止血;预防角膜溃疡穿孔。

2. 物品　眼科绷带、无菌纱布、眼垫、胶布、眼药膏、消毒棉签等。

3. 方法　评估患者病情及眼部情况,告知患者操作目的及注意事项,取得患者配合。洗手,核对患者信息,协助患者摆体位,取坐位。眼部绷带包扎包括单眼绷带包扎和双眼绷带包扎。单眼绷带包扎是在健眼眉中心处置一条长约20 cm的绷带纱条,绷带头端向健眼,经耳上方绕头2圈后再经患眼由上而下斜向患侧耳下,绕过枕骨至额骨,再如上述绕眼数周,最后将绷带绕头1~2圈后用胶布固定,眉中心处绷带纱条结扎。双眼绷带包扎是以"8"字形包扎双眼,绷带头端从右侧或左侧耳上开始,在前额绕一圈,经前额向下包右眼,由右耳下方向经枕骨绕至左耳上方,经前额至右耳上方,向后经枕骨下方至左耳下方,向上包扎双眼,如此重复斜绕数次,最后在前额水平固定。

4. 注意事项　①包扎不可过松或过紧,切勿压迫耳郭和鼻孔;②绷带末端必须固定在前额,避免仰卧或侧卧时引起不适;③眼部加压包扎期间,加强观察,发现绷带松脱及时处理。

## 十、睑腺炎(麦粒肿)切开引流术

1. 目的　排出脓液,促进炎症吸收。

2. 物品　消毒液、注射器、引流条、手术包、表面麻醉剂、麻醉药(利多卡因针)、无菌手套、无菌棉签、抗生素眼膏、无菌纱布、胶布等。

3. 方法　核对患者及医嘱,评估患者后取仰卧位,滴表面麻醉剂,必要时使用利多卡因进行局部浸润麻醉。消毒皮肤,根据部位选择合适的切口,注意观察脓腔大小及深浅,留置合适引流条,涂眼膏后盖上眼垫,胶布固定。

**4. 注意事项** ①脓肿尚未形成时,切忌挤压或用针挑刺,以免引起颅内感染或全身感染等并发症;②切开后不可挤压,防止感染扩散,引起眼睑蜂窝织炎。

### 复习思考题

1. 眼科护理评估要点有哪些?常见的护理诊断有哪些?
2. 简述眼科患者围手术期护理要点。
3. 简述眼科护理管理基本要点。
4. 概述眼科常用护理技术的操作要点及注意事项。

(宫　娟)

# 第三章 眼睑和泪器病患者的护理

**学习目标**

1. 掌握睑腺炎、睑板腺囊肿的护理评估及护理措施。
2. 熟悉睑内翻与倒睫、睑外翻与睑裂闭合不全和上睑下垂的护理评估;熟悉急慢性泪囊炎的治疗原则及护理措施;熟悉眼部疾病的专科护理操作。
3. 运用护理程序为眼睑及泪器病患者实施整体护理。

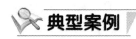

患儿,男,10岁,右眼睑红肿、疼痛2周余。初起时眼睑处触及硬结,有明显压痛,自行挤压后有少量黄色液体。体检:右眼睑上、下均可见肿块,表面稍充血,有压痛,质地较韧,无波动感,同侧耳前淋巴结肿大,有压痛。既往无类似病史,询问家长,近3周患儿有在温泉沐浴时使用公共毛巾史。

问题:

1. 该患儿存在哪些护理诊断/问题?
2. 对患儿应采取哪些护理措施?
3. 对患儿家属如何进行健康教育?

## 第一节 眼睑炎症患者的护理

### 一、睑腺炎

**睑腺炎**(hordeolum)是化脓性细菌侵入眼睑腺体而引起的急性化脓性炎症,又可称之为"麦粒肿"。若睫毛毛囊或皮脂腺(Zeis腺)或变态汗腺(Moll腺)感染,称为外睑腺炎(外麦粒肿);若睑板腺感染,称为内睑腺炎(内麦粒肿)。

【病因及发病机制】

大多为葡萄球菌感染,以金黄色葡萄球菌最为多见。与患者全身和局部抵抗力下降有关,营养不良、过度劳累或经常用脏手擦拭眼部等为常见病因。

【护理评估】

1. 健康史　仔细询问患者发病前有无过度劳累、受凉、体质虚弱等病史;有无慢性结膜炎及睑缘炎史;有无全身性疾病,如白血病、糖尿病等;了解其卫生习惯,如有无脏手擦拭眼睛;有无不良嗜好,如熬夜、吸烟等;本病有无反复发作的病史。

2. 身体状况

(1)症状:患处局部有红、肿、热、痛等急性炎症的典型表现。外眼睑炎的炎症反应主要位于睫毛根部的睑缘处,红肿范围开始时较弥散,触诊有明显压痛的硬结,疼痛剧烈,可伴有同侧耳淋巴结的肿大和压痛;临近外眦角时,患者疼痛更加明显,并可引起反应性球结膜水肿。发病后2~3天,有黄色脓点形成并向皮肤面发展,脓点结节软化,可自行破溃。内眼睑炎因炎症被局限于睑板内,肿胀局限,但疼痛明显,病变处有硬结和压痛,睑结膜面局限性充血、肿胀。炎症多在结膜面形成黄色脓点,向结膜囊内破溃,少数患者也可向皮肤面破溃。睑腺炎破溃后症状明显减轻,1~2天后逐渐消退,多数在1周左右痊愈。

(2)体征:可在内、外眼睑处触及有压痛的硬结,局部肿胀,伴有同侧耳前淋巴结肿大和压痛。对于体弱、抵抗力差的患者,睑腺炎可在眼睑皮下组织扩散形成眼睑蜂窝组织炎,此时患者多伴有高热、头痛等症状,若处理不当,可引发脓毒症或海绵窦血栓而危及生命。

3. 辅助检查　血常规检查白细胞计数增加、中性粒细胞比例增高。

4. 心理－社会状况　本病发生时疼痛明显且有异物感,影响外观,部分患者有反复发作病史,注意评估患者对疾病的认知程度及情绪变化;了解患者的卫生习惯等。

【治疗要点】

1. 早期局部热敷或理疗,局部抗生素眼药水滴眼或使用抗生素眼膏。
2. 当脓肿尚未形成时,不可切开排脓,更不可以挤压排脓,否则会使感染扩散。
3. 当脓肿形成后,应切开排脓。

【常见护理诊断/问题】

1. 疼痛　与急性炎症有关。
2. 体温过高　与细菌感染有关。
3. 潜在并发症　如眼睑蜂窝组织炎、海绵窦血栓、全身脓毒血症、败血症等。
4. 知识缺乏　缺乏本病防治与护理知识。

【护理目标】

1. 患者疼痛缓解或消失。
2. 患者体温正常或及时发现体温过高并处理。
3. 患者未出现潜在并发症或及时发现并发症并处理。
4. 患者及家属了解本病相关知识,掌握治疗和护理要点。

【护理措施】

1. 一般护理　养成良好的卫生习惯,特别是眼部卫生,不用手或不洁面具揉擦眼睛;有体温过高者应卧床休息,多饮水;高热时行物理降温,必要时遵医嘱药物降温;进食清淡流质或半流质饮食,少吃辛辣刺激性食物。

2. 用药护理　指导患者正确使用抗生素眼药水滴眼或涂用眼膏。

3. 病情观察　观察患者对疼痛的反应,耐心听取患者的主诉,给予支持和安慰;指导患者采取放松措施来减轻疼痛;脓肿未形成时,不宜过早切开,更不可挤压排脓,否则因眼睑内静脉无静脉瓣且与颅内海绵窦相通,可能会使感染扩散;掌握脓肿切开引流的指征,即脓肿形成后未破溃或引流排脓不畅者,应切开引流。

4. 热敷护理　早期指导患者进行眼部局部热敷,可促进血液循环,有助于炎症消散并可减轻疼痛。常用干热或湿热敷法,温度以患者能接受为宜,每次10~15 min,每日4~6次。

5. 健康教育　告诉患者勿用手揉眼,洗浴用物专人专用,并经常进行清洗晾晒;睑腺炎有复发的可能,除与自身睑板腺分泌旺盛有关外,还与不良的卫生习惯、饮食和情绪有关;患者少食辛辣、油腻、刺激性食物,并保持情绪舒畅;教会患者正确滴眼药水,按时点眼药水,按时口服药物,按时到医院门诊复诊。

【护理评价】

通过治疗和护理措施的实施,评价患者是否能够达到:疼痛缓解;体温正常;对病情有所了解;主诉不适感减轻;掌握相关的自我护理知识。

## 二、睑板腺囊肿

**睑板腺囊肿**(chalazion)是发生于睑板腺内的特发性、无菌性慢性肉芽肿性炎症,又可称之为"霰粒肿"。睑板腺囊肿是常见的眼睑炎症,多发于青少年及中壮年。

【病因及发病机制】

由于睑板腺及其周围组织炎症(慢性结膜炎、睑缘炎等)导致腺上皮过度角化,睑板腺出口阻塞,腺体分泌物潴留在睑板内而形成的慢性肉芽肿炎症。

【护理评估】

1. 健康史　详细询问患者既往眼部疾病史,如有无慢性结膜炎、睑缘炎等;了解肿块的大小及有无增大、缩小、破溃等;注意观察肿块的位置、有无压痛等状况;了解有无反复发作等病史。

2. 身体状况

(1)症状:多发生于上睑,也可上、下睑或双眼同时发生。表现为眼睑皮下圆形肿块,大小不一。较大者可见皮肤隆起,但无粘连,一般无疼痛,也无明显压痛或有沉重感。肿块过大时可压迫眼球,产生散光而使视力下降;小的囊肿需经仔细触摸才能发现,并可自行吸收。但多数情况下囊肿大小长期不变或逐渐变大,质地变软,也可自行破溃,排出胶状内容物,在睑结膜面形成肉芽肿或皮下暗红色的肉芽组织。如继发感染,临床表现同内睑腺炎。

(2)体征:可在眼睑皮下触及硬结,与皮肤无粘连,无明显压痛,肿块对应的睑结膜面呈紫红色或灰红色病灶。

3. 辅助检查　对于复发性或老年人的睑板腺囊肿,应将切除物进行病理检查,以排除睑板腺癌。

4. 心理-社会状况　本病病程较缓慢,多无自觉症状,部分患者既往有眼部疾病史或反复发作史,注意评估患者对疾病的认知程度;了解患者的饮食、眼部卫生习惯和皮脂腺分泌情况等。

【治疗要点】

1. 小而无症状的睑板腺囊肿无需治疗,待其自行吸收。
2. 大者可通过热敷或向囊内注射糖皮质激素促进其吸收。
3. 如不能消退,应在局麻下手术切除。

【常见护理诊断/问题】

1. 有感染的危险　与未及时就诊或眼部卫生习惯不良有关。
2. 潜在并发症　如术后出血。
3. 知识缺乏　缺乏睑板腺囊肿防治知识。

【护理目标】

1. 患者对病情有所了解,掌握预防疾病复发及自我保健相关知识。
2. 患者未发生感染。
3. 患者未出现潜在并发症或及时发现并发症并处理。

【护理措施】

1. 热敷护理　指导患者进行热敷疗法,注意温度,不宜过热。
2. 用药护理　指导患者正确滴眼药水,慎用眼药膏,防止阻塞腺体开口。
3. 病情观察　严格掌握手术指征,如发病时间较长且无继发感染的睑板腺囊肿,可以采取手术切除。
4. 健康教育　养成良好的卫生习惯,不用手揉眼,个人卫生用品专用,并保持清洁;日常饮食宜清淡,少食油腻、刺激性食物;保持心情舒畅,保证充分的休息,尽量少熬夜;对于皮脂腺分泌旺盛者,如青少年更应注意睑缘部位的清洁;告知患者不配戴不洁防护镜,女性化妆时要避开睑缘处;告知患者若不慎继发感染,应积极控制感染,切不可挤压或挑破。

【护理评价】

通过治疗和护理措施的实施,评价患者是否能够达到:对病情有所了解;情绪缓和,配合治疗;主诉不适感减轻。

## 第二节 眼睑功能、位置和先天异常患者的护理

### 一、睑内翻与倒睫

睑内翻(entropion palpebrale)是指眼睑特别是睑缘向眼球方向卷曲的一种眼睑异常状态。倒睫(trichiasis)是指睫毛向后生长。当睑内翻达到一定程度时,睫毛也倒向眼球。因此,睑内翻和倒睫常常同时存在。

**【病因及分类】**

1. 瘢痕性睑内翻　是由于睑结膜及睑板瘢痕性收缩所致,上、下睑均可发生,常见于沙眼瘢痕期、结膜烧伤等。

2. 痉挛性睑内翻　又称老年性睑内翻,常见于老年男性,多发生于下睑。由于睑缩肌无力、眶脂肪减少、眼睑后缺乏足够支撑所致。

3. 先天性睑内翻　多见于婴幼儿,女性多于男性,由于内眦赘皮、睑板发育不全或睑缘部轮匝肌发育过度引起。如果婴幼儿较胖,加之鼻梁发育欠饱满,也可引起下睑内翻。

**【护理评估】**

1. 健康史　询问患儿出生时有无异常,生长发育是否正常,有无家族性疾病史,眼睑有无外伤史、异物及化学试剂受伤史,患侧眼睑有无手术史。

2. 身体状况

(1)症状:瘢痕性和痉挛性睑内翻可为单侧,先天性睑内翻多为双侧。患者自觉症状较重,有畏光、流泪、异物感、刺痛、眼睑痉挛和摩擦感等症状。先天性睑内翻随着生长发育可自行消失。

(2)体征:检查可见睑板,尤其是睑缘部向眼球方向卷曲,倒睫摩擦角膜,结膜充血,角膜上皮可脱落,荧光素弥漫性着染。如长期不愈,则角膜有新生血管,并失去透明性,引起视力下降。如继发感染,可发展成角膜溃疡。

3. 辅助检查　在裂隙灯下仔细检查结膜有无滤泡、乳头以及角膜上皮是否完整;检查眼压和角膜直径以除外青光眼;如为婴幼儿,还需行泪道冲洗,排除先天性泪道阻塞。

4. 心理-社会状况　评估患者及其家属对疾病的认知程度,尤其是对治疗方案选择的依据和治疗长期性方面的认知程度;了解患儿的生长发育状况和眼部卫生习惯等。

**【治疗要点】**

1. 睑内翻　瘢痕性睑内翻必须行瘢痕性睑内翻矫正术;结膜炎症引起的痉挛

性睑内翻用抗生素眼药水和眼药膏控制炎症；皮肤松弛则可行手术治疗；先天性睑内翻婴幼儿至5～6岁时，睫毛仍然内翻，严重刺激角膜，可考虑睑内翻矫正术。

2. 倒睫　少数几根倒睫，可用拔毛镊拔除；如倒睫较多，应行倒睫矫正术。

【常见护理诊断/问题】

1. 舒适的改变　与睫毛刺激角膜、结膜有关。
2. 潜在并发症　如角膜炎症、角膜瘢痕等。
3. 知识缺乏　缺乏睑内翻、倒睫防治知识。

【护理目标】

1. 患者眼局部刺激症状减轻或消失，舒适感提高。
2. 患者对病情有所了解，掌握预防本病复发及自我保健相关知识。
3. 患者未出现潜在并发症或及时发现并发症并处理。

【护理措施】

1. 加强心理护理，告知疼痛原因，缓解恐惧、紧张心理，积极配合手术；告知家属部分先天性睑内翻随年龄增长及鼻梁发育，可自行消失，减轻家属紧张情绪。注意观察患儿角膜刺激症状。

2. 遵医嘱给予抗生素眼药水滴眼，预防角膜炎发生，并注意观察药物疗效和不良反应。仅有1～2根倒睫可用镊子拔除。大量倒睫和睑内翻者，遵医嘱做好手术准备，按外眼手术常规护理。

3. 健康教育　养成良好卫生习惯，注意用眼卫生，有异物感时，不用手揉眼；遵医嘱按时点眼药，按时服药，积极配合治疗，定期复诊，防止复发；教会患者正确点眼药水的方法；倒睫拔除后易再生，应及时处理；单纯倒睫无睑内翻的患者可用涂有抗生素眼膏的消毒棉签向前梳理睫毛，每日3次。

【护理评价】

通过治疗和护理措施的实施，评价患者是否达到：舒适感增强；对睑内翻和倒睫的知识有所了解，情绪稳定，能积极配合治疗并能主动实施自我防护措施。

## 二、睑外翻与眼睑闭合不全

**睑外翻**（ectropion）是指睑缘向外翻转离开眼球，睑结膜常常不同程度暴露在外，重者合并眼睑闭合不全。眼睑闭合不全（lagophthalmus）是指上、下眼睑不能完全闭合，导致部分或者大部分眼球暴露。

【病因及分类】

睑外翻可以分为三类：

1. 瘢痕性睑外翻　眼睑皮肤可因外伤、烧伤、眼睑溃疡或睑部手术等产生的瘢痕收缩而成。

2.麻痹性睑外翻　由于面神经麻痹,眼轮匝肌收缩功能丧失,下睑因重量下坠而产生,故麻痹性睑外翻仅见于下睑。

3.老年性睑外翻　由于老年人眼轮匝肌功能减弱,眼睑皮肤及外眦韧带松弛,使得睑缘不能紧贴眼球,下睑因重量下坠而产生,故老年性睑外翻也仅见于下睑。

眼睑闭合不全可见于瘢痕性和麻痹性睑外翻。除此以外,当甲状腺相关性眼病、先天性青光眼或眼眶肿瘤等导致眼眶容积和眼球大小比例失调时,可出现眼睑闭合不全。全身麻醉或重度昏迷者可发生暂时性、功能性眼睑闭合不全。

【护理评估】

1.健康史　询问患者有无眼睑外伤和手术史,是否患有全身性疾病史,尤其有无甲状腺功能亢进、面神经麻痹等病史;询问溢泪的程度,有无脓性、黏液性分泌物,视力是否有下降。

2.身体状况

(1)症状:轻度可出现Bell现象,即闭眼时眼球反射性上转。眼睑外翻致泪小点外翻,可引起泪溢、结膜干燥、充血、肥厚、角化及眼部皮肤湿疹。重度眼睑外翻可导致眼睑闭合不全,部分或全部睑结膜暴露在外,表面无泪液湿润而干燥,可致暴露性角膜炎,甚至角膜溃疡,严重影响视力。

(2)体征:可见眼睑组织松弛,眼睑外翻,泪小点离开眼球表面。

3.辅助检查　眼科基本检查包括外眼、视力、眼压、裂隙灯和眼底检查。

4.心理-社会状况　本病可能引起角膜并发症,导致视力下降,并且术后存在一定比率的复发率,应评估患者及其家属对疾病的认知程度,评估并发症可能出现的原因,预防并发症。

【治疗要点】

1.瘢痕性睑外翻、老年性睑外翻需手术治疗。麻痹性睑外翻在治疗病因同时,防止暴露性角膜炎或作暂时性的睑缘缝合术。

2.眼睑闭合不全要针对病因治疗,在病因去除前,采取有效措施保护角膜。

【常见护理诊断/问题】

1.舒适的改变　与泪溢和眼睑闭合不全有关。

2.自我形象的紊乱　与睑外翻、眼睑闭合不全及经常泪溢有关。

3.潜在并发症　如暴露性角膜炎、角膜溃疡、角膜干燥症等。

4.知识缺乏　缺乏与睑外翻和眼睑闭合不全防护方面的知识。

【护理目标】

1.患者自觉舒适感增强。

2.患者能正确对待自我,对待疾病,积极配合治疗。

3. 患者未出现潜在并发症或及时发现并发症并处理。

4. 患者对病情有所了解,掌握预防本病复发及自我保健相关知识。

【护理措施】

1. 一般护理　眼睑闭合不全者,用抗生素眼膏、湿润眼垫或配戴角膜接触镜,也可以进行暂时性睑缘缝合术,以保护角膜。

2. 心理护理　因病变影响外貌,尤其女性,要加强心理疏导,介绍治疗方法,消除自卑心理,增强患者战胜疾病的信心。

3. 病情观察　指导患者正确使用眼药水或眼药膏。

4. 健康教育　教会患者正确的拭泪方法,即向上或轻轻地拭去眼泪,避免向下的拭泪动作,以免加重睑外翻;养成良好的卫生习惯,不用脏手揉眼;积极治疗其他疾病,如面瘫、疱疹性角结膜炎等;先天性睑外翻在出生后观察1个月,如自行消失,则不必治疗,期间要注意保护角膜。

【护理评价】

通过治疗和护理措施的实施,评价患者是否达到:舒适感增强;情绪稳定,配合治疗;对病情有所了解。

## 三、上睑下垂

**上睑下垂**(ptosis)指上睑的上睑提肌和 Müller 平滑肌功能不全或丧失,或者其他原因导致一侧或双侧上睑位置明显低于正常,即向前方注视时,上睑缘遮盖上部角膜 2 mm 以上。上睑下垂可以是独立的疾病,也可以是其他疾病的一个表现,影响美观和正常视功能。

【病因及分类】

1. 先天性　主要由于动眼神经核或上睑提肌发育不良,为常染色体显性遗传或隐性遗传,常伴有眼部其他先天异常,如斜视、内眦赘皮、眼球震颤等。

2. 获得性　多有相关病史或其他伴随症状。

【护理评估】

1. 健康史　了解患者有无眼睑外伤史、神经系统疾患或家族遗传史等;询问上睑下垂开始的时间、程度、是否遮盖瞳孔等。

2. 身体状况

(1)症状:先天性上睑下垂是最为常见的一种,约占所有上睑下垂的60%,可为单侧或双侧,两侧不一定对称。因瞳孔被眼睑遮盖,患者为克服视力障碍,常以额肌紧缩来进行补偿,表现为额肌紧缩,有较深的横行皮肤皱纹,形成耸眉皱额现象;如为双眼患者,常常仰头视物。后天性上睑下垂常常有伴随症状,如动眼神经麻痹可伴有其他眼外肌麻痹;交感神经损害有 Horner 综合征;上睑提肌损伤有外伤史;重症肌无力所致上睑下垂具有晨轻夜重的特点,经注射新斯的明后症状明显好转。

(2)体征:上睑睑缘覆盖上角膜缘超过 2 mm,额纹变深,患眼眉毛抬高,伴有屈光不正、斜视或弱视。

3. 辅助检查  屈光检查有无弱视,并进行眼外肌功能检查,眼睑下垂的量以及提上睑肌和额肌肌力的测定是选择手术方式、确定手术量的重要依据。

4. 心理－社会状况  评估患者及其家属对疾病的认知程度,尤其是对手术的必要性、治疗方案选择的依据和治疗长期性方面的认知程度,了解患者对手术后效果的期望。

【治疗要点】

先天性上睑下垂以手术治疗为主。对于获得性上睑下垂应进行病因治疗,无效时再进行手术治疗。

【常见护理诊断/问题】

1. 感知障碍  与上睑下垂遮盖瞳孔有关。
2. 自我形象紊乱  与上睑下垂影响容貌有关。
3. 潜在并发症  如弱视、角膜溃疡等。
4. 知识缺乏  缺乏疾病治疗有关的知识。

【护理目标】

1. 患者视功能改善或恢复正常。
2. 患者能正确对待疾病,积极配合治疗,情绪稳定。
3. 患者未出现潜在并发症或及时发现并发症并处理。
4. 患者对病情有所了解,掌握了预防及保健知识。

【护理措施】

1. 一般护理  教会患者正确使用眼药膏和角膜保护方法,涂抹药膏时避免将睫毛粘在角膜上,眼药膏应覆盖整个角膜。包眼时可借助于胶布将下眼睑皮肤往上拉,缩小角膜暴露,防止角膜并发症。

2. 对于非手术治疗的患者,可用眼睑支撑器,需用视力时,也可以用胶带悬吊上睑,此方法简单实用。

3. 手术护理  如需手术治疗,按眼外科常规护理进行护理。

4. 心理护理  疾病影响外貌,鼓励患者表达内心真实感受,加强心理疏导,消除自卑心理,增强患者战胜疾病的信心。

5. 健康教育  嘱患者经常做瞬目动作,外出时配戴防护镜保护角膜,防止角膜干燥或外伤;已经发生弱视者,要积极进行相关方面的训练和矫治;教会家属注意观察患者夜间睡眠时眼睑闭合情况,发现异常及时就诊;注意用眼卫生,洗头洗

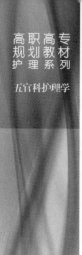

澡时勿使脏水流入眼里;进食营养丰富的食物,保持大便通畅,防止术后并发症。

**【护理评价】**

通过治疗和护理措施的实施,评价患者是否达到:视功能改善或恢复正常;情绪缓和,正确面对所患疾病;未出现潜在并发症;对病情有所了解,掌握了预防本病及自我保健相关的知识,积极配合医护工作。

# 第三节　泪液排出系统障碍患者的护理

## 一、慢性泪囊炎

**慢性泪囊炎**(chronic dacryocystitis)是泪囊黏膜发生慢性卡他性或化脓性炎症,是泪囊病变中最常见的类型。多见于中老年女性,单侧发病较多。

**【病因及发病机制】**

因沙眼、睑缘炎或鼻部慢性疾病引起鼻泪管狭窄或堵塞,使泪液滞留于泪囊,继发细菌感染引起,常见的致病菌为肺炎链球菌和白色念珠菌。

**【护理评估】**

1. 健康史　询问患者眼红和眼分泌物的病程、加重程度,是否反复发作;了解眼部有无外伤史、眼部及全身有无手术史、眼部及全身用药情况史,特别是抗生素使用史。

2. 身体状况

(1)症状:主要症状为泪溢,单侧流泪,眼红和眼部分泌物增多,晨起为甚。

(2)体征:检查可见结膜充血,泪囊部位的皮肤粗糙及湿疹样表现,泪囊区囊状样隆起,用手指挤压泪囊区,有黏液或黏液脓性分泌物自泪小点流出。泪道冲洗时,冲洗液自上下泪小点反流,同时有黏液脓性分泌物。

3. 辅助检查　眼科基本检查包括外眼、视力、眼压、裂隙灯和眼底检查;进行泪道冲洗检查、泪道内窥镜检查,明确患者泪道通畅情况;泪道碘油造影可明确显示泪道阻塞部位以及扩大的泪囊;血常规检查可见中性粒细胞比率升高。

4. 心理-社会状况　本病有保守治疗和手术治疗两种方式,但均应积极治疗,否则可能发展为急性泪囊炎、蜂窝组织炎等严重感染。或者当眼部外伤或进行眼部其他手术特别是内眼手术时,泪囊内的病原体进入结膜囊致眼内炎等严重感染。故应评估患者及其家属对疾病的认知程度,尤其是对手术的必要性、治疗方案选择的依据和治疗长期性方面的认知程度。

**【治疗要点】**

1. 局部滴用抗生素眼药水,用抗生素冲洗泪道,炎症控制后可行泪道探通,无效时可行手术治疗。

2.手术是治疗慢性泪囊炎最有效的手段。

【常见护理诊断/问题】

1.舒适改变　与长期泪溢、脓性分泌物有关。

2.焦虑　与病情长期迁延不愈,担心疾病预后有关。

3.潜在并发症　如角膜炎、眼内炎等。

4.知识缺乏　缺少慢性泪囊炎防治与自我保健相关知识。

【护理目标】

1.患者不适感减轻或消失。

2.患者焦虑程度减轻,情绪稳定,积极配合治疗和护理。

3.患者未出现潜在并发症或及时发现并发症并处理。

4.患者对病情有所了解,掌握了预防及保健知识。

【护理措施】

1.用药护理　指导患者正确滴眼药水方法,每次滴液前先挤空泪囊内脓性分泌物,再滴眼药水,以提高疗效。

2.饮食指导　嘱患者多进食富含维生素 A、B 类的食物,因泪囊阻塞与维生素 A、B 类缺乏而引起皮肤和黏膜的表皮细胞功能减退有关。注意营养,摒弃不良饮食习惯,如避免刺激性食物及烟酒。

3.术前护理要点　做好术前检查、宣教及准备,术前3天滴用抗生素眼药水,每次滴眼药水前先挤空泪囊内脓性分泌物。用抗生素加生理盐水冲洗泪道1次/日。术前用1%麻黄碱溶液滴鼻,以收缩鼻黏膜,利于引流及预防感染;术晨用生理盐水冲洗结膜囊;对于单纯泪囊摘除术者,术前应告知患者,手术可以消除病灶,但不能解决泪溢问题,使患者对愈后有一定的认识和心理准备。

4.术后护理要点　术后建议半卧位,利于积血引流,减少出血量,遵医嘱行颊部冰敷;观察术眼有无渗血、渗液,敷料是否松脱或移位,如有异常,及时处理;给予易消化、营养丰富的饮食,勿进食过热及刺激性食物,以免造成出血量增多;注意保暖,预防感冒;嘱患者勿牵拉鼻腔填塞纱布及用力擤鼻;术后3天开始泪道冲洗,连续冲洗并保持泪道通畅,5天拆除缝线;患者不要自行打开术眼敷料或拆除绷带,以免伤口感染。

5.健康教育　鼓励患者多食富含维生素 A、B 类食物;指导患者正确滴眼药水方法,每次滴药水前先挤空泪囊内脓性分泌物,再滴抗生素眼药水,以提高疗效;给新生儿泪囊炎滴抗生素眼药水时,先用示指由上向下挤压按摩泪囊区,促使鼻泪管残膜破裂,使泪道通畅。每天可进行2~3次,每次15~20滴,同时配合点用抗生素眼药水每天3~4次,滴药水前应用棉签将脓液擦拭干净;向患者介绍慢性泪囊炎的病因和潜在并发症;介绍用眼卫生知识,嘱患者眼部瘙痒及有其他不适时,勿用力揉擦眼睛,以免擦伤角膜、结膜,造成眼部感染和眼内炎的发生;锻炼身体,增强机体抗病能力,积极治疗原发病;告知患者及早治疗沙眼、鼻炎等疾病,可预防慢性泪囊炎的发生;嘱患者按时点眼药,按时服口服药,术后1周、1月、3月、6月、1年应定期复诊,按时到门诊冲洗泪道,若病情发生变化,应及时来院就诊,以免延误病情;嘱患者保持局部皮肤伤口清洁干燥,避免鼻部受撞击。

【护理评价】

通过治疗和护理措施的实施,评价患者是否达到:主诉不适感减轻;对病情有所了解,情绪缓和,能正确面对所患疾病;未出现潜在并发症;掌握了预防本病及自我保健相关的知识,积极配合医护工作。

## 二、急性泪囊炎

**急性泪囊炎**(acute dacryocystitis)大多由于慢性泪囊炎急性发作而成,与侵入的细菌毒力强或机体的抵抗力降低有关。新生儿的急性泪囊炎并不多见。

【病因及发病机制】

常见致病菌为金黄色葡萄球菌,儿童常为流感嗜血杆菌感染。

【护理评估】

1. 健康史　仔细询问患者发病前有无受凉、疲劳等造成抵抗力下降的病史;询问患者有无慢性泪囊炎反复发作病史,眼部有无外伤史,眼部及全身有无手术史,眼部及全身用药情况史,特别是抗生素使用史。

2. 身体状况

(1)症状:患眼显著充血,流泪,有大量脓性分泌物聚集于内眦处。炎症可扩散至眼睑、鼻根和面额部等处,甚至可引起眶蜂窝组织炎,严重时可出现畏寒、发热等全身症状。

(2)体征:泪囊区局部皮肤红肿、坚硬、疼痛,压痛明显;眼睑、鼻根和面额部等处也可因炎症扩散出现肿胀。治疗不及时,数日后泪囊区红肿局限,脓肿可穿破皮肤,脓液排出,炎症减轻。但有时可形成泪囊瘘管,经久不愈,泪液长期经瘘管溢出。

3. 辅助检查　血常规检查白细胞计数增加,中性粒细胞比例增高。眼科基本检查包括外眼、视力、眼压、裂隙灯和眼底检查;进行泪道冲洗检查、泪道内窥镜检查,明确患者泪道通畅情况;泪道碘油造影可明确显示泪道堵塞部位以及扩大的泪囊。

4. 心理-社会状况　本病发病急,病程短,眼部症状明显,要注意评估患者对疾病的认知程度及情绪变化。了解患者的文化层次、饮食习惯、生活习惯等。

【治疗要点】

1. 早期可行局部热敷,全身和局部使用足量抗生素。

2. 脓肿形成后,应切开排脓,放置引流条,待伤口愈合,炎症完全消退后按慢性泪囊炎处理。

【常见护理诊断/问题】

1. 疼痛　与急性泪囊感染有关。

2. 舒适的改变　与疼痛、流泪和皮肤肿胀有关。

3. 潜在并发症　如眼眶蜂窝组织炎。

4. 知识缺乏　缺乏急性泪囊炎的防治知识。

【护理目标】

1. 患者疼痛缓解或消失。

2. 患者流泪、泪囊部皮肤肿胀、疼痛症状减轻或消失。

3. 患者未出现潜在并发症或及时发现并发症并处理。

4. 患者对病情有所了解,掌握预防本病复发及自我保健相关知识。

【护理措施】

1. 热敷疗法

(1)干热敷法:用热水袋装 2/3 满热水,温度一般为 40~60 ℃,用纱布或干净毛巾包裹在外面,将其放在需作热敷的眼部,每次热敷 15~20 min,每日 2~3 次。

(2)湿热敷法:嘱患者闭眼,在眼周涂抹凡士林,准备干净的毛巾块,用热水浸透,拧干至不滴水为宜,把毛巾块直接放在眼睑皮肤上,温度以患者能耐受为宜,每 5~10 min 更换一次,每次湿热敷 15~20 min,每日 2~3 次。或把热水倒入一敞口杯中,眼部置于杯口上方,用热气熏蒸眼部,注意避免烫伤。

2. 用药护理　遵医嘱给予抗生素,注意观察药物疗效及副作用。

3. 病情观察　急性期禁忌泪道探通术或泪道冲洗,以免感染扩散;脓肿形成后,禁忌挤压,尽量保持泪囊壁完整,以备炎症消除后行泪囊鼻腔吻合术。

4. 健康教育　进行饮食指导和环境及活动指导,急性期注意休息,合理增加营养,恢复期可逐步增加运动;注意眼部卫生,改变用脏手或衣袖擦眼的不良习惯。

【护理评价】

通过治疗和护理措施的实施,评价患者是否达到:疼痛缓解;舒适感增强;没发生并发症;对病情有所了解,情绪缓和,配合治疗。

### 复习思考题

1. 患者,女,30岁。右眼下睑皮下有黄豆大硬结20天。无视物模糊,无畏光流泪。患者3周前摸到下睑有硬结,不红不痛,自行点"珍珠明目液",未见好转,今来我院就诊。患者平素体健,否认"三高"病史,无眼部手术、外伤史。体检:T:36 ℃,P:80次/分,R:20次/分,BP:120/80 mmHg。神清,步入病房,面色如常。皮肤黏膜无黄染。耳前、颌下淋巴结无肿大。静脉无怒张。心律齐,未及杂音。两肺呼吸音清,未及罗音。腹部平软,压痛,肝脾肋下未及。神经系统生理反射存在,病理征未引出。眼科检查:右眼下睑硬结如黄豆大,眼睑皮色如常,压痛(一),与皮肤无粘连,睑内面局部呈紫红色隆起,球结膜无充血,角膜明,前房清。左眼正常。

请问:

(1)该患者的主要护理问题有哪些?

(2)请根据护理问题制订一个护理计划。

2. 患者,女,近1年来无明显诱因下左眼流泪,伴左眼角流脓2月余而入院。体检:T:36 ℃,P:80次/分,R:20次/分,BP:120/80 mmHg。神志清楚,全身一般状况良好。眼部专科检查:Vod:0.8,Vos:0.8,双眼位正,活动自如,左眼上下睑结膜充血,左眼下睑鼻侧略红肿,压迫泪囊区可见脓液自泪小点溢出,双眼角膜光滑,KP(一),前房深,房水清,虹膜纹理清晰,双瞳孔等大等圆,直径3 mm,对光反射灵敏,双晶体透明,C/D=0.3,黄斑中心凹反射(+)。眼压:R=12.23 mmHg,L=12.23 mmHg。临床诊断为左眼泪囊炎。

请问:

(1)该患者的主要护理问题有哪些?

(2)如何对患者进行健康教育?

(刘东梅)

# 第四章 结膜病患者的护理

**学习目标**
1. 掌握急性细菌性结膜炎、病毒性结膜炎、沙眼的护理评估及护理措施。
2. 熟悉免疫性结膜炎、翼状胬肉和结膜干燥症的治疗原则及护理措施;熟悉眼部疾病的专科护理操作。
3. 运用护理程序为结膜病患者实施整体护理。

**典型案例**

患者,男,30岁,因"双眼红,流泪,异物感,刺痒,分泌物增多3天"而就诊。体检:双眼视力均为1.2,眼部有黏性分泌物,上睑结膜和穹隆结膜有结膜下出血,球结膜水肿。自述眼部无外伤史,5天前同一办公室同事曾患"红眼病"。

问题:
1. 该患者存在哪些护理诊断/问题?
2. 对患者应采取哪些护理措施?
3. 对患者和家属如何进行健康教育?

## 第一节 结膜炎患者的护理

### 一、急性细菌性结膜炎

**急性细菌性结膜炎**(acute conjunctivitis)又称急性卡他性结膜炎,俗称"红眼病",多发于春秋季,传染性极强,可散发感染,也可流行于学校、工厂等集体生活场所。

【病因及发病机制】

最常见的致病菌为肺炎双球菌、流感嗜血杆菌和金黄色葡萄球菌。病原体随季节不同而有所变化,资料显示,冬季主要是肺炎双球菌的感染,而春夏季节多见于流感嗜血杆菌感染。

【护理评估】

1. 健康史　仔细询问患者发病前有无受凉、疲劳、烟酒过度等造成抵抗力下降的病史;询问患者有无使用公共面具、脏手或衣袖擦眼不良卫生习惯等。

2. 身体状况

(1)症状:①金黄色葡萄球菌性结膜炎。任何年龄都可以发病,患者多伴有睑缘炎,晨起由于大量黏液性分泌物糊住眼睛而造成睁眼困难,较少累及角膜。②肺炎双球菌性结膜炎。儿童发病高于成人,潜伏期约为2天,结膜充血,黏性分泌物在2~3天后达到高峰,有自限性。上睑结膜和穹隆结膜可有结膜下出血,球结膜水肿,可伴有上呼吸道感染,但较少引起肺炎。③流感嗜血杆菌性结膜炎。流感嗜血杆菌是儿童细菌性结膜炎最为常见的病原体。潜伏期约为24 h,结膜充血、水肿,球结膜下出血,有黏液性或脓性分泌物,症状在3~4天达到高峰,抗生素治疗7~10天痊愈,不治疗可以复发。流感嗜血杆菌Ⅲ型感染还可以并发卡他性边缘性角膜浸润或溃疡。儿童流感嗜血杆菌感染可引起眶周蜂窝织炎。④其他。白喉杆菌引起的结膜炎偶见于儿童,可有耳前淋巴结肿大和假膜形成。干眼、睑球粘连、倒睫和睑内翻是白喉杆菌性结膜炎常见的并发症。本病的传染性强,需全身使用抗生素。

(2)体征:可见结膜充血,有黏液性或脓性分泌物。严重病例有眼睑浮肿、球结膜水肿和结膜下出血。

3. 辅助检查　行结膜刮片或分泌物涂片查找到细菌。必要时行结膜上皮刮片及分泌物涂片或培养和血培养检查,并做药物敏感试验。

4. 心理—社会状况　本病极具传染性,急性期患者需隔离,一侧眼患病应防止健眼感染,故应加强评估患者对本病的认识程度和对隔离的理解配合度,注意评估患者的文化层次、生活习惯等。

【治疗要点】

1. 局部治疗　用生理盐水或3%硼酸溶液冲洗结膜囊,局部应用抗生素滴眼液、抗生素眼膏。

2. 全身治疗　根据药敏试验结果给予敏感抗生素治疗。

【常见护理诊断/问题】

1. 舒适改变　与眼部分泌物增多、结膜水肿、睁眼困难有关。

2. 焦虑　与发病急、担心愈合有关。

3. 潜在并发症　如角膜炎症、溃疡和穿孔,眼睑脓肿,脑膜炎等。

4. 知识缺乏　缺乏预防和治疗结膜炎的有关知识。

【护理目标】

1. 患者眼部不适症状缓解或消失。

2. 患者对疾病有正确的认识,情绪稳定。

3. 患者未出现潜在并发症或及时发现并发症并处理。

4.患者和家属对病情有所了解,掌握预防本病交叉感染及自我保健相关知识。

【护理措施】

1.消毒隔离　对患者实施接触性隔离,用物专人专用,并经常用开水洗烫或尽量使用纸巾或一次性毛巾,避免交叉感染。

2.一般护理　嘱患者注意休息,多饮水,进食清淡饮食,少吃辛辣刺激性食物。

3.用药护理　遵医嘱给予抗生素眼药水。

4.病情观察　尤其要观察角膜刺激征及有无角膜穿孔症状。严禁包扎患眼,以免分泌物流出不畅,加剧炎症。

5.健康教育　急性期对患者实施隔离,不允许到公共场所去,以免传染他人;告知患者勤洗手,习惯常用温水和肥皂洗手;不用手或脏物擦眼,用物专用,并经常消毒;如是单眼患病,需要保护健眼,滴眼药水和睡眠时均应偏向患侧,双眼用药和用物应分开;饮食应注意减少刺激性食物如葱、蒜等摄入;眼睛红肿时,不宜戴角膜接触镜,不宜眼部化妆。

【护理评价】

通过治疗和护理措施的实施,评价患者是否达到:舒适感增强;情绪缓和,配合治疗;没出现并发症;对病情有所了解。

## 二、病毒性结膜炎

**病毒性结膜炎**(viral conjunctivitis)是一种常见的感染性眼病,病变程度因个人免疫状况、病毒毒力大小不同而存在差异。临床上可按病程分为急性和慢性两类,以前者为多见,包括流行性角膜炎、流行性出血性角膜炎、咽结膜热和单纯疱疹病毒性结膜炎;后者包括传染性软疣性睑结膜炎、水痘-带状疱疹性睑结膜炎、麻疹性角结膜炎等。

【病因及发病机制】

由腺病毒、肠道病毒70型或柯萨奇病毒A24型等引起的感染。

【护理评估】

1.健康史　仔细询问患者发病前有无受凉、疲劳、烟酒过度等造成抵抗力下降的病史;询问患者有无使用公共面具、脏手或衣袖擦眼的不良卫生习惯等。

2.身体状况

(1)症状:起病急、眼部有异物感、刺痒、畏光和流泪等症状。

(2)体征:眼睑水肿、结膜充血水肿,有大量结膜滤泡,水样或浆液性分泌物,常伴有耳前淋巴结肿大。

3. 辅助检查  眼科基本检查包括视力、眼压、裂隙灯检查和血常规检查。病原学检查：结膜囊分泌物涂片，在流行区域应做结膜囊分泌物病毒分离鉴定。

4. 心理—社会状况  因患者被实施隔离，容易产生焦虑情绪，护理人员应重点评估患者对本病的认识程度、理解接受能力。

【治疗要点】

1. 以局部治疗为主，急性期使用抗病毒类滴眼药。

2. 伴有假膜形成时剥除假膜，并给予局部抗菌药滴眼液或眼膏预防感染，合并细菌感染时加用抗生素治疗，合并前房炎者需使用散瞳剂及非甾体类抗炎药，并发角膜病变时可联合使用非甾体类药物，严重者在局部给予足量抗病毒药物治疗及严密观察下，使用低浓度皮质类固醇滴眼药。

【常见护理诊断/问题】

1. 疼痛  与病毒侵犯角膜有关。

2. 知识缺乏  缺乏预防本病传播的相关知识。

【护理目标】

1. 患者疼痛缓解或消失。

2. 患者和家属掌握预防交叉感染的相关知识。

【护理措施】

1. 消毒隔离  对患者实施接触性隔离，用物专人专用，并经常用开水洗烫或尽量使用纸巾或一次性毛巾，避免交叉感染。

2. 用药护理  遵医嘱给予抗病毒眼药水治疗，一般不使用糖皮质激素类药物。

3. 心理护理  加强心理疏导，告知患者治疗方法及接触性隔离的必要性，消除患者焦虑情绪。

4. 健康教育  急性期对患者实施隔离，不允许到公共场所去，以免传染他人；告知患者勤洗手，习惯常用流动水和肥皂洗手；不用脏手或脏物擦眼，用物专用，并经常消毒；如是单眼患病，需要保护健眼，滴眼药水和睡眠时均应偏向患侧，双眼用药和用物应分开；饮食上注意减少刺激性食物如葱、蒜等摄入；加强休息；眼睛红肿时，不宜戴角膜接触镜，不宜眼部化妆。

【护理评价】

通过治疗和护理措施的实施，评价患者是否达到：眼部疼痛缓解；对病情有所了解，情绪缓和，配合治疗。

### 三、沙眼

沙眼（trochoma）是由沙眼衣原体感染所致的一种慢性传染性结膜角膜炎，其感染率和严重程度同当地居住条件以及个人卫生习惯密切相关。沙眼曾是我国人民视力减退甚至失明的主要原因,20世纪70年代后,随着人民生活水平的提高,卫生常识的普及和医疗条件的改善,其发病率大大降低,但仍然是常见的结膜病之一。

【病因及发病机制】

1. 地方性、流行性沙眼多由A、B、C或Ba抗原型沙眼衣原体感染人的结膜、角膜上皮细胞所致。

2. 沙眼为双眼发病,通过直接接触或污染物间接传播,节肢昆虫也是传播媒介。易感危险因素包括不良的卫生条件、营养不良、酷热或沙尘气候。热带、亚热带地区或干旱季节容易传播。

【护理评估】

1. 健康史　仔细询问患者发病前有无沙眼接触史以及眼部卫生习惯等。

2. 身体状况

(1)症状:潜伏期为5～12日,多发生于儿童和青少年期,瘢痕并发症不明显。但在20岁左右时,早期的瘢痕并发症才开始变得明显。急性期的症状包括畏光、流泪、眼睛异物感、较多黏液性或脓性分泌物。数周后转入慢性期,可无症状或仅有视疲劳。病情反复可导致并发症出现,加剧视力下降甚至失明。

我国沙眼的分期:Ⅰ期(进行期)即活动期,乳头和滤泡同时并存,上穹隆结膜组织模糊不清,有角膜血管翳;Ⅱ期(退行期)自瘢痕开始出现,至大部分变为瘢痕,仅残留少许活动性病变为止;Ⅲ期(完全结瘢期)活动性病变完全消失,代之以瘢痕,无传染性。

沙眼分级的标准:根据活动性病变占上睑结膜总面积的多少,分为轻(＋)、中(＋＋)、重(＋＋＋)三级,占1/3面积以下者为(＋),占1/3～2/3者为(＋＋),占2/3以上者为(＋＋＋)。

(2)体征:急性期可出现眼睑红肿,结膜充血,乳头增生,睑结膜和穹隆部布满滤泡,可合并弥漫性角膜上皮炎及耳前淋巴结肿大。慢性期结膜充血减轻,结膜污秽肥厚,同时有乳头及滤泡增生,可出现垂帘状的角膜血管翳。病变过程中,结膜的病变逐渐被结缔组织所取代,形成瘢痕。

沙眼共有5个主要体征。一名沙眼患者可以同时有一个或一个以上的体征。WHO建立了辨认和命名这些体征的简化分级系统。每个体征的临床表现和含义各不相同:其中滤泡性沙眼、炎症性沙眼是活动期沙眼,要给予治疗;沙眼性疤痕是患过沙眼的依据;沙眼性倒睫有潜在致盲危险,需行眼睑内翻倒睫矫正术;角膜混浊是终末期沙眼。

3. 辅助检查　除眼科常规检查外,结膜刮片后行Giemsa染色或改良的Diff-

Quik 染色检查有助于沙眼的诊断。也可用荧光抗体染色、酶联免疫测定、PCR 等方法来检测沙眼衣原体。

4. 心理—社会状况　要评估患者的文化层次、平时生活和工作场所的环境卫生、生活居住条件以及卫生习惯等；评估患者对疾病的认识程度和心理特点。

【治疗要点】

1. 局部治疗　白天滴用抗生素类滴眼药，夜间用金霉素眼膏、四环素眼膏或红霉素眼膏等涂抹结膜囊。疗程 10～12 周。

2. 全身治疗　急性期或严重的沙眼应全身使用抗生素，疗程 3～4 周。

3. 并发症的治疗　对睑内翻或倒睫应行手术矫正。

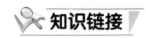

### WHO 控制沙眼"SAFE"

S(Surgery)，即手术矫正沙眼性倒睫，及时预防失明；A(Antibiotics)，即抗生素治疗活动性沙眼感染人群；F(Facial Cleanliness)，即面部清洗和清洁眼部；E(Environmental improvements)，即环境的改善，改进水的供应、卫生和居住环境(包括垃圾的处理、消灭苍蝇、睡眠区的分隔与通风)。

【常见护理诊断/问题】

1. 舒适改变　与眼部刺激症状及眼部感染有关。

2. 潜在并发症　如倒睫、睑内翻、上睑下垂、睑球粘连、慢性泪囊炎、实质性结膜干燥症、角膜浑浊等。

3. 知识缺乏　缺乏本病的预防传播和防治方面的知识。

【护理目标】

1. 患者眼部刺激症状缓解或消失。

2. 患者未出现潜在并发症或及时发现并发症并处理。

3. 患者和家属对病情有所了解，掌握预防交叉感染及自我保健相关知识。

【护理措施】

1. 用药护理　遵医嘱给予抗生素眼药水滴眼和抗生素药膏。对于急性沙眼或症状严重者，全身使用抗生素药物治疗，注意观察药物疗效及副作用。

2. 心理护理　告知患者及家属沙眼的相关知识，本病的治疗及预后，消除焦虑情绪。

3. 健康教育　注意休息，多饮水，加强营养，病室注意开窗通风；养成良好的卫生习惯，不用手或脏物擦眼，用物专人专用，并经常晾晒消毒，避免传播给他人；向患者和家属宣讲本病的危害性，重视沙眼的防治，坚持用药，积极治疗并发症，做到早发现、早诊断、早治疗。

**【护理评价】**

通过治疗和护理措施的实施,评价患者是否达到:眼部不适症状缓解;对病情有所了解,情绪缓和,配合治疗。

## 四、免疫性结膜炎

**免疫性结膜炎**(immunologic conjunctivitis)是结膜对外界过敏原的一种超敏性免疫反应,以前又被称为变态反应性结膜炎。除结膜受到损害外,病变也可侵犯角膜,故也可称为角结膜炎。由体液免疫介导的免疫性结膜炎呈速发型,临床上常见的有枯草热、异位性结膜炎和春季角结膜炎;由细胞介导的则呈慢性过程,常见的有泡性角结膜炎。眼部的长期用药又可导致医源性结膜接触性或过敏性结膜炎,有速发型和迟发型两种。还有一种自身免疫性疾病,包括干燥性角结膜炎、结膜类天疱疮、Stevens-Johnson综合征等。

## (一)春季角结膜炎

春季角结膜炎(vernal keratoconjunctivitis,VKC)又名春季卡他性结膜炎、季节性结膜炎等,是反复发作的双侧慢性眼表疾病,多在春夏季发作,热带地区可常年发病,有环境和种族倾向。主要影响儿童和青少年,20岁以下男性多见。严重者危害角膜,病程可持续5~10年之久。

**【病因及发病机制】**

VKC的确切病因尚不明确,通常认为和花粉敏感有关,各种微生物的蛋白质成分、动物皮屑和羽毛等也可能致敏。VKC是体液免疫和细胞免疫均参与的超敏反应,即Ⅰ型超敏反应(速发型超敏反应)和Ⅳ型超敏反应(迟发型超敏反应)的组合。

**【护理评估】**

1. 健康史　仔细询问患者本病有无反复性及季节性发病的特点;了解患者营养状况、居住环境、卫生习惯,有无接触花粉、烟尘等变应原;了解患者有无其他疾病,尤其注意有无过敏性鼻炎、支气管哮喘和结核等病史。

2. 身体状况

(1)症状:主要的症状是眼部奇痒,此外,还有疼痛、异物感、畏光、烧灼感、流泪和黏性分泌物增多,夜间症状加重。

(2)体征:根据眼部体征的不同,临床上把春季角结膜炎分为睑结膜型、角结膜缘型及混合型。①睑结膜型的特点是睑结膜呈粉红色,上睑结膜巨大乳头呈铺路石样排列。乳头形状不一,扁平外观,包含毛细血管丛,彼此相连。荧光素可使乳头顶部着染,在乳头之间及其表面常有一层黏性乳白色分泌物,形成伪膜。一般炎症静止后结膜乳头可完全消退,不遗留瘢痕。②角结膜缘型上下睑结膜均出现小乳头,其重要临床表现是在角膜缘有黄褐色或污红色胶样增生,以上方角膜缘明显。③混合型睑结膜和角膜同时出现上述两型检查所见。

3. 辅助检查　结膜刮片可见大量嗜酸性粒细胞。

4. 心理－社会状况　本病呈季节性发作,病程迁延,会影响患者的生活和学习工作,因此要注意评估患者对疾病的认知程度及情绪变化;了解患者的文化层次、饮食习惯、生活习惯等。

【治疗要点】

1. 春季角结膜炎是一种自限性疾病,治疗方法的选择取决于患者的症状和眼表病变严重程度。物理治疗包括冰敷等,在有空调房间可使患者感觉舒适。患者治疗效果不佳时,可考虑移居寒冷地区。短期用药可减轻症状,长期用药则对眼部组织有损害作用。

2. 局部使用糖皮质激素对迟发性超敏反应亦有良好的抑制作用。急性期患者可采用激素间歇疗法。

3. 非甾体类抗炎药在过敏性疾病发作的急性阶段及间歇阶段均可使用,对缓解眼痒、结膜充血、流泪等眼部症状及体征均显示出一定的治疗效果。

4. 肥大细胞稳定剂最好在接触过敏源之前使用,对于已经发作的患者治疗效果较差。

5. 抗组胺药可拮抗已经释放的炎症介质的生物学活性,减轻患者症状,与肥大细胞稳定剂联合使用治疗效果较好。可减轻眼部不适症状。

## (二)泡性角结膜炎

泡性角结膜炎(phlyctenular keratoconjunctivitis)是由微生物蛋白质引起的迟发型变态反应性疾病,是疱疹性眼炎的一种表现类型。临床上根据疱疹出现的部位不同,称谓各异,即疱疹在结膜者称为泡性结膜炎,疱疹发生于角膜缘者称为泡性角结膜炎,疱疹位于角膜者称为泡性角膜炎或束状角膜炎。这些不同部位的疱疹,其病因、病理和治疗基本上是完全相同的,故有时也统称为泡性眼炎。泡性角结膜炎主要发生在儿童,女性多于男性,多发生于春夏季节。

【病因及发病机制】

泡性角结膜炎是上皮组织对某种内生性毒素所引起的迟发性过敏反应。常见的致病微生物包括结核杆菌、白色念珠菌、金黄色葡萄球菌、球孢子菌属、沙眼衣原体及寄生虫等。

【护理评估】

1. 健康史　仔细询问患者本病有无反复性及季节性发病的特点;了解患者营

养状况、居住环境、卫生习惯,有无接触花粉、烟尘等变应原;了解患者有无其他疾病,尤其注意有无过敏性鼻炎、支气管哮喘和结核等病史。

2.身体状况

(1)症状:泡性角结膜炎有异物感,如侵及角膜,则有畏光、流泪、刺痛和眼睑痉挛等症状。

(2)体征:泡性结膜炎在球结膜上有灰红色结节,结节周围局限性结膜充血,结节易破溃,顶端形成溃疡。1周左右溃疡愈合,一般不留瘢痕。

泡性角结膜炎在角膜缘有灰白色圆形浸润小结节,其周围有局限性充血,边界清楚,易形成溃疡,愈合后角膜遗留不透明瘢痕。

初次泡性结膜炎症状消退后,遇到急性细菌性结膜炎或活动性睑缘炎等诱因可复发。反复发作后疱疹向中央侵犯,新生血管也随之长入,称之为束状角膜炎,痊愈后遗留有带状薄翳。

3.辅助检查 显微镜下结膜刮片每高倍视野中出现嗜酸性粒细胞数目大于2个,即可作出诊断。

4.心理-社会状况 本病呈季节性发作,病程迁延,会影响患者的生活和学习工作,因此要注意评估患者对疾病的认知程度及情绪变化;了解患者的文化层次、饮食习惯、生活习惯等。

【治疗要点】

局部滴用眼药水。为防止继发感染,可同时使用广谱抗生素眼药水滴眼。角膜受累者,按角膜炎治疗。对顽固及易于复发的病例,可试用脱敏疗法。如有混合感染,应同时给予抗生素眼药水滴眼。

【常见护理诊断/问题】

1.疼痛 与角膜疱疹有关。

2.舒适改变 与眼痒、异物感有关。

3.潜在并发症 如青光眼、角膜炎等。

4.知识缺乏 缺乏本病的防治与护理保健知识。

【护理目标】

1.患者眼部疼痛缓解或消失。

2.患者眼痒、异物感症状减轻或消失。

3.患者未出现潜在并发症或及时发现并发症并处理。

4.患者对病情有所了解,掌握预防本病复发及自我保健相关知识。

【护理措施】

1.一般护理 建议进食清淡、易消化饮食,多补充维生素,改善体质,不宜食用鱼、虾、蟹、蛋、牛奶等易过敏食物;做好个人卫生,合理安排休息时间,适当锻

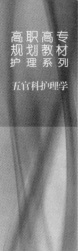

炼,保证充足睡眠。

2. 用药护理　遵医嘱正确使用眼药水,并注意观察药物疗效及不良反应。

3. 心理护理　告知患者本病预后,树立战胜疾病的信心,消除恐惧焦虑情绪。

4. 健康教育　进行饮食指导和环境及个人卫生指导,如改善生活工作环境,勤开窗通风,保持室内空气清新,避免接触诱发因素,如花粉、微生物、动物羽毛等;户外活动时戴有色眼镜,减少光线和花粉接触的刺激。

【护理评价】

通过治疗和护理措施的实施,评价患者是否达到:眼部疼痛和不适感缓解或消失;没出现并发症;对病情有所了解,情绪缓和,配合治疗。

## 第二节　翼状胬肉患者的护理

**翼状胬肉**(pterygium)是一种慢性炎症性病变,睑裂区肥厚的球结膜及其下纤维血管组织呈三角形向角膜侵入,如翼状而得此名,常发生在鼻侧睑裂区。翼状胬肉的存在不仅影响外观,还会引起角膜散光,导致视力下降或胬肉遮盖视轴区,影响患者的视力。

【病因及发病机制】

病因不明,流行病学显示,患者居住的地理位置(纬度 30°～50°)和长期暴露于日光及风沙与翼状胬肉的发病密切相关,这显示日光中的紫外线可能是引起翼状胬肉的主要因素,结膜下组织长期受刺激发生变形肥厚增生。另外,家族史中有翼状胬肉的人较正常人更容易发生翼状胬肉。

【护理评估】

1. 健康史　仔细询问患者发病的时间,评估患者的年龄、职业及生活环境。户外活动者多见,如渔民、农民、勘探工作者等;居住地风沙较大、紫外线照射过强地区多发。

2. 身体状况

(1)症状:小的翼状胬肉除影响美观外,多数无自觉症状,偶有异物感,若侵及瞳孔区,则影响视力。

(2)体征:初起时,结膜下有三角形变性增厚的膜样物,表面有血管走行。常见于鼻侧,亦可发生在颞侧,或鼻侧、颞侧同时存在。典型的翼状胬肉可分为头、颈、体三部分,但它们之间没有明显的界线。胬肉按其病变进行情况可分为进行期和静止期。进行期胬肉充血,体部肥厚;静止期的胬肉灰白,较薄。

3. 辅助检查　裂隙灯检查确定损害范围和角膜完整性及厚度变化。

4. 心理一社会状况　当翼状胬肉较小时,症状不明显,患者及家属往往对治疗不重视。当病情进展时,影响视力或外观,患者往往会产生焦躁情绪。因此,护士要重视评估患者的年龄、职业、生活、工作环境及个人卫生习惯等;了解患者的文化层次,对疾病的认识了解程度。

【治疗要点】

小而非进行性翼状胬肉者,除非考虑外观上需要,一般不需手术,但应避免阳光、风沙等刺激;胬肉侵袭瞳孔区影响视力者需要手术。对于复发性翼状胬肉或翼状胬肉组织较大者,可行板层角膜移植联合结膜移植术。

【常见护理诊断/问题】

1. 感知障碍　与翼状胬肉遮盖瞳孔、影响视力有关。

2. 自我形象紊乱　与胬肉影响外观有关。

3. 知识缺乏　缺乏本病的防治与护理知识。

【护理目标】

1. 患者视力得到恢复或改善。

2. 患者外观得到改善,生活信心饱满。

3. 患者对病情有所了解,掌握本病的预防、治疗和自我保健相关知识。

【护理措施】

1. 心理护理　正确进行心理疏导,告知患者疾病的诱因、治疗方法及复发概率。消除对疾病的不重视,同时使患者树立战胜疾病的信心,消除患者焦虑情绪,能积极参与治疗护理工作。

2. 术前护理

(1)术前训练　训练患者按要求方向转动眼球,以利于术中配合医生或术后观察和治疗。指导患者如何抑制咳嗽和打喷嚏,即用舌尖顶压上腭,用手指压人中穴或张口深呼吸,以免术中及术后因突然震动,引起前房出血或切口裂开。

(2)眼部准备　根据医嘱滴抗生素眼药水和其他眼药水,以清洁结膜囊和做好术前准备。

3. 术后护理

(1)注意保暖,预防上呼吸道感染,避免咳嗽、打喷嚏,起床或躺下时动作放慢,必要时术眼加盖保护眼罩,防止碰撞。

(2)避免摇头、挤眼、弯腰、屏气、提重物等动作,勿用力揉眼。给予易消化饮食,多进食富含高纤维素的蔬菜和水果,忌食辛辣刺激性食物,保持大便通畅,有便秘者可根据医嘱服用缓泻剂。

(3)注意观察局部切口的渗血情况,眼敷有无松脱、移位,勿揉眼。

(4)根据病情需要采取正确体位,以保证治疗效果,防止并发症。

(5)病情观察:如果出现持续性眼痛,伴恶心、呕吐,眼部分泌物增加呈脓性、低热等,提示可能有并发症发生,及时告知医生处理。

4.健康教育　嘱患者注意用眼卫生,洗头洗澡时勿使脏水流到眼里;注意眼部防护,外出和户外工作要戴防风尘及防紫外线的眼镜;注意个人卫生,积极防治慢性结膜炎;按医嘱用药,定期复诊,避免复发。

【护理评价】

通过治疗和护理措施的实施,评价患者是否达到:视力得到改善;自信心增强,情绪稳定,配合治疗;对病情有所了解。

## 第三节　结膜干燥症患者的护理

干眼(dry eye)是指由于任何原因引起泪液的量或质异常引起的泪膜稳定性下降和眼表面损害,并伴有眼不适症状的一类疾病,又称角结膜干燥症。

【病因及发病机制】

干眼病因繁多。眼表上皮的改变、基于免疫的炎症反应、眼表或泪腺细胞凋亡、性激素水平的改变等因素,都可以导致上皮异常或泪膜异常,这些是干眼发生和发展的主要原因。

【护理评估】

1.健康史　询问患者日常生活中有无口干、关节痛和全身皮肤病;既往有无眼部疾病或眼部受伤史,尤其有无角膜缘手术、微生物感染及化学灼烧史,患者既往用药史;询问患者生活和工作环境及工作性质,如有无长时间处于空调房间、长时间面对电脑显示器、长时间驾车或长期处于烟雾或刺激性气味的环境中。

2.身体状况

(1)症状:常见的症状是视物模糊、易疲劳,眼部干涩和异物感,眼部有烧灼感、痒感、畏光、流泪、眼红等。

(2)体征:球结膜血管扩张,球结膜增厚、皱褶而失去光泽,泪道变窄或中断,结膜囊可见黄色黏丝状分泌物,睑裂区角膜上皮不同程度点状脱落,角膜上皮缺损区荧光素着染。

3.辅助检查　泪液分泌试验、泪膜破裂时间、荧光素染色、泪液溶菌酶含量、泪液渗透压、血清学检查等。

4.心理-社会状况　干眼是慢性病,需长期用药。随着病情发展,症状会加重,对患者的学习、工作和生活都会产生影响,因此要注意评估患者对疾病的认知程度及情绪变化。了解患者的文化层次、职业、用眼卫生习惯等。

【治疗要点】

1. 局部治疗　消除诱因,如避免长时间接触电脑等;应用人工泪液等替代治疗;可以配戴角膜接触镜或湿房镜等延长泪液在眼表的停留时间;有免疫因素参与的类型可加用免疫抑制剂或短期局部使用激素;手术治疗等。

2. 全身治疗　主要是改善患者的营养状况,防止继发感染。食用含维生素A丰富的食物等。

【常见护理诊断/问题】

1. 舒适改变　与眼干涩、异物感、烧灼感和视疲劳有关。

2. 知识缺乏　缺乏本病的防治与护理知识。

【护理目标】

1. 患者眼部刺激症状减轻或消失。

2. 患者对病情有所了解,掌握预防本病复发及自我保健相关知识。

【护理措施】

1. 一般护理　保持环境清洁,居住室温湿度适宜,避免接触烟雾、粉尘或使用空调等。多食用富含维生素的饮食。建议患者改变不良的生活习惯,如不熬夜,避免长时间阅读和使用电子产品等。

2. 用药护理　遵医嘱给予药物治疗,干眼症是慢性疾病,鼓励患者要坚持用药。

3. 心理护理　正确进行心理疏导,告知患者疾病的诱因、治疗方法及复发概率。消除对疾病的不重视,同时使患者树立战胜疾病的信心,消除患者焦虑情绪,能积极参与治疗护理工作。

4. 健康教育　进行饮食指导和环境及活动指导,如改善生活工作环境,避免诱发因素,如烟雾、风尘、空调环境等;保证充足睡眠,注意用眼卫生,避免长时间用眼;饮食中应富含多种维生素;学会正确滴眼药水方法并坚持使用。

【护理评价】

通过治疗和护理措施的实施,评价患者是否达到:眼部刺激症状、干涩感、视疲劳等减轻或消失;患者及家属获得有关干眼症的预防和保健知识。

## 复习思考题

1. 患者,男,18岁,因"双眼红肿,流泪,异物感,刺痒,分泌物增多2天"而就诊。体检:双眼视力均为1.0,眼部有黏性分泌物,上睑结膜和穹隆结膜有结膜下出血,球结膜水肿。自述眼部无外伤史,1周前同宿舍同学曾患红眼病。

请问:

(1)该患者的主要护理问题有哪些?

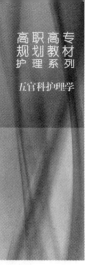

(2)如何对其同宿舍宿友进行健康教育?

2.某小学学生体检时发现,部分学生视力减退,常有流泪现象。个别眼角有黏液脓性分泌物,多数同学有结膜充血及滤泡增生,甚至个别同学出现结膜瘢痕、眼睑内翻、睫毛倒睫等损害,呈现班级聚集性,初步诊断为沙眼。

请问:

(1)该班级学生的主要护理问题有哪些?

(2)作为护理人员,如何对老师及学生做好健康教育?

(刘东梅)

# 第五章 角膜病患者的护理

> **学习目标**
> 1. 掌握细菌性角膜炎、单纯疱疹病毒性角膜炎和真菌性角膜炎的护理评估及护理措施。
> 2. 熟悉病毒性角膜炎的护理评估及护理措施;熟悉眼部疾病的专科护理操作。
> 3. 了解角膜接触镜和单纯疱疹病毒性角膜炎的临床表现、辅助检查及治疗原则。
> 4. 能运用护理程序为角膜病患者实施整体护理。

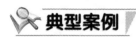

患者,男,53岁,农民,半月前因"夏收农忙,割麦时右眼不慎被麦芒刺伤,眼睛疼痛,红肿伴视力下降"而就诊。体检:左眼视力1.2,右眼HM/BE,左眼18 mmHg,右眼30 mmHg。裂隙灯检查:左眼未见异常,右眼眼睑及球结膜肿胀、睫状充血,角膜上方有一约6 mm×6 mm的溃疡灶,溃疡表面有黏液脓性分泌物。

问题:
1. 该患者存在哪些护理诊断/问题?
2. 对患者应采取哪些护理措施?
3. 对患者及家属如何进行健康教育?

## 第一节 细菌性角膜炎患者的护理

**细菌性角膜炎**(bacterial keratitis)是因细菌感染而引起的角膜上皮缺损及缺损区下角膜基质坏死的化脓性角膜炎,又称细菌性角膜溃疡。

【病因及发病机制】

1. **外因** 角膜外伤、角膜异物剔除术或配戴角膜接触镜被微生物感染所致。
2. **内因** 年老体弱、营养不良、维生素缺乏、糖尿病、免疫缺陷以及长期使用免疫抑制剂者等致机体抵抗力下降,均可引起本病。
3. **临近组织严重影响**慢性泪囊炎未得到及时诊治、眼局部长期使用糖皮质激

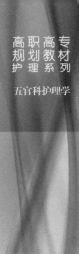

素及其他容易导致角膜上皮脱落的角膜病等,均可诱发感染。此外,干眼病、疱疹性角膜炎等角膜上皮有损伤的眼部疾病等也是常见的局部因素。

常见的致病菌包括葡萄球菌、铜绿假单胞菌、肺炎球菌和大肠杆菌等。

【护理评估】

1. 健康史　详细询问病史,如眼外伤史、感冒发热史、眼部或全身长期用药史及有无全身性疾病,特别是糖尿病、免疫缺陷性疾病等病史。

2. 身体状况

(1)症状:起病急,患眼有眼红、疼痛、畏光、流泪、视力降低、眼睑痉挛及分泌物增多等。

(2)体征:眼睑及球结膜肿胀、睫状充血或混合充血。病变早期角膜上出现溃疡,溃疡下有边界模糊、致密的浸润灶,周围组织水肿。浸润灶迅速扩大,继而形成溃疡,溃疡表面和结膜囊多有脓性或黏液脓性分泌物。如果得不到有效治疗,可发生角膜溃疡穿孔,甚至眼内感染,最终眼球萎缩。

3. 辅助检查　角膜病灶刮片进行涂片染色镜检和病原微生物培养鉴定;进行共聚焦显微镜检查以确定有无存在的菌丝、孢子或阿米巴包囊等,并可进行印迹细胞学检查。

4. 心理一社会状况　患者往往因起病急、症状重影响了工作、学习和生活而产生恐惧、焦虑和悲观情绪。同时患者被实施了接触性隔离,容易产生自卑、孤独心理。护士应重点评估患者的心理状态,对疾病的认识、理解和接受能力。

【治疗要点】

1. 急性期用高浓度的抗生素滴眼液频繁滴眼,病情严重者应同时全身应用抗生素。

2. 经药物控制无法治愈,溃疡将穿孔的病例,可考虑行角膜移植术。

【常见护理诊断/问题】

1. 舒适改变　与眼部分泌物增多、结膜水肿、睁眼困难有关。

2. 疼痛　与角膜刺激征有关。

3. 感知障碍　与角膜溃疡穿孔致视力障碍有关。

4. 社交隔离　与接触性隔离有关。

5. 潜在并发症　如角膜溃疡穿孔、化脓性眼内炎及全眼炎症等。

6. 知识缺乏　缺乏预防和治疗角膜炎的相关知识。

【护理目标】

1. 患者眼部分泌物、睁眼困难等症状减轻或消失。

2. 患者眼部疼痛缓解或消失。

3. 患者视力稳定或提高。

4. 患者对病情有所了解,掌握预防本病复发及自我保健相关知识。

5. 患者未出现潜在并发症或及时发现并发症并处理。

6. 患者和家属掌握防止交叉感染的知识,情绪稳定,无传播感染的发生。

【护理措施】

1. 一般护理　保持环境安静,病房光线宜暗,保证充足休息;根据患者的视力状况,指导和协助其完成日常生活;有前房积脓者取半卧位,使脓液积聚于前房下部,减少对角膜内皮的损害;嘱患者减少户外活动;饮食宜清淡、高营养、高维生素、高纤维素,保持大便通畅,勿用力排便。

2. 消毒隔离　对患者实施接触性隔离,用物专人专用,用后严格消毒。

3. 眼部护理　遵医嘱局部热敷或洗净眼部分泌物,然后使用药物。嘱患者戴有色眼镜或眼垫遮盖,避免光线刺激。减少转动眼球,避免对眼部的刺激,勿挤压眼球及用手揉眼球,操作时禁止翻转眼球,勿用力咳嗽、打喷嚏、做屏气动作等,以防角膜穿孔。

4. 病情观察　观察患者的视力、角膜刺激征、结膜充血以及角膜病灶分泌物的变化,对可能穿孔者,应局部加压包扎。如有角膜穿孔,则房水从穿孔处急剧涌出,虹膜被冲至穿孔处,可出现眼压下降、前房变浅或消失、疼痛减轻等症状。

5. 心理护理　向患者介绍细菌性角膜炎的病因、预后及防治知识,消除其紧张、焦虑心理,使患者情绪稳定,树立战胜疾病的信心,积极配合治疗和护理。

6. 健康教育　向患者及其家属加强卫生防护知识的宣教,如养成良好的卫生习惯,不用手或不洁物品揉眼;加强营养,注意劳逸结合,戒烟酒,避免摄入刺激性食物和饮品;积极治疗沙眼、慢性泪囊炎等威胁角膜的眼病;正确配戴角膜接触镜;治疗全身性疾病,增强体质,提高机体抵抗力。

【护理评价】

通过治疗和护理措施的实施,评价患者是否达到:患者眼部分泌物、睁眼困难等症状减轻或消失;眼部疼痛缓解或消失;患者视力稳定;患者和家属获得本病自我防护知识,情绪稳定,无传播感染的发生。

# 第二节　单纯疱疹病毒性角膜炎患者的护理

**单纯疱疹病毒性角膜炎**(herpes simplex keratitis),简称单疱角膜炎,是一种常见的致盲性眼病,它是由病毒感染、免疫与炎症反应参与,导致角膜及眼表组织结构受损的复杂性眼病。近几年发病有明显上升和加剧趋势。由于反复发作,重症病例增多,严重威胁视功能。

【病因及发病机制】

主要由单纯疱疹病毒感染引起。单纯疱疹病毒感染可分为原发感染和复发感染两种类型。原发感染可见于对本病毒无免疫力的儿童。原发感染后病毒长期潜伏于体内三叉神经节,当机体抵抗力下降,如感冒、经期、应用糖皮质激素等时,潜伏的病毒被激活,导致病毒性角膜炎复发。如果反复发作,可使角膜浑浊逐渐加重而导致失明。

【护理评估】

1. 健康史　了解患者有无感冒、发热、全身或局部有无使用糖皮质激素类药物;有无致机体抵抗力下降的诱发因素,如过度疲劳、饮酒过量、淋雨、月经来潮、熬夜或角膜外伤史以及是否反复发作等。

2. 身体状况

(1)症状:原发感染常见于幼儿,通常表现在口唇部,表现为唇部或皮肤疱疹,发热,耳前淋巴结肿大,病变具有自限性。原发感染主要表现为角膜上皮病变,偶尔可发生角膜基质炎。

复发感染:复发性单纯疱疹病毒性角膜炎通常有典型的临床表现,但由于病毒对靶细胞的毒力和机体对病毒感染毒力的反应不同,使得单纯疱疹病毒性角膜炎具有不同的临床表现。①上皮型角膜炎疼痛明显,有摩擦感和流泪。②营养性角膜病变。基底膜损伤、泪膜不稳定及神经营养障碍等都可以引起营养性角膜病变。抗病毒药物的毒性反应可加重病情,使得溃疡经久不愈,处理不当可能会引起角膜穿孔。③基质型角膜炎在临床的表现可分为坏死性和免疫性。坏死性表现为角膜基质内单个或多个黄白色坏死浸润灶,基质溶解坏死及上皮广泛性缺损,还会伴有基质层新生血管、瘢痕,严重者可形成脓肿病灶、角膜后沉积物、虹膜睫状体炎和眼压增高;免疫性最常见为盘状角膜炎,角膜中央基质盘状水肿,角膜上皮完整,后弹力层可有皱褶,伴有前葡萄炎时,在水肿区域角膜内皮面出现沉积物。角膜内皮炎可分为盘状、弥漫性和线状三种类型。盘状角膜内皮炎为最常见类型,主要表现为畏光、疼痛和视力下降,角膜中央或旁中央角膜基质水肿,失去透明性,呈毛玻璃样外观,在水肿区的内皮面有角膜沉积物,伴有轻、中度虹膜炎。

(2)体征:上皮型角膜炎检查可见角膜针尖样小泡,几乎透明,灰白色稍隆起,点状或排列成行或聚集成簇。营养性角膜病变溃疡一般呈圆形或椭圆形,多位于睑裂区,边缘呈灰色增厚。

3. 辅助检查　角膜上皮刮片可发现多核巨细胞,角膜病灶可分离单纯疱疹病毒是最可靠的病因诊断。此外,免疫荧光镜、单克隆抗体免疫组化、血清血检查、PCR等都有助于该病的诊断。

4. 心理-社会状况　本病易反复发作,病程长,患者容易产生焦虑和悲观情绪,应了解患者的心理状况,对疾病的认识程度以及患者的经济、职业、文化教育背景及家人、朋友给予的情感上的支持等情况。

【治疗要点】

1. 药物治疗　常使用抗病毒药物、糖皮质激素及免疫调节剂等。

2. 手术治疗　对于药物治疗效果不明显，溃疡长期不愈合或者出现角膜明显变薄或穿孔者，采取相应的手术治疗以促进角膜愈合。

【常见护理诊断/问题】

1. 疼痛　与角膜急性炎症有关。

2. 感知障碍　与角膜透明度下降有关。

3. 潜在并发症　如角膜溃疡、穿孔、眼内炎等。

4. 焦虑　与病情反复发作、病程长有关。

5. 知识缺乏　缺乏本病的防治与护理知识。

【护理目标】

1. 患者眼部疼痛缓解或消失。

2. 患者视力稳定或提高。

3. 患者未出现潜在并发症或及时发现并发症并处理。

4. 患者情绪稳定，能以积极的心态配合治疗和护理活动。

5. 患者和家属对病情有所了解，掌握预防本病复发及自我保健相关知识。

【护理措施】

1. 一般护理　保持环境安静，保证患者充足的睡眠时间；加强生活护理，物品放置合理，便于患者取用；饮食宜清淡、高营养、高维生素、高纤维素，保持大便通畅。

2. 眼部护理　遵医嘱使用药物，并注意观察药物的疗效及不良反应；嘱患者戴有色眼镜或眼垫遮盖，以保护溃疡面；勿挤压眼球及用手揉眼球，勿用力咳嗽、打喷嚏、做屏气动作，以防角膜穿孔。

3. 病情观察　观察患者的视力、角膜刺激症状、结膜充血以及角膜病灶分泌物的变化及有无角膜穿孔的发生，发现异常情况及时通知医生进行处理。

4. 心理护理　加强与患者的沟通，了解患者产生焦虑的原因，进行有针对性的心理疏导；向患者解释疾病的诱因、复发原因、治疗方法及预后，使患者情绪稳定，树立战胜疾病的信心，积极配合治疗和护理。

5. 健康教育　指导患者加强身体锻炼，提高自身抵抗力；保持个人卫生，个人用物专用；注意休息，饮食宜清淡，保持大便通畅；避免揉眼、碰撞眼球或俯身用力等动作；指导家属正确的护理措施，协助患者避免诱发因素，按时用药及复诊，直至病情稳定痊愈。

【护理评价】

通过治疗和护理措施的实施，评价患者是否达到：眼部疼痛缓解或消失；患者视力稳定；患者和家属获得本病自我防护知识，情绪稳定，无传播感染的发生。

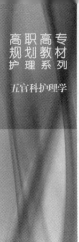

## 第三节 真菌性角膜炎患者的护理

**真菌性角膜炎**(fungal keratitis)是一种由致病真菌引起的、致盲率极高的感染性角膜病。由于抗生素和糖皮质激素的广泛应用以及对本病诊断水平的提升,其发病率不断升高。此病多见于温热气候环境中,在我国南方,尤其农作物收割季节多见。

【病因及发病机制】

最常见的致病菌株为曲霉菌属,多为烟曲霉菌,次之为镰刀菌属和念珠菌属,如白色念珠菌。本病多见于植物性角膜外伤(如树枝、稻草、麦秆等擦伤)或剔除泥土、砂石等角膜异物后以及长期使用皮质类固醇和广谱抗生素后。

【护理评估】

1. 健康史 了解患者有无植物外伤史,如被谷粒弹伤,植物树枝叶擦伤等;了解患者有无长期使用糖皮质激素和广谱抗生素等用药史。

2. 身体状况

(1)症状:起病缓慢,刺激症状较轻,早期仅有异物感,随后出现眼痛、畏光、流泪等刺激症状,伴视力障碍。

(2)体征:角膜浸润灶呈白色或灰色,致密,外观干燥而表面欠光泽,呈牙膏样或苔垢样外观,有时在角膜病灶旁可见伪足或卫星样浸润灶。溃疡周围有胶原溶解形成的浅沟,或抗原抗体反应形成的免疫环。角膜内皮面可见灰白斑块状沉着物。前房有灰白色积脓,黏稠或呈糊状。菌丝一旦进入前房,病情将难以控制。

3. 辅助检查 真菌涂片及培养,可以找到真菌和菌丝。可进行角膜刮片染色,对于角膜刮片及染色均为阴性者,可考虑作角膜组织活检。此外,免疫荧光染色、电子显微镜检查和PCR技术可用于诊断。角膜共焦显微镜在病变早期可以直接发现病灶内的真菌病原体。

4. 心理-社会状况 真菌性角膜炎病史长,易引起患者情绪方面的变化,注意评估患者对本病的认识程度;了解患者的职业、文化程度、家庭经济状况;评估该病对患者生活、学习和工作的影响。

【治疗要点】

1. 局部使用抗真菌药物治疗。

2. 对并发虹膜睫状体炎者,应使用阿托品滴眼剂或眼膏散瞳,不宜使用糖皮质激素。

3. 对于病情不能控制者,需考虑手术治疗,包括清创术、结膜瓣遮盖术和角膜移植术。

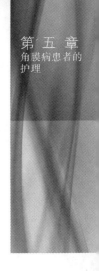

【常见护理诊断/问题】

1. 慢性疼痛　与角膜真菌感染有关。

2. 感知障碍　与角膜浑浊有关。

3. 潜在并发症　如角膜溃疡、穿孔、眼内炎等。

4. 焦虑　与病情反复发作、病程长有关。

5. 知识缺乏　缺乏本病的防治与护理知识。

【护理目标】

1. 患者眼部疼痛缓解或消失。

2. 患者视力稳定或提高。

3. 患者未出现潜在并发症或及时发现并发症并处理。

4. 患者情绪稳定,能以积极的心态配合治疗和护理活动。

5. 患者和家属对病情有所了解,掌握预防本病复发及自我保健相关知识。

【护理措施】

1. 一般护理　严格消毒隔离措施,个人用物专用,医疗操作前后消毒双手,避免交叉感染。保持环境安静,光线宜暗,以减少畏光、流泪现象。保证患者充足的睡眠时间。饮食宜清淡、高营养、高维生素、高纤维素,保持大便通畅。

2. 眼部护理　遵医嘱使用药物,并注意观察药物的疗效及不良反应。嘱患者勿挤压眼球及用手揉眼球,勿用力咳嗽、打喷嚏、做屏气动作,以防角膜穿孔。

3. 病情观察　观察患者的视力、角膜刺激症状、结膜充血以及角膜病灶分泌物的变化及有无角膜穿孔的发生,发现异常情况及时通知医生进行处理。

4. 心理护理　患者绝大多数为农民,虽然整年均可发生,但主要集中在农业夏收和秋收季节,故应加强与患者的沟通。根据患者的心理活动特点,进行有针对性的心理疏导,使患者对疾病的诱因、治疗方法及预后有正确的认识。

5. 健康教育　嘱患者养成良好的卫生习惯,勤洗手,常剪指甲;不要长期配戴隐形眼镜;戴卸隐形眼镜时要小心,防止损伤角膜;急性期禁止患者在公共场所洗浴、游泳;多吃一些具有寒性与清热泻火作用的食物与水果,如茭白、冬瓜、苦瓜、鲜藕、甘蔗、香蕉、西瓜等;嘱患者按时用药及复诊,直至病情稳定痊愈。

【护理评价】

通过治疗和护理措施的实施,评价患者是否达到:眼部疼痛缓解或消失;患者视力稳定;患者和家属获得本病自我防护知识,情绪稳定,无传播感染的发生。

# 第四节 角膜接触镜及其相关并发症的护理

近年来,角膜接触镜在临床上使用的几率较多,不仅可以矫正屈光不正,而且可以治疗许多角膜病。由于接触镜直接贴附在角膜上,因此,相应的并发症也随之产生。角膜接触镜并发症的发生与诸多因素相关联,例如镜片的质量、戴取镜片和清洗消毒方法、适应证的选择、持续戴镜时间以及个人卫生习惯等。这些并发症大多数较轻微,但少数可非常严重,甚至威胁视力。

【适用范围】

1. 矫正视力 可矫正近视、远视、散光、屈光参差和圆锥角膜。
2. 美容用彩色镜片 加深或改变眼睛颜色,起到化妆的作用。
3. 职业需要 如运动员、摄影师、显微镜操作师、演员及电视主持人等。
4. 眼病治疗 如角膜外伤或手术后采用特殊的胶原膜隐形眼镜,可免除或减少缝合等。

【相关并发症】

1. 接触镜本身引起的并发症

(1)镜片缺陷:尽管镜片生产过程的质量控制是非常严格的,但是诸如镜片材料、屈光度、基础曲率或直径等仍可能出现缺陷。一些微小的、肉眼不易发现的缺损,如镜面小凹或表面不规则等,也可引起镜片表面形成沉积物,进而损害镜片。此外,随着戴用时间长,反复的清洁、消毒等,导致镜片老化,这些因素均可损坏镜片,从而导致配戴者的不适。

(2)镜片沉积物:可分为无机性、有机性或混合性。蛋白质沉着物最常见,外观上表现为镜片表层出现菲薄半透明的乳白色物。此外,镜片表面还可出现黏液性及脂质沉积物。黏液来源于结膜表面的杯状细胞,黏液沉积物有时还混合有钙质。脂质沉积于镜片表面,使镜片具有油脂样外观,它可能来自睑板腺。镜片沉积物除影响镜片透明性外,还引起配戴不适。

2. 接触镜引起的角、结膜异常

(1)中毒性结膜炎:用于清洁、浸泡或保存接触镜的溶液中含有的化学物质,可引起结膜充血、点状上皮染色或上皮糜烂。

(2)过敏反应:镜片清洁、保存液中的某些成分(如汞剂)可引起迟发型变态反应,表现为结膜充血,上皮点状角膜炎,甚至可引起上皮下浸润混浊。

(3)巨乳头性结膜炎:可发生于任何类型的接触镜,但主要见于配戴软性接触镜患者。表现为上睑结膜面出现直径1 mm以上的巨大乳头状增生,类似春季卡他性结膜炎。发病机理可能为机体对镜片及附着物的过敏反应。一旦发生这一并发症,应考虑停止戴镜,甚至需采用脱敏疗法。

(4)角膜上皮损害:由于戴镜时间过长,上皮缺氧,局部乳酸增多及二氧化碳浓度增高所致。可出现角膜中央上皮水肿,表现为灰白色混浊,称为 Satter 幕,以配戴硬性接触镜者更为多见。上皮水肿引起视力模糊,可持续数小时甚至可发展为上皮坏死,或上皮糜烂。

(5)角膜基质浸润:可为无菌性,呈灰白色混浊,多位于角膜周边部,与缺氧、化学物质刺激有关。

(6)角膜内皮变化:任何类型的接触镜均可引起角膜内皮的变化,但日戴型透氧性良好的镜片引起的变化较轻微。可能与缺氧及角膜基质中酸性物质增多有关。表现为内皮细胞大小不均,出现巨大细胞,失去六角形细胞的形态。内皮细胞形态改变大多为可逆性,停止戴镜后可恢复。

(7)角膜新生血管:配戴软性角膜接触镜的患者常出现角膜周边部的新生血管。一般位于浅层,不超过 2 mm。长期戴接触镜还可引起深基质层新生血管。可能由于缺氧引起血管生长因子等释放,促进新生血管形成。

(8)感染性角膜炎:配戴时间过长、夜间戴用、镜片透氧性差或压迫过紧是导致感染性角膜炎的危险因素。有研究表明,感染性角膜炎发病率大约为 0.63/10000,而在角膜接触镜使用人群中发病率为 3.4/10000。最常见者为细菌性角膜溃疡,也可为真菌性或棘阿米巴性角膜溃疡。感染性角膜炎是接触镜的严重并发症,应按化脓性角膜炎的治疗原则给予处理。

**【护理措施】**

1. 配戴前准备

(1)修剪指甲,短且光滑为宜,以免划伤眼睛和镜片;用中性洗手液或肥皂洗净双手、晾干;化妆女性须先戴镜片后化妆,先完全卸妆后摘镜。

(2)配戴环境清洁卫生,在平整干净的台面前配戴,以免镜片掉落。

(3)戴镜前正确区分左右眼镜片。

(4)如是干燥存放的镜片,戴镜之前将镜片放入护理液浸泡 4 h 以上再戴。摇动包装盒,检查护理液是否浑浊,有无异物出现,并使镜片脱离盒底部,快速翻转倒入手心。

(5)用拇指和示指指腹轻轻取镜片,凹面向上,检查镜片干净完整后才可以戴入眼内。

2. 戴镜

(1)将镜片凹面朝上,放置于示指指尖上腹侧。

(2)面对镜子,脸微微向前倾,眼睛向上看。

(3)用戴镜片的手的中指从睫毛根部将下眼睑轻轻向下拉并固定,用非戴镜片的手的中指从睫毛根部将上眼睑轻轻向上拉,固定在上眉处,将镜片慢慢平稳地放在角膜(即黑眼球)上。

(4)戴上镜片后,依次慢慢松开拉着下眼睑的中指和上眼睑的中指,轻轻眨几下眼(注意:眼睛不要紧闭,请小心眨眼,眨眼过快过急的话,可能引起镜片偏移)。

3. 摘镜

(1)面向镜子,睁大眼睛。

(2)用同样的方法拉开上下眼睑。

(3)用拇指和食指指腹在镜片下 1/3 处,将镜片由两边向中间轻轻捏起,或者用取镜手示指接触镜片下缘,将镜片拖至下方巩膜,再捏起镜片取出。摘镜片时,如镜片不滑动不易取下时,不要强行摘取,点一滴专用舒润液,轻轻眨眼数次,待镜片在角膜上活动后,再将镜片摘下。

(4)摘下镜片后,立即用护理液清洗镜片,再用纯净水或凉白开水冲洗干净,将镜片放在镜盒或双联瓶内。

### 复习思考题

1. 患者,男,40岁,农民,因"右眼眼痛伴红肿,视力模糊20余天"就诊。患者20天前在收割麦子时右眼不慎被麦芒刺伤,未加重视。3天后自觉右眼视力模糊,视远物模糊不清,伴眼红肿,异物感明显,畏强光,曾自行滴眼药水,药名不详,症状无明显好转。专科检查:Vod:0.5,Vos:1.0,右眼睫状充血明显,角膜中央见 3 mm×4 mm 灰白色溃疡,溃疡表面有白色牙膏样附着,前房灰白色积脓 2 mm。初步诊断为真菌性角膜炎。

请问:

(1)该患者的主要护理问题有哪些?

(2)请根据护理问题制订一个护理计划。

2. 某大学表演专业大一新生,男,21岁,双眼裸视力均为0.5,目前配戴框架近视眼镜,专业授课教师建议其配戴角膜接触镜,该同学有诸多担忧,作为眼科门诊护士,该如何指导患者配戴角膜接触镜?

(刘东梅)

# 第六章　晶状体病患者的护理

> **学习目标**
> 1. 掌握白内障的定义、皮质性白内障的分期及护理措施。
> 2. 熟悉年龄相关性白内障和糖尿病性白内障患者的护理评估及健康教育。
> 3. 了解白内障的分类、先天性白内障患者的病因。
> 4. 能运用护理程序为白内障患者实施手术前后护理。

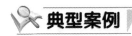

患者,男,73岁,右眼视力逐渐下降6年,眼前有黑影,加重3个月。眼部检查:左眼视力0.5,右眼视力手动/10 cm,晶状体混浊,呈乳白色,虹膜投影消失,眼底看不清,眼压19 mmHg。诊断为"年龄相关性白内障"。

问题:

1. 该患者存在的护理诊断/问题有哪些?
2. 请为患者制订手术前和手术后的护理计划。

**白内障**(cataract)是指晶状体混浊,是主要致盲眼病之一。白内障是机体受各种内外因素长期综合影响的结果,如老化、遗传、代谢异常、外伤、辐射、中毒、营养障碍以及某些全身代谢性或免疫性疾病等,导致晶状体代谢紊乱、破坏晶状体的组织结构而使晶状体混浊。此外,晶状体的发育异常以及某些先天性全身性综合征,也可以导致白内障。

随着人口老龄化,白内障的发病率及患病人口总数在不断上升。白内障最明显、最重要的症状是视力下降,世界卫生组织规定:晶状体混浊,而矫正视力低于0.5以下者,才归入白内障的临床诊断范围。

白内障分类方法:

(1)按发病原因可分为年龄相关性(老年性)白内障、外伤性白内障、代谢性(糖尿病性)白内障、并发性白内障、中毒性白内障、辐射性白内障、发育性白内障和后发性白内障等。

(2)按发病时间可分为先天性白内障、后天获得性白内障等。

(3)按晶状体混浊部位可分为皮质性白内障、核性白内障、囊膜下白内障等。

(4) 按晶状体混浊形态可分为点状白内障、冠状白内障和绕核性白内障等。

# 第一节 年龄相关性白内障患者的护理

**年龄相关性白内障**(age-related cataract)是指多见于 50 岁以上中老年人的晶状体混浊。因患病率随着年龄增加而明显升高,故又称老年性白内障,是最常见的白内障类型,也是最主要的致盲原因之一。一般在 40 岁以后开始发生,50～60 岁发病率为 60%～70%,70 岁以上发病率在 80% 以上。紫外线辐射较强的地区白内障发病率明显增高。

【病因及发病机制】

病因及发病机制较为复杂,是晶状体随年龄增长老化后发生的退行性改变,可能与多种因素的综合作用有关。常见危险因素有年龄、职业、性别、环境、遗传、紫外线辐射、糖尿病、高血压、心血管疾病、营养状况等。在我国西藏地区发病率最高。常双眼患病,但发病可有先后。

【护理评估】

1. 健康史　了解患者年龄、工作环境、生活环境、家族史等,评估患者视力下降的时间、程度,发展的速度和治疗经过,了解患者生活自理情况,了解患者有无糖尿病及高血压等其他疾病病史和疾病控制情况。

2. 身体状况

(1) 症状:主要为渐进性无痛性视力下降。早期患者常自觉眼前出现固定不动的黑点,随着年龄增长,视力逐渐下降,最后可仅存手动或光感。根据晶状体混浊部位不同,可有单眼复视、多视和屈光改变等。

(2) 体征:晶状体混浊按开始形成混浊部位不同分为皮质性、核性和后囊下 3 种类型,以皮质性白内障最常见。

①皮质性白内障。主要特征为晶体皮质灰白色混浊,按其病变发展过程可分为 4 期。

初发期:首先在晶状体皮质周边部出现混浊,呈楔形,其基底部在赤道,尖端指向瞳孔中央(图 6-1)。此时因晶状体大部分透明,瞳孔区并未受累,一般不影响视力;不易看到混浊,需散瞳后应用检眼镜检查方可见晶状体楔形白色混浊;病程发展缓慢。裂隙灯显微镜下可见晶状体皮质内有空泡、水裂、板层分离。

膨胀期或未成熟期:晶状体混浊逐渐加重,呈灰白色,并向瞳孔区发展,视力明显下降,眼底难以窥入。此期因晶状体皮质吸收水分体积膨胀,推虹膜前移使前房变浅,有闭角型青光眼体质的患者可诱发青光眼急性发作。因前囊下皮质尚透明,用斜照法检查时,投照侧的虹膜投影在深层的混浊皮质上,在该侧瞳孔区出现新月形阴影,称虹膜投影,是此期的特征性表现(图6-2)。

成熟期:晶状体皮质全部混浊,呈乳白色(图6-3),视力降至手动或仅有光感,眼底不能窥入。此时因晶状体肿胀消退,体积变小,虹膜后退,前房深度恢复正常,虹膜投影消失。

过熟期:成熟期晶状体经数年后水分持续丢失,囊膜皱缩,体积缩小,前房加深,上方虹膜失去支撑,出现虹膜震颤。如果病程继续发展,晶状体皮质液化呈乳汁状,核可随体位变化而移动,当棕黄色晶状体核下沉于囊袋下方后(图6-4),视力可以突然提高。此期晶状体囊膜变性,通透性增加或出现破裂,液化的晶状体皮质容易漏到囊膜外,可引起晶状体蛋白诱发的急性或亚急性葡萄膜炎和晶状体溶解性青光眼;由于悬韧带变性,晶状体容易出现移位或脱位,也可因囊膜破裂,晶状体核脱入前房或玻璃体中,引起继发性青光眼。

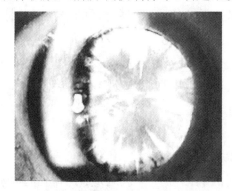 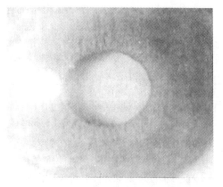

图6-1　白内障初发期(晶状体周边部楔形混浊)　　图6-2　白内障膨胀期(新月形虹膜投影)

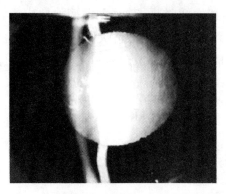 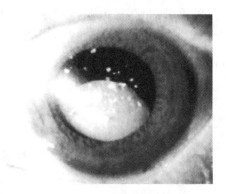

图6-3　白内障成熟期(晶状体完全混浊,呈乳白色)　图6-4　白内障过熟期(晶状体核下沉)

②核性白内障。此型较少见,但发病年龄较早,一般40岁左右发病,进展速度缓慢。混浊始于胚胎核,逐渐发展到成人核,直至完全混浊。初期晶状体核为黄色混浊,与正常人的核硬化不易区别,随病程进展核的颜色逐渐加深,呈棕黄色、棕黑色甚至近于黑色。早期由于晶状体核硬化造成屈光力的增强,患者可保持较好的近视力,远视力下降缓慢。后期因晶状体核严重混浊,视力极度减退,眼

底不能窥见。

③后囊下白内障。晶状体后极部囊膜下浅层皮质出现由许多致密小点组成的棕黄色混浊,其间夹杂有小空泡和结晶样颗粒,外观似锅巴状。此型白内障进展缓慢,但由于混浊位于视轴区,因此早期就影响视力。后期可合并晶状体皮质和核混浊,发展为完全性白内障。

3. 辅助检查

(1)眼部检查:检查患者的视力及色觉,裂隙灯、检眼镜检查角膜、前房、虹膜、晶状体及视网膜等。

(2)眼压测量。

(3)角膜内皮计数:评估角膜内皮功能。

(4)眼部B超检查:检查眼后节有无病变。

(5)人工晶体度数测量:测量角膜曲率及眼轴长度,选择合适的人工晶状体。

(6)全身检查:测血压、血糖和其他重要脏器功能。

4. 心理—社会状况　评估患者对疾病的认知程度及情绪变化。患者多因视力明显下降,影响生活和工作,并且害怕失明、恐惧手术以及担心术后复明情况,从而出现焦虑、悲观心理。

【治疗要点】

目前尚无疗效肯定的药物,主要治疗以手术为主。

(1)药物治疗:早期白内障可针对不同的病因和发生机制应用不同的药物治疗,以延缓白内障进展,但其疗效均不十分确切。

(2)手术治疗:视力明显减退影响工作和生活时,可考虑手术摘除白内障。通常采用白内障超声乳化术或白内障囊外摘除术联合人工晶状体植入术。因故不能行人工晶状体植入术者,可根据个体情况配戴＋10D～＋12D的眼镜以矫正视力。

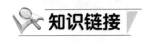

### 白内障常用手术方式

1. 白内障囊外摘除术(ECCE)是在显微镜下摘除混浊的晶状体皮质和核,而保留后囊膜的手术方法。因为后囊膜完整保留,减少干扰和破坏眼内结构,同时防止玻璃体脱出,为顺利植入后房型人工晶状体创造了条件。但保留的后囊膜术后易发生混浊,形成后发性白内障。

2. 超声乳化白内障吸除术(phacoemulsification)是应用超声乳化仪将硬化的晶状体核乳化成碎片后吸除、保留晶状体后囊膜的手术方法,具有手术切口小、组织损伤小、手术时间短、视力恢复快等优点。目前在我国推广迅速,技术趋于成熟,同时配合折叠式人工晶状体植入,术后可获得较好视力恢复。

3.人工晶状体植入术(intraocular lens implantation)是无晶状体眼屈光矫正的最佳手术方法,可迅速恢复视力、双眼单视和立体视觉。人工晶状体按植入眼内的位置分为前房型和后房型;按其制造材料分为硬质和软性(可折叠)。

【常见护理诊断/问题】

1.感知改变　视力障碍与晶状体混浊有关。

2.自理缺陷　与晶状体混浊导致视力下降有关。

3.潜在并发症　如继发性闭角型青光眼、葡萄膜炎等。

4.社交障碍　与视力下降致使性格改变有关。

5.知识缺乏　缺乏白内障的预防及保健知识。

【护理目标】

1.患者视力无进一步减退或恢复正常。

2.患者恢复生活自理能力,适应正常生活需要。

3.患者无并发症发生。

4.患者保持情绪稳定,恢复正常社交。

5.患者及家属了解白内障的预防及保健知识。

【护理措施】

1.一般护理　保持病房安静、整洁,物品摆放有序,便于患者使用;加强生活护理,及时了解并满足患者需要;监测眼压,观察有无眼痛、恶心、呕吐或视力急剧下降,急性青光眼发作应积极治疗;监测血糖、血压变化,遵医嘱正确用药;讲解白内障的相关知识,以及术前、术中、术后注意事项;定期门诊复诊,了解白内障进展情况。

2.心理护理　患者因年龄大、视力障碍,造成行动不便,易产生心理障碍或社交障碍,应进行耐心细致的关怀和心理疏导,并协助做好生活自理。帮助患者保持情绪稳定,树立信心,消除对手术的恐惧心理。解释手术治疗的目的和手术过程,告知患者白内障手术为复明手术,术后配镜或安装人工晶状体后可能视力有明显提高。

3.手术护理

(1)术前准备:协助做好术前检查;术前常规滴抗生素眼药水;术前剪睫毛、冲洗泪道、冲洗结膜囊;指导眼位训练;遵医嘱散瞳等。

(2)术后护理:①进食清淡、易消化、高热量、高蛋白质食物,避免过硬及刺激性食物,并保证充足的饮水量(1000 mL/d);②卧床休息1~2天,下床活动时注意避免跌倒;③眼垫遮挡保护术眼,避免低头弯腰、打喷嚏、剧烈咳嗽、剧烈运动、用力排便等;④密切观察病情:如伤口敷料渗血量较多或术眼胀痛明显时,应通知医生处理;⑤严格执行无菌操作,避免眼部感染;⑥遵医嘱给予抗生素、激素类眼药

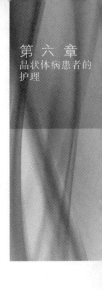

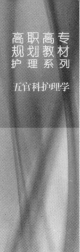

水滴眼,操作时动作轻柔,勿压迫眼球,并告知患者药物的作用及注意事项;⑦术后因双眼包扎,生活自理能力下降,协助生活护理。

4. 健康教育 积极宣教白内障防治措施,讲解白内障的发病因素、病变特点及严重后果;指导患者合理饮食,适当饮水,进食清淡、易消化饮食,避免刺激性食物,保持排便通畅;注意劳逸结合,不可剧烈运动;勿用力咳嗽、打喷嚏,禁止揉眼;注意用眼卫生,避免视疲劳;外出时应戴墨镜,避免过多紫外线照射;遵医嘱按时用药,密切观察眼部症状,如突然出现视力下降、眼红、眼痛,应及时就诊;定期复诊,如需配镜,于术后3个月验光配镜。

【护理评价】

通过治疗和护理措施的实施,评价患者是否达到:视力无继续减退;恢复生活自理能力;无并发症发生;情绪稳定,恢复正常社交;了解白内障的预防及保健知识。

## 第二节 糖尿病性白内障患者的护理

**糖尿病性白内障**(diabetic cataract)是指与糖尿病有直接关系的白内障,是由于血糖增高,导致晶状体代谢紊乱而引起的晶状体混浊,是糖尿病的并发症之一。临床上分为两种,一种为糖尿病患者合并年龄相关性皮质性白内障,另一种为真性糖尿病性白内障,可合并糖尿病性视网膜病变。

糖尿病患者的年龄相关性白内障发病率较高,为正常人的4~6倍,60%~65%的糖尿病患者伴有晶状体混浊。真性糖尿病性白内障多发生于病情严重的Ⅰ型青少年糖尿病患者,常发生在30岁以下,发病早,进展迅速,多双眼发病,可于短时间内发展为完全性白内障。

【病因及发病机制】

糖尿病时患者血糖增高,房水中糖含量明显增高,渗透进入晶状体,晶状体内葡萄糖增多,转化为山梨醇在晶状体内大量积聚,使晶状体内渗透压增加,吸收水分,纤维肿胀变性导致晶状体混浊。

【护理评估】

1. 健康史 了解患者糖尿病发病情况、治疗的经过及血糖控制情况等,了解有无家族史。

2. 身体状况

(1)症状:由于晶状体混浊及视网膜病变的程度不同,患者有不同程度的视力下降。糖尿病患者的年龄相关性白内障与年龄相关性白内障症状相似,但晶状体患者发生早、进展快、易成熟。

(2) 体征:真性糖尿病性白内障大多晶状体前后囊下白点状或雪片状混浊,迅速发展为全部乳白色混浊。常双眼同时发病,发展迅速。

(3) 合并症:随血糖变化常伴有屈光改变,血糖升高时,房水渗入晶状体,使之肿胀变凸,出现近视;血糖降低时,晶状体内水分渗出,晶状体变扁平而出现远视。当血糖控制后,全身状况得到改善,白内障进展缓慢或停止,甚至于逆转。亦可有其他糖尿病性眼部合并症,如角膜知觉减退、角膜上皮再生延迟、糖尿病性视网膜病变等。

3. 辅助检查  血糖升高,尿糖阳性。检眼镜检查白内障的形态可以帮助确诊。

4. 心理－社会状况  由于晶状体混浊或伴视网膜病变,严重影响视力,糖尿病病程漫长,且易出现并发症,使患者出现焦虑、悲观心理,或对疾病治疗失去信心。护士应对患者心理状态进行认真评估,了解患者对疾病的认知程度,关心原发病的治疗情况,及时疏导并帮助患者树立战胜疾病的信心。

【治疗要点】

1. 在糖尿病性白内障的早期,应积极治疗糖尿病,严格控制血糖。晶状体混浊可能会部分消退或进展缓慢,视力有一定程度的改善或下降缓慢。

2. 当视力下降明显、影响患者的工作和生活时,可在血糖控制正常的情况下进行白内障摘除术和人工晶体植入术。

3. 如有糖尿病视网膜病变时,应在术前治疗。

【常见护理诊断/问题】

1. 感知改变  视力障碍与晶状体混浊及视网膜病变有关。
2. 自理缺陷  与视力下降有关。
3. 潜在并发症  如术后伤口感染、出血等。
4. 社交障碍  与视力下降致使性格改变有关。
5. 功能障碍性悲哀  与视力障碍有关。
6. 知识缺乏  缺乏糖尿病及白内障的预防及保健知识。

【护理目标】

1. 患者视力无进一步减退或恢复正常。
2. 患者恢复生活自理能力。
3. 患者无并发症发生。
4. 患者恢复正常社交。
5. 患者消除悲观心理状态。
6. 了解糖尿病及白内障的预防及保健知识。

【护理措施】

1. 一般护理  严格按照糖尿病食谱进食;协助做好生活自理;密切观察血糖,

定期门诊复诊,了解白内障进展情况。

2. 用药护理　遵医嘱正确应用降血糖药物,严密观察药物副作用及血糖变化,如低血糖反应。

3. 手术护理　见年龄相关性白内障的手术护理。糖尿病性白内障术后易发生出血及感染,术后密切观察病情变化,严格无菌操作。

4. 心理护理　认真做好心理护理,消除患者焦虑、悲观心理,积极进行治疗。

5. 健康教育　向患者及家属传授糖尿病的有关知识,指导患者进行血糖监测,严格控制血糖,如遇到低血糖反应,应紧急处理;适当运动,饮食定时定量,宜低糖低脂,进食鱼类及富含蛋白质、钙、维生素的食物;坚持治疗并发症,积极查找病因,并预防复发。

【护理评价】

通过治疗和护理措施的实施,评价患者是否达到:视力无继续减退;恢复生活自理能力;无并发症发生;恢复正常社交;消除悲观心理状态,了解糖尿病及白内障的预防及保健知识。

# 第三节　先天性白内障患者的护理

**先天性白内障**(consenital cataract)是指出生时即有或出生后1年内逐渐形成的晶状体混浊,是先天遗传或发育障碍导致的白内障。先天性白内障是一种常见的儿童眼病,是造成儿童弱视和失明的重要原因。发病可以是家族性的,也可是散发的;可以是单眼或双眼发病,有时伴有眼部其他异常或全身其他遗传性疾病。

【病因及发病机制】

先天性白内障是在胎儿发育过程中,各种因素引起晶状体生长发育障碍,可以表现为形态与部位不同的晶状体混浊。其病因有内源性和外源性两种。

1. 内源性与染色体基因突变有关,少数可由染色体异常或线粒体疾病所造成,具有遗传性,属常染色体隐性或显性遗传。

2. 外源性指母体在怀孕期间,特别是怀孕前3个月内,病毒感染或药物、放射线或全身病变影响胎儿晶状体的发育,干扰和破坏晶状体代谢,蛋白质合成异常而致晶状体混浊。

【护理评估】

1. 健康史　了解患儿母亲孕期是否曾有病毒感染、接触放射线、服用药物等,是否有家族史;了解患儿有无全身或其他眼部异常。

2.身体状况

(1)症状:先天性白内障因晶状体混浊部位和形态不同,患儿视力下降程度有所不同。因多为婴幼儿,年龄小,不能自诉,故常依赖其父母观察才发现。可为单眼或双眼发病,多数为静止性的,少数出生后继续发展。

(2)体征:先天性白内障晶状体混浊的部位、形态和程度不同,分为前极、后极、核性、绕核性、点状、冠状及全白内障等。

(3)合并症:常合并其他眼病,如斜视、弱视、眼球震颤、先天性小眼球等。

3.辅助检查 实验室检查如血糖、尿糖和酮体检查,染色体检查等,可以帮助了解病因。检眼镜检查晶状体混浊的形态和部位,可以帮助确诊。

4.心理-社会状况 父母缺乏对疾病相关知识的了解,担心患儿的视力障碍是否对未来的学习、生活及工作产生不良影响,担心患儿是否能耐受手术,手术后视力的恢复情况,术后患儿的眼睛外观和功能是否正常。

【治疗要点】

治疗目标是恢复视力,减少弱视和盲的发生。

1.对视力影响不大或静止性者,一般不需治疗,定期随诊观察。

2.明显影响视力者,应当选择手术治疗,手术愈早,患儿获得良好视力的机会愈大。一般宜在3~6个月,最迟不超过2岁,以免发生视觉剥夺性弱视。

3.无晶状体眼需进行屈光矫正和视力训练,防治弱视,促进融合功能的发育。

【常见护理诊断/问题】

1.感知改变 视力障碍与晶状体混浊有关。

2.自理缺陷 与视力下降有关。

3.潜在并发症 如弱视、斜视及眼球震颤。

4.家庭应对无效 与家庭主要成员缺乏对本病的防护知识有关。

【护理目标】

1.患者恢复正常视力。

2.患者恢复生活自理能力。

3.患者无并发症发生。

4.家庭主要成员获得本病有关的防治知识。

【护理措施】

1.一般护理 已发生弱视患儿,应指导家长进行正确的弱视训练,如遮盖疗法、精细动作训练等。视力极差者应做低视力康复治疗和教育。协助做好生活自理。定期随访。

2.手术护理 向患儿家长解释手术的必要性,尽早进行手术。按眼科手术和全麻手术护理常规进行。术后头侧位,患儿清醒后6h方可进食。尽早摘掉眼罩,以免造成弱视。

3. 心理护理　消除患者焦虑、悲观心理,积极进行治疗。

4. 健康教育　应注意优生优育,预防先天性白内障,有家族史者要避免近亲结婚,或婚后尽量不生育;母亲在怀孕期间,特别是妊娠前2个月内及怀孕6个月内,尽可能预防感冒及其他传染病;风疹病毒感染致先天性白内障最常见,此外,水痘、单纯疱疹、麻疹、带状疱疹和流感等病毒感染也可导致先天性白内障;妊娠期营养不良、放射线照射、服用某些药物(大剂量四环素、激素、水杨酸制剂、抗凝剂等)、患有某些疾病(心脏病、肾炎、糖尿病、贫血、甲亢和手足搐搦症)等,都可导致胎儿晶状体发育不良;保持充足睡眠,避免过度劳累;多吃新鲜蔬菜,避免油炸及刺激性食物。

【护理评价】

通过治疗和护理措施的实施,评价患者是否达到:恢复正常视力;恢复生活自理能力;无并发症发生;家庭主要成员获得对本病有关的防护知识。

### 复习思考题

1. 患者,女,65岁,左眼逐渐视物不清5年,加重2个月,不伴有疼痛,全身无其他特殊不适,家族无传染病及遗传病史。眼部检查:左眼视力手动/15 cm,角膜透明,前房未见异常,晶状体明显混浊,瞳孔呈白色,眼底不能窥见。诊断为左眼年龄相关性白内障,拟行手术治疗。

请问:

(1)该患者的主要护理问题有哪些?

(2)请根据护理问题制订一个术前术后护理计划。

2. 患者,女,62岁,反复多饮、多尿30年,左眼视物模糊3个月来诊。患者20年前诊断为"Ⅰ型糖尿病",注射胰岛素治疗,很少监测血糖。3个月前出现左眼视物模糊。眼科检查:左眼视力0.03,右眼视力1.0,眼压14.0/15.3 mmHg,左眼光定位正常,辨色佳,结膜无充血,角膜透明,前房深、房水清,双侧瞳孔等大等圆,对光反射敏感,晶状体皮质楔形混浊,核深黄色混浊,散瞳后眼底模糊,黄斑不能窥见,右眼无异常。实验室检查:血糖13.3 mmol/L,尿糖(+++),血常规、肝肾功能正常。诊断为左眼糖尿病性白内障而收住院治疗。

请问:

(1)作出该患者的护理评估,列出常用的辅助检查。

(2)说出该患者的护理措施及存在的危险。

(3)如何做好健康教育及心理护理?

3. 患儿,男,3岁半。第1胎足月顺产。出生后的第4个月,无意中发现患儿两眼瞳孔区有白色点状物,视力不良,对光刺激敏感。眼部检查:双眼视力均为光感,眼睑正常,结膜无充血,巩膜正常,角膜透明,前房正常,双侧瞳孔直径为 24 mm,圆形,散瞳后晶体全混浊,余正常。父母非近亲结婚,家族中未见同类患者。诊断为双眼先天性白内障。

请问:

(1)该患者的主要护理问题有哪些?

(2)请根据护理问题制订一个护理计划。

(3)如何做好健康教育及心理护理?

(夏晓华)

# 第七章 青光眼患者的护理

**学习目标**

1. 掌握青光眼的概念及分类、急性闭角型青光眼的护理措施与健康教育。
2. 熟悉急性闭角型青光眼的发病机理与护理评估。
3. 了解原发性开角型青光眼患者、先天性青光眼患者的护理评估与护理措施。
4. 运用护理程序对青光眼患者进行整体护理。

**典型案例**

患者,女,54岁,因右眼胀痛、右侧头痛伴视力下降4天而就诊。4天前因老伴意外去世后开始出现头痛、头晕,鼻根部酸胀感,随后右眼胀痛明显、视物不清,伴恶心、呕吐。眼部检查:左眼视力1.0,右眼视力0.02,混合充血,角膜雾状水肿,可见密集色素性KP,前房浅,瞳孔中度散大固定,呈竖椭圆形,对光反射消失,晶状体前囊膜有色素沉着,眼底不能窥见,右眼眼压58 mmHg,左眼眼压16 mmHg。

问题:
1. 该患者的医疗诊断是什么?病程处于哪一期?
2. 患者存在哪些护理诊断/问题?
3. 对患者应采取哪些护理措施?

## 一、眼压

**眼压**(intraocular pressure,IOP)是眼内容物作用于眼球内壁的压力。正常人眼压平均值为15.8 mmHg(1 mmHg=0.133 kPa)。从统计学上,正常眼压范围为10~21 mmHg,但实际上并非呈正态分布。维持视功能正常的眼压为正常眼压。

正常情况下,生理性眼压的稳定性有赖于房水生成量与排出量的动态平衡。房水自睫状突生成后,进入后房,经瞳孔到达前房,然后主要通过前房角小梁网进入Schlemm管、集合管至睫状前静脉,另外,约有20%的房水经由葡萄膜巩膜通道外流。

当房水生成量相对不变时,若房水循环途径中任一环节发生阻碍,房水不能顺利排出，即可导致眼压升高。当房水排出量相对不变时，房水生成量增加时眼压亦可升高。大多数青光眼患者眼压升高是因为周边虹膜堵塞了房水引流系统（闭角型青光眼），或因房水引流系统异常（开角型青光眼），致使房水外流阻力增高。因此，青光眼的治疗采用增加房水排出或减少房水生成的方法，以达到降低眼压，保存视功能的目的。

临床上，部分患者眼压虽已超过 21 mmHg，但长期随访并不出现视神经、视野损害，称为高眼压症；部分患者眼压在正常范围内，却发生了典型青光眼视神经萎缩和视野缺损，称为正常眼压青光眼。因此，眼压升高并非都是青光眼，而眼压正常也不能排除青光眼。

病理性眼压界限：眼压超过 21 mmHg，双眼眼压差异＞5 mmHg，24 h 眼压波动范围＞8 mmHg。眼压越高，持续时间越长，导致视神经损害的危险性越大。目前，对于青光眼最确切的治疗是控制眼压，以减缓视神经的损害。

## 二、青光眼

**青光眼**（glaucoma）是一组以病理性眼压增高引起视神经萎缩和视野缺损为共同特征的疾病，是主要致盲眼病之一。常发病急骤，可在数天内，甚至在数小时内视力迅速下降，导致失明，且不可逆转，故应及早诊治。

【病因及发病机制】

病理性眼压升高是青光眼的主要致病因素，眼压升高的程度和视神经对压力损害的耐受性与青光眼视神经萎缩和视野缺损的发生和发展有关。目前认为，青光眼视神经损害的机制可能为机械压迫和缺血的共同作用。因此，治疗青光眼在降低眼压的同时，还应改善视神经血液供应、视神经保护性治疗。青光眼具有一定遗传倾向，在患者的直系亲属中，10%～15%的个体可能发生青光眼。

【分类】

根据前房角形态、病因机制及发病年龄三个主要因素，将青光眼分为原发性青光眼、继发性青光眼和先天性青光眼三大类。原发性青光眼是指病因机制尚未明确的一类青光眼。根据眼压升高时前房角是关闭或开放，又分为闭角型青光眼和开角型青光眼。我国以闭角型青光眼居多。

【治疗原则】

青光眼治疗的最终目的是保存视功能、挽救视力。

1. 降低眼压　主要是通过药物或手术，将眼压控制在不进一步损害视神经的水平。

（1）药物治疗：药物降低眼压主要通过 3 种途径：①增加房水流出，如毛果芸香碱减少小梁网房水排出阻力，前列腺素衍生物增加房水经葡萄膜巩膜通道外流;②抑制房水生成,如β-肾上腺能受体阻滞剂、碳酸酐酶抑制剂等;③减少眼内物容积,如高渗脱水剂。

(2)手术治疗:常用青光眼手术方式有:解除瞳孔阻滞的手术,如周边虹膜切除术和激光虹膜切开术;解除小梁网阻塞的手术,如房角切开术、小梁切开术和氩激光小梁成形术;建立房水外引流通道的手术(滤过性手术),如小梁切除术和非穿透性小梁手术;减少房水生成的手术,如睫状体冷凝术、睫状体透热术和睫状体光凝术。

2.视神经保护性治疗　通过改善视神经血液供应和控制神经节细胞凋亡来保护视神经。

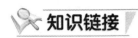

### 青光眼临床诊断最基本的检查项目

1.眼压测量　主要方法有以 Goldmann 眼压计为代表的压平眼压测量,准确性相对最好;以 Schiotz 眼压计为代表的压陷眼压测量,所测数值受眼球壁硬度影响;非接触式眼压计测量,可避免眼压计与角膜直接接触引起的交叉感染,无需表面麻醉。

2.房角检查　房角的开放或关闭是诊断开角型青光眼或闭角型青光眼的依据。通过斜照法可大致判断房角的宽窄,利用裂隙灯也可以估计周边前房的宽窄(CT:周边前房与周边角膜厚度之比),最好的方法是通过房角镜检查直接观察房角结构。

3.视野检查　青光眼视野缺损的类型、发展方式以及视盘改变都具有一定特征性,定期视野检查对于青光眼的诊断和随访十分重要。常用有 Goldmann 视野计、自动视野计等。

4.视盘检查　青光眼视盘改变是诊断青光眼的客观依据,常用方法有简便易行的直接检眼镜检查和裂隙灯检查,或眼底照相、眼底图像分析系统等检查。

## 第一节　原发性闭角型青光眼患者的护理

**原发性闭角型青光眼**(primary angle-closure glaucoma)是由于周边虹膜堵塞了前房角小梁网,或与小梁网发生永久性粘连,房水流出受阻,导致眼压升高的一类青光眼,是最常见的青光眼类型。

原发性闭角型青光眼的发病机制非常复杂,与遗传、生理和环境因素等均有关。瞳孔阻滞是发病的最重要因素,患眼具有前房角狭窄,周边虹膜易于与小梁网接触的解剖特征。闭角型青光眼患病率随年龄增长而增加,且女性高于男性。当年龄增加时,晶状体位置偏前,瞳孔阻滞增加,房角变窄。此外,闭角型青光眼家族史以及远视眼也是闭角型青光眼的危险因素。

根据眼压升高是骤然发生还是逐渐发展，又可分为急性闭角型青光眼和慢性闭角型青光眼。

## 一、急性闭角型青光眼

**急性闭角型青光眼**(acute angle-closure glaucoma)是一种以眼压急剧升高并伴有相应症状和眼前段组织病理改变为特征的闭角型青光眼，因发作时常伴有眼部充血，故又称急性充血性青光眼。多见于50岁以上中老年人，女性多见，男女比例约为1:2，双眼先后或同时发病，具有遗传性，患者常有远视。

【病因及发病机制】

病因尚未充分阐明。

1. 解剖因素　眼球局部的解剖结构变异，包括眼轴较短、角膜较小、前房浅、房角狭窄、大晶状体等，是引起本病的主要因素。

2. 诱因　情绪激动，暗室停留时间过长，局部或全身应用抗胆碱药物，均可使瞳孔散大，周边虹膜松弛与小梁网发生接触，前房角关闭，眼压急剧升高，从而诱发本病。长时间近距离阅读、过度疲劳、疼痛、精神创伤、气候突变、暴饮暴食等也是本病的常见诱因。

【护理评估】

1. 健康史　了解患者年龄，随年龄增长，晶状体变厚，前房变浅，瞳孔阻滞加重，闭角型青光眼的发病率增高。询问有无青光眼家族史及身体其他系统疾病。了解本次发病的时间，起病的缓急，发病前有无精神因素、其他环境因素存在。

2. 身体状况　不同病程阶段有不同的特征，临床上分为六期：临床前期、先兆期、急性发作期、间歇期、慢性期、绝对期。

(1) 临床前期：当一眼急性发作被确诊为本病，另一眼具有前房浅、虹膜膨隆、房角狭窄等表现，即使没有任何临床症状，也可诊断为临床前期。如有急性闭角型青光眼家族史，特别是在一定诱因条件下，如暗室或散瞳试验后眼压明显升高者，也可诊断为临床前期。临床前期如不予治疗，其中40%~80%在5~10年内可能急性发作。应早期作预防性周边虹膜切除术或激光虹膜切开术。

(2) 先兆期：又称前驱期。①症状：表现为一过性或反复多次的小发作，多在傍晚出现，突感雾视、虹视、视力下降，有轻度眼胀痛伴同侧偏头痛、鼻根部酸胀和恶心等症状。发作时间短暂，经睡眠或充分休息后可自行缓解或消失。②体征：即刻检查可发现眼压略升高，常在40 mmHg以上，轻度睫状充血或不充血，角膜上皮水肿呈轻度雾状混浊，虹膜膨隆，前房极浅，房角关闭，瞳孔稍散大，对光反射迟钝。小发作缓解后，除有前房浅外，一般不留永久性组织损害。

(3)急性发作期。①症状:表现为突然发作的剧烈头痛、眼球胀痛,伴畏光、流泪,出现虹视、雾视,甚至视力急剧下降,可降到指数或手动,可伴有恶心、呕吐等全身症状。此期如不能及时控制,将导致视功能严重受损,甚至永久性失明。②体征:眼睑水肿,球结膜水肿,混合充血或睫状充血;角膜上皮水肿,呈雾状或毛玻璃状,裂隙灯显微镜下角膜上皮呈小水珠状,出现虹视现象;瞳孔中等散大,常呈竖椭圆形,对光反射迟钝或消失,有时可见局限性后粘连。房角镜检查可见前房角完全关闭,前房极浅,周边部前房几乎完全消失。虹膜严重缺血坏死时,房水可有絮状混浊物。眼压升高,常在50 mmHg以上。眼底检查可见视盘水肿、视网膜动脉搏动或视网膜血管阻塞,但可因角膜水肿,眼底不能看清。当高眼压缓解后,上述症状减轻或消失,视力可有好转,但眼前段常留下永久性组织损伤,如角膜后色素沉着、虹膜节段性萎缩、晶状体前囊下点状或片状灰白色混浊(青光眼斑),临床上称为青光眼三联征,是曾有过急性闭角型青光眼大发作的后遗症。

(4)间歇期:又称缓解期,指小发作缓解后,房角重新开放或大部分开放,症状和体征减轻或消失,不用药或仅用少量缩瞳剂就能将眼压维持在正常范围内。此期说明小梁尚未遭受严重损害。

(5)慢性期:急性大发作或反复多次小发作后,房角已有广泛粘连,小梁功能遭受严重损害,表现为眼压持续中度增高,视力进行性下降,瞳孔中度散大,眼底可见青光眼性视盘凹陷和萎缩,并有相应的视野缺损。检查可见角膜后色素沉着、虹膜部分后粘连和萎缩、青光眼斑等。

(6)绝对期:高眼压持续过久,导致眼组织特别是视神经遭到严重破坏。视力已降至无光感且无法复明,偶尔可因眼压过高或角膜变性而出现顽固性剧烈眼痛、头痛,瞳孔极度散大强直,角膜上皮水肿、知觉减退。

3.辅助检查

(1)常见检查:有眼压检查、视野检查、眼前段检查、眼底检查、房角镜检查等。有时需要药物降眼压和局部甘油滴眼,缓解角膜水肿后才能看清房角情况和检查眼底。

(2)暗室试验:用于疑为原发性闭角型青光眼患者筛选的一项激发试验。嘱患者在暗室内,清醒状态下静坐60~120 min,然后在暗光下测眼压,如眼压较试验前明显升高,超过8 mmHg为阳性,是由于在暗室中瞳孔散大、虹膜根部增厚,加重房角狭窄或阻塞所致眼压升高。

4.心理-社会状况 早期青光眼发病隐匿,症状轻微,除少数患者偶尔在眼压升高时出现雾视、眼胀外,多数患者可无任何自觉症状。先兆期小发作持续时间很短,休息后可自行缓解,有时会误诊为偏头痛,或认为劳累所致或无关紧要,没有及时就医,延误最佳治疗时机。急性发作时,患者因剧烈疼痛、视力下降明显,才认识到严重性,此时视功能已遭受严重损害。剧烈疼痛患者坐卧不安、难以忍受,担心失明或预后不佳,患者易产生烦躁和恐惧心理。护士应评估患者的年龄、性别,注意性格特征、情绪状态和对本病的认知程度。

【治疗要点】

1. 治疗原则 迅速降低眼压,适时选择手术。

2. 手术治疗 手术是主要治疗方法。采用药物治疗迅速控制眼压,减少组织损害,待眼压恢复正常,炎性反应控制后可以考虑手术治疗,积极挽救视力。

【常见护理诊断/问题】

1. 疼痛 眼痛伴同侧头痛与眼压升高有关。

2. 感知改变 视力障碍与眼压升高致角膜水肿、晶状体混浊、视网膜及视神经萎缩有关。

3. 自理缺陷 与视力障碍有关。

4. 恶心、呕吐 与眼压升高致迷走神经反射性刺激有关。

5. 睡眠形态紊乱 与眼压升高致头痛有关。

6. 焦虑 与对预后缺乏信心有关。

7. 功能障碍性悲哀 与视力下降、视野缺损有关。

8. 知识缺乏 缺乏急性闭角型青光眼的防治及护理知识。

【护理目标】

1. 患者疼痛缓解或消失。

2. 患者视力没有进一步下降。

3. 患者恢复生活自理能力。

4. 患者恶心、呕吐消失。

5. 患者恢复正常睡眠。

6. 患者消除焦虑、恐惧心理。

7. 患者及家属了解疾病有关的防治及护理知识。

【护理措施】

1. 一般护理 环境安静,光线不宜过暗;多休息,保证充足的睡眠,睡眠时适当垫高枕头。进食清淡、易消化流质或半流质饮食,多食蔬菜及水果,以保持大便通畅。避免短时间内过量饮水,一次饮水<300 mL。避免情绪激动,避免黑暗环境中停留时间过久。

2. 心理护理 护士应进行耐心细致的心理疏导工作。保持情绪稳定,避免性情急躁、易激动,可避免诱发眼压升高。教会患者控制情绪的方法,向患者讲解眼痛的原因,消除紧张、焦虑心理,以积极良好的心态配合治疗。

3. 用药护理 禁用阿托品、肾上腺素、颠茄类药物。将常用的物品按照患者

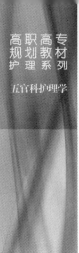

方便使用的原则,摆放在固定位置,不设置障碍物,避免患者绊倒。术前应积极采用综合药物治疗以缩小瞳孔,使房角开放,迅速控制眼压,减少组织损害。常用药物如下。

(1)拟副交感神经药(缩瞳剂):常用1%～4%毛果芸香碱滴眼液。毛果芸香碱直接兴奋瞳孔括约肌,缩小瞳孔和增加虹膜张力,解除周边虹膜对小梁网的堵塞,使房角重新开放,为治疗闭角型青光眼的一线药物。根据眼压高低及瞳孔大小决定滴眼次数,严格遵医嘱用药。急性大发作时,每隔5～10 min 1次,瞳孔缩小、眼压降低后,改为1～2 min 1次。瞳孔明显缩小时,可减量至一日3～4次。如频繁用高浓度缩瞳剂滴眼,每次滴药后用棉球压迫泪囊部数分钟,以免药物通过鼻腔黏膜吸收而引起全身中毒症状。

该药可引起眉弓疼痛、视物发暗、近视加深等副作用,若用高浓度制剂频繁滴眼,可能出现胃肠道反应(如恶心、呕吐)及流涎、出汗、头痛、腹痛、肌肉抽搐等全身中毒症状。若出现中毒反应,应及时停药,严重者可用阿托品解毒。也可用毛果芸香碱缓释膜或凝胶,作用时间长,副作用相对较小。

滴药时操作要轻柔,切勿压迫眼球;密切观察瞳孔大小和有无毒副反应。

(2)β-肾上腺能受体阻滞剂:通过抑制房水生成而降低眼压。常用0.25%～0.5%噻吗洛尔滴眼液,每日1～2次滴眼。对有房室传导阻滞、窦房结病变、支气管哮喘者忌用。

(3)碳酸酐酶抑制剂:通过减少房水生成而降低眼压,多作为局部用药的补充。常用乙酰唑胺口服,其剂量不宜过大。不宜长期服用,久服可引起口唇部及指趾麻木、全身不适、肾绞痛、血尿等副作用,停药后症状可消失。目前已研制出碳酸酐酶抑制剂局部用药制剂,如1%布林佐胺(azopt)滴眼液,其降眼压效果略小于全身用药,但全身副作用很少。

(4)高渗药物:常用50%甘油和20%甘露醇,前者供口服,2～3 mL/kg体重;后者供静脉快速滴注,1～1.5 g/kg体重。这类药物可在短期内提高血浆渗透压,使眼内组织,特别是玻璃体中的水分进入血液,从而减少眼内容量,迅速降低眼压,但降压作用在2～3 h后即消失。因颅内压降低,部分患者可出现头痛、恶心等症状,宜平卧休息。甘油参与体内糖代谢,糖尿病患者慎用。对年老体弱或有心血管疾病者,注意呼吸及脉搏变化。

(5)视神经保护性治疗药物:钙离子通道阻滞剂、谷氨酸拮抗剂、神经营养因子、抗氧化剂(维生素C、维生素E)及某些中药可起到一定的保护视神经的作用。

(6)辅助治疗药物:全身症状严重者,可给予镇静、止吐、安眠药物。局部滴用糖皮质激素有利于减轻充血和炎症反应。

4.**手术护理** 手术治疗是根本治疗方法。药物治疗后虽然急性闭角型青光眼症状缓解,眼压下降,但是房角功能没有恢复,必须进一步行手术治疗。

如房角开放或粘连范围＜1/3周,眼压稳定在21 mmHg以下,可作周边虹膜切除术(图7-1)或激光虹膜切开术,目的在于沟通前后房,解除瞳孔阻滞,平衡前后房压力,减轻虹膜膨隆并加宽房角,防止虹膜周边部再与小梁网接触;如房角已有广泛粘连,应用毛果芸香碱,眼压仍超过21 mmHg,表示小梁功能已遭永久性损害,应作滤过性手术。按内眼手术护理常规做好术前准备。

术后24 h绝对卧床休息,如有前房积血者,应取半卧位或头高枕位。注意询问患者有无眼痛,观察术眼切口、角膜、瞳孔、前房形成等情况,对于前房形成迟缓合并低眼压者,应加压包扎。按医嘱使用散瞳剂。

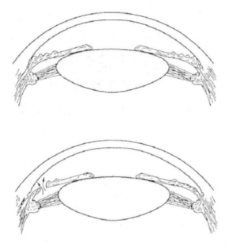

图7-1　急性闭角型青光眼周边虹膜切除术示意图

5.病情观察　监测眼压、视盘损害、视野缺损、房角开放等情况,了解病情是否继续进展。连续动态观察眼压、一日之内眼压波动情况,了解眼压控制情况。

急性闭角型青光眼容易和急性虹膜睫状体炎相混淆,应注意观察角膜后沉着物为棕色色素、前房极浅、瞳孔中等扩大、虹膜有节段性萎缩、青光眼斑、以往可有小发作病史。

由于急性闭角型青光眼大发作期常伴有恶心、呕吐和剧烈头痛,甚至可以掩盖眼痛及视力下降,因此,临床上应避免误诊为胃肠道疾病、颅脑疾患或偏头痛。若给予阿托品类药物,可使病情恶化。

6.健康教育　保证规律生活和充足的睡眠,避免情绪激动、过度劳累、暴饮暴食;避免短时间内过量饮水,一次饮水量不宜过多;选择清淡易消化的饮食,保持大便通畅;不宜烟酒、浓茶、咖啡和辛辣等刺激性食物;避免黑暗环境中停留时间过久,长时间近距离阅读;介绍青光眼的相关知识,说明坚持用药和定期复查的重要性;进行适当的有氧运动,避免剧烈运动;年龄在40岁以上,有急性闭角型青光眼家族史,眼科检查有小眼球、小角膜、浅前房、房角狭窄等可疑原发性闭角型青光眼患者,应要密切观察眼压变化。

【护理评价】

通过治疗和护理措施的实施,评价患者是否达到:疼痛缓解或消失;视力没有进一步下降;恢复生活自理能力;恶心、呕吐消失;恢复正常睡眠;了解有关的防治及护理知识;消除焦虑、恐惧心理。

## 二、慢性闭角型青光眼

**慢性闭角型青光眼**(chronic angle-closure glaucoma)占原发性青光眼50%以上,可发生于各年龄组,无性别差异。发病年龄较急性闭角型青光眼者为早。

【病因及发病机制】

慢性闭角型青光眼眼压升高是由于周边虹膜与小梁网发生粘连,使小梁功能受损所致。病变是渐进性的,随着房角粘连范围的缓慢扩展,眼压水平逐步上升。患者亦有眼轴短、前房较浅、房角较狭窄等解剖因素,但其程度较急性闭角型青光眼者为轻,瞳孔阻滞现象也不如急性者明显。情绪激动、过度劳累等也是本病的诱因。

【护理评估】

1. 健康史  详细了解患者有无青光眼家族史,既往有无眼部不适和头痛、头昏病史。

2. 身体状况

(1)症状:约1/3患者无症状,约2/3患者有反复小发作,表现为眼部不适,一过性视朦或虹视,可伴有头昏或头痛,经休息后症状可消失。

(2)体征:眼部不充血、前房浅、房角为中等狭窄,有程度不同的虹膜周边前粘连,角膜透明或轻度水肿,瞳孔轻度散大,眼压逐步升高为中度升高。在持续高眼压的作用下,视盘逐渐萎缩、凹陷,造成视野缺损。

3. 辅助检查  房角镜检查、视野检查、眼压检查等协助诊断。

4. 心理—社会状况  由于眼压升高和房角粘连都是逐渐进展的,故早期症状无或症状轻微,经休息后可症状消失。眼前段组织也没有明显异常,不易引起患者的重视。常在病程晚期患者感觉到有视野缺损时才被发现,患者追悔莫及。

【治疗要点】

治疗原则:药物控制眼压后手术治疗。

常用手术方式有周边虹膜切除术、氩激光周边虹膜成形术、滤过性手术等。

【常见护理诊断/问题】

1. 疼痛  眼痛、头痛与眼压升高有关。

2. 感知改变  视力障碍与眼压升高致角膜水肿、晶状体混浊、视网膜及视神经萎缩有关。

3. 自理缺陷　与视力障碍有关。

4. 恶心、呕吐　与眼压升高致迷走神经反射性刺激有关。

5. 焦虑　与对预后缺乏信心有关。

6. 潜在并发症　如前房积血、白内障、低血钾等。

7. 知识缺乏　缺乏慢性闭角型青光眼的防治及护理知识。

【护理目标】

1. 患者疼痛缓解或消失。

2. 患者视力没有进一步下降。

3. 患者恢复生活自理能力。

4. 患者消除焦虑、恐惧心理。

5. 患者了解疾病有关的防治及护理知识。

【护理措施】

1. 一般护理　环境安静，光线不宜过暗，多休息，保证充足的睡眠。进食清淡、易消化流质或半流质饮食，以保持大便通畅。避免短时间内过量饮水，一次饮水少于 300 mL。避免黑暗环境中停留时间过久。密切观察眼压，禁用阿托品、肾上腺素、颠茄类药物。

2. 心理护理　患者性情急躁、易激动，诱发眼压升高，护士应稳定患者情绪，避免诱因出现，消除患者紧张、焦虑心理。

3. 用药护理　遵医嘱使用降眼压药物，注意观察副作用及不良反应。

4. 手术护理　按内眼手术护理常规做好术前准备。

5. 病情观察　监测眼压、视盘损害、视野缺损、房角开放等情况，了解病情是否继续进展。

6. 健康教育　有闭角型青光眼家族史需定期做眼科检查；保证规律生活和充足的睡眠，避免情绪激动、过度劳累、暴饮暴食；选择清淡、易消化的饮食，保持大便通畅；避免黑暗环境中停留时间过久、长时间近距离阅读。

【护理评价】

通过治疗和护理措施的实施，评价患者是否达到：疼痛缓解或消失；视力没有进一步下降，恢复生活自理能力；消除焦虑、恐惧心理，积极治疗；了解有关的防治及护理知识；无并发症发生。

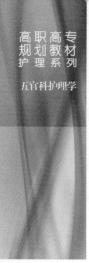

## 第二节 原发性开角型青光眼患者的护理

**原发性开角型青光眼**(primary open angle glaucoma,POAG)是眼压升高但房角始终是开放的,并有特征性的视盘萎缩、凹陷和视野缺损表现的一类青光眼。眼部无充血,又称慢性单纯性青光眼。好发于20~60岁的人群,发病隐匿,早期一般无自觉症状,进展缓慢,双眼发病。

【病因及发病机制】

病因尚不完全明确,可能与遗传有关。病理改变是房角开放,但小梁网-Schlemm管变性闭塞,致房水外流受阻。组织学检查提示小梁网纤维变性,内皮细胞增生,致使小梁网增厚,间隙变窄或闭塞。小梁网内及Schlemm管内壁下有细胞外基质沉着、Schlemm管壁内皮细胞的空泡减少等病理改变。

【护理评估】

1. 健康史  详细了解患者有无青光眼家族史,有无糖尿病、心血管疾病等病史。了解患者有无发作性眼胀、虹视、视力下降等症状,了解有无情绪不良、过度劳累等诱因,评估患者目前视功能及眼压情况。

2. 身体状况

(1)症状:发病隐匿,多数人无任何自觉症状。少数患者眼压升高时,出现眼胀、雾视等症状。晚期患者视功能遭受严重损害。

(2)体征:眼压升高、视杯/视盘比>0.6、视野缺损是开角型青光眼的三大典型表现。①眼压早期表现为不稳定性,波动大。24 h眼压测量较易发现眼压高峰和较大的波动值。随病情进展,眼压逐渐增高,发展为轻度或中度升高。②眼前节检查多无明显异常,前房深浅正常或较深,房角开放,可有相对性传入性瞳孔障碍。③眼底检查主要表现为:视盘凹陷进行性扩大和加深;视盘C/D值(杯盘比)增大;双眼凹陷不对称,C/D差值>0.2等。严重者可有黄斑损害,出现获得性色觉异常、对比敏感度下降,对开角型青光眼的诊断也有一定参考价值。

POAG通常为双眼性,但因双眼发病时间不一,表现为双眼眼底视盘、视野改变以及瞳孔对光反应的不对称性。视功能障碍,特别是视野缺损,为诊断青光眼和病情评估的重要指标之一。

3. 辅助检查

(1)视力检查、24 h眼压测定、饮水试验等。

(2)定期检查眼底和视野,特别是连续视野检查结果能监测病情进展。

4. 心理-社会状况  因发病隐匿,多数人无任何自觉症状,早期不太重视,直到晚期视功能遭受严重损害时才就医。有青光眼家族史者,应定期检查,做到早

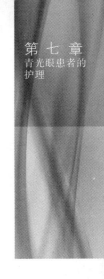

发现、早诊断、早治疗。开角型青光眼除视野改变外,黄斑功能也受损,往往很难恢复,严重影响患者的工作和生活,常常表现出焦虑和悲伤。

【治疗要点】

早期控制眼压,防止或延缓视功能进一步损害,以积极挽救视力。以药物治疗为主,无效时再考虑手术治疗。

【常见护理诊断/问题】

1. 感知改变　视野缺损与视神经损害有关。
2. 功能障碍性悲哀　与视力下降、视野缺损有关。
3. 社交障碍　与视功能障碍导致性格改变有关。
4. 自理缺陷　与视力障碍、视野缺损有关。
5. 知识缺乏　缺乏疾病防治及护理知识。

【护理目标】

1. 患者保存及恢复视功能。
2. 患者消除焦虑、恐惧心理。
3. 患者恢复正常社交。
4. 患者恢复生活自理能力。
5. 患者了解疾病有关的防治及护理知识。

【护理措施】

1. 一般护理　提供安静舒适环境,保证充足睡眠,加强营养支持,避免一次大量饮水。患者常用的物品固定放置;活动的空间尽量宽敞,不设置障碍物,以免绊倒。

2. 心理护理　向患者传授本病的防治知识,协助患者克服焦虑、恐惧心理,稳定情绪,并树立积极治疗疾病、战胜疾病的信心。

3. 用药护理　若用药物能控制眼压在安全水平,患者配合定期复查,则可先试用药物治疗,首选β-受体阻滞剂。常用药物及其作用如下:缩瞳剂可增加小梁网房水外流,β-受体阻滞剂可减少房水生成来降低眼压,前列腺素衍生物增加房水经葡萄膜巩膜通道排出,其他还有肾上腺能受体激动剂、碳酸酐酶抑制剂等。

若一种药物不能控制眼压,可换用另一种药物,如滴用单一药物眼压仍未控制在安全水平,可联合用药,两种药物滴眼应间隔 5 min 以上。滴药后压迫内眦区或闭合眼睑 1~2 min,有助于维持局部药物浓度并减少全身吸收引起中毒。使用降眼压药物时,注意先滴用低浓度的药液,后滴用高浓度的药液。

根据不同药物的降压作用时间决定每天滴药的次数,保证 24 h 眼内维持有效药量,睡前可改用眼膏涂眼;若长期应用抗青光眼药物而出现药效降低时,可改用其他降压药或联合应用。

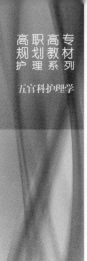

4. 激光治疗　如药物治疗降压不理想,可试用氩激光小梁成形术(ALT)。

5. 病情观察　密切观察患者的视力、视野及眼压改变。

6. 手术护理　滤过性手术(小梁切除术)是最常用的术式。手术适应证是药物治疗无效或无法耐受长期用药,或没有条件进行药物治疗。有人主张一旦诊断明确,且已有明显视盘、视野改变时,可行滤过性手术。近年来非穿透性小梁切除术治疗也应用于临床治疗。

7. 健康教育　出院时指导患者遵医嘱坚持用药和按时复诊,以了解眼压和视功能变化,及时调整治疗方案;指导患者保持愉快情绪,保证充分的休息和睡眠;饮食应清淡,易食多纤维的食物,勿吃辛辣食物,保持大便通畅;忌烟酒、浓茶、咖啡;控制饮水量,一次饮水量不能超过 300 mL;指导患者学会自我按摩眼球,按从下向上的方向轻轻按摩,不可用力过猛;密切随访青光眼患者直系亲属和高眼压人群,以早期诊断 POAG。

【护理评价】

通过治疗和护理措施的实施,评价患者是否达到:保存及恢复视功能;消除焦虑、恐惧心理,恢复正常社交;恢复生活自理能力;了解有关疾病的防治及护理知识。

## 第三节　先天性青光眼患者的护理

**先天性青光眼**(congenital glaucoma)是指在胎儿发育过程中,前房角发育异常,影响了小梁网及 Schlemm 管系统的房水引流功能,而导致眼压升高的一类青光眼。此病属遗传疾患,男性多见,为双眼性。根据发病年龄分为婴幼儿型青光眼和青少年型青光眼。

【病因及发病机制】

病因尚未充分阐明。可能由于房角结构发育不完全或未发育,小梁网致密而缺乏通透性,小梁网及 Schlemm 管系统的房水引流功能障碍而使眼压升高。

大多数患者属常染色体隐性遗传,也可是常染色体显性遗传或多基因遗传疾病。常伴其他遗传性先天异常,如虹膜缺损、白内障及先天性心脏病等。

【护理评估】

1. 健康史　评估患者发病的时间、治疗过程、有无先天性青光眼家族史等。

2. 身体状况

(1)婴幼儿型青光眼:见于新生儿或婴幼儿时期。50%的患儿在出生时就有表现,80%在 1 岁内得到确诊。65%为男性,70%为双眼性。①症状:婴幼儿型青光眼有三大特征性症状,即畏光、流泪和眼睑痉挛。②体征:检查可见眼轴长度增加,前房加深,角膜直径增大,横径超过 12 mm,房角先天异常,且出现角膜上皮水肿,外观呈雾状或毛玻璃样混浊;眼压升高;眼底检查可见青光眼性视盘凹陷,出现早、进展快。③并发症:前房出血,眼球破裂。

(2)青少年型青光眼:眼压增高,通常不引起畏光流泪、角膜增大等。除眼压有较大的波动外,临床表现与原发性开角型青光眼基本一致。

3.辅助检查 眼压测量、前房角镜检查等可确诊先天性青光眼。

4.心理-社会状况 发病患者为婴幼儿,出现症状后不能正确表达,易出现恐惧、孤单的心理,家长应注意观察,争取早期发现、早期治疗。先天性青光眼严重影响视力,影响患儿的生活和学习,应做好解释工作,积极配合治疗。

【治疗要点】

先天性青光眼一旦确诊,应及早手术治疗,以控制眼压。主要手术方式为房角切开术或小梁切开术。积极防治弱视。

【常见护理诊断/问题】

1.感知改变 与角膜水肿、视神经损害有关。

2.功能障碍性悲哀 与视力下降、视野缺损有关。

3.自理缺陷 与视力障碍、视野缺损有关。

4.家庭应对无效 视力障碍与视神经损害有关。

5.潜在并发症 如眼球破裂。

6.知识缺乏 缺乏先天性青光眼的防治及护理知识。

【护理目标】

1.患者视功能不再受损。

2.患者恢复生活自理能力。

3.患者消除自卑心理。

4.患者无并发症发生或及时发现并发症并处理。

5.家庭主要成员获取有关的防治及护理知识。

【护理措施】

1.一般护理 提供安静舒适环境,保证充足睡眠,加强营养支持。患者常用的物品固定放置;活动的空间尽量宽敞,不设置障碍物,以免绊倒。

2.心理护理 对年龄较大患者可积极进行心理疏导,做好心理护理,消除自卑情绪,恢复正常交往。

3.用药护理 药物治疗副作用多,且疗效不明显。

4.手术护理 参照内眼手术和全麻护理常规进行。术后注意保护患眼,防止意外伤,术眼加盖保护眼罩,嘱患者勿从事剧烈活动。

5.病情观察 密切观察患者视力、眼压等情况,及时发现病情变化,尽快处理。

6. 健康教育  介绍先天性青光眼的有关知识,婴幼儿出现怕光、流泪和不愿睁眼者,应尽早到医院检查。如患儿眼球明显增大,应特别注意保护眼睛,避免受到意外的伤害而出现眼球破裂。减少遗传因素,提倡优生优育,避免近亲结婚。

【护理评价】

通过治疗和护理措施的实施,评价患者是否达到:视功能不再受损;恢复生活自理能力;消除自卑心理;无并发症;获取有关的防治及护理知识。

## 复习思考题

1. 患者,女,46岁,因"右眼胀痛、视力急剧下降伴右侧头痛、恶心、呕吐3h"入院。眼科检查:右眼视力指数/眼前,左眼视力0.8,右眼混合充血,角膜雾状水肿,前房浅约2CT,瞳孔散大约6 mm,呈竖椭圆形,对光反射消失,右眼眼压60 mmHg,左眼眼压20 mmHg。既往有高血压病史。该患者被诊断为右眼急性闭角型青光眼而收住院治疗。

请问:

(1)该患者的主要护理问题有哪些?

(2)请根据护理问题制订一个护理计划。

2. 患者,男,45岁,因双眼视物模糊1年而就诊。眼部检查:矫正视力右眼0.4,左眼1.0。右眼睫状充血,左眼无充血,双眼角膜透明,前房正常,房水清,前房镜检查双眼均可见睫状体带。眼底检查:视盘C/D右0.9,左0.6。视野检查:双眼视野环形缺损。眼压:右眼29 mmHg,左眼22 mmHg。诊断为原发性开角型青光眼。

请问:

(1)该患者的主要护理问题有哪些?

(2)请根据护理问题制订一个护理计划。

(夏晓华)

# 第八章 葡萄膜和视网膜病患者的护理

**学习目标**

1. 掌握视网膜中央动脉阻塞、视网膜脱离的护理评估及护理措施。
2. 熟悉视网膜静脉阻塞、糖尿病性视网膜病变的护理措施。
3. 了解高血压性视网膜病变、中心性浆液性脉络膜视网膜病变、年龄相关性黄斑变性的护理评估及治疗原则。
4. 能运用护理程序为葡萄膜及视网膜疾病患者实施整体护理。

**典型案例**

患者,男,36岁,左眼红痛、视力逐渐下降伴畏光、流泪8天来诊。眼科检查:矫正视力右眼1.0,左眼0.2,左眼睫状充血(+),睫状区压痛(+),角膜灰白色沉着物(++),房水闪辉(++),瞳孔直径约2 mm,有后粘连,直接对光反射迟钝,晶体表面少许色素沉着,玻璃体前部轻度混浊,眼底不能窥见。眼压右眼16 mmHg,左眼19 mmHg。诊断为左眼急性虹膜睫状体炎。

问题:
1. 该患者存在哪些护理诊断/问题?
2. 对患者应采取哪些护理措施?

## 第一节 葡萄膜炎患者的护理

葡萄膜是眼球壁的中层组织,富含色素,血流丰富且缓慢,也富含多种抗原,易于受到自身免疫、血源性、感染、代谢、肿瘤等因素的影响而发生病变,以葡萄膜炎最为常见,其次为肿瘤,还有先天性异常、退行性改变等疾病。葡萄膜炎的病因和类型较为复杂,具有多与全身病变相关、易于复发和治疗困难等特点。

**葡萄膜炎**(uveitis)是一类由多种原因引起的葡萄膜炎症的总称,为眼科常见致盲性眼病之一,多发生于青壮年,易合并全身性自身免疫性疾病,常反复发作,可引起一些严重并发症。

葡萄膜炎常用的分类方法如下:

1. 按病因可分为感染性和非感染性两大类。感染性是因细菌、真菌、病毒、螺旋体、寄生虫等病原体感染所致；非感染性包括特发性、创伤性、自身免疫性、风湿性疾病伴发的葡萄膜炎等。

2. 按病理和组织学改变可分为肉芽肿性和非肉芽肿性葡萄膜炎。

3. 按病程可分为急性和慢性，病程小于3个月为急性，病程大于3个月为慢性。

4. 按解剖位置可分为前葡萄膜炎、中间葡萄膜炎、后葡萄膜炎和全葡萄膜炎。前葡萄膜炎包括虹膜炎、虹膜睫状体炎和前部睫状体炎3种类型，是葡萄膜炎中最常见的类型。本节主要介绍急性虹膜睫状体炎。

【病因及发病机制】

病因复杂，主要致病因素有：

1. 感染因素 细菌、病毒、真菌、寄生虫、立克次体等病原体可通过直接侵犯葡萄膜引起炎症，或通过诱发抗原抗体反应而引起葡萄膜炎。感染可分为内源性和外源性（外伤或手术）感染两大类。

2. 自身免疫因素 正常眼组织中的抗原在机体免疫功能紊乱时，被免疫系统所识别，并引起免疫反应而引起葡萄膜炎。

3. 创伤及理化损伤 包括外伤、手术、酸碱、药物等。

4. 免疫遗传机制 目前已发现多种葡萄膜炎与HLA抗原相关，特别是伴有关节炎者最为明显。

【护理评估】

1. 健康史 询问患者发病时间，有无反复发作史。详细询问患者有无关节红肿、骶髂关节疼痛、消化道异常、皮肤病变等，了解是否伴有全身相关性疾病，如风湿性疾病、结核病、溃疡性结肠炎、强直性脊椎炎、梅毒等。询问有无眼外伤史、手术史或眼部感染病史等。详细询问病史对指导治疗、判断预后有重要的价值。

2. 身体状况

(1)症状：主要有眼痛、畏光、流泪、眼睑痉挛等，是由于神经末梢受炎症刺激和肿胀组织压迫所致。由于角膜水肿、角膜后沉着物、房水混浊等影响光线进入，可导致视力明显下降；如发生并发性白内障或继发性青光眼，可导致视力严重下降。

(2)体征：

①睫状充血或混合性充血。睫状充血是指位于角膜缘周围的表层巩膜血管的充血，是急性虹膜睫状体炎的重要体征。有时可出现混合充血。

②角膜后沉着物（keratic precipitates, KP）是炎症细胞或色素沉积于角膜后表面形成的，多在角膜下方，呈三角形分布（图8-1）。KP的形成需要角膜内皮损伤和炎症细胞或色素的同时存在。根据形状，KP可分为尘状、细点状和羊脂状3

种类型。

③房水混浊是由于血-房水屏障功能破坏,蛋白质进入房水所造成的,又称前房闪辉。裂隙灯显微镜检查时,用光带照射可见前房内灰白色光束,如阳光透过灰尘空气,形成Tyndall现象。葡萄膜炎时,房水中可出现炎症细胞及纤维渗出物,裂隙灯检查可见到大小一致的灰白色尘状颗粒。当房水中大量炎症细胞和纤维蛋白渗出物沉积于下方前房角内时,可见到液平面,形成前房积脓。

④虹膜改变。虹膜可出现多种改变,如虹膜水肿、纹理不清等;纤维蛋白性渗出和增殖可使虹膜与晶状体前表面黏附在一起,称为虹膜后粘连。如果出现广泛虹膜后粘连,房水不能由后房流向前房,导致后房压力升高,虹膜被向前推移而呈膨隆状,称为虹膜膨隆;虹膜与角膜后表面的黏附则称为虹膜前粘连,若发生于房角处,则称为房角粘连;炎症损伤可导致虹膜脱色素、萎缩等改变。

⑤瞳孔改变。炎症时因睫状肌痉挛和瞳孔括约肌的持续性收缩,可引起瞳孔缩小,对光反射迟钝或消失。因发生虹膜后粘连,散瞳后部分粘连不能拉开,常出现多种形状的瞳孔,如梅花状、梨状或不规则状。如虹膜发生360°的粘连,则称为瞳孔闭锁;如纤维膜覆盖整个瞳孔区,则称为瞳孔膜闭(图8-2)。

⑥晶状体改变。前葡萄膜炎时,色素可沉积于晶状体前表面。

⑦玻璃体及视网膜改变。前葡萄膜炎一般无玻璃体混浊,但偶尔可出现反应性黄斑囊样水肿或视盘水肿。

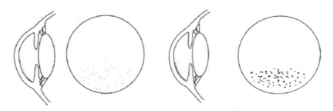

图8-1 葡萄膜炎角膜后沉着物

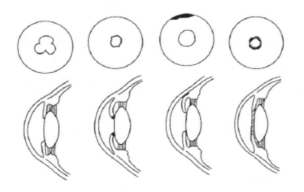

图8-2 虹膜粘连及瞳孔闭锁

(3)并发症:①并发性白内障。炎症反复发作造成房水成分改变,影响晶状体代谢,从而引起白内障,主要表现为晶状体后囊下混浊。②继发性青光眼。前葡萄膜炎时,可因炎症细胞和纤维蛋白渗出阻塞小梁网、虹膜后粘连、小梁网炎症、瞳孔闭锁或瞳孔膜闭等因素,使房水引流受阻,引起眼压升高或继发性青光眼。③低眼压及眼球萎缩。炎症反复发作可导致睫状体萎缩,房水分泌减少,引起眼压下降,严重者可致眼球萎缩。

3. 辅助检查

(1)实验室检查:包括血常规、血沉、HLA-B27 抗原分型等。

(2)病原学检查:对怀疑病原体感染者进行相应的病原学检查。

4. 心理—社会状况  起病较急,但因早期症状不典型,易与结膜炎等疾病鉴别不明,延误治疗。病变严重时可发生并发症,严重影响视力,且反复发病,影响工作和生活。评估患者对疾病的认知程度,有无紧张、焦虑等心理状态。

【治疗要点】

治疗原则是立即散瞳,防止虹膜后粘连;迅速控制炎症,防止眼组织破坏和并发症的发生。

1. 散瞳  散瞳是治疗急性前葡萄膜炎的最主要措施,一旦确诊,应立即散瞳,可以防止虹膜后粘连、解除睫状肌和瞳孔括约肌痉挛,减轻疼痛、充血和水肿,促进炎症恢复,避免并发症发生。

2. 糖皮质激素  可以减轻和控制炎症,降低毛细血管通透性,减少组织水肿和渗出,抑制过敏反应。

3. 非甾体抗炎药  主要抑制葡萄膜炎时前房中前列腺素的增高,以达到抗炎作用。

4. 抗感染药  由于前葡萄膜炎绝大多数为非感染因素所致,因此一般不需用抗生素治疗。对于高度怀疑或确诊为病原体感染者,可局部或全身应用广谱抗生素。

5. 免疫治疗  对严重的葡萄膜炎使用激素无效时,可考虑使用免疫抑制剂或免疫增强剂,以调整免疫功能。

6. 热敷或短波疗法  可以扩张血管,促进血液循环,促进炎症吸收,并有止痛效果。

7. 并发症治疗  对并发性白内障者或继发青光眼者,行白内障摘除术或周边虹膜切除术。

【常见护理诊断/问题】

1. 疼痛  眼痛与睫状神经受炎症刺激有关。

2. 感知改变  视力下降与房水混浊、角膜后沉着物、并发性白内障、继发性青光眼有关。

3. 自理缺陷　与视力下降有关。

4. 焦虑　与视功能障碍、眼部刺激症状有关。

5. 潜在并发症　如并发性白内障、继发性青光眼等。

6. 知识缺乏　缺乏本病的防治与护理知识。

【护理目标】

1. 患者疼痛缓解或消失。

2. 患者视力停止下降或恢复。

3. 患者恢复生活自理能力。

4. 患者消除焦虑心理。

5. 患者获得本病的防治与护理知识。

6. 患者未出现并发症。

【护理措施】

1. 指导患者正确热敷方法，防止烫伤。

2. 加强心理护理，解除患者紧张、焦虑心理，鼓励患者积极配合治疗。

3. 遵医嘱使用药物治疗，密切观察药物的疗效和副作用。

(1)散瞳：常用1％～4％后马托品眼膏、1％～2％阿托品眼膏、0.5％～1％托品酰胺滴眼液等，如散瞳效果不理想，可在结膜下注射散瞳合剂(1％阿托品、1％可卡因、0.1％肾上腺素等量混合)0.1～0.2 mL。

散瞳后为避免强光刺激，出门可戴有色眼镜。滴散瞳药后，要压迫泪囊部3～5 min，防止药液通过泪道，被鼻腔黏膜吸收而引起中毒。尤其是小儿，用药浓度要低，可给予眼膏。

观察药物的副作用或中毒反应，如出现头晕、面色潮红、心跳、烦躁不安、胡言乱语等症状，要立即停药，及时通知医生，可让患者卧床，多饮水，保温，静脉滴注葡萄糖。心脏病患者应慎用散瞳剂。老年人或前房浅的患者要慎用，防止散瞳后堵塞房角，引起青光眼急性发作。

(2)糖皮质激素：常用有醋酸氢化可的松、醋酸地塞米松、醋酸泼尼松龙和地塞米松磷酸盐悬液或溶液。滴眼可在房水中达到足够的有效浓度，所以一般不需要结膜下注射或全身用药。对于出现反应性视盘水肿或黄斑囊样水肿的患者，可用糖皮质激素结膜下注射和全身治疗。长期使用激素患者应注意副作用，如向心性肥胖、胃出血、应激性溃疡、骨质疏松等。

(3)非甾体消炎药：可给予吲哚美辛、双氯芬酸钠等滴眼液滴眼治疗。

4. 积极治疗并发症，最大程度恢复视力。

5. 密切注意观察视力、瞳孔大小、眼压变化等。

6.健康教育 介绍本病的特点和坚持用药的重要性,掌握疾病的保健知识;患者应自备1%阿托品眼液,一旦患眼出现红痛等症状时,可自行点用1%阿托品眼液并及时就诊;指导患者加强身体锻炼,增强体质,预防感冒,戒除烟酒;散瞳后外出应戴墨镜,减少光线刺激;积极治疗全身性自身免疫性疾病或眼部感染性疾病。

【护理评价】

通过治疗和护理措施的实施,评价患者是否达到:疼痛缓解或消失;视力无进一步下降或缓解;恢复生活自理能力;获得本病的防治与护理知识;未出现并发症或并发症及时发现并处理。

## 第二节 视网膜疾病患者的护理

视网膜为眼球后部最内层组织,其前界为锯齿缘,后界止于视盘。视网膜由神经感觉层与色素上皮层组成,结构精细复杂,功能复杂,极易受到内外致病因素的影响而发生病变,常见有视网膜血管改变、视网膜色素改变、视网膜增生性病变、视网膜变性等。视网膜血流量大,易受自身血管疾病和全身血管性疾病的影响而发生病变,如视网膜动静脉阻塞、高血压性视网膜病变和糖尿病性视网膜病变等。

### 一、视网膜中央动脉阻塞

**视网膜中央动脉阻塞**(central retinal artery occlusion,CRAO)是指视网膜中央动脉阻塞引起急性视网膜功能障碍的眼病。视网膜中央血管为终末血管,当动脉阻塞后,该血管供应的视网膜营养中断,导致严重损害视功能。如果处理不及时,预后极不良。视网膜对缺血十分敏感,耐受时间短,缺血超过90 min后即发生不可逆转的视力损害。

【病因及发病机制】

视网膜中央动脉阻塞主要是由于血管栓塞、血管痉挛、血管壁的改变、血管受压和血栓形成等因素所致。多发生于患高血压、糖尿病、动脉粥样硬化、心脏病等的老年人,一般为单眼发病。

【护理评估】

1.健康史 了解患者年龄,有无高血压、高血脂、动脉粥样硬化、糖尿病、心脏病等病史;询问视力下降发生的时间、程度、速度,是否采取治疗措施;询问有无偏头痛、凝血功能障碍、感染、疼痛、外伤或过度劳累等诱发因素存在。

2.身体状况

(1)症状:突发一侧患眼无痛性完全失明,视力在指数至光感之间。发病前可有阵发性黑矇现象。

(2)体征:①外眼检查正常,患眼瞳孔散大,直接对光反射消失,而间接对光反射存在。②眼底检查:可见患眼视网膜动脉变细,视网膜弥漫性苍白水肿,后极部尤为明显,黄斑中心凹呈樱桃红斑,病程久者可见一些黄白色硬性脂质渗出及黄斑囊样水肿,视盘色淡,边界模糊。

3.辅助检查  眼底荧光血管造影:阻塞后数小时至数日,可显示视网膜阻塞,支动脉充盈时间明显延长,动、静脉血流变细,可呈节段状或搏动性充盈。视野检查:可提示病变程度和范围。

4.心理-社会状况  视网膜中央动脉阻塞起病急,患者因突发视力丧失,易产生严重的焦虑、恐慌、悲观的心理。护士应评估患者的年龄、性别,了解患者心理状态,并向患者及家属介绍疾病的发病原因、治疗和护理措施,取得患者家属对患者的支持和照顾。

【治疗要点】

视网膜中央动脉阻塞为眼科急症之一,超过4 h则可产生视神经完全萎缩,须立刻配合医生尽早尽快进行抢救,尽快查明原因,缓解视网膜缺氧情况,以最大限度地恢复患者视力。

1.迅速降低眼压  如眼球按摩、前房穿刺术、口服乙酰唑胺等,使栓子松动,向末支移动。

2.吸氧  吸入95%氧及5%二氧化碳混合气体。

3.扩张血管  球后注射阿托品、妥拉唑啉、罂粟碱等,或全身应用血管扩张剂,如亚硝酸异戊酯或硝酸甘油含片。

4.抗凝  全身应用抗凝剂,如口服阿司匹林等。

5.溶栓  静脉滴注纤溶剂尿激酶、经动脉溶栓疗法。

6.查找病因,积极治疗原发病。

【常见护理诊断/问题】

1.感知改变  视力下降与视网膜缺血有关。

2.自理缺陷  与视力下降有关。

3.焦虑、恐惧  与突发视功能障碍有关。

4.知识缺乏  缺乏本病的防治与护理知识。

【护理目标】

1.患者视力停止下降或恢复。

2.患者恢复生活自理能力。

3.患者消除焦虑心理。

4. 患者获得本病的防治与护理知识。

【护理措施】

视网膜中央动脉阻塞一旦确诊,须立刻配合医生尽快进行抢救性治疗,保证迅速用药、吸氧和其他治疗的进行。

1. 做好心理护理,在治疗之前向患者解释治疗的目的和方法,防止精神过度紧张,使患者积极配合治疗。

2. 立即指导和协助患者按摩眼球,改善视网膜血液灌注,提高治疗效果。具体方法为:闭眼后用手指压迫眼球 5～10 s,然后立即松开手指 5～10 s,重复数次。

3. 前房穿刺  目的是放出房水,迅速降低眼内压,使视网膜动脉扩张,促使栓子被冲到周边小分支血管处,减少视功能的受损范围。术中严格无菌操作,避免感染。

4. 吸氧  白天每小时吸入 10 min 的 95% 氧及 5% 二氧化碳混合气体,晚上每 4 h 吸 1 次,能增加脉络膜毛细血管血液的氧含量,从而缓解视网膜缺氧状态,二氧化碳还可扩张血管。

5. 遵医嘱使用药物,如血管扩张剂亚硝酸异戊酯吸入、亚硝酸甘油舌下含化、球后注射妥拉唑啉;维生素及神经营养剂、纤溶制剂等。用药期间要观察有无出血倾向,监测血纤维蛋白原及凝血酶原时间,低于正常时,及时通知医生停药。

6. 观察视力恢复情况,并做好记录。患者视力未恢复期间,协助做好生活护理。

7. 健康教育  告知患者本病的发病因素、治疗及预防知识;教会患者学会自救方法。积极治疗高血压、动脉硬化、糖尿病、心脏病等全身性疾病;避免情绪激动、精神紧张等诱因;严格按医嘱用药,定期复查,如有异常,及时到医院就诊。

【护理评价】

通过治疗和护理措施的实施,评价患者是否达到:视力停止下降或恢复;恢复生活自理能力;消除焦虑情绪;了解本病的防治与护理知识。

## 二、视网膜静脉阻塞

**视网膜静脉阻塞**(retinal vein occlusion,RVO)是指视网膜中央静脉或分支静脉阻塞的视网膜血管病,临床上比较常见,比视网膜中央动脉阻塞更多见,仅次于糖尿病性视网膜病变。根据阻塞发生部位可分为以下两种类型:视网膜中央静脉阻塞(CRVO)和视网膜分支静脉阻塞(BRVO)。本病的特征是视网膜静脉血流瘀滞,视网膜广泛出血、水肿和渗出,多数患者视力严重损害,预后不佳,常单眼发病。

【病因及发病机制】

病因比较复杂,常为多种因素共同致病。视网膜静脉阻塞大多因为血栓形成。血栓形成的促发因素有：①血管壁的改变：如高血压和动脉硬化、炎症；②血液流变学改变：如糖尿病等可以引起血液黏度增高、血小板数量增多等；③血流动力学改变：如心脏功能代偿不全、颈动脉狭窄或阻塞等，均可使视网膜血液灌注不足或静脉回流受阻。此外，眼局部因素，如高眼压等压迫使视网膜静脉内血液回流受阻。

【护理评估】

1. 健康史　了解患者年龄，有无高血压、动脉硬化、糖尿病等病史；有无心脏功能代偿不全、颈动脉狭窄或阻塞；了解患者血液黏度及血流动力学是否有异常；详细询问患者视力下降时间、发展过程及治疗过程等。

2. 身体状况

(1) 症状：起病急，病程较长，根据黄斑受损情况，视力不同程度下降。

(2) 体征：眼底检查可见患眼视网膜静脉迂曲、扩张，呈暗红色；视网膜内出血，沿视网膜静脉分布，呈火焰状或放射状；视网膜水肿，视盘水肿，可形成黄斑囊样水肿。视网膜静脉分支静脉阻塞多见于颞上支，鼻侧支阻塞少见。

(3) 分类：根据临床表现和预后可分为非缺血型和缺血型两种。非缺血型视力轻中度下降，周边视野正常，可有中心相对暗点、视网膜出血和较轻水肿。缺血型视力损害严重，周边视野异常，常有中心暗点，视网膜大量出血，视盘和视网膜重度水肿，可见棉绒斑和新生血管，血管造影发现广泛的无灌流区，易造成新生血管性青光眼或牵引性视网膜脱离，预后不良。

3. 辅助检查

(1) 眼底荧光血管造影(FFA)检查显示视网膜静脉充盈时间延迟，管壁渗漏，毛细血管扩张迂曲，非缺血型没有或少量无灌注区，缺血型可出现大片毛细血管无灌注区。

(2) 视野检查可提示病变范围和程度。

(3) 血液检查可协助分析病因。

(4) 视网膜电图(ERG)检查可提示预后情况。

4. 心理-社会状况　视网膜静脉阻塞病程漫长，视力多有明显下降，短时间内视力恢复不明显，故患者可能会产生严重的焦虑、紧张心理。

【治疗要点】

1. 目前尚无有效治疗药物，应积极查找病因，治疗全身系统性疾病。

2. 不宜使用止血剂、抗凝剂及血管扩张剂。

3. 如有黄斑水肿，存在血管炎时，可口服糖皮质激素。

4. 对于缺血型CRVO，视网膜有大面积无灌注区或新生血管者，应行激光全视网膜光凝，防治新生血管性并发症。

5.如有持久不吸收的大量玻璃体积血、玻璃体增殖和/或视网膜脱离,可考虑玻璃体切割手术和眼内光凝。

**【常见护理诊断/问题】**

1.感知改变 视力下降与视网膜缺血有关。

2.自理缺陷 与视力下降有关。

3.焦虑、恐惧 与突发视功能障碍有关。

4.潜在并发症 如新生血管性青光眼、牵引性视网膜脱离、增殖性玻璃体视网膜病变等。

5.知识缺乏 缺乏本病的防治与护理知识。

**【护理目标】**

1.患者视力停止下降或恢复。

2.患者恢复生活自理能力。

3.患者消除焦虑、恐惧心理。

4.患者获得本病的防治与护理知识。

5.患者无并发症发生或发现后及时纠正。

**【护理措施】**

1.患者视力未恢复期间,协助患者做好生活护理。

2.积极做好患者的心理护理,告知疾病相关的知识和治疗效果,帮助患者树立战胜疾病的信心。

3.按医嘱给予药物疗法,用药期间注意观察药物的副作用。使用糖皮质激素治疗的患者,应告知逐渐减量后停药。

4.积极查找病因,视病情给予激光治疗。向患者讲解治疗的目的和方法,观察和记录视力恢复情况。

5.密切观察并记录视功能、眼压、血压、血糖变化,如有异常,应及时通知医生处理。

6.健康教育 指导患者严格按医嘱用药、按时复查,如有视力突然严重下降、视野缺损等异常情况时,应及时就诊;指导患者平时饮食宜清淡、易消化,进食低脂肪、低胆固醇食物,保持大便通畅;积极控制糖尿病、高血压、高血脂等全身性疾病。

**【护理评价】**

通过治疗和护理措施的实施,评价患者是否达到:视力停止下降或恢复;恢复生活自理能力;消除焦虑、恐惧心理;了解本病的防治与护理知识;无并发症发生。

## 三、糖尿病性视网膜病变

**糖尿病性视网膜病变**(diabetic retinopathy,DR)是指在糖尿病的病程中引起的视网膜血液循环障碍,造成一些毛细血管无灌注区的局限性视网膜缺氧症,是糖尿病引起失明的主要并发症,也是最常见的视网膜血管病。我国糖尿病患者中约有一半患有糖尿病性视网膜病变,该病是 50 岁以上中老年人的主要致盲眼病之一。按 DR 发展阶段和严重程度,临床分为非增殖性(单纯型)和增殖性。

【病因及发病机制】

视网膜微血管病变是 DR 微循环障碍的基本病理过程。高血糖造成视网膜毛细血管基膜增厚、内皮细胞受损,屏障功能遭破坏,发生渗漏,从而引起视网膜水肿及视网膜点状出血,进而导致毛细血管闭塞,产生大量微动脉瘤。视网膜可出现新生血管和纤维增生。

【护理评估】

1. 健康史　了解患者年龄、糖尿病病史,DR 多发生于中晚期糖尿病患者;了解患者血糖控制情况,是否有其他糖尿病全身合并症。

2. 身体状况

(1)症状:①全身症状有多饮、多尿、多食、体重下降等;②早期无眼部自觉症状,病变发展到黄斑后出现不同程度的视力减退,可有视物变形、眼前黑影飘动等症状,甚至双眼先后完全失明。

(2)体征:眼底检查可见视网膜微动脉瘤、棉绒斑、视网膜出血、视网膜新生血管、增生性玻璃体视网膜病变、牵引性视网膜脱离等。临床分期见表 8-1。

表 8-1　糖尿病性视网膜病变的临床分期(1984 年)

| 分型 | 眼底表现 |
| --- | --- |
| 非增殖性(单纯性) | 以后极部为中心,出现微动脉瘤和小出血点 |
| | 出现黄白色硬性渗出及出血斑 |
| | 出现白色棉绒斑和出血斑 |
| 增殖性 | 眼底有新生血管或并有玻璃体积血 |
| | 眼底新生血管和纤维增殖 |
| | 眼底新生血管和纤维增殖,并发牵拉性视网膜脱离 |

3. 辅助检查　检查血糖、尿糖、视力、视野以及眼底检查、眼底血管荧光造影检查等可明确病变分期。

4. 心理-社会状况　糖尿病性视网膜病变早期,患者症状轻微,一般不会引起重视。长期糖尿病病史和晚期糖尿病性视网膜病变出现视力损害严重,甚至失明时,患者会有严重的焦虑、紧张心理。因缺乏本病的防治知识,患者可出现消极情绪,应注意评估患者的饮食习惯和精神状态。

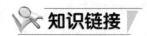 知识链接

**糖尿病性视网膜病变国际临床分级标准(2002年)**

| 病变严重程度 | 眼底表现 |
| --- | --- |
| 无明显视网膜病变 | 无异常 |
| 轻度 NPDR | 仅有微动脉瘤 |
| 中度 NPDR | 微动脉瘤,存在轻于重度 NPDR 的表现 |
| 重度 NPDR | 无 PDR 表现,但出现下列任一改变: |
|  | 1. 任一象限中有多于 20 处视网膜内出血 |
|  | 2. 在 2 个以上象限有静脉串珠样改变 |
|  | 3. 在 1 个以上象限有显著的视网膜内微血管异常 |
| PDR | 出现以下一种或多种改变: |
|  | 新生血管形成、玻璃体积血或视网膜前出血 |
| 糖尿病性黄斑水肿分级: |  |
| 无明显糖尿病性黄斑 | 后极部无明显视网膜增厚或硬性渗出 |
| 轻度糖尿病性黄斑 | 后极部存在部分视网膜增厚或硬性渗出,但远离黄斑中心 |
| 中度糖尿病性黄斑 | 视网膜增厚或硬性渗出接近黄斑,但未涉及黄斑中心 |
| 重度糖尿病性黄斑 | 视网膜增厚或硬性渗出涉及黄斑中心 |

注:NPDR:非增殖性糖尿病性视网膜病变;PDR:增殖性糖尿病性视网膜病变。

**【治疗要点】**

1. 应严格控制血糖,延缓糖尿病性视网膜病变,并定期眼底检查。

2. 根据视网膜病变程度采取适当治疗。

(1)对于重度 DR 患者,可采取全视网膜光凝治疗(PDR),以抑制视网膜新生血管形成,促使已形成的新生血管消退,阻止病变继续进展。

(2)对严重的玻璃体积血长时间不吸收、牵拉性视网膜脱离者,应行玻璃体切割术,术中同时行全视网膜光凝。

**【常见护理诊断/问题】**

1. 感知改变  视力下降与视网膜缺血有关。

2. 自理缺陷  与视力下降有关。

3. 焦虑、恐惧  与突发视功能障碍有关。

4. 社交障碍  与视功能障碍导致性格改变有关。

5. 潜在并发症  如新生血管性青光眼、牵引性视网膜脱离等。

6. 知识缺乏  缺乏本病的防治与护理知识。

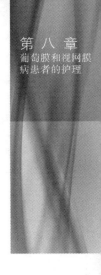

【护理目标】

1.患者视力停止下降或恢复。

2.患者恢复生活自理能力。

3.患者消除焦虑、恐惧心理,恢复正常社交。

4.患者获得本病的防治与护理知识。

5.患者无并发症发生或发生后及时治疗。

【护理措施】

1.指导患者遵医嘱规律用药,告知控制血糖的意义,以防止视力进一步下降,阻止视网膜病变进展。

2.指导糖尿病患者合理饮食,控制总热量,摄入适量蛋白质,减少脂肪摄入,适当补充维生素、矿物质和微量元素。

3.观察视功能变化,根据病情每年或每半年散瞳检查眼底,早期发现糖尿病性视网膜病变,早期治疗。

4.告知患者如有眼痛、头痛、虹视、雾视、视力突然下降等,可能是并发症的表现,应立即就诊。

5.讲解疾病相关知识,给予患者心理疏导,树立战胜疾病的信心。

【护理评价】

通过治疗和护理措施的实施,评价患者是否达到:视力停止下降或恢复;恢复生活自理能力;消除焦虑、恐惧心理,恢复正常社交;获得本病的防治与护理知识;无并发症发生。

## 四、高血压性视网膜病变

**高血压性视网膜病变**(hypertensive retinopathy, HRP)是指因高血压导致视网膜血管内壁损害的总称,可发生于原发性或继发性高血压患者。

【病因及发病机制】

因长期高血压作用,使视网膜动脉痉挛,管壁增厚、变性。随着病情加重和时间发展,进而使血管壁硬化,管径逐渐狭窄,血管壁开始渗漏血浆,导致视网膜水肿、渗出及出血等。

【护理评估】

1.健康史　了解患者的年龄、高血压病史;询问患者服用降压药情况、血压控制状况以及是否合并有其他高血压的并发症。

2.身体状况

(1)症状:高血压性视网膜病变与患者年龄、血压升高程度及病程长短有关,年龄越大、病程越长,眼底病变越严重。依据视网膜损害的程度、部位不同,可造成不同程度的视力下降。

(2)体征:临床上根据病变进展和严重程度,将高血压性视网膜病变分为4级:

Ⅰ级:主要表现为血管收缩、变窄,特别是视网膜小动脉。动脉反光带加宽,管径不规则,动、静脉交叉处压迹虽不明显,但有静脉隐蔽现象,即透过动脉管壁见不到其深面的静脉血柱。此时为暂时性的,当血压正常后即可恢复正常。

Ⅱ级:主要表现为动脉硬化,视网膜动脉普遍和局限性缩窄。视网膜动脉光带加宽,呈铜丝或银丝状外观,有动、静脉交叉压迫征,即动、静脉交叉处压迹明显,深面的静脉血管有改变。视网膜可见硬性渗出或线状小出血。

Ⅲ级:主要表现为渗出,动脉管径明显变细,视网膜水肿,可见棉绒斑、片状出血及广泛微血管改变。

Ⅳ级:在Ⅲ级改变的基础上有视盘水肿和动脉硬化的各种并发症,如视网膜静脉阻塞、视网膜动脉阻塞、缺血性视神经病变、眼运动神经麻痹和渗出性视网膜脱离等。

3.辅助检查　荧光血管造影检查可见视盘毛细血管扩张迂曲,并有微血管瘤形成,晚期有荧光素渗漏。

4.心理-社会状况　高血压性视网膜病变患者因早期病变较轻,心理变化不明显,当晚期视力障碍严重影响工作和生活时,患者会产生焦虑、紧张心理。应评估患者的年龄、性格特征、饮食习惯、有无不良嗜好,以及对疾病的了解和认识程度等。

【治疗要点】

1.及时进行高血压治疗,控制血压,并定期检查眼底。

2.应用维生素 C、维生素 E、芦丁、碘剂及扩血管剂,以促进视网膜水肿、渗出及出血的吸收。

【常见护理诊断/问题】

1.感知改变　视力下降与视网膜及视神经病变有关。

2.自理缺陷　与视力下降有关。

3.焦虑、恐惧　与视功能障碍有关。

4.潜在并发症　如视网膜静脉阻塞、视网膜动脉阻塞、缺血性视神经病变和渗出性视网膜脱离等。

5.知识缺乏　缺乏本病的防治与护理知识。

【护理目标】

1.患者视力停止下降或恢复。

2.患者恢复生活自理能力。

3. 患者消除焦虑、恐惧心理。
4. 患者获得本病的防治与护理知识。
5. 患者无并发症发生。

【护理措施】

1. 遵医嘱用药和定期测量血压,积极进行高血压治疗,控制血压在正常范围。
2. 指导患者定期进行眼底检查,可以及时发现视网膜病变。
3. 对严重视功能障碍者应做好心理护理,了解患者心理焦虑情况,及时给予心理疏导。
4. 健康教育  告知患者正确服用降眼压药的重要性,遵医嘱按时坚持服药,如果降压效果不理想,应在医生指导下加量或改用新药;注意合理饮食,限制食盐摄入,选择低脂、低胆固醇食物;注意生活规律,保证足够睡眠,保持乐观情绪,避免精神刺激和过度疲劳;适度进行体育锻炼,如气功、太极拳等。

【护理评价】

通过治疗和护理措施的实施,评价患者是否达到:视力停止下降或恢复;恢复生活自理能力;消除焦虑、恐惧心理;获得本病的防治与护理知识;无并发症发生。

## 五、中心性浆液性脉络膜视网膜病变

**中心性浆液性脉络膜视网膜病变**(central serous chorioretinopathy,CSC),简称"中浆病",是由于视网膜色素上皮屏障功能障碍,形成以黄斑部视网膜神经上皮浆液性脱离为特征的常见眼底病。多发生于健康状况良好的20~45岁青壮年男性,具有散发性、自限性,预后较好,但可反复发作。多为单眼,亦可双眼发病。

【病因及发病机制】

病因不明。目前认为其发病机制为脉络膜毛细血管通透性增加,引起浆液性视网膜色素上皮脱离,破坏视网膜色素上皮屏障功能,导致视网膜色素上皮渗漏和后极部浆液性视网膜脱离。情绪波动、精神压力、过度疲劳、烟酒嗜好等为本病的诱发或加重因素。

【护理评估】

1. 健康史  了解患者年龄、出现视物模糊的时间及次数、是否会自愈;了解患者近期工作、生活情况及精神状态等;询问患者是否妊娠及全身应用大剂量糖皮质激素等。
2. 身体状况

(1)症状:患眼视力下降,常不低于0.5,且可用凸透镜部分矫正;同时患眼可有视物变暗、变形、变小、变远,眼前固定黑影。

(2)体征:眼前段无任何炎症表现,眼底检查可见黄斑区圆形或椭圆形扁平盘状浆液性脱离区,沿脱离缘可见弧形光晕,黄斑中央凹反射消失。病变后期,黄斑区盘状脱离区可见灰白色视网膜后沉着物。

3. 辅助检查

(1)眼底检查:黄斑中央凹反射消失,后极部视网膜盘状脱离。

(2)视野检查:有圆形或椭圆形相对性中心暗点。

(3)眼底荧光血管造影:在视网膜浆液性脱离区内出现1个或数个很小的荧光素渗漏点,后期逐渐呈喷射状或墨迹样弥散扩大的强荧光斑。

4. 心理—社会状况  评估患者是否因反复发作的视力减退而产生急躁、易怒的心理。

【治疗要点】

本病尚无特殊治疗药物。如渗漏点距黄斑中心凹 200 μm 以外,可采用激光光凝渗漏点,可促进视网膜色素上皮屏障功能修复和视网膜下积液吸收。禁用糖皮质激素和血管扩张药。

【常见护理诊断/问题】

1. 感知改变  视力下降与视网膜病变有关。

2. 焦虑  与视功能障碍有关。

3. 知识缺乏  缺乏本病的防治与护理知识。

【护理目标】

1. 患者视力停止下降或恢复。

2. 患者消除焦虑情绪。

3. 患者获得本病的防治与护理知识。

【护理措施】

1. 嘱患者适当休息,避免精神紧张或过度疲劳。对视力下降明显者,可建议配戴凸透镜矫正。如有视物变小、变形者,应减少户外活动。加强安全意识,防止意外碰撞受伤。

2. 介绍疾病相关知识,说明本病是一种自限性疾病,多数患者经过3~6个月能自行痊愈,树立战胜疾病的信心。

3. 视病情采用激光光凝治疗,向患者解释治疗的目的和方法,观察和记录视力恢复情况。

4. 健康教育  指导患者要合理安排生活,注意劳逸结合,避免过度劳累,减少视觉疲劳;避免精神紧张、睡眠不佳、全身性感染、过敏性疾病、寒冷等诱发因素,防止复发;定期检查,如有视力下降等异常情况,应及早治疗。

【护理评价】

通过治疗和护理措施的实施,评价患者是否达到:视力停止下降或恢复;消除焦虑;获得本病的防治与护理知识。

## 六、年龄相关性黄斑变性

**年龄相关性黄斑变性**(age-related macular degeneration,ARMD)为黄斑区结构的衰老性改变。患者年龄多在50岁以上,且随着年龄增大,其发病率增高,故又称老年性黄斑变性。双眼先后或同时发病,视力呈进行性损害,是当前60岁以上老年人不可逆性致盲的重要眼病之一。

【病因及发病机制】

病因尚未明确。可能与遗传因素、黄斑长期慢性光损伤、营养失调、代谢障碍、免疫性疾病、心血管系统及呼吸系统等全身性疾病有关,也可能是多种因素综合作用的结果。

【护理评估】

1. 健康史　了解患者年龄、出现视力下降的时间和程度;询问患者有无家族史;询问患者有无长期慢性光损伤、营养障碍、免疫性疾病、心血管系统及呼吸系统等全身性疾病。

2. 身体状况　临床上有两种表现类型:分为干性与湿性。

(1)干性 ARMD:又称萎缩性或非新生血管性 ARMD。本型的特点为进行性色素上皮萎缩,起病缓慢,病程冗长。双眼常同期发病且同步发展,眼底的病变程度基本对称。①症状:双眼视力逐渐减退,早期中心视力轻度损害,晚期中心视力严重损害,有虚性绝对性中央暗点,可有视物变形。②体征:患者后极部视网膜缓慢进行性变性萎缩,其特征性表现为黄斑区玻璃膜疣、色素紊乱及地图样萎缩。

(2)湿性 ARMD:又称渗出性或新生血管性 ARMD。本型的特点是色素上皮层下有新生血管形成,从而引起渗出、出血、瘢痕改变,引发渗出性或出血性视网膜脱离。晚期渗出和出血逐渐吸收并为瘢痕组织所替代,形成盘状瘢痕,中心视力完全丧失。①症状:患眼视力急剧下降,可有视物变形或中央暗点。②体征:眼底检查可见后极部视网膜下暗红,甚至暗黑色出血,可稍隆起。其中有时可见灰黄色病灶,即可能为新生血管膜。

3. 辅助检查　光学相干断层扫描仪(OCT)、荧光素眼底血管造影、脉络膜吲哚菁绿血管造影等眼科专科检查可协助诊断。

4. 心理-社会状况　本病病程较长,晚期严重影响视力,且药物治疗效果不明显,患者对治疗和预后没有信心。应评估患者是否因视力减退及担心预后而产生急躁、悲观的心理状态。

【治疗要点】

目前尚无特效的治疗方法。

1. 抗氧化剂　　口服维生素 C、维生素 E、Zn、叶黄素等,可防止自由基对细胞的损害,起到保护视细胞、营养视网膜组织的作用。

2. 激光治疗　　激光光凝或微脉冲激光照射、经瞳温热疗法(TTT)、光动力疗法(PDT)等。

3. 黄斑手术治疗　　清除视网膜下出血、去除新生血管膜及黄斑转位术等。

4. 抗新生血管药物疗法　　使用抗血管生成药物和糖皮质激素类药物等。

【常见护理诊断/问题】

1. 感知改变　　视力下降与视网膜及视神经病变有关。

2. 焦虑　　与视功能障碍有关。

3. 知识缺乏　　缺乏本病的防治与护理知识。

【护理目标】

1. 患者视力停止下降或恢复。

2. 患者消除焦虑情绪。

3. 患者掌握了本病的防治与护理知识。

【护理措施】

1. 对视力下降明显的患者行低视力矫治。

2. 心理护理　　耐心向患者介绍疾病的发生发展和治疗过程,使其树立信心,消除患者焦虑、悲观的心理,以利于康复。

3. 用药护理　　嘱患者遵医嘱服用药物,注意观察药物疗效及副作用。

4. 手术护理　　按眼科手术护理常规。

5. 病情观察　　密切观察患者视力的变化,有无眼痛、视物模糊等情况,有并发症时及时通知医生并协助处理。

6. 健康教育　　积极控制血压、血糖;戴深色眼镜,减少光损伤;禁止吸烟,少饮酒,少食高脂食物,如动物内脏,减少老年性黄斑变性的发病危险因素。

【护理评价】

通过治疗和护理措施的实施,评价患者是否达到:视力停止下降或恢复;消除焦虑情绪;获得本病的防治与护理知识。

### 七、视网膜脱离

**视网膜脱离**(retinal detachment,RD)是指视网膜的神经上皮层和色素上皮层之间的分离。根据发病原因分为孔源性(原发性)、牵拉性及渗出性(继发性)三类。

【病因及发病机制】

1. 孔源性视网膜脱离　　发生在视网膜变性或玻璃体牵拉致使视网膜神经上

皮层裂孔形成的基础上,液化的玻璃体经视网膜裂孔进入神经上皮层下积存,使视网膜神经上皮层与色素上皮层分离。老年人、高度近视、无晶状体眼、人工晶状体眼、眼外伤等易发生。

2.牵拉性视网膜脱离　是因增殖性玻璃体视网膜病变的增殖条带牵拉而造成视网膜脱离。增殖性糖尿病性视网膜病变、视网膜血管病变并发玻璃体积血及眼外伤等均可发生玻璃体内及玻璃体视网膜交界面的纤维增生膜,进而造成牵拉性视网膜脱离。

3.渗出性视网膜脱离　是因脉络膜渗出而造成的视网膜脱离。分为两种类型,即浆液性视网膜脱离和出血性视网膜脱离,均无视网膜裂孔。可见于葡萄膜炎、葡萄膜渗漏综合征、恶性高血压、妊娠高血压综合征、湿性 ARMD 及眼外伤等。

【护理评估】

1.健康史　评估患者发病年龄、视力下降情况;询问有无眼外伤病史,是否为高度近视、白内障摘除术后无晶状体眼或人工晶状体眼;询问有无恶性高血压、妊娠高血压综合征、糖尿病性视网膜病变、葡萄膜炎、湿性 ARMD、葡萄膜渗漏综合征等疾病。

2.身体状况

(1)症状:①发病初期有眼前闪光感和眼前黑影飘动,并逐渐扩大。变性的玻璃体和视网膜发生粘连,当眼球运动时,玻璃体震荡激惹视网膜,患者眼前即出现闪光感。②视力减退:如黄斑区受累,则有中心视力明显减退。③视野缺损:视网膜脱离区相应的视野缺损,并多有眼压偏低。

(2)体征:眼底检查可见脱离的视网膜呈青灰色隆起,不透明,大范围的视网膜脱离区呈波浪状,起伏不平。散瞳后间接检眼镜或三面镜仔细检查,多数可以找到视网膜裂孔。在脱离视网膜灰白色背景下呈红色,多为圆形、马蹄形。裂孔多见于颞上象限,其次为鼻上、颞下象限。

3.辅助检查　间接检眼镜或三面镜检查发现视网膜裂孔即可确诊。眼底荧光血管造影和眼部 B 超可协助诊断。

4.心理-社会状况　患者因视力突然下降,眼前黑影遮挡,严重影响日常生活和社交,并且缺乏视网膜脱离的防治知识和围手术期的护理知识,担心预后不好,而有焦虑、悲观情绪。评估患者年龄、性格特征以及对疾病的认知程度,有无紧张、焦虑心理。

【治疗要点】

1.孔源性视网膜脱离治疗的原则是立即手术封闭裂孔。

(1)封闭裂孔:可采用激光光凝、电凝、冷凝等方法,在裂孔周围产生炎症反应,裂孔处视网膜神经上皮与色素上皮发生粘连进而封闭裂孔。

(2)手术方法:有巩膜外垫压术、巩膜环扎术等,复杂病例可选择玻璃体切除术。手术成功率在90%以上,视力恢复情况取决于黄斑是否脱离及脱离的时间长短,如黄斑未脱离及脱离时间小于1周者,视力预后良好。

2.渗出性视网膜脱离的治疗方法主要是原发病治疗。

【常见护理诊断/问题】

1. 感知改变  视力下降及视野缺损与视网膜脱离有关。
2. 自理缺陷  与视力下降有关。
3. 焦虑、恐惧  与视功能障碍及担心预后有关。
4. 知识缺乏  缺乏本病的防治与护理知识。

【护理目标】

1. 患者视力停止下降或恢复。
2. 患者恢复生活自理能力。
3. 患者消除焦虑、恐惧心理。
4. 患者掌握了预防本病复发及自我保健相关知识。

【护理措施】

1. 手术前护理

(1)介绍视网膜脱离相关知识,讲解手术方式及术前术后注意事项,做好心理护理,消除患者焦虑,鼓励患者配合手术。

(2)术眼充分散瞳,详细查明视网膜脱离区及裂孔的位置和数目等情况。

(3)安静卧床休息,使裂孔处于最低位,防止视网膜脱离范围进一步扩大,增加手术成功率。如裂孔不易找到,应卧床休息,戴小孔眼镜,使眼球处于绝对安静状态,2~3日后再检查眼底。

(4)术前患眼遵医嘱滴用抗菌消炎眼药水,预防术后感染。

2. 手术后护理

(1)按眼部术后护理常规护理。

(2)体位:包扎双眼,安静卧床休息1周,并告知患者和家属保持正确体位的重要性,以保证手术治疗效果。玻璃体注气患者,为帮助视网膜复位和防止晶状体混浊,应低头或取俯卧位,使裂孔处于最高位,待气体吸收后再取正常卧位。如有体位引起的不适,应及时给予指导。

(3)术后如出现眼痛、恶心、呕吐等症状,可遵医嘱给予镇静、止痛和止吐药物。

(4)严密观察患者有无头痛、眼痛,认真听取患者主诉,评估患者眼压情况,一旦发现眼压升高,应及时通知医生处理。

(5)观察术眼伤口敷料有无渗出或脱落,及时更换敷料。

(6)患者卧床期间协助其生活护理,满足患者各项生活所需。

3.健康教育　术后患眼继续散瞳至少1个月,用眼不易过度;出院前嘱继续戴小孔眼镜3个月,继续坚持适当体位,半年内勿剧烈运动或从事重体力劳动;坚持按时用药,定期门诊复查,如有异常及时就诊;介绍视网膜脱离的预防和保健知识。

【护理评价】

通过治疗和护理措施的实施,评价患者是否达到:视力停止下降或恢复;恢复生活自理能力;消除焦虑、恐惧心理;获得本病的防治与护理知识。

## 复习思考题

1.患者,女,43岁,右眼视力突然下降伴眼前黑影飘动4天。有高度近视。眼科检查:右眼视力手动/眼前,鼻下方视野缺损,结膜无充血,角膜透明,前房正常,瞳孔正圆,直径3 mm。眼底检查:视盘界清,颞上方视网膜呈青灰色隆起,累及黄斑区,散瞳后找到一个1/3PD大小圆形视网膜裂孔。诊断为右眼孔源性视网膜脱离。

请问:

(1)该患者的主要护理问题有哪些?

(2)请根据护理问题制订一个护理计划。

2.患者,男,60岁,突然出现右眼视物模糊1 h,既往有高血压病史20余年。眼部检查:右眼视力手动/眼前,左眼视力0.5,右眼结膜无充血,角膜透明,前房深浅正常,瞳孔散大直径约5 mm,对光反应迟钝,晶体轻度混浊。眼底检查:视盘色淡、边缘模糊,动脉、静脉管径均变细,后极部视网膜呈乳白色,黄斑区可见樱桃红斑。诊断为右眼视网膜中央动脉阻塞。

请问:

(1)该患者的主要护理问题有哪些?

(2)请根据护理问题制订一个术前术后护理计划。

3.患者,男,52岁。右眼前黑影伴视力下降1个月。既往高血压、动脉硬化病史20余年。眼科检查:右眼视力为眼前指数/10 cm,左眼视力0.9,双眼前节未见异常。眼底:右眼静脉迂曲扩张,呈腊肠样,视网膜大范围片状出血,视盘轻度隆起,边界模糊不清,周边可见多处片状黄白色渗出,黄斑中心凹亦可见出血。诊断为右眼视网膜中央静脉阻塞。

请问:

(1)作出该患者的护理评估,列出常用的辅助检查。

(2)说出该患者的护理措施及存在的危险。

(3)如何做好健康教育及心理护理?

4.患者,男,65岁。双眼视力下降3年,左眼视力下降明显加重3天,既往有高血压、糖尿病病史20多年。眼部检查:右眼视力0.4,左眼视力0.02,不能矫正。眼底检查:左眼视盘边界模糊,动脉细,反光强,静脉充盈,后极部有片状出血及微动脉瘤,有硬性渗出,玻璃体内多量积血。右眼底后极部可见多数小出血点和棉绒斑。初步诊断为糖尿病性视网膜病变。

请问:

(1)作出该患者的护理评估,列出常用的辅助检查。

(2)说出该患者的护理措施及存在的危险。

(3)如何做好健康教育及心理护理?

(夏晓华)

# 第九章 屈光不正、斜视和弱视患者的护理

> **学习目标**
> 1. 掌握屈光不正的发病机理和分类;掌握近视、老视的护理评估要点和护理措施;掌握共同性斜视和弱视的护理评估、护理诊断和护理措施。
> 2. 熟悉麻痹性斜视的发病机理、眼部评估、治疗要点和护理措施。
> 3. 了解散光的分类,散光和远视的治疗原则和护理要点。
> 4. 学会框架眼镜、角膜接触镜的正确配戴方法;学会共同性斜视的常规检查方法。
> 5. 具有近视、老视和弱视的防治知识,能进行预防近视、科学验光的卫生宣教。

## 典型案例

患儿,女,9岁,小学三年级学生,近半年发现看黑板上的字模糊,眯眼后稍清晰,其母诉孩子喜欢用手机、平板电脑打电子游戏,不喜欢户外活动。初步检查:远视力右眼0.3,左眼0.4;近视力双眼2.0/10 cm,电脑验光双眼近视-2.75D,建议散瞳后检影验光。

问题:
1. 如何对该患儿进行眼部护理评估?
2. 该患儿的护理诊断有哪些?
3. 如何对该患儿及家长进行健康宣教?

## 第一节 屈光不正患者的护理

### 一、近视

**近视**(myopia)是一种在眼调节放松状态下,平行光线经屈光系统后成像在视网膜之前的一种屈光状态。儿童在6~7岁时是近视发病的敏感时期,据研究统计,2050年全球近视发病率将上升至49.8%。临床上根据近视度数将近视分为:轻度近视(<-3.00D)、中度近视(-3.00D~-6.00D)和高度近视(>-6.00D)三种。如果近视的度数过高,除远视力降低以外,还可伴有不同程度的眼底改变,

如豹纹状眼底、黄斑部出血、视网膜周边部格子样变性等,如伴有上述临床表现者,称为病理性近视。

【病因及发病机制】

近视的病因较为复杂,可能与以下因素有关:

1. 遗传　一般认为中、低度近视可能为多因子遗传,高度近视和病理性近视可能为常染色体隐性遗传。

2. 环境和饮食　大气污染、微量元素缺乏、营养成分的失调,均可导致角膜健康受损和巩膜发育障碍,诱发近视。

3. 用眼习惯　动态用眼,光线过强或过暗环境用眼,长期近距离工作,注视物小而密集,户外活动稀少等,都会增加近视发生的风险。

【护理评估】

1. 健康史　了解患者及其家族成员视力情况,询问其学习和工作环境,用眼和生活习惯,有无经过验光检查,有无配戴眼镜,戴镜是否规范,戴镜后视力及舒适度等。

2. 身体状况

(1) 症状:远视力下降,近视力正常,患者常通过眯眼和皱眉以产生针孔效应来提高视力。未进行科学矫正的患者会出现视疲劳表现,例如眼部干涩、眼痛、头痛等,双眼屈光参差大的患者尤为明显。高度近视患者因玻璃体病变可出现眼前闪光感和飞蚊症。

(2) 体征:由眼球前后径变长后引起眼球突出,视盘近视弧形斑,视网膜呈豹纹状,周边网膜常见格子样和囊样变性,黄斑部出血或形成新生血管。

(3) 潜在并发症:由于视网膜牵拉的关系,在患者年龄较轻时即可出现玻璃体液化和后脱离,严重者出现视网膜裂孔、脱离甚至白内障、青光眼等并发症。

3. 辅助检查

(1) 验光:主觉验光法包括插片验光、雾视法、交叉圆柱镜法、红绿双色法等;客观验光法包括综合验光仪和视网膜检影。对于14岁以下的儿童或调节痉挛患者,首次验光时需用阿托品或托吡卡胺麻痹睫状肌后再进行检影验光。

(2) 眼部其他检查:检眼镜检查或眼底照相明确眼底情况,除此以外,还要检查有无并发性白内障,有无眼位偏斜,必要时行A、B超检查,以了解眼轴长度和眼内情况。

4. 心理-社会状况　评估患者的学习阶段、平时用眼习惯和近视的关联,评估其生活和工作环境,家庭经济状况以及对近视的认识程度等。

【治疗要点】

1. 非手术治疗　包括配戴框架眼镜、角膜接触镜、角膜塑形镜等。

2.手术治疗 包括角膜屈光手术、晶状体屈光手术和巩膜屈光手术。角膜屈光手术包括屈光性角膜切削术(photorefractive keratectomy,PRK)、准分子激光原位角膜磨镶术(laser in situ keratomileusis,LASIK)和准分子激光上皮下角膜磨镶术(laser subepithelial keratomileusis,LASEK)等。

【常见护理诊断/问题】

1.有受伤的危险 与远视力下降和高度近视并发症有关。

2.舒适度减弱 与视力疲劳引起的一系列症状有关。

3.知识缺乏 缺乏与近视有关的预防和自我保健知识。

【护理目标】

1.患者视力稳定或提高。

2.患者视力疲劳等症状减轻或消失。

3.能掌握近视的防治知识及配戴框架眼镜和角膜接触镜的方法和配戴过程中的注意事项。

4.准备行屈光手术的患者能了解手术过程,顺利配合完成手术。

【护理措施】

1.非手术护理 经医学验光确定近视度数后,选择合适的镜片进行矫正。

(1)框架镜片材料主要有树脂和玻璃两种,树脂镜片具有不易破碎、轻便、抗紫外线等优点,在配戴过程中注意不要镜面朝下,避免磨损镜片中心位置。

(2)软性角膜接触镜可以减少两眼像差,提高视觉质量,在配戴的过程中应注意清洁卫生,每晚取下镜片后用专用药水清洁,夜间睡眠时不得配戴。

(3)角膜塑形镜可抑制青少年近视的进展,夜间睡眠时配戴镜片,次日可恢复正常视力。配戴过程如下:①配戴前剪除过长的指甲,在洗手盆内放置一过滤网,以防镜片被水冲走,配戴前用肥皂洗手,接触镜片的手指应反复冲洗;②将镜片内曲面向上置于右手食指尖端,镜片凹面滴入一滴抗生素眼水,配戴者双眼固视正前方,用左手示指拉开上眼睑,固定在眉弓处,右手中指拉开下眼睑,将镜片轻轻放置于角膜中央,先松开下眼睑,再松开上眼睑,轻轻眨眼,确保镜片位于角膜中央;③注意事项:感冒、发烧、眼部炎症期间不宜配戴;镜片使用寿命约2年,停戴后视力出现反弹。

2.手术护理 角膜屈光手术目前常用LASIK和LASEK手术,具体护理措施见第十一章(准分子激光手术的护理措施);晶体屈光手术中有晶体眼人工晶体植入术常用于矫正高度近视。手术护理除按照内眼手术护理外,还有眼部特殊护理,具体如下:

(1)术前护理:①完善术前眼部常规检查,包括裸眼视力、最佳矫正视力、角膜内皮细胞计数、眼压、角膜厚度等;②术前1周行YAG激光周边虹膜切除术,两点相隔90°,一般取10:00和2:00方位,注意观察眼内情况,有无葡萄膜炎症及眼压升高。

(2)术后护理:①指导患者使用抗生素和激素眼水,逐渐减量至术后2周完全停药;②术后3天每天检查视力恢复情况,监测眼压有无升高和虹膜色素有无脱失,眼内有无葡萄膜炎症反应;③出院后注意休息,减少近距离用眼,定期随访,行超声生物显微镜检查,密切观察人工晶体在眼内位置。

3. 预防并发症 观察患者视力和屈光度的变化,若有屈光度逐步增加和视力明显下降的情况发生,应及时到医院就诊,排除病理性近视。双眼屈光参差较大的患者,需经专业医生验光配镜矫正,应防止弱视及外斜视。高度近视患者应避免剧烈运动,以防视网膜脱离的发生。

4. 健康教育 减少连续阅读时间,建议读书45 min,休息15 min,注意适当远望,休息眼睛;讲究饮食和营养均衡,不挑食,多吃富含蛋白质和维生素的食物,少吃膨化食品和碳酸饮料;定期检查,对于有家族史,尤其是高度近视患者,要到医院做医学验光,减少视疲劳,缓解近视发展;增加户外运动和接触阳光的时间能够有效降低近视的发生率。

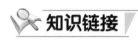
知识链接

**人工晶体植入术**

人工晶体植入术是将一枚屈光性人工晶体植入眼内以矫正近视的一种手术方式。手术在表面麻醉下于眼球颞侧做透明角膜切口,将折叠人工晶体用推进器导入前房,待晶体展开后,将晶体脚板推入虹膜,调整晶体位置,水密切口。这种手术不改变原有屈光间质,更符合眼内生理,屈光矫正范围广,术后视觉症状少,且手术可逆,运用于临床可取得良好效果。

【护理评价】

通过治疗和护理措施的实施,评价患者是否能够:了解病情,配合治疗,提高视力,缓解视疲劳和预防近视并发症。

二、远视

远视(hyperopia)是一种在眼调节放松时,平行光线经屈光系统后成像在视网膜之后的一种屈光状态。患者为了看清远距离目标,会利用调节能力,增加眼的屈光力,而要看清近目标时,则需要使用更多的调节力。当调节力不能满足这种需求时,可出现远近视力障碍,但由于过度使用调节,视疲劳症状会比较明显。临床上根据远视度数一般分为三类:轻度远视(<+3.00D)、中度远视(+3.00D~+5.00D)和高度远视(>+5.00D)。远视眼常伴有浅前房、小眼球,眼底可出现视盘小、边缘不清等,高度远视可引起屈光性弱视、内斜视等。

**【病因及发病机制】**

1. 生理性　如婴幼儿时期眼球未发育完全时多为远视。

2. 后天性　后天可导致眼轴短或眼球屈光力弱的病变,如无晶体眼。一般认为眼轴较正常短 1 mm,约会产生 3.00 D 远视。

**【护理评估】**

1. 健康史　了解患者有无远视家族史,发现远视的年龄,是否经过科学验光,有无配戴眼镜,有无视疲劳及弱视。

2. 身体状况

(1)症状:轻度远视易发生在青少年时期,远近视力均可正常,中年后由于眼的调节能力下降,远近视力均可下降;中度远视在年龄小时近视力常下降,随年龄增大,远近视力均下降;高度远视远近视力均下降,并且常伴有弱视和视疲劳表现。

(2)体征:可伴有内斜视,常为调节性内斜视。眼底常表现为视盘较小、边缘不清、血管迂曲,视野一般正常,眼底长期随访无明显变化。

(3)潜在并发症:眼轴偏短患者常伴有浅前房、窄房角,容易发生闭角型青光眼,严重者出现调节性内斜视等并发症。

3. 辅助检查

(1)验光:有主觉验光法和客观验光法,可以确诊远视和确定度数。

(2)眼球 A、B 超:测定眼轴长度、前房深浅等,评估并发症发生几率。

4. 心理-社会状况　评估患者及家人对远视的认识程度,学习、生活和工作环境等。

**【治疗要点】**

非手术治疗方法包括配戴框架眼镜、角膜接触镜等,对于屈光参差较大的患者,如单眼是无晶体眼,可选择角膜接触镜矫正。远视眼也可通过屈光手术矫正。

**【常见护理诊断/问题】**

1. 焦虑　与视力下降和眼球屈光能力弱引起的感知受损有关。

2. 舒适度减弱　与眼部酸胀、干涩、流泪等视力疲劳引起的一系列症状有关。

3. 知识缺乏　缺乏与远视有关的预防和自我保健知识。

**【护理目标】**

1. 患者视力稳定或提高。

2. 患者视力疲劳等症状减轻或消失。

3. 能掌握远视的防治知识,掌握配戴框架眼镜和角膜接触镜的方法和配戴过程中的注意事项。

【护理措施】

1. 视力下降的护理　远视眼的验光检查应在睫状肌麻痹状态下进行,如合并有斜视,应尽早矫正,如伴有视疲劳症状,即使远视度数较低,也应配戴凸透镜矫正,以防止内斜的发生。

2. 健康教育　儿童、青少年可以每半年检查一次视力,及时发现视力障碍和寻找原因;避免用眼过度和视疲劳,保持身心健康,锻炼身体,规律生活,合理饮食;配戴角膜接触镜的患者要注意眼部卫生,掌握镜片护理和保养常识。

【护理评价】

通过治疗和护理措施的实施,评价患者是否能够:了解病情,配合治疗,提高视力,缓解视疲劳和预防远视并发症。

## 三、散　光

散光(astigmatism)是眼球在不同子午线上的屈光力不同,形成两条焦线和最小弥散斑的屈光状态。散光可由角膜、晶体或眼底等原因产生。根据屈光径线的规则性不同,将散光分为规则散光和不规则散光两种。

【病因及发病机制】

散光可以是先天性的,如圆锥角膜;也可以是后天获得的,如由角膜瘢痕、翼状胬肉等引起。

【护理评估】

1. 健康史　了解患者家族中有无圆锥角膜,发现散光的年龄,有无配戴过眼镜,以及矫正视力和戴镜舒适度。

2. 身体状况

(1)症状:视力减退程度与散光的性质、屈光度数和轴位等因素有关,轻度散光患者试图利用眯眼、改变调节等方法获得更好视力,视疲劳较为严重;高度散光患者因其主观努力无法提高视力,视疲劳症状反而较轻。

(2)体征:患者利用头位倾斜等自我调节形成代偿头位,眼底检查视盘呈垂直椭圆形,边界模糊,有时用直接检眼镜不能看清眼底。

(3)潜在并发症:长期代偿头位可引起斜颈,长期散光未矫正可引起弱视、斜视。

3. 辅助检查

(1)验光:确定散光的类型和度数。

(2)角膜曲率计:测定角膜前表面的弯曲度,可以利用测量角膜两条主要子午线上的屈光度来判断角膜散光的轴位和度数。

4. 心理-社会状况　评估患者及家人对散光的认识程度,视力对学习、生活和工作环境等影响。

【治疗要点】

散光的矫正光学机制原则上与近视、远视相同,不同的是散光需要分别矫正两条主子午线上不同的屈光度。单纯散光用柱镜矫正,复合散光用球柱镜矫正。在矫正时如不能适应全矫正,可先给予较低度数,待患者适应后再逐渐增加度数。不规则散光用硬性角膜接触镜矫正。

【常见护理诊断/问题】

1. 舒适度减弱　与远近视物模糊和视疲劳严重有关。
2. 知识缺乏　缺乏与散光有关的预防和自我保健知识。

【护理目标】

1. 患者视力稳定或提高。
2. 患者视力疲劳减轻或消失。
3. 掌握配戴框架眼镜和角膜接触镜的方法和注意事项。

【护理措施】

指导患者科学配镜,选择适合的矫治方法。高度散光常伴有弱视,矫正散光的同时还需进行弱视治疗。定期复诊,观察视力和屈光度改变。配戴硬性透氧性接触镜患者如发现眼部炎症,应立即停戴,同时到医院进行检查治疗。

【护理评价】

通过治和疗护理措施的实施,评价患者是否能够:了解病情,配合治疗,提高视力,缓解视疲劳和预防散光并发症。

## 四、老视

**老视**(presbyopia)是由于年龄增长所致的生理性调节减弱而导致的异常屈光状态。一般从40岁开始出现阅读等近距离工作困难。老视是一种生理现象,一般情况下每人均可发生,但是原有的屈光状态会影响老视出现的早晚,未进行矫正的远视患者较早出现老视,近视者发生较晚。

【病因及发病机制】

晶状体核硬化、弹性下降,睫状肌功能降低而引起眼调节功能下降,患者近点后移,近距离工作时,必须在眼前加凸透镜才能看清。

【护理评估】

1. 健康史　了解患者年龄,出现视近困难时间,阅读时是否喜欢更强的照明度,有无配戴眼镜,配镜途径,戴镜视力和舒适度等。
2. 身体状况

(1)症状:患者近距离工作阅读障碍,看不清小的字体,会移远阅读距离,且不

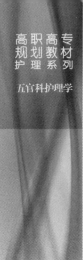

能持久阅读,因过度调节容易引起眼胀、头痛等视疲劳表现。

（2）体征：有调节下降或停滞现象。

3. 辅助检查　通过验光确定老视程度,同时用裂隙灯检查晶状体和眼内情况。

4. 心理－社会状况　评估患者年龄、职业、生活环境和对老视的了解认识程度。

【治疗要点】

老视是一种生理现象,无论患者之前的屈光状态如何,每个人都会发生老视。配戴框架眼镜为最安全和常用的方法,镜片度数与患者年龄和原有屈光状态有关,利用 Hoffstetter 公式可以推测,如原为正视眼者,45 岁戴＋1.50D 凸镜,50 岁戴＋2.00D,60 岁戴＋3.00D,屈光不正者为原屈光度数与上述年龄所需的屈光度的代数和。老视眼镜主要有以下三种：单光镜、双光镜和渐进多焦镜。渐进多焦镜能满足患者远中近不同距离的视觉要求,但配戴过程适应时间较长。

【常见护理诊断/问题】

1. 舒适度减弱　与近距离阅读困难和视疲劳严重有关。
2. 知识缺乏　缺乏与老视有关的预防和自我保健知识。

【护理目标】

1. 患者视力稳定或提高。
2. 患者视力疲劳减轻或消失。
3. 掌握验配框架眼镜的方法。

【护理措施】

指导患者科学配镜,选择适合的矫治方法,避免用眼过度导致视疲劳,定期复查,调整配镜度数,保持身心健康,生活有规律,合理饮食,锻炼身体。

【护理评价】

通过治疗和护理措施的实施,评价患者是否能够：了解病情,配合治疗,提高视力,缓解视疲劳。

# 第二节　斜视和弱视患者的护理

## 一、共同性斜视

**共同性斜视**(concomitant strabismus)是指双眼轴分离,不能同时注视一个目标,眼球呈偏斜位,但眼球在向各方向注视时,偏斜度均相等的一类斜视。此类斜视眼球运动无障碍,无复视及代偿头位,根据眼位偏斜的方向不同,将其分为共同性内斜视和共同性外斜视两类。共同性内斜视是儿童斜视中常见的类型。

**【病因及发病机制】**

共同性斜视的病因较为复杂,目前认为和以下因素有关:

1. 解剖发育异常  眼外肌先天解剖异常或肌肉附着点位置异常等。

2. 神经支配障碍  中枢神经控制失调、眼外肌力量不均衡可以造成斜视。

3. 融合功能缺陷  双眼视力差距较大时,会阻碍双眼融合功能的发育,如果这种情况出现在婴幼儿时期,容易出现斜视。

4. 调节功能异常  双眼调节功能不协调,如远视眼过度使用内聚功能,容易发生共同性内斜,近视眼调节功能使用少,集合常不足,容易引起共同性外斜。

**【护理评估】**

1. 健康史  评估患者视力下降、斜视发生的时间,有无其他伴随症状,有无外伤史及家族史和以往诊治情况,共同性内斜视多在1~4岁发病,共同性外斜视常在幼年发病。

2. 身体状况  眼球呈偏斜位,患者一只眼向一侧偏斜,双眼向各个方向注视时,斜视度数基本相等。固定健眼斜视眼的偏斜度数与固定斜视眼时健眼的偏斜度数相等。眼球向各方向运动均正常。共同性内斜视常伴有远视,有的戴镜矫正后眼位能恢复正常,多伴有弱视。共同性外斜视有恒定性外斜视和间歇性外斜视两种。恒定性外斜视患者一眼视力较差时,偏斜度数较大,如合并屈光参差,可出现弱视;间歇性外斜视患者在强光下常闭上一只眼,将眼位控制正位时有一定的双眼视功能,无明显屈光不正,没有或很少有弱视。

3. 辅助检查

(1)双眼视功能检查:判断斜视发生后双眼功能的改变,是否存在单眼抑制、是否保留正常视网膜对应,或者已经建立了异常视网膜对应等,检查结果对治疗方案的选择和恢复双眼视功能的预测和评价治疗效果具有重要意义。双眼视功能检查包括立体视觉检查、Worth四点灯检查和复视像检查。①立体视觉检查:适用于没有明显眼位偏斜或眼位偏斜可以控制的患者,将立体画片放在客观斜视角处,可以判断是否存在潜在的立体视觉功能。②Worth四点灯检查:可确定是否存在单眼抑制,患者戴红绿眼镜,红片位于右眼前,分别观察近处(33 cm)和远处(5 m)4点灯箱,上方为红灯,左右两侧为绿灯,下方为白灯。如患者看到4个灯,说明没有单眼抑制,且双眼正位;如看到2个红灯、3个绿灯,表明患者有斜视,但无单眼抑制;如只看到2个红灯,表明左眼抑制;如只看到3个绿灯,则表明右眼抑制。③复视像检查:在患者眼前放一红色镜片,注视1 m远处灯光,若有复视,可见一红色灯光和一白色灯光;若无复视,可见粉红色单一灯光。

(2)屈光检查:屈光检查为斜视检查的常规内容,对于15岁以下的儿童,无论是否需要配戴眼镜,都需散瞳验光。

(3)眼球运动功能检查:遮盖检查用于诊断有无斜视,用遮盖—去遮盖试验鉴别隐斜与显斜,用交替遮盖试验发现是否存在眼位偏斜。角膜映光法是测定斜视角最简单常用的方法,有两种形式:①Hirschberg法:适用于双眼均有注视能力者。用手电筒照射双眼角膜,当反光点落在瞳孔边缘时,该眼视轴偏斜15°;如反光点落在瞳孔缘与角膜缘之间,该眼位偏斜30°;如落在角膜缘,眼位偏斜约为45°。②Krimsky法:适用于一眼视力差、缺乏注视能力患者,在被检眼前放置三棱镜,让患者注视手电筒点光源,至该眼角膜反光点与注视眼对称,即为该眼的斜视度。也可将三棱镜放置在注视眼前,至斜视眼角膜反光点与注视眼反光点对称为止。用三棱镜法、同试机检查可精确测量斜视度数,还可进行双眼视功能训练。

4.心理—社会状况　多数患者为儿童和青少年,因视功能受损和外观改变而影响学习和社交。护士应同时评估患儿及家属年龄、生活环境和生活方式,应对压力的方式和能力,对共同性斜视知识的了解情况和有无心理障碍,以及对疾病治疗和随访的积极性和依从性。

【治疗要点】

1.共同性内斜视　调节性内斜视常伴有高度远视,应采用充分麻痹睫状肌后科学验光,如远视完全矫正可使眼位恢复正常,部分调节性内斜视患者同时需治疗弱视。如部分斜视由解剖异常等非调节因素引起,残留内斜视应手术矫正。非调节性内斜视主要通过手术矫正,如果患者伴有弱视,应先治疗弱视。

2.共同性外斜视　包括非手术治疗和手术治疗。非手术治疗适用于斜视度数小于20°、年龄较小、黄斑中心凹抑制不严重的患者,通过矫正近视和刺激调节性集合从而控制外斜,非手术方法无效时可考虑手术治疗。手术不仅可以改善眼部外观,还能减轻视疲劳症状,建立良好的双眼视功能。

【常见护理诊断/问题】

1.舒适度减弱　与斜视引起视力下降、屈光不正和眼位偏斜有关。

2.知识缺乏　缺乏共同性斜视的预防和自我保健知识,以及手术治疗的相关知识。

3.社会交往障碍　与眼位偏斜有关。

【护理目标】

1.视力提高,眼位偏斜得到矫正,外观得到改善,有良好的社交形象。

2.视力疲劳等症状消失,建立正常的双眼视功能。

3.能掌握共同性斜视的防治知识。

4.准备行手术治疗的患者能了解手术过程,顺利配合完成手术。

【护理措施】

1.改善视功能的护理

(1)矫正屈光不正,指导患者进行散瞳验光,介绍散瞳药物副反应以及注意事项等。

(2)有弱视患者需治疗弱视,向其详细介绍视功能训练的相关知识,教会患者自行训练方法、训练时间和频率。

2. 心理护理

(1)通过交流和沟通,了解患者和家属的心理感受和需求,表达对患者的尊重、关爱和心理支持。

(2)帮助患者和家属正确认识疾病的危害,了解治疗方案,减轻患者心理负担,提高心理承受能力。

(3)鼓励患者积极配合手术,介绍手术必要性和手术相关知识,增强其治疗信心,争取得到患者的配合。

3. 手术护理

(1)术前护理:需全麻手术患儿,按照全麻术前做好充分准备;对于局麻手术患者,术前3天点用抗生素眼水,教会患者转动眼球和术中调整呼吸,告知手术注意事项。术前应评估术后发生复视的可能性,给予角膜缘牵引缝线试验或三棱镜耐受试验,如发生融合无力性复视者,则不宜手术。

(2)术后护理:全麻术后应密切观察各项生命体征的变化,观察术后有无恶心、呕吐等不适,指导患者减轻恶心的方法,严重者可遵医嘱给予止吐药物。术后双眼包盖,注意查看伤口情况,遵医嘱给予眼部换药和视力检查,注意有无复视,恒定性外斜视单眼视力差者,术后眼位欠稳定,可能需要二次手术。遵医嘱行正位视及弱视训练,以巩固和提高视功能。

4. 健康教育

(1)如用阿托品进行散瞳验光,应向患儿及家长说明阿托品用法,并告知使用后约2周会出现瞳孔散大、畏光和近视力模糊等表现。

(2)对于戴镜治疗的患者,应遵医嘱门诊随访,不可自行停戴。

(3)对于弱视患儿,应向其家长详细介绍弱视训练方法及注意事项,鼓励患儿持久规范训练。

【护理评价】

通过治疗和护理措施的实施,评价患者是否达到:视力提高或恢复正常,眼位偏斜得到矫正,弱视得到治疗,形成正常的双眼视功能。

## 二、麻痹性斜视

**麻痹性斜视**(paralytic strabismus)是指由一条或一条以上眼外肌功能障碍而造成的眼位偏斜,又称非共同性斜视。它与共同性斜视的主要区别在于有无眼球运动障碍,也就是眼外肌是否存在麻痹或部分麻痹。麻痹性斜视的主要特点是眼球运动受限,有代偿头位,第二斜视角大于第一斜视角,多有复视。

【病因及发病机制】

1. 神经肌肉麻痹引起　常见病因有相关组织炎症、血管性疾病、占位性病变、先天异常、外伤等。

2. 限制因素引起　常见病因有外伤后组织嵌顿、手术后组织粘连、肌肉变性等。

【护理评估】

1. 健康史　了解患者有无家族性疾病,有无外伤史,有无眼眶感染、眶内肿瘤等病史。询问其诊断和治疗过程。

2. 身体状况

(1)症状:物体在视网膜上成像落在视网膜非对应点,从而引起复视和混淆视,患者表现出头痛、眩晕、恶心、呕吐、走路不稳等症状,同时患者为了减轻复视的干扰,会避免使用麻痹肌,头向麻痹肌作用方向偏斜,表现为代偿性头位。如果水平肌被麻痹,患者会将脸转向麻痹肌肉行使力量的方向,垂直型麻痹时代偿头位更加复杂,有头向后仰、头向肩颈部倾斜、面部转位等。

(2)体征:眼球运动受限,眼球向麻痹肌作用相反的方向倾斜,遮盖一眼可消失。第二斜视角大于第一斜视角。

3. 辅助检查　明显的麻痹性外斜的患者,可通过眼球六个方位运动来初步判断到底是哪条眼外肌出现麻痹。

(1)红波片试验法:可确定麻痹的肌肉。

(2)Parks检查法:是诊断垂直肌麻痹的有效方法。首先利用角膜映光法或遮盖-去遮盖试验找出第一眼位时高眼位的那只眼;然后双眼做水平转动,明确哪只眼球垂直偏斜大;最后将患者头部分别向两肩倾斜,找出向哪侧倾斜时斜角更大,从而定位麻痹的肌肉。

4. 心理-社会状况　评估患者及家人对麻痹性斜视的认识和心理障碍程度,有无影响到学习、生活、工作和社交。

【治疗要点】

1. 去除病因　治疗机体原发病,如控制炎症和病毒感染,切除肿瘤等。

2. 辅助治疗　给予能量合剂、维生素类药物、血管扩张剂以及适量激素等。

3. 物理疗法　可给予针灸、按摩或理疗等方法。

4. 手术治疗　经保守治疗半年麻痹肌功能仍不能恢复者,可考虑手术治疗。手术加强的麻痹肌力量效果较差,手术原则是减弱麻痹肌拮抗肌,再通过减弱对侧眼的配偶肌以矫正不足。

【常见护理诊断/问题】

1.舒适度减弱　与复视、眩晕、恶心、呕吐有关。

2.焦虑　与斜视、代偿头位有关。

3.知识缺乏　缺乏与麻痹性斜视有关的预防和自我保健知识。

【护理目标】

1.消除复视,矫正眼位偏斜。

2.恢复形象,提升社交能力。

3.掌握麻痹性斜视的防治知识,能积极治疗原发病和配合手术。

【护理措施】

1.舒适度减弱的护理　10°以内斜视可配戴三棱镜矫正,复视、眩晕、恶心症状严重的麻痹性外斜视可通过手术矫正。

2.手术护理　全麻手术的患儿,按全麻术前护理常规,术后6h禁食水。术眼用敷料包盖,对于仍有复视症状患者,可暂时遮盖一眼,以消除因复视引起的全身不适。

3.健康教育　对于感冒、眼眶蜂窝织炎、颅内肿瘤、高血压、糖尿病或外伤患者,应积极治疗原发病,消除引起麻痹性斜视的病因;对于弱视患者,应详细介绍训练方法,鼓励其规范训练。

【护理评价】

通过护理措施的实施,评价患者是否达到:眼位偏斜得到矫正,复视症状消失,对麻痹性斜视的防治有充分的认识。

## 三、弱视

**弱视**(amblyopia)是指在幼儿视觉发育期,由于异常视觉经验引起单眼或双眼最佳矫正视力下降的一种视觉状态。通常将矫正视力在0.6~0.8之间的患者定为轻度弱视;0.2~0.5者为中度弱视;小于等于0.1者为重度弱视。我国弱视发病率为2%~4%。弱视眼的视力减退经适当治疗是可以恢复的,所以提倡早期发现,早期治疗。

【病因及发病机制】

弱视的常见病因有以下4种。

1.屈光参差引起　双眼屈光参差明显,大于2.5D,导致双眼视网膜成像大小不等、融合困难,屈光度高的一眼受到抑制,功能得不到发育而造成弱视。

2.斜视引起　斜视患者由于物像不能落在双眼正常的视网膜对应点上,会引起复视和混淆视,人脑会主动抑制斜视眼传入的神经冲动,黄斑功能被抑制而形成弱视。

3. 屈光不正引起　多为双眼高度近视、远视或散光,外界物像不能准确聚焦在黄斑区中心凹,视觉细胞不能接受充分刺激而引起弱视。

4. 形觉剥夺性弱视引起　在眼球发育时期,由于屈光间质混浊或上睑下垂,阻碍充分视觉感知输入,视网膜发育障碍而引起弱视。

【护理评估】

1. 健康史　了解患者的家族史、出生时情况、用眼习惯;有无配戴过眼镜,有无不当遮眼史;有无外伤、感染、肿瘤,询问诊断和治疗经过。

2. 身体状况

(1)症状:患儿可以无明显主诉,可在视觉体检中发现异常,比如在看电视时,头会偏向某一方向。眼部评估可见患者视力减退,矫正视力低于0.8。

(2)体征:患者可出现"拥挤现象",即分辨排列成行视标的能力较分辨单个视标的能力差,部分重度弱视可有固视不良,形成旁中心注视。

3. 辅助检查　视觉诱发电位检查提示 PVEP 潜伏期延长,振幅下降。

4. 心理—社会状况　评估家属对弱视的认知和心理负担程度,向其介绍弱视治疗方法及预后情况,指导患者正确遮眼和精细目力训练,伴有屈光不正患者应在戴镜矫正下进行弱视训练,保持身心健康。

【治疗要点】

1. 去除形觉剥夺性因素,尽早行白内障摘除手术,矫正完全性上睑下垂。

2. 屈光不正患者配戴合适的眼镜,提高视力。

3. 屈光参差性弱视和单眼斜视性弱视在矫正屈光不正后遮盖好眼,双眼屈光不正性弱视不可用遮盖法治疗。

4. 弱视训练治疗,包括后像疗法、压抑疗法、光栅刺激疗法、海丁格刷训练等。

【常见护理诊断/问题】

1. 焦虑　与视力低下、无立体视觉有关。

2. 知识缺乏　缺乏与弱视有关的预防和自我保健知识。

【护理目标】

1. 建立双眼视功能。

2. 掌握弱视防治知识。

3. 患儿父母能有效指导患儿进行弱视训练。

【护理措施】

1. 病情观察　观察裸眼视力、屈光度变化和矫正视力。

2. 遮盖护理　遮盖法治疗时,须密切观察被遮盖眼视力变化,避免被遮盖眼发生遮盖性弱视。患儿年龄越小,复诊间隔时间就越短,1岁儿童复查间隔为1周,2岁儿童复查间隔为2周,4岁儿童复查间隔为1个月。双眼屈光不正性弱视不宜用遮盖法治疗。

3. 心理护理　和患者进行有效沟通，耐心解释弱视相关知识、治疗手段和预后情况，增加患者的依从性和对治疗的信心，使其能主动配合治疗。

【护理评价】

通过治疗和护理措施的实施，评价患者是否能够：了解病情，配合治疗，提高视力，建立双眼立体视觉。

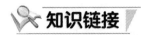

### 医学验光标准流程

医学验光的提出是视光学的一次重大飞跃，打破了常规验光只是让屈光不正者看得更清楚一些的做法。医学验光配镜具体流程如下：

1. 问诊　验光师首先对患者以往的戴镜情况、戴镜习惯、工作环境、用眼习惯及相关伴随症状进行问诊，对患者视觉质量需求做一个全面的了解。

2. 电脑验光　通过电脑对患者屈光状态进行客观及初步估计，精确度数需要进行视觉健康检查后确定。

3. 视觉健康检查　主要包括眼位检查、裂隙灯和眼底镜检查。

4. 主视眼检查　70%的人是右眼主导，戴镜前后的主导眼必须保持一致，双眼不能平衡时，一般使主导眼看得更清楚会更舒服。

5. 综合验光仪检查　除验光以外，还要检查双眼的调节、集合、平衡功能，让双眼协调工作，综合验光仪检查出的结果能使双眼更加协调、平衡和舒适，是医学验光必不可少的检查项目。

6. 调节检查　检查人眼变化度数的能力，此项检查可给配镜处方提供重要依据。

7. 瞳距测量　只有镜片的光学中心与人眼的瞳距相匹配，戴镜才会清晰、舒适、持久。

8. 出具配镜处方　根据患者眼位、用眼需求、职业、环境、生活习惯等对配镜处方做调整分析，进行插片试戴后，详细了解患者试戴感受，询问是否有视物变形或模糊，是否有头痛眼胀、头昏恶心等情况，虚心听取患者意见，做相应的调整后出具配镜处方。

### 复习思考题

1. 患儿，男，13岁，曾在外院诊断为远视眼，患儿诉平时很少戴镜，自觉戴不戴镜视力差不多，原配镜度数：右眼：+1.75D，左眼：+1.00D，眼位正，综合验光仪主觉验光：右眼：+3.25D，左眼：+1.75D，验光师考虑给予扩瞳检影。

请问:

(1)该患儿的主要护理诊断有哪些?

(2)如何对其扩瞳检影前后进行护理?

(3)如何对患儿及家长进行卫生宣教?

2.患者,女,其母亲高度近视,自幼被发现近视,现35岁,一直配戴框架眼镜矫正。体检:双眼—10.00D,矫正视力0.8,眼底呈豹纹状,周边视网膜发现格子样变性,视盘近视弧形斑,未见视网膜脱离,患者要求行手术治疗,经检影验光和眼球A、B超,角膜地形图等检查后建议患者行双眼有晶体眼人工晶体植入术。

请问:

(1)如何与患者进行有效沟通,使其能在术中与医生配合?

(2)患者可能存在的护理诊断有哪些?

(3)如何根据护理诊断制订一个术前术后护理计划?

3.患者,男,45岁,车祸伤及头颅,伤后出现复视现象,右眼视力明显下降。查体:右眼视力1.0,左眼视力0.2,左眼除外转以外,其他运动功能受限。

请问:

(1)如何对该患者进行护理评估?用哪些方法对斜视进行检查?

(2)如果目前准备对患者行手术治疗,术前术后如何对眼部进行护理?

(3)如何做好健康教育及心理护理?

(周苗苗)

# 第十章 眼外伤患者的护理

> **学习目标**
> 1.掌握眼钝挫伤和前房积血的护理评估、护的理诊断和护理措施;掌握眼球穿通伤和角膜异物伤的护理评估、治疗要点、主要护理诊断和护理措施。
> 2.熟悉眼球表面异物伤、眼内异物的治疗要点和护理措施。
> 3.学会为眼化学伤患者进行急救护理;学会结膜异物和角膜异物的剔除方法。
> 4.了解眼球辐射性外伤的护理评估、治疗要点、主要护理诊断和护理措施。
> 5.能同情关怀伤者,理解患者表现出的焦虑、恐惧心理,并能进行有效的心理疏导。

**典型案例**

患者,男,39岁,因车祸致面部撞碎汽车前挡风玻璃被急诊120送至医院,受伤过程有一过性记忆缺失,自觉有少量温热液体自右眼流出,现自感右眼剧烈刺痛,视物不见。急诊眼部体检:右眼肿胀瘀血明显,上睑皮肤不规则裂伤,伤口处有玻璃碎屑,角膜3:00可见平行于睑缘的裂伤,延伸至巩膜,伤处色素膜嵌顿。

问题:
1.急诊需行哪些检查以帮助评估患者全身情况和眼部损伤程度?
2.该患者的护理诊断有哪些?
3.如何针对患者护理诊断制订手术护理计划?

## 第一节 眼钝挫伤患者的护理

**眼钝挫伤**(ocular blunt trauma)是由机械性的钝力直接伤及眼球,引起眼组织结构或功能的损害。眼钝挫伤占眼外伤发病总数的1/3以上,严重危害眼球视力和面部外观。

【病因及发病机制】

拳击、车祸、爆炸是眼钝挫伤的常见原因。钝挫伤可在致伤部位产生直接损伤,钝力在眼内和球壁的传递,也会造成间接损伤。

【护理评估】

1. 健康史　了解患者有无明确的外伤史,受伤地点、时间、部位、致伤物种类,并且需要详细询问受伤的整个过程。

2. 身体状况　眼球挫伤部位不同,临床表现也不同。根据致伤部位进行以下评估:

(1)眼睑损伤:轻者可有眼睑肿胀、皮下瘀血,严重者可有皮肤裂伤、泪小管断裂,甚至眼眶壁骨折等。

(2)结膜损伤:可引起结膜水肿,严重者水肿的球结膜突出于睑裂之外,球结膜下出血及结膜裂伤。

(3)巩膜损伤:常见于巩膜上较为薄弱的地方,如角巩膜缘和眼外肌附着处,表现为眼压降低,眼内容物流失,玻璃体积血,视力严重下降。

(4)角膜损伤:常见角膜上皮损伤、角膜水肿和角膜裂伤。

(5)虹膜和睫状体损伤:可引起前房积血、虹膜睫状体炎、虹膜根部离断、房角后退等。

(6)晶状体损伤:可引起晶体半脱位或脱位、外伤白内障等,会引起视力不同程度下降。

(7)脉络膜和视网膜损伤:可引起脉络膜出血,视网膜震荡、裂孔甚至脱离,玻璃体积血以及视神经损伤。

(8)潜在并发症:严重者出现继发性青光眼、角膜血染、外伤性白内障、视网膜脱离和交感性眼炎等并发症。

3. 辅助检查

(1)X线或CT检查:排除有无颅内出血,全身重要脏器损伤,眼眶壁骨折和球后出血。

(2)眼球超声检查:可判断晶体有无脱位,玻璃体有无积血,积血程度,视网膜有无脱离等,但是有眼球穿通患者禁忌检查。

4. 心理－社会状况　眼球钝挫伤大多为意外发生,患者及家属在外伤后常表现出紧张、焦虑、悲观和急躁心理,应与其沟通,注意评估患者的家庭、工作、生活状况及对本病的认识和承受能力。

【治疗要点】

1. 非手术治疗

(1)眼睑无开放性外伤的皮肤水肿和皮下瘀血,24 h内可冷敷,促进止血,一般数日至2周瘀血会逐渐吸收。

(2)结膜瘀血水肿或有伤口,但裂伤整齐且小于3 mm的患者,可给予抗生素眼水点用预防感染,一般情况下伤口可自行愈合。

(3)角膜擦伤的患者给予抗生素眼膏涂用,如为上皮损伤,一般 24 h 可以愈合,如有角膜基质层水肿,在上皮愈合后可给予糖皮质激素眼药水点用。

(4)前房积血患者,应给予双眼包盖,取半卧位,全身应用止血药物,一般不散瞳也不缩瞳。如发现有虹膜睫状体炎,应给予散瞳治疗;如有眼压升高,应给予降眼压药物应用。

(5)视网膜损伤患者,如有出血,应卧床休息,给予皮质类固醇药物、血管扩张剂和维生素类药物应用。

2.手术治疗

(1)眼睑皮肤裂伤患者应注意检查有无泪小管损伤,如有泪小管断裂,应及时行泪小管吻合手术;球结膜裂伤患者应注意有无巩膜裂伤,如有角巩膜裂伤,应在显微镜下行全层缝合。

(2)严重的虹膜根部离断且伴有复视患者可行手术缝合。

(3)晶体脱位造成外伤性青光眼患者和晶体破裂患者需尽快行手术治疗。

(4)前房积血较多,吸收较慢,尤其有暗黑色血块患者,为防止引起角膜血染,可行前房穿刺手术治疗。

(5)如果玻璃体积血患者伤后 3 个月积血未吸收,可行玻璃体切割手术治疗。如果伴有视网膜脱离,应尽早手术。

【常见护理诊断/问题】

1.急性疼痛　与外伤引起皮肤及眼部损害、瘀血水肿有关。

2.有组织完整性受损　与外伤引起组织损害有关。

3.舒适度减弱　与出血、水肿、眼压升高有关。

4.焦虑　与担心视功能无法挽救或容貌受损有关。

【护理目标】

1.患者视力稳定或提高。

2.患者能识别并发症早期表现,及时就诊。

3.患者能正视眼外伤,情绪稳定,积极配合治疗。

【护理措施】

1.非手术护理

(1)心理护理:因眼外伤直接影响视功能和面部外观,患者短时间很难接受,多有焦虑、悲哀心理。应关心照顾患者,给予有效心理疏导,使患者情绪稳定,配合治疗。对于视力障碍患者,应给予生活上的帮助。

(2)病情观察:眼钝挫伤多伴有全身复合性外伤,应监测生命体征,且眼内损伤情况多变,应密切观察视力和眼伤口情况,及时发现并发症预兆,通知医生给予紧急处理。如前房积血患者应每日观察其积血吸收情况,有无继发性出血,有无眼压升高,房角后退患者应观察有无青光眼征兆,有开放性伤口患者多有疼痛不适,必要时给予镇静止痛药物。

(3)指导用药:遵医嘱给药并观察用药后效果,监测药物副作用,激素类药物应严格指导遵医嘱用量,注意停药反应,并安排患者出院复诊时间。

2.手术护理

(1)术前护理:术前完善全身各项检查,确保生命安全,必要时请相关科室会诊,告知术中注意事项,教会术中配合的方法。

(2)术后护理:术后遵医嘱给予眼部换药和拆线,换药时给予抗生素眼药水和眼膏点眼,注意观察伤口愈合情况,有无感染和瘢痕增生。皮肤和结膜裂伤一般5~7天拆线,角膜裂伤在术后1个月拆线,如伤口较大或愈合欠佳者,应根据伤口情况给予间断拆线。

3.健康教育

(1)保持身心健康,给予富含蛋白质的饮食,避免不良情绪,积极配合治疗。

(2)严格执行安全生产制度,生活上注意自我防护,预防眼外伤的发生。

【护理评价】

通过护理措施的实施,评价患者是否能够:认同病情,稳定情绪,配合治疗,提高视力,及时发现和控制并发症。

## 第二节 眼球穿通伤患者的护理

**眼球穿通伤**(perforating injury of eyeball)是指眼球被锐器穿通而造成的眼组织损害,根据穿通部位,可以分为角膜穿通伤、角巩膜穿通伤和巩膜穿通伤三类。致伤物穿破眼球壁存留于眼球内可形成球内异物。由于异物飞入眼内的方向不同,伤及眼内的结构也不同,可造成对视功能的严重危害,严重患者可造成失明或眼球萎缩。

【病因及发病机制】

如果锐器直接刺穿眼球,可表现为单纯角膜或巩膜损伤,如果刺入较深,可合并晶状体及视网膜损伤,速度快的异物或爆炸物可击穿眼球壁致眼球穿通。

【护理评估】

1.健康史 了解患者有无明确的外伤史,并且需要详细询问受伤的整个过程,常见致伤物有剪刀、针头、铁屑、钉子、玻璃碎片等。除询问患者眼部伤情外,还应了解患者全身有无受伤及伤情。

2.身体状况 由于穿通部位不同,临床表现也不同,根据致伤部位进行以下评估:

(1)不同部位的穿通伤一般都有不同程度的视力下降,还可伴有眼痛、畏光、流泪等症状。

(2)角膜穿通:小于3 mm、边缘整齐的伤口一般可以自行愈合,检查时可见角膜表面线状条纹;如果裂口较大,多伴有虹膜脱出嵌顿于伤口上,瞳孔变形,前房变浅,有时可伴有前房积血和晶体损伤。

(3)角巩膜穿通:多伴有眼内容物脱出,如睫状体损伤可引起眼内出血。

(4)巩膜损伤:在结膜下出血处可能存在不易发现的小伤口,较大穿通可有脉络膜和玻璃体脱出,并且伴有视网膜损伤和玻璃体积血。

(5)眼内异物可存留至前房、晶体、虹膜面、玻璃体腔和视网膜表面等,异物可直接造成侵入组织的损伤。不活泼的不带菌异物,如玻璃、石头等对眼内反应较轻,金属异物如铁、铜、铝、锌等是常见的反应性异物。体积小的异物多可被机化包裹,大的异物常有刺激性炎症,引起玻璃体增殖、牵拉性视网膜脱离等。

(6)交感性眼炎:是穿通伤的眼球出现炎症后持续时间较长,经2~8周后另一眼也出现类似葡萄膜炎,并且严重破坏眼球的一种疾病,受伤眼成为诱发眼,另一眼称为交感眼。

(7)潜在并发症:严重者出现外伤性白内障、前房出血、交感性眼炎、眼内容炎等并发症。

3.辅助检查

(1)行X线或CT检查明确有无眼眶壁骨折和球内异物,MRI可用于非磁性异物检查。

(2)眼球超声检查可判断眼球壁有无破裂,玻璃体有无积血。

(3)急诊手术患者需行相关术前检查,如血常规、急诊心电图等。

4.心理-社会状况  眼球穿通伤对视力损害较为严重,注意评估患者性别、年龄、职业、家庭状况,了解患者的情绪及心理状况。

【治疗要点】

1.角膜穿通伤的处理  伤口小于3 mm且创缘对合整齐,无虹膜脱出嵌顿的患者,可给予加压包扎;伤口大的患者需缝合伤口,恢复前房;有虹膜嵌顿的患者,如在24 h以内的伤口,给予抗生素溶液冲洗后争取送还眼内,如果已经污染不能还纳,应给予剪除。

2.角巩膜伤口的处理  应先固定缝合角膜一针,再缝合巩膜及角膜。

3.巩膜伤口的处理  自前向后边暴露伤口,边缝合伤口,术后给予散瞳及抗感染治疗。

4.合并有球内异物患者,应及时行异物取出。复杂病例可采用二步手术,初期缝合伤口,再行内眼或玻璃体手术。

5. 预防外伤后可能引起的感染,常规注射抗破伤风血清,全身给予抗生素,必要时给予糖皮质激素。

【常见护理诊断/问题】

1. 焦虑　与视功能被破坏、手术后伤眼包盖等因素有关。

2. 舒适度减弱　与异物穿破眼球结构、炎症和治疗中有创操作有关。

3. 悲伤和无能为力感　与担心视功能无法挽救或容貌受损有关。

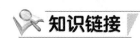

### 交感性眼炎的防治重点

交感性眼炎是眼球穿通伤较为严重的并发症。对交感性眼炎的治疗同其他葡萄膜炎一样,可根据病情选用糖皮质激素或免疫抑制剂,有报道称糖皮质激素对缓解炎症反应、缩短病程是有效的,关键问题是对伤眼的处理,目前共识如下:

1. 从治疗和预防的角度考虑,对所有的眼球穿通伤都应尽快进行伤口清创修复,恢复眼球的完整性,若有异物存留或有积血,应尽快取出或清除。

2. 预防性眼球摘除问题。随着观察病例的积累,不少报道称摘除眼球之后仍有发生交感性眼炎的病例,因此,预防性伤眼摘除是不可靠的。

3. 对已经发生交感性眼炎是否摘除受伤眼,临床争议很大,过去曾主张摘除伤眼以切断刺激因素,但不少研究认为已经发生炎症病变之后,摘除和不摘除伤眼,以及摘除的时间对视力预后都无差别。除非已无视功能,恢复无望且有明显刺激症状的,可以考虑摘除外伤眼球。

【护理目标】

1. 患者视力稳定或提高。

2. 患者能识别并发症早期表现,及时就诊,减少并发症带来的损害。

3. 患者能正视严重眼球结构损伤,情绪稳定,积极配合治疗。

【护理措施】

1. 非手术护理　参考眼钝挫伤患者的护理。

2. 手术护理　术前禁忌结膜囊冲洗和剪睫毛,防止增加感染几率和对眼球施加压力。术后遵医嘱使用抗生素和激素类药物,严格遵守无菌操作,其他按照内眼手术常规护理。

3. 健康教育

(1) 保持身心健康,给予富含蛋白质的饮食,避免不良情绪,积极配合治疗。

(2) 给患者普及交感性眼炎的防治知识,如有眼部疼痛充血、视力下降等症状,立即到医院就诊。

(3) 在日常生活和工作中小心使用利器,远离烟花爆竹,劳动时做好防护措施。

**【护理评价】**

通过治疗和护理措施的实施,评价患者是否能够:认同病情,稳定情绪,配合治疗,提高视力,及时发现和控制并发症。

## 第三节 眼异物伤患者的护理

### 一、结膜和角膜异物

**结膜和角膜异物**是指异物附着在结膜或角膜上,如果及时给予取出,则预后较好,如果异物位于深层,且存留时间较长,可继发感染,引起角膜溃疡或遗留角膜瘢痕。

**【病因及发病机制】**

1. 非金属异物　如飞虫、灰尘、毛刺、沙粒、玻璃、稻壳等,多因回避不及而受伤。

2. 金属性异物　如铁屑、铜屑等,多因防护不慎而受伤。

**【护理评估】**

1. 健康史　了解患者有无明确的异物溅入病史,以及异物的种类、数量、性质和大小,详细了解患者受伤过程。

2. 身体状况

(1)症状:结膜和角膜刺激症状为眼部异物感、疼痛、畏光、流泪等。角膜异物引起视力下降较为明显。

(2)体征:结膜异物常存留于上穹窿部或上眼睑的睑板下沟内。角膜异物一般嵌入角膜内,异物周围可有灰白色浸润,如果为铁屑,可见周围形成锈环,严重者可出现虹膜睫状体炎表现。

(3)潜在并发症:反复角膜异物可遗留角膜瘢痕,严重者出现结膜息肉、角膜炎症、溃疡甚至眼内炎等并发症。

3. 辅助检查　行裂隙灯显微镜检查明确异物位置、大小和深浅。

4. 心理-社会状况　评估患者的职业、工作环境,对异物伤预防、治疗、护理的相关知识有无了解,对异物伤导致的严重并发症有无了解,能否做到及时就诊。

**【治疗要点】**

1. 结膜和角膜异物伤　一般在表面麻醉下挑取,如果角膜异物较深,为防止在挑取过程中落入前房,应在手术显微镜下取出。

2. 预防感染　局部应用抗生素眼水预防感染,角膜异物挑取术后24 h以内应到医院复查。

【常见护理诊断/问题】

1. 舒适度减弱　与眼部疼痛、异物感、畏光和流泪有关。

2. 知识缺乏　缺乏结膜和角膜异物防治的知识。

【护理目标】

1. 患者眼部不适症状减轻或消失。

2. 患者眼部无并发症发生。

3. 患者掌握相关防治知识,积极配合治疗和护理。

【护理措施】

1. 结膜和角膜异物剔除方法

(1)给予1%丁卡因做2~3次表面麻醉。

(2)患者取坐位,在裂隙灯显微镜下,操作者用左手拉开患者上下眼睑,嘱患者固视一目标保持眼球不转动,右手持浸润抗生素眼水的棉签将表浅异物擦除即可。

(3)如异物较深,操作者须持五号针头将异物轻轻挑取,或者持异物刀呈15°角插入异物边缘,将异物向角膜缘方向剔除。如异物较多,不能一次挑取完全,可分次在裂隙灯显微镜下谨慎挑取,防止损伤过多角膜。如异物较深,应在手术室显微镜下取出,并做好异物落入前房的应激准备。

(4)整个过程严格执行无菌操作,完毕给予抗生素眼水,涂抗生素眼膏,敷料包盖。

(5)24 h内复诊,如有眼部疼痛突然加剧,应立即到医院就诊。

2. 病情观察　挑取过程应仔细观察异物有无遗留,铁屑异物因附着时间较长可引起锈环,不易一次挑去干净,复查时需检查角膜愈合情况及是否有铁锈遗留。注意视力有无下降,角膜有无感染,眼内情况是否稳定。

3. 健康教育　普及防治基本知识,如异物落入眼内,切忌用手揉眼或试图自行取出异物,如遇磁性异物,应立即到医院就诊;保障安全生产,劳动时配戴防护眼罩,预防眼外伤的发生。

【护理评价】

通过治疗和护理措施的实施,评价患者是否能够:及时发现病情,积极治疗,提高视力,及时控制并发症。

## 二、眼内异物

**眼内异物**(intraocular foreign body)是指穿破眼球壁存留于眼球内而造成眼组织损害的致伤物。由于异物飞入眼内的方向不同,伤及眼内的结构也不同,可造成对视功能的严重危害。眼内异物的损伤因素包括机械性损伤、化学及毒性反应和继发感染等。发现伤口是诊断的重要依据。治疗上一般应尽早手术取出。

【病因及发病机制】

非金属异物常见木头、玻璃、碎石等，金属异物常见铁质和铜质异物。它们击穿眼球壁后，既可直接损伤眼球各组织，又可合并感染引起化脓性眼内容炎，甚至可引起眼组织的化学和毒性反应。

【护理评估】

1. 健康史　了解患者受伤的时间、地点和经过，判断异物的性质是金属还是非金属，有无磁性。

2. 身体状况　眼内的损伤取决于异物的存留部位、性质和有无带菌。

（1）多半患者可表现为眼球穿通伤，角膜穿通较常见，患者有明显的眼痛、流泪和视力下降。如穿通部位在角巩膜或巩膜，可有虹膜睫状体嵌顿、玻璃体脱出或脉络膜及视网膜出血等，预后差。

（2）眼内异物可存留至前房、晶体、虹膜面、玻璃体腔和视网膜表面等，异物可直接造成侵入组织的损伤。

（3）不活泼的不带菌异物如玻璃、石头等对眼内反应较轻，金属异物如铁、铜、铝、锌等是常见的反应性异物。体积小的异物多可被机化包裹，大的异物常有刺激性炎症，引起玻璃体增殖、牵拉性视网膜脱离等。

3. 辅助检查

（1）眼外伤伴发身体其他部位受伤的患者应对其重要器官进行检查，以确保其生命安全。

（2）影像学检查是眼内异物定位的重要检查方法，临床上常用超声波、X线摄片、CT扫描等，MRI可用于非磁性异物检查。

（3）急诊手术患者需行相关术前检查，如血常规、急诊心电图等。

4. 心理－社会状况　眼外伤大多为意外发生，患者及家属在外伤后常表现出紧张、焦虑、悲观、急躁心理，应与其沟通，注意评估患者的家庭、工作、生活状况及对本病的认识和承受能力。

【治疗要点】

1. 手术治疗　眼内磁性异物对眼内组织损害严重，可用电磁铁尽早取出，非磁性异物通过玻璃体切割手术取出。

2. 预防感染　眼局部和全身给予抗生素预防眼内感染，酌情使用糖皮质激素减轻眼内炎症反应。

【常见护理诊断/问题】

1. 焦虑　与视功能被破坏、手术后伤眼包盖等有关。

2. 急性疼痛　与外伤、炎症和治疗中有创操作有关。

3. 组织完整性受损　与异物穿破眼球结构、伤后组织缺如、瘢痕增生等有关。

4. 悲伤和无能为力感　与视功能突然丧失和外观受损有关。

【护理目标】

1. 患者疼痛得到缓解或消失。

2. 患者视力稳定或得到提高。

3. 患者接受意外损伤的事实，焦虑、悲观心理得到缓解。

4. 患者无并发症发生。

【护理措施】

1. 疼痛和视力下降的护理　协助清洁伤口，禁忌剪眼睫毛和冲洗结膜囊。视力损伤严重者应卧床休息，观察眼局部伤口情况，有前房积血者应注意眼压变化和积血吸收情况，遵医嘱给予降眼压等药物。及早发现感染性眼内炎，并注意健眼情况，预防交感性眼炎的发生。

2. 手术护理　如为铁质或铜质等磁性异物，应尽早做好手术前准备。术前遵医嘱给予预防性抗感染药物及降眼压药物应用，协助患者做好急诊术前检查。

3. 心理护理　眼内异物伤直接影响视功能和眼部外形，患者多有焦虑、紧张和悲观心理，应指导患者密切配合检查及治疗。如双眼视力受损，应协助给予生活护理。

4. 健康教育　进行安全生活与生产教育，劳动时做好防护措施。指导患者和家属采取积极的态度正确对待眼外伤，树立战胜疾病的信心。指导遵医嘱用药，定期门诊随访。

【护理评价】

通过治疗和护理措施的实施，评价患者是否能够：及时发现病情，积极治疗，提高视力，及时控制并发症。

## 第四节　眼化学伤患者的护理

**眼化学伤**（ocular chemical injury）是由化学物品的溶液、粉尘或气体接触眼部引起的损伤。临床上以酸碱化学伤最为多见，碱烧伤后果更为严重。

【病因及发病机制】

1. 酸烧伤　多见于盐酸、硫酸、硝酸等强酸。高浓度强酸可引起组织蛋白凝固坏死，凝固的蛋白质不溶于水，形成一层凝固膜，阻止强酸继续向深层渗透，因此组织损伤相对较轻。

2. 碱烧伤　多见于石灰、氨水、氢氧化钠溶液，强碱和组织蛋白质发生皂化反应,很快渗透到组织深层,使细胞分解坏死,因此严重化学伤多见于强碱烧伤。

3. 农药损伤 如百草枯、有机磷农药等,会导致全身其他器官的损伤。

【护理评估】

1. 健康史 了解患者有无化学物质溅入眼内病史,致伤物质的量、浓度以及和眼部接触的时间,现场有无进行急救处理。

2. 身体状况

(1)轻度烧伤:眼部刺激症状和视力下降不明显,眼睑和结膜出现充血、水肿,角膜上皮点状脱落。

(2)中度烧伤:可出现角膜刺激症状和视力下降,眼睑明显肿胀,皮肤可有水疱和糜烂,结膜小片状缺血坏死,角膜混浊,上皮大片脱落。

(3)重度烧伤:多由强碱引起,视力严重下降,结膜广泛坏死,角膜可呈瓷白色,强碱渗入前房,引起葡萄膜炎、继发性青光眼,可发生角膜穿通甚至眼球破裂,晚期出现眼睑畸形、睑球粘连。

(4)潜在并发症:严重碱烧伤患者可导致角膜穿通、眼球破裂,晚期可引起睑内翻或睑外翻、睑球粘连、角膜混浊、继发性青光眼、并发性白内障、眼球萎缩等。

3. 辅助检查 行裂隙灯显微镜检查明确烧伤的范围和严重程度。对于农药中毒,应针对性进行全身其他脏器检查。

4. 心理-社会状况 评估患者对化学伤的认识程度,有无急救知识,注意评估患者的年龄、职业、家庭状况及心理承受能力。

【治疗要点】

1. 现场急救 在现场争分夺秒、就地取材彻底冲洗眼部。取清水反复冲洗15 min以上。到医院后用生理盐水做结膜囊冲洗。

2. 中和冲洗 根据致伤物性质进行中和冲洗,碱性化学伤用3%硼酸溶液冲洗,酸性化学伤用3%碳酸氢钠溶液冲洗。

3. 局部用药 结膜下注射中和药物、维生素C溶液和血管扩张剂,给予抗生素眼水或眼膏局部使用。用1%阿托品滴眼液散瞳,防治虹膜后粘连和预防葡萄膜炎症。

4. 预防角膜穿通 给予胶原酶抑制剂,如0.5%半胱氨酸滴眼液。如患者出现角膜溶解,可行板层角膜移植手术。

5. 毒性农药溅入眼内,如为百草枯等剧毒农药,除治疗眼部外,应注意观察全身情况,必要时给予血液透析及解毒治疗。

6. 晚期治疗并发症,如矫正睑球粘连、睑内翻、睑外翻等,如有角膜混浊,可择期行角膜移植手术。

【常见护理诊断/问题】

1. 焦虑 与化学伤引起视功能严重下降有关。

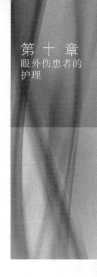

2. 舒适度减弱　与眼部疼痛、眼内结构被化学物质破坏有关。

3. 知识缺乏　缺乏眼化学伤的防治知识。

【护理目标】

1. 患者保存视功能。

2. 患者眼部不适症状减轻或消失。

3. 患者掌握化学伤急救和相关防治知识，无并发症发生。

【护理措施】

1. 急救护理　现场立即用清水冲洗伤眼，冲洗时应注意彻底冲洗受伤部位，包括皮肤、结膜囊、眼球等。如有固体物质残留，应在表麻下先剔除异物，再进行冲洗；应翻转患者上下眼睑，充分暴露眼球，冲洗过程中嘱患者上下左右转动眼球，冲洗时间一般大于 15 min。

2. 预防角膜穿通及并发症　指导患者正确用药，注意观察视力及眼内情况，如受伤范围、深度的变化；如有后弹力层膨隆，应立即通知医生给予结膜瓣遮盖或角膜移植。

3. 健康教育　普及化学伤急救知识，教会大众就地取材，争取现场急救时间；留守儿童避免在石灰池附近玩耍，从事化工工业方面工作的人员应规范操作，使用防护措施，农民在喷洒农药时采取措施，避免高温环境中皮肤吸收农药引起中毒。

【护理评价】

通过治疗和护理措施的实施，评价患者是否达到：学会化学伤现场急救，眼部刺激症状消失，视力稳定，无严重并发症发生。

## 第五节　辐射性眼外伤患者的护理

**辐射性眼外伤**(radiation injury of eye)是指电磁波谱中各种辐射线直接照射眼部所造成的损伤。临床上最常见的辐射性眼外伤叫电光性眼炎，可发生在任何接触紫外线辐射而无防护的患者。

【病因及发病机制】

辐射性眼外伤包括紫外线损伤、红外线损伤、可见光损伤、离子辐射性及微波损伤等。如在高原、冰川、雪地或沙漠被紫外线辐射引起的眼部损伤，叫日光性眼炎或雪盲。

【护理评估】

1. 健康史　电光性眼炎潜伏期一般为 3～8 h，其长短取决于眼部吸收紫外线量。应询问患者职业，有无紫外线接触史，紫外线类型、接触时间，对紫外线危害性的认识。

2.身体状况

(1)症状:常为双眼发病,发病急,多在晚上或夜间表现为明显的角膜刺激症状,如疼痛、畏光、流泪、眼外肌痉挛等。

(2)体征:主要累及结膜和角膜,表现为结膜充血或睫状充血,角膜上皮大范围点状损伤,严重者上皮大片脱落。

3.辅助检查　裂隙灯显微镜下角膜荧光素钠染色检查可见损伤的角膜呈黄绿色。

4.心理一社会状况　评估患者职业、工作环境,对电光性眼压的认识,有无防护常识。

【治疗要点】

1.对症治疗　可在表面麻醉下进行检查,严重疼痛的患者给予镇静止痛药物。

2.预防感染　眼局部给予抗生素眼水和促进角膜愈合的眼水,涂抗生素眼膏,一般1~2天症状消失,外伤痊愈。

【常见护理诊断/问题】

1.焦虑　与疼痛、角膜刺激症状等有关。

2.舒适度减弱　与睁眼受限、大量流泪有关。

【护理目标】

1.患者疼痛缓解或消失。

2.患者视力稳定或得到提高。

【护理措施】

1.疼痛的护理　早期可给予冷敷,裂隙灯检查前点用1％丁卡因表面麻醉剂,嘱患者不要用手揉眼,严重者给予抗生素眼膏,涂用后包扎伤眼,疼痛一般6~8 h可自行缓解。

2.健康教育　进行安全生活与生产教育,做好职业防护,电焊工人应配戴防护眼镜,护士或医生应离开后再进行紫外线消毒房间。至高原雪地勘察旅游时需配戴防紫外线眼镜。

【护理评价】

通过治疗和护理措施的实施,评价患者是否达到:眼部刺激症状减轻或消失,获取电光性眼炎的防治知识。

## 复习思考题

1. 患儿,男,11岁,与同伴打羽毛球时右眼不慎被球底部击中,立即出现右眼疼痛、轻微恶心、欲吐,视力下降。急诊检查见右眼视力0.3,眼睑中央瘀血、水肿,角膜上皮完整,轻度雾状水肿,前房鲜红色积血,量约占前房1/3,晶体未见脱位,眼内未见异常。

请问:

(1)该患儿的主要护理诊断有哪些?

(2)如何进行急诊处理和护理?

(3)应采取哪些方法降低并发症发生几率?

2. 患者,男,52岁,农民。在打板栗时被击中右眼,出现右眼疼痛、畏光、流泪,视力下降明显,在当地门诊给予眼药水点用后无任何好转。就诊时发现:右眼睫状充血明显,角膜水肿,散在深褐色刺状异物,数量约15个,深浅不一,前房房水清,瞳孔对光反射正常,晶体未见异常。

请问:

(1)应对该患者进行哪些急诊护理操作?

(2)该患者可能会出现哪些并发症?应采取哪些措施避免并发症的发生?

(3)如何对该患者制订一份详细的护理计划?

3. 患者,女,19岁,不慎将502胶水点入左眼内,左眼被粘住,无法睁开,自觉剧痛。急诊眼科检查:左眼上下睑睫毛粘连,睫毛上存留固体胶水异物,睫状充血,角膜上皮损伤,散在存留灰白色固体异物,眼内未见明显异常。

请问:

(1)该患者的护理诊断有哪些?

(2)如何对该患者进行急诊处理及用药护理?

(3)如何针对该患者做好预防眼外伤的卫生宣教?

(周苗苗)

# 第十一章　眼科激光治疗及盲和低视力患者的康复与护理

> **学习目标**
> 1. 掌握激光周边虹膜切除术的护理评估、护理诊断和护理措施；掌握准分子激光角膜屈光手术的护理评估、护理诊断和护理措施；掌握盲和低视力患者的护理措施。
> 2. 熟悉眼底激光治疗前准备和治疗后护理。
> 3. 了解激光周边虹膜切除术方法。
> 4. 同情关怀盲和低视力患者，辅助其完成检查和治疗，并能进行有效心理疏导。

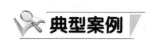

患者,男,55岁,木匠,双眼病毒性角膜炎病史20年,2年前双眼只有光感,失去工作能力,生活不能自理,半年前左眼做了角膜移植手术。眼科体检:右眼视力光感,左眼0.1,右眼角膜大量新生血管,左眼角膜透明,晶体混浊,虹膜与晶体粘连。

问题:
1. 该患者双眼视力损伤应如何分类?
2. 应采取哪些方法提高患者生活自理能力,增强其生活信心,让其重返社会?

## 第一节　眼科激光治疗患者的护理

眼科临床用于治疗的激光种类较多,常见的有光热效应激光治疗机、光电离效应激光治疗机和光化学效应激光治疗机。发射激光的工作物质有气体(如氩离子激光)和固体(如 Nd:YAG 激光),准分子激光是指受激二聚体所产生的激光,可用于角膜屈光手术。

【病因及发病机制】

根据激光治疗眼部疾病和部位不同,常见的眼病和治疗分为以下几种:

1. 激光周边虹膜切除术　常用于急性闭角型青光眼预防性手术治疗。

2. 激光小梁成形术  是治疗开角型青光眼的有效方法,包括氩激光小梁成形术、连续波 Nd:YAG 激光小梁成形术和二极管激光小梁成形术,以及最近开始应用于临床的选择性激光小梁成形术。

3. 睫状体光凝术  是一种破坏睫状体的手术,可用于晚期青光眼眼压难以控制的患者,如新生血管性青光眼、外伤性青光眼,以及多次滤过手术失败的原发性青光眼患者。

4. 眼底病的激光治疗  主要针对视网膜的血管性疾病、脉络膜病变等。

5. 准分子激光治疗  因其仅被角膜表面组织吸收,穿透力极微弱,切削组织切口整齐,对眼内组织影响极小,所以被广泛应用于角膜屈光手术。

**【护理评估】**

1. 健康史  了解患者眼部疾病情况,有无明确诊断,采用激光治疗的种类和部位。

2. 身体状况  激光治疗目的和部位不同,临床表现也不同,根据疾病类型进行以下评估:

(1)激光周边虹膜切除术:患者为瞳孔阻滞的早期闭角型青光眼,包括原发性急性闭角型青光眼临床前期、先兆期、间歇期患者,慢性闭角型青光眼虹膜膨隆型,房角开放 1/2 以上,无明显视野损害。

(2)睫状体光凝术:利用激光对睫状体进行凝固、破坏,从而减少房水生成,患者可出现疼痛、炎症、低眼压、玻璃体积血等。

(3)准分子激光治疗:准分子激光屈光性角膜切削术(PRK)是眼科最先应用的激光矫正屈光不正的手术方法,之后又发明了准分子激光原位角膜磨镶术(LASIK)和准分子激光上皮下角膜磨镶术(LASEK)。PRK 术后可出现角膜上皮下雾状混浊、屈光回退等现象,而 LASIK 和 LASEK 术后无明显眼部不适,视力恢复快,屈光状态稳定。

(4)潜在并发症:准分子激光治疗术中可出现角膜瓣过薄甚至破损、过小、蒂断离、偏中心等并发症,误装刀具会造成角膜切穿。术中可出现光学切削区偏中心、光区过小等并发症;术后可出现角膜瓣移位或丢失,角膜瓣下异物,角膜瓣下上皮细胞内生,屈光回退,欠矫或过矫,不规则散光,眩光,单眼多视等并发症。

3. 辅助检查

(1)眼底病激光治疗需借助接触镜,用于全视网膜光凝的接触镜有三面镜、赤道镜和全视网膜镜。

(2)准分子激光治疗之前要进行眼部详细检查和科学验光。

4. 心理-社会状况  评估患者的家庭、工作、生活状况及对自身眼部疾病和激光治疗的认识程度,术前进行健康教育,减轻焦虑心理。

【治疗要点】

1. 激光周边虹膜切除术　术前滴入2%毛果芸香碱眼水缩瞳,周边虹膜越薄,激光越易穿透。表麻后结膜囊内放置接触镜,激光部位一般选择11:00或1:00方位,因眼睑可以遮挡住激光孔,从而避免双瞳孔导致的视觉干扰。激光穿透部位尽量在虹膜周边部,这样可以减少对晶状体的损伤,但同时需要避开角膜老年环,以利于聚焦。避开12:00处击射,以免术中形成的气泡在此停留。

2. 睫状体光凝术　有经瞳孔睫状体光凝术、经玻璃体内光凝术和内镜下睫状体光凝术。与传统的睫状体冷冻手术相比,它具有术后炎症轻、眼压过低及眼球萎缩发生率低等优点。

3. 准分子激光治疗　表面麻醉下选用平推式角膜板层刀或飞秒激光制作角膜瓣,根据患者角膜、瞳孔、屈光状态设置激光切削的各项技术参数,切削过程使用自动跟踪系统,确保切削中心不偏移。

【常见护理诊断/问题】

1. 焦虑　与视功能下降有关。
2. 舒适度减弱　与疼痛、水肿、出血、眼压减低和眼球萎缩有关。
3. 悲伤和无望感　与担心视功能无法挽救有关。

【护理目标】

1. 患者病情得到控制。
2. 患者视力稳定或提高。
3. 患者情绪稳定,积极配合治疗。

【护理措施】

1. 准分子激光手术术前护理

(1) 心理护理:与患者沟通,客观评估手术风险,-8.00D以上高度近视出现并发症可能性较大,向患者及家属耐心解释手术相关知识、手术过程和注意事项等,帮助其了解手术过程,确保患者情绪稳定,能积极配合手术。

(2) 术前准备:①患者年龄须满18周岁,屈光度稳定2年以上;②配戴角膜塑形镜患者术前应停戴1个月以上,配戴软性角膜接触镜患者应停戴1周以上;③排除沙眼、角膜炎等疾病,科学验光获得最佳矫正视力;④按照内眼手术术前常规准备。

2. 术后护理

(1) 术后用药:指导患者正确点用眼药水,角膜上皮愈合后局部给予低浓度皮质类固醇药物,疗程如下:第一个15天一日4次,以后每隔15天每日递减1次。注意观察患者有无眼胀、头痛及视力变化,监测眼压有无升高,眼部有无充血。

(2) 病情观察:观察切口的愈合及眼内情况,角膜瓣有无皱褶,瓣下有无异物残留,瓣有无感染。避免打喷嚏、咳嗽、用力解大便等一切引起眼压升高的动作及体育运动。定期监测视力及屈光度,注意观察有无视力回退,欠矫或过矫。

3.健康教育

(1)保持身心健康,给予富含蛋白质的饮食,避免不良情绪,积极配合治疗。

(2)获取屈光不正的防治知识,了解角膜屈光手术种类,能配合医生选择合适方法进行治疗。

【护理评价】

通过治疗和护理措施的实施,评价患者是否能够:了解病情,配合治疗;提高视力;及时发现和控制并发症。

# 第二节 盲和低视力患者的康复与护理

盲和低视力是世界范围内的严重社会、经济和公共健康问题。盲可以分为可避免盲和不可避免盲两大类。根据世界卫生组织(WHO)1973年制定的标准,盲是指双眼中较好眼最佳矫正视力小于0.05或视野小于10°;低视力是指双眼中较好眼的最佳矫正视力小于0.3但大于等于0.05。2009年4月,WHO将"日常生活视力"作为诊断依据,盲和视力损伤的评价发生了重大变化。日常生活视力指在日常屈光状态下的视力,如果一人平时不戴眼镜,则将其裸眼视力作为日常生活视力;如果一人平时戴眼镜,无论这副眼镜是否合适,则将戴这副眼镜的视力作为日常生活视力;若一人已配有眼镜,但日常生活中并不戴,则以裸眼视力作为其日常生活视力。

【病因及发病机制】

眼外伤、眼部致盲性疾病以及全身疾病损害眼部均可造成视功能的下降。

【护理评估】

1.健康史

(1)引起盲和低视力的主要眼病有沙眼、角膜病、白内障、屈光不正伴发弱视、脉络膜视网膜病变、青光眼、先天遗传性眼病等。其中白内障是我国致盲的首要眼病。

(2)约80%的致盲性眼病(如沙眼、白内障等)是可以预防、控制或治愈的,称为可避免盲;反之则为不可避免盲,如年龄相关性黄斑变性、糖尿病性视网膜病变等。

(3)盲和低视力患者的数量随年龄的增长而增加。尤其在发展中国家,老年人盲的患病率增高特别明显,以年龄相关性白内障和感染性眼病为主要致盲原因,而经济发达国家和地区以年龄相关性黄斑变性、糖尿病性视网膜病变等为主要致盲原因。

2. 身体状况

(1)症状：主要表现为视力下降或丧失，工作能力下降，社交能力丧失，生活自理能力严重下降。

(2)体征：盲与低视力的分类标准见表11-1和表11-2。

表11-1 视力损伤的分类(WHO,1973年)

| 视力损伤类别 | | 最佳矫正视力 | |
| --- | --- | --- | --- |
| 类别 | 级别 | 较好眼 | 较差眼 |
| 低视力 | 1级 | <0.3 | ≥0.1 |
| | 2级 | <0.1 | ≥0.05(指数/3 m) |
| 盲 | 3级 | <0.05 | ≥0.02(指数/1 m) |
| | 4级 | <0.02 | 光感 |
| | 5级 | 无光感 | |

注：如中心视力无损伤，以注视点为中心，视野半径≤10°但>5°时为3级盲；视野半径≤5°时为4级盲。

表11-2 视力损伤的分类(WHO,2009年4月)

| 视力损伤 | | 日常生活视力 | |
| --- | --- | --- | --- |
| 级别 | 类别 | 低于 | 等于或好于 |
| 0级 | 轻度或无视力损伤 | | 0.3 |
| 1级 | 中度视力损伤 | 0.3 | 0.1 |
| 2级 | 重度视力损伤 | 0.1 | 0.05 |
| 3级 | 盲 | 0.05 | 0.02 |
| 4级 | 盲 | 0.02 | 光感 |
| 5级 | 盲 | 无光感 | |
| 6级 | | 不能确定或不能详细说明 | |

还有其他视功能受损，如视野缩小、对比敏感度降低等。少数患者视力损伤可伴有听力障碍。

3. 辅助检查

(1)验光检查：因低视力患者眼病较为严重，故验光较一般患者复杂，且应以检影验光为基础，插片主觉验光为主。

(2)视野检查：判定低视力程度，常用的检查方法包括：①Amsler's表，检查10°以内的中央视野；②正切屏视野计，检测25°以内的中央视野；③弧形或球形视野计，检测周边视野。

(3)对比敏感度：准确检查对比敏感度有助于为患者提供合适的助视器。

(4)其他检查：针对可能出现的眼病进行色觉、暗适应、B超及电生理等检查。

4. 心理－社会状况 视力丧失是情感上最难接受的器官障碍之一，注意评估患者性别、年龄、职业、家庭状况,了解患者的情绪及心理状况。患者对视力丧失的第一反应多为否认和震惊,接着可能产生怨恨和愤怒,接下来转为沮丧、悲伤和无助。医务人员还应了解患者日常生活、兴趣爱好及有无特殊需要,了解患者希望达到的目标,帮助其适应视力损害的事实和达到低视力康复目的。

【治疗要点】

1. 临床治疗　针对眼病给予药物或手术治疗,阻止或延缓眼病的发展,恢复眼组织的完整性及提高视功能。

2. 康复治疗　科学使用最佳的助视器,帮助低视力患者提高生活自理能力。

【常见护理诊断/问题】

1. 焦虑和无望感　与视功能低下有关。

2. 有受伤的危险　与视功能障碍造成不能识别危险环境因素有关。

3. 社会交往障碍　与盲或视力低下、视功能恢复无望有关。

【护理目标】

1. 患者视力稳定或提高。

2. 生活自理能力增强,社会活动范围扩大。

3. 借助助视器,患者的阅读功能得到改善。

【护理措施】

1. 心理护理　耐心倾听患者心理感受,发现其可能存在的心理问题;与患者及家属进行交流沟通,解释病情及治疗情况;安慰和开导患者接受视力残疾的现实,坚持进行低视力康复,树立生活自信心;鼓励患者增加社会活动,走出封闭的环境。

2. 提高生活自理能力

(1)指导患者依据屈光度、放大率、视野等选择合适的助视器。助视器有光学助视器和非光学助视器两种。前者包括望远镜、放大镜、眼镜助视器、视野扩大设备等;后者包括专用照明灯、电子放大系统、大字号印刷品、有声读物等,其中眼镜助视器最常用。教会患者助视器的使用方法及注意事项,指导其进行远、近距离视觉功能性训练,学会用助视器认识、注视、辨认、追踪、搜寻、记忆目标等。

(2)减少眩光,提高视觉对比敏感度。因低视力患者对照明的要求不同,应注意调整光线强弱,避免光线照射眼部引起眩光或光线阴影降低视觉对比度。读写时用黑色粗横格线条纸或黑底白字可减少眩光。外出时戴浅灰色太阳镜、宽檐帽也可防止眩光。视网膜色素变性和青光眼患者戴用黄色滤光镜,可改善视觉对比敏感度。

(3)其他感觉训练:指导患者依靠其他感觉如听觉、触觉和嗅觉方面的训练,以弥补视觉之不足。

3. 预防受伤　指导患者学会日常生活技巧,生活用品固定摆放,拿取方便,视力残疾人的生活、居住环境应安全无障碍,以免受伤。

### 知识链接

#### 人工视网膜

过去,盲人只能生活在黑暗的世界里,但现如今的高新科技可以帮助他们"重见光明"。类似于数码相机的人工视网膜,可以绕过盲人损坏的视觉系统,将外界的图像直接传送到盲人的大脑中。它是一种微芯片,上面布满电极,被植入视网膜底的黄斑区域,代替失去功能的感光细胞接收图像,发出信号刺激视神经,将图像传输到大脑。目前,视网膜芯片技术主要是针对视网膜色素变性的患者,全球有多个机构正在进行视网膜芯片的研究工作,已经有几十名患者在临床实验中接受手术,重新获得视力。

【护理评价】

通过护理措施的实施,评价患者是否能够:认同病情,稳定情绪;配合治疗,提高视力,对生活充满信心。

### 复习思考题

1. 患者,男,23岁,喜爱运动,双眼近视500度,大学后视力稳定,现欲行双眼近视手术治疗。

请问:

(1)目前需要对患者进行哪些检查?

(2)根据患者眼部情况应如何为其选择手术方式?

(3)请为患者制订一个手术护理计划。

2. 患者,女,68岁,发现糖尿病史7年,服用降血糖药物治疗,血糖前2年波动明显,近5年监测较稳定。眼科体检:右眼视力0.5,左眼视力0.3,双眼晶体皮质混浊,视网膜可见微动脉瘤及新生血管,左眼视网膜鼻上分支静脉呈火焰状出血,现欲行双眼YAG眼底激光治疗。

请问:

(1)该患者在激光治疗前应进行哪些准备?

(2)激光治疗前后应如何对患者眼部进行护理?

(3)如何对患者进行糖尿病及糖尿病性视网膜病变的卫生宣教?

(周苗苗)

# 中篇 耳鼻咽喉科护理

# 第十二章 耳鼻咽喉的应用解剖与生理

> **学习目标**
>
> 1. 掌握中耳的构成、毗邻关系、鼓膜标志和鼓室内容物;掌握鼻腔的结构、鼻的血液供应特点、鼻的生理功能和鼻出血的好发部位;掌握咽峡和咽的淋巴组织的概念;掌握喉软骨支架名称。
> 2. 熟悉乳突分型、咽鼓管组织学结构和外耳道长度;熟悉鼻域、窦口鼻道复合体的概念;熟悉咽的应用解剖与生理功能;熟悉喉腔的分区。
> 3. 了解内耳组织学结构、声音的传播途径;了解外鼻的构成、各部名称、鼻窦的各鼻道开口;了解咽的筋膜间隙;了解喉肌的名称及作用。
> 4. 能运用所学的鼻部解剖知识,概述鼻部与眼眶、颅脑的关系;运用所学的上颌窦解剖知识,概述上颌窦恶性肿瘤晚期侵及邻近部位所引起的临床症状。

## 第一节 耳的应用解剖与生理

### 一、耳的应用解剖

耳(ear)包括外耳、中耳和内耳三个部分(图12-1)。

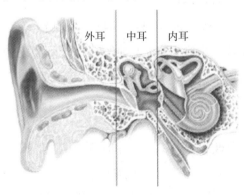

图12-1 外耳、中耳和内耳关系示意图

### (一)外耳

外耳(external ear)由耳郭和外耳道构成。

1. 耳郭　除耳垂由脂肪和结缔组织构成外，其余部分由软骨外覆软骨膜和皮肤构成。耳郭分为前面和后面。耳郭前面主要标志有耳轮、耳轮脚、耳轮结节、对耳轮、三角窝、舟状窝、耳甲艇、耳甲腔、耳屏、对耳屏、耳屏间切迹和耳垂等（图12-2）。耳郭软骨借韧带及肌肉附于颅侧面。耳郭皮肤较薄、血管表浅、血供不够丰富，易发生冻伤；受伤后易感染且不易愈合，若软骨感染，易发生软骨坏死。耳郭的软骨与皮肤粘连较紧，当外耳道有炎症时，压迫或牵拉耳郭可引起疼痛。

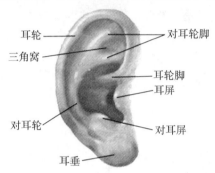

**图 12-2　耳郭表面标志**

2. 外耳道　外耳道是一条自外耳道口至鼓膜长 2.5～3.5 cm 的弯曲管道，其外 1/3 为软骨部，内 2/3 为骨部。软骨部皮肤内含毛囊、皮脂腺和耵聍腺。耵聍腺与汗腺相似，其分泌物为耵聍，有保护耳道的作用。骨部的皮肤较薄，缺乏毛囊和皮脂腺等结构。该部与颅中窝、颈静脉球、面神经管（垂直段的一部分）、颞下颌关节等相邻。

3. 外耳的血管、神经及淋巴

(1) 血管：动脉供应来自颈外动脉的颞浅动脉、耳后动脉和上颌动脉。

(2) 神经：感觉神经由耳大神经、枕小神经、耳颞神经及迷走神经耳支分布。当刺激外耳道时，常有咳嗽出现，即迷走神经耳支受刺激之故。

(3) 淋巴：汇入耳前、耳后、耳下、颈浅和深上淋巴结。

## (二) 中耳

中耳（middle ear）由鼓室、鼓窦、乳突和咽鼓管四部分组成。

1. 鼓室　鼓室又名中耳腔，为一不规则的含气空腔（图 12-3）。

(1) 鼓室壁：有上、下、前、后、外、内六个壁（图 12-4）。

① 上壁。又名鼓室盖，由颞骨岩部前外侧部形成，分隔鼓室与颅中窝。该处骨板较薄，若鼓室疾患，易波及颅内。在婴幼儿期，该壁有一骨缝尚未闭合，代之以结缔组织，故中耳炎症可经此缝侵及颅脑。

② 下壁。又名颈静脉壁，借薄骨板分隔鼓室和颈内静脉起始部。前内方为颈

动脉壁,即颈动脉管的后壁,较狭窄,有时不完整。

③前壁。上部有肌咽鼓管开口,肌咽鼓管口可分为上、下二部,上部为鼓膜张肌半管开口,容纳鼓膜张肌;下部为咽鼓管半管开口。

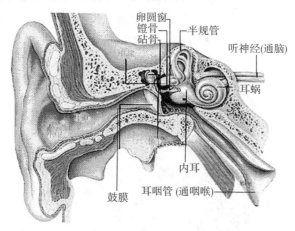

图12-3 鼓室的划分

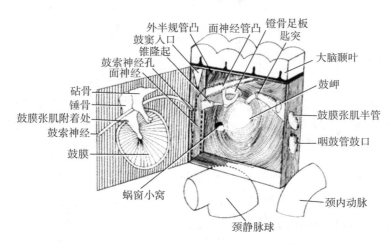

图12-4 鼓室六壁模式图(右)

④后壁。又名乳突壁,此壁上部有乳突窦开口,乳突窦向后与乳突小房相通,故中耳炎时炎症可扩散至乳突窦和乳突小房,严重者可形成乳突瘘。在乳突窦开口内侧壁上有外半规管凸,下方有一锥隆起,内藏镫骨肌。

⑤外壁。为鼓膜壁,大部分是鼓膜,分隔鼓室与外耳道。鼓膜为一椭圆形、半透明薄膜,呈浅漏斗状。正常鼓膜表面标志如图12-5所示。中耳炎时可蔓延至鼓膜,引起鼓膜穿孔,影响听力。

⑥内壁。又名迷路壁,为内耳的外侧壁,此壁凹凸不平,中部有圆形向外突的隆起,称为岬,由耳蜗第一圈起始部隆起形成。岬的后上方有卵圆形孔,通向内耳的前庭,称前庭窗(又名卵圆窗),此孔被镫骨底所封闭。岬的后下方有一圆形小

孔,与耳蜗的起始部相接,称为蜗窗(又名圆窗),在活体上被结缔组织膜所封闭,称为第二鼓膜,此膜对耳蜗内的外淋巴的波动具有缓冲作用。在前庭窗的后上方有一条弓形隆起,称为面神经管凸,内有面神经通过,面神经管凸以薄骨板与鼓室相隔。中耳炎手术时应慎重,防止损伤其内的面神经。

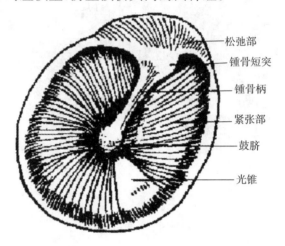

图 12-5　正常鼓膜表面标志(右)

(2)鼓室主要结构:

①听骨。为人体最小一组小骨,又称为听小骨,左右耳各3块。听骨由锤骨、砧骨及镫骨组成,大部分居于上鼓室内,借韧带及关节相连接组成听骨链。锤骨柄在鼓膜的内侧面,位于黏膜层与纤维层之间。镫骨足板借环韧带连接于前庭窗。锤骨和镫骨之间为砧骨。

②肌肉。鼓室内有两块肌肉——鼓膜张肌和镫骨肌。鼓膜张肌收缩时,可使鼓膜紧张;镫骨肌收缩时,牵拉镫骨,以调节声波。这两块肌肉共同作用,可使听骨之间的连接更加紧密,听骨链运动幅度减小,阻力加大,使外来的声波减弱,对内耳具有一定的保护作用。

(3)鼓室的血管和神经:

①鼓室的血管。动脉血液主要来自颈外动脉的分支,静脉流入翼静脉丛和岩上窦。

②鼓室的神经。包括:a.鼓室和鼓膜的感觉神经,主要为鼓室丛,由舌咽神经的鼓室支和颈内动脉交感神经丛的上、下颈鼓支所组成,司鼓室、咽鼓管及乳突气房黏膜的感觉;b.支配鼓室肌肉的神经,三叉神经之下颌支的分支支配鼓膜张肌的运动,面神经的镫骨肌支支配镫骨肌的运动;c.通过鼓室的神经,有鼓索神经和面神经。

2.鼓窦　鼓窦又名乳突窦,是鼓室向后上延展的气房,位于外耳道上方,内覆有纤毛黏膜上皮。随着乳突的发育,鼓窦的位置移向外耳道后上方,且变深。上壁为一薄骨板,称鼓窦盖,与鼓室盖连续,内侧壁为外半规管隆起。后下方与乳突气房相连。其外壁为乳突外板,在表面有许多供小血管经过的小孔,为筛区,是鼓窦表面的标志。

3.乳突 乳突是鼓室和鼓窦的外扩部分,位于鼓室的后下方,为外耳门后方的骨性突起。含有许多大小不等的气房,称乳突小房,各气房彼此相通,与鼓室之间的鼓窦相通。根据乳突小房的发育程度可将乳突分为四型。

(1)气化型:占80%,气房发育良好,气房间隔很薄,乳突外层也薄;气化型可分两型:部分气化型乳突,乳突有几个小房或气窦≤5 cm;完全气化型乳突,气房≥6 cm。

(2)硬化型:气房未发育,骨质致密。

(3)板障型:气房小而多,气房间隔较厚,外层骨质较厚,颇似头盖骨的板障构造。

(4)混合型:上述任何两型或三型并存。

4.咽鼓管 咽鼓管是沟通鼓室与鼻咽部的通道,咽鼓管呈弓状弯曲,整个管道长35~39 mm,由软骨部与骨部两部分所组成。其外1/3为骨部,内则有颈内动脉,在鼓室前壁的偏上部是鼓室口;内2/3为软骨部,内侧端的咽口位于鼻咽部的侧壁,具体位置是在下鼻甲后端的后下方。骨性部是咽鼓管的外侧较短的部分,其鼓室端开口于鼓室的前壁;软骨部经咽鼓管咽口,开口于鼻咽部侧壁。软骨部平时闭合,仅在吞咽时开放,以平衡中耳和外耳的气压,有利于鼓膜的正常振动。由于咽鼓管与鼻咽部相通,故咽部感染易沿咽鼓管侵入鼓室,引起中耳炎。

## (三)内耳

内耳(inner ear)又称为迷路,埋藏于颞骨岩部骨质内,介于鼓室与内耳道底之间,由骨迷路和膜迷路构成。骨迷路由致密骨质围成,是位于颞骨岩部内曲折而不规则的骨性隧道。膜迷路是套在骨迷路内的一封闭的膜性囊。膜迷路内充满内淋巴,骨迷路和膜迷路之间的腔隙内被外淋巴填充,且内、外淋巴互不相通。

1.骨迷路(osseous labyrinth) 骨迷路由致密骨质构成,可分前庭、骨半规管、耳蜗三部分,从前向后沿颞骨岩部的长轴排列,三者彼此相通。

(1)前庭:是位居骨迷路中部的空腔,内藏膜迷路的椭圆囊和球囊。前庭的后部有五个小孔,通三个半规管,前部有一大孔,通连耳蜗。前庭的外侧壁即鼓室的内侧壁,有前庭窗。内侧壁是内耳道底,有神经穿行。

(2)骨半规管:为三个C形的互成直角排列的小管,依其在空间的位置分别称为外(水平)半规管、上(垂直)半规管和后(垂直)半规管。每个半规管都有两骨脚,一为单骨脚,一为壶腹骨脚。壶腹骨脚上有膨大的骨壶腹,前、后骨半规管的单骨脚合成一个总骨脚,因此三个半规管只有五个孔开口于前庭(图12-6)。

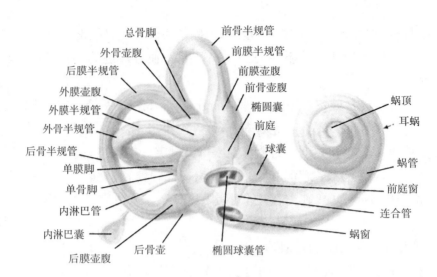

图 12-6　右侧骨迷路及膜迷路(前外侧面)

(3)耳蜗:耳蜗位于前庭的前方,形如蜗牛壳。蜗底朝向后内(即内耳道底),尖端朝向前外,称为蜗顶。耳蜗的中央是骨松质组成的蜗轴,呈水平位圆锥形。耳蜗实为蜗螺旋管(骨蜗管)环绕蜗轴约两圈半形成。耳蜗内共有三条管道,即上方的前庭阶,起自前庭,于前庭窗处为中耳的镫骨所封闭;中间是膜蜗管,其尖端为盲端,终于蜗顶处;下方是鼓阶,终于蜗窗上的第二鼓膜。前庭阶和鼓阶在蜗顶处借蜗孔彼此相通(图 12-7)。

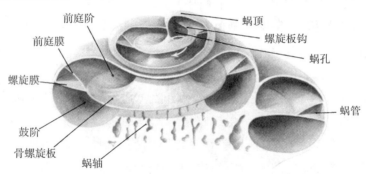

图 12-7　耳蜗切面

2.膜迷路(membranous labyrinth)　膜迷路由椭圆囊、球囊、膜蜗管及膜半规管组成,各部相互连通,借纤维束固定于骨迷路内(图 12-8)。

(1)椭圆囊和球囊:占据前庭部。椭圆囊在后上方,后壁有五个开口,连通三个膜半规管,球囊借连合管连于蜗管。在椭圆囊内的底和前壁上有椭圆囊斑,球囊内的前壁上有球囊斑,它们是位觉感受器,能感受直线加速或减速运动。椭圆囊和球囊各伸出一小管合并成内淋巴管,经颞骨岩部的前庭小管,止于颞骨岩部后面二层硬脑膜中的内淋巴囊。

(2)膜半规管:位于骨半规管内。在骨壶腹内的部分膨大为膜壶腹,壁上有隆起的壶腹嵴,也是位觉感受器,能感受旋转运动的刺激。

(3)膜蜗管：套在蜗螺旋管内，尖端为盲端，起端以连合管连于球囊。蜗管的横切面呈三角形，其上壁为蜗管前庭壁（前庭膜），将前庭阶和蜗管隔开；外壁较厚，富有血管，与骨膜相结合；下壁由骨螺旋板和蜗管股壁（螺旋膜）组成，并与鼓阶相隔。螺旋膜又称基底膜，其上有螺旋器，是听觉感受器。

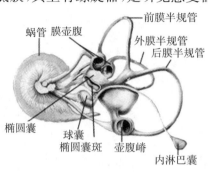

图 12-8　膜迷路（右侧）

3. 内耳的血管　内耳的血供主要来自迷路动脉，又称内听动脉，由椎－基底动脉之小脑前下动脉分出。内耳的静脉汇成迷路静脉、前庭水管静脉和蜗水管静脉，流入侧窦或岩上窦及颈内静脉。

4. 听神经（acoustic nerve）　听神经进入内耳道即分为前、后两支，前支为蜗神经，后支为前庭神经。

(1)蜗神经：位于蜗轴和骨螺旋板相连处的螺旋神经节，由双极细胞组成，其周围突穿过骨螺旋板分布于螺旋器的毛细胞，其中枢突组成蜗神经。蜗神经经内耳道入颅，终止于延髓与脑桥连接处的蜗神经背核和蜗神经腹核。

(2)前庭神经：位于内耳道底部的前庭神经节，亦为双极细胞，其上部细胞的周围突分布于上、外半规管壶腹嵴及椭圆囊斑，下部细胞的周围突分布于后半规管壶腹嵴和球囊斑，其中枢突构成前庭神经。前庭神经在蜗神经上方进入脑桥和延髓，大部分神经纤维终止于前庭神经核区，小部分越过前庭神经核进入小脑。

## 二、耳的生理

耳具有听觉和平衡两大生理功能。

### （一）听觉功能

听觉是人的主观感觉。声音是一种物理性能，物体振动后引起空气的振动而形成声波。不同物体的振动可产生不同的声波，并各具有不同的频率、波长、振幅和波形。物体每秒振动次数称频率，其单位为赫兹（hertz，Hz），如频率高，波长就短。频率的高低决定音调的高低，振幅的大小则决定声音的强度。人的听觉感觉范围在 20～20000 Hz，但对语言频率 500～3000 Hz 的声波最敏感。声音强度以分贝(decibel,dB)计算。足以引起听觉的最小声音强度,就是某人对该频率声波的听阈。

声音传入内耳的径路一是空气传导,另一是骨传导。在正常情况下,以空气传导为主。

1. 空气传导　简称气导,传导过程简示如下:

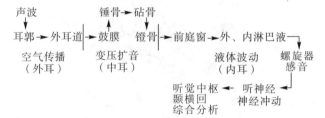

正常中耳具有变压扩音作用,一方面,鼓膜较镫骨底板的面积大17倍;另一方面,听骨链具有杠杆放大作用,从而在声波经鼓膜传至镫骨底板时,可将声压提高约22倍。

2. 骨传导　简称骨导,传导途径如下:声波→颅骨→内耳淋巴液波动→螺旋器→听神经→听觉中枢。正常情况下通过该途径传入内耳的声波极为微弱,因而对正常听觉意义不大。只是在某些病态时,才可显示其一定的作用。

## (二)平衡功能

人体维持平衡主要依靠内耳的前庭部、视觉、肌肉和关节等本体感觉三个系统的相互协调来完成的。其中内耳的前庭系统最重要,是一种特殊分化的感受器,主要感知头位及其变化。内耳前庭的感受器——壶腹嵴、椭圆囊斑和球囊斑分别感受不同方向的直线变速运动。其半规管中的壶腹嵴感受角度变速运动,球囊斑感受垂直上的变速运动,椭圆囊斑感受水平面上的变速运动。

# 第二节　鼻的应用解剖与生理

## 一、鼻的应用解剖

鼻(nose)由外鼻、鼻腔和鼻窦三部分构成。

### (一)外鼻

外鼻位于面部中央,形如三棱形椎体,自上而下分为鼻根、鼻背和鼻尖。鼻尖两侧呈弧形扩大,称鼻翼。外鼻下方有一对鼻孔,是气体进出呼吸道的门户(图12-9)。

外鼻以鼻和软骨为支架,外覆皮肤和少量皮下组织。外鼻的骨性支架由鼻骨、额骨鼻突、上颌骨额突组成。鼻骨左右成对,中线相接,上接额骨鼻突,两侧与上颌骨额突相连。鼻骨下缘、上颌骨额突内缘及上颌骨腭突游离缘共同构成梨状孔。外鼻软骨性支架由鼻中隔软骨、侧鼻软骨、大翼软骨、小翼软骨等组成。各软骨之间由结缔组织所联系。大翼软骨左右各一,底面呈马蹄形,各有内外两脚,外侧脚构成鼻翼的支架,两内侧脚夹鼻中隔软骨的前下缘构成鼻小柱的主要支架。

鼻尖、鼻翼及鼻前庭皮肤较厚,且与皮下组织及软骨膜粘连紧密,并富有皮脂腺、汗腺,为粉刺、痤疮和酒糟鼻的好发部位。发生炎症时,稍有肿胀,疼痛较剧。外鼻的静脉经内眦静脉及面静脉汇入颈内静脉,内眦静脉与眼上静脉、眼下静脉相通,最后汇入颅内海绵窦(图 12-10)。面静脉无瓣膜,血液可上下流通,当鼻或上唇(称危险三角区)患疖肿处理不当或随意挤压时,则有可能引起海绵窦血栓性静脉炎等严重颅内并发症的危险。

外鼻的运动神经为面神经,感觉神经主要是三叉神经第一支(眼神经)和第二支(上颌神经)的一些分支。

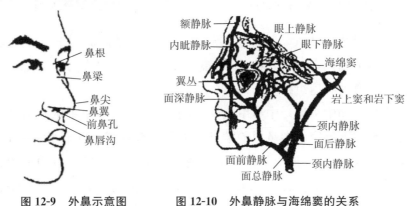

图 12-9　外鼻示意图　　图 12-10　外鼻静脉与海绵窦的关系

## (二)鼻腔

鼻腔(nasal cavity)为一顶窄底宽的狭长腔隙,前起前鼻孔,后止于后鼻孔,与鼻咽部相通,被鼻中隔分成左右两侧。每侧鼻腔又分为鼻前庭和固有鼻腔。

1.鼻前庭　鼻前庭位于鼻腔最前部,由皮肤覆盖,富有皮脂腺和汗腺,并长有鼻毛,故易患疖肿。由于缺乏皮下组织,皮肤与软骨膜紧密连接,故发生疖肿时疼痛剧烈。鼻前庭皮肤与固有鼻腔黏膜交界处称为鼻阈。

2.固有鼻腔(nasal fossa proper)　固有鼻腔常称鼻腔,由鼻中隔将其分为左、右两腔,各有内、外、顶、底四壁。

(1)内侧壁:即鼻中隔,由鼻中隔软骨、筛骨正中板(又称筛骨垂直板)、犁骨和上颌骨鄂突组成。软骨膜及骨膜外覆有黏膜。鼻中隔前下部黏膜内血管丰富,由鼻腭、筛前、上唇及腭大动脉支密切吻合形成毛细血管网,称为利特尔区(Little's area)。此处黏膜较薄,血管表浅,黏膜与软骨膜相接紧密,血管破裂后不易收缩,且位置又靠前,易受外界刺激,又称易出血区(图12-11),是鼻出血最易发生的部位。

(2)外侧壁:鼻腔外壁表面极不规则,有突出于鼻腔的三个骨质鼻甲,分别称上、中、下鼻甲。各鼻甲下方的空隙称为鼻道,即上、中、下鼻道。各鼻甲内侧面和鼻中隔之间的空隙称为总鼻道。上、中两鼻甲与鼻中隔之间的腔隙称嗅裂或嗅沟(图12-12)。

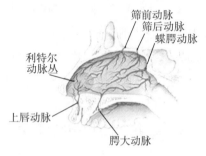
图 12-11 鼻中隔的动脉

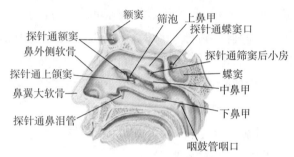
图 12-12 鼻腔外侧壁(内面观)

①上鼻甲和上鼻道。上鼻甲位于鼻腔外壁的后上部,位置最高、最小。因前下方有中鼻甲遮挡,前鼻镜检查不易窥见。上鼻甲后上方为蝶筛隐窝,蝶窦开口于此。上鼻道内有后组筛窦开口。

②中鼻甲和中鼻道。中鼻甲系筛骨的突出部,中鼻甲中常有筛窦气房生长,使鼻腔上部显著缩窄。中鼻甲前端外上方的鼻腔侧壁有小丘状隆起,称为鼻丘,是三叉神经、嗅神经所形成的丰富的反射区。中鼻道外壁上有两个隆起,后上方为筛窦的大气房,称为筛泡(ethmoidal bulla),筛泡前下方有一弧形嵴状隆起,称为钩突。筛泡与钩突之间有一半月形裂隙,称为半月裂孔,其外方有一弧形沟,称为筛漏斗,额窦多开口于半月裂孔的前上部,其后为前组筛窦开口,最后为上颌窦开口。

③下鼻甲和下鼻道。下鼻甲为一独立骨片,附着于上颌骨内壁,前端距前鼻孔约2 cm,后端距咽鼓管口约1 cm,为鼻甲中最大者,约与鼻底同长,故下鼻甲肿大时易致鼻塞或影响咽鼓管的通气引流。下鼻道前上方有鼻泪管开口,其外侧壁前段近下鼻甲附着处骨壁较薄,是上颌窦穿刺的最佳进针部位。

(3)顶壁:呈狭小的拱形,前部由额骨鼻突及鼻骨构成;中部是分隔颅前窝与鼻腔的筛骨水平板,此板薄而脆,并有多数细孔,呈筛状,嗅神经经此穿过进入颅前窝。外伤或手术时易骨折,致脑脊液鼻漏,成为感染入颅的途径。

(4)底壁:即硬腭,与口腔相隔。前3/4由上颌骨腭突构成,后1/4由腭骨水平部构成,两侧于中线相接,形成上颌骨鼻嵴,与犁骨下缘相接;底壁前方近鼻中隔处,两侧各有一切牙管开口,腭大动、静脉及腭前神经由此通过。

3. 血管、神经及淋巴

(1) 鼻腔的血管:①动脉。主要有来自颈内动脉系统的分支眼动脉和颈动脉系统的分支上颌动脉。眼动脉自视神经管入眶后分出筛前动脉和筛后动脉。两者穿过相应的筛前孔和筛后孔进入筛窦,均紧贴筛顶横行于骨脊形成的凹沟和骨管中,然后离开筛窦,进入颅前窝,沿筛板前行穿过鸡冠旁小缝进入鼻腔;上颌动脉在翼腭窝内相继分出蝶腭动脉、眶下动脉和腭大动脉供应鼻腔,其中蝶腭动脉是鼻腔血供的主要动脉。②静脉回流。鼻腔前部、后部和下部的静脉汇入颈内、外静脉,鼻腔上部静脉则经眼静脉汇入海绵窦,亦可经筛静脉汇入颅内的静脉和硬脑膜窦。

(2) 鼻腔的神经:包括嗅神经、感觉神经和自主神经。①嗅神经。分布于嗅区黏膜,嗅细胞中枢突汇集成多数嗅丝穿经筛板上之筛孔抵达嗅球。嗅神经鞘膜为硬脑膜的延续,损伤嗅区黏膜或继发感染,可沿嗅神经进入颅内,引起鼻源性颅内并发症。②感觉神经。来自三叉神经第一支(眼神经)和第二支(上颌神经)的分支。眼神经由其分支鼻睫神经分出筛前神经和筛后神经,与同名动脉伴行,进入鼻腔分布于鼻中隔和鼻腔外侧壁上部的一小部分和前部。上颌神经穿过或绕过蝶腭神经节后分出蝶腭神经,然后穿过蝶腭孔进入鼻腔分为鼻后上外侧支和鼻后上内侧支,主要分布于鼻腔外侧壁后部、鼻腔顶和鼻中隔。③自主神经。鼻黏膜血管的舒缩及腺体分泌均受自主神经控制。

(3) 鼻腔的淋巴:鼻腔前 1/3 的淋巴管与外鼻淋巴管相连,汇入耳前淋巴结、腮腺淋巴结及下颌下淋巴结。鼻腔后 2/3 的淋巴汇入咽后淋巴结及颈深淋巴结上群。鼻部恶性肿瘤可循上述途径发生转移。

## (三) 鼻窦

鼻窦(nasal sinuses)为鼻腔周围颅骨的含气空腔,各有开口与鼻腔相通,共有 4 对,按其同名颅骨命名为额窦、筛窦、蝶窦及上颌窦。鼻窦按其各自的开口位置,又分为前、后两组。前组鼻窦包括额窦、前组筛窦及上颌窦,其开口均在中鼻道;后组鼻窦包括后组筛窦及蝶窦,其开口前者在上鼻道,后者在蝶筛隐窝。

1. 上颌窦　上颌窦是鼻窦中最大的空腔,位于上颌骨内。共有 5 个壁,前壁有尖牙窝;后壁与翼腭窝相邻;顶壁即眼眶底壁;下壁为上颌骨齿槽突,牙根感染可引起齿源性上颌窦炎;内壁即鼻腔外侧壁的一部分。

2. 筛窦　筛窦位于鼻腔外上方筛骨迷路内,由气化程度不同的含气小房构成,气房的大小、排列及伸展范围极不规则,两侧极不对称。筛窦气房变异很大,但都有不同程度的发育。发育良好的筛窦,其气房可伸展入额窦底部、蝶窦上方

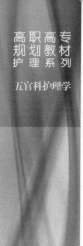

或侧方、上颌窦后上方及额骨眶部等处,个别的还可通过鼻中隔到达对侧鼻腔或向上伸入鸡冠。

3. 额窦　额窦居于额骨下部,为不规则椎体形,尖端朝上。

4. 蝶窦　蝶窦位于蝶骨体内,左右各一。

## 二、鼻的生理

### (一) 呼吸功能

鼻腔为呼吸道门户,对维护呼吸道的正常功能及预防呼吸道疾病具有重要意义。

1. 调节温度作用　鼻黏膜有丰富的血液供应,能对吸入的空气起调节温度作用。当冷空气通过鼻腔到达咽喉部时,温度已接近正常温度。

2. 温润作用　鼻黏膜的腺体每 24 h 可分泌液体 1000 mL 左右,这些液体主要增加吸入空气的温度。

3. 清洁作用　吸入气体中稍大的灰尘,由鼻前庭鼻毛阻挡,微小的灰尘和细菌黏附于黏膜表面的黏液中,随纤毛运动推向鼻咽部,从口腔吐出或咽下。

### (二) 嗅觉功能

当带有气味的空气吸入嗅区后,其微粒溶于嗅腺的分泌物中,刺激嗅细胞产生神经冲动,通过嗅神经到达嗅球,最后到达嗅中枢,产生嗅觉。

### (三) 共鸣作用

鼻腔及鼻窦对声音有共鸣作用。

## 第三节　咽的应用解剖与生理

## 一、咽的应用解剖

咽(pharynx)上起颅底,下至第 6 颈椎下缘水平,后方为颈椎,前方与鼻腔、口腔及喉相通,下端与食管相接。成人的咽全长约为 12 cm,上宽下窄,略成漏斗状,是呼吸道和消化道的共同通道。咽腔自上而下可分为三部分(图 12-13)。

### (一) 咽的分布

1. 鼻咽　鼻咽又称上咽,位于颅底与软腭游离缘平面之间,第 1 和第 2 颈椎前面。其前方经后鼻孔通鼻腔,两侧壁有咽鼓管咽口通中耳腔。咽口的后上方为咽隐窝,是鼻咽癌的好发部位。顶部黏膜下有丰富的淋巴组织聚集,呈橘瓣状,称腺样体,又称咽扁桃体。

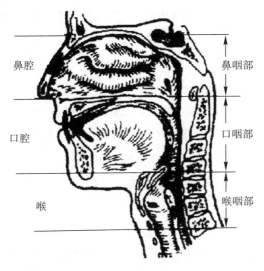

图 12-13 咽的矢状切面

2.口咽 口咽又称中咽,是口腔向后方的延续部,介于软腭与会厌上缘平面之间。前方经咽峡与口腔相通。口咽部淋巴组织丰富,两侧有腭扁桃体和咽侧索,后壁黏膜下有散在的淋巴滤泡。

3.喉咽 喉咽又称下咽,位于会厌上缘与环状软骨下缘平面之间。上接口咽,下连食管入口,该处有环咽肌环绕。前方为喉,两侧杓会厌皱襞的外下方各有一深窝,为梨状窝,此窝前壁黏膜下有喉上神经内支经此入喉。两梨状窝之间,环状软骨板后方有环后隙与食管入口相通,当吞咽时,梨状窝呈漏斗形张开,食物经环后隙入食管。在舌根与会厌软骨之间的正中有舌会厌韧带相连。韧带两侧为会厌谷,常为异物存留的部位。

## (二)咽的筋膜间隙

1.咽后隙 咽后隙位于椎前筋膜与颊咽筋膜之间,内有疏松结缔组织和淋巴组织。上起颅底枕骨部,下达第1、2胸椎平面,可通入食管后的纵隔,在正中由于咽缝前后壁连接较紧,将咽后间隙分为左右各一。鼻、鼻窦及咽部的淋巴都汇入其中,因此,这些部位的炎症可引起咽后间隙感染,甚至形成咽后间隙脓肿。

2.咽旁隙 咽旁隙位于咽后间隙两侧,左右各一,呈三角形漏斗状,内含疏松蜂窝组织,上界为颅底,下达舌骨大角处,后壁为椎前筋膜,内壁为颊咽筋膜、咽上缩肌,与扁桃体窝相隔。茎突及其附着肌肉将此间隙分为茎突前隙和茎突后隙两部,前者较小,内侧与扁桃体窝仅隔咽上缩肌,故扁桃体的炎症常扩散至此间隙;茎突后隙较大,其内有颈内动脉、颈内静脉、舌咽神经、迷走神经、舌下神经、副神经及交感神经等穿过,内有颈深淋巴结上群,因此,咽部感染可以从颈深淋巴结向此隙蔓延。

### (三)咽的淋巴组织

咽的淋巴组织丰富,较大淋巴组织团块呈环状排列,称为咽淋巴环,又称Waldeyer淋巴环,主要由咽扁桃体(腺样体)、腭扁桃体、舌扁桃体、咽鼓管扁桃体、咽后壁淋巴滤泡及咽侧索等组成内环;内环淋巴流向颈部淋巴结,后者又互相交通,自成一环,称外环,包括咽后淋巴结、下颌角淋巴结、下颌下淋巴结等淋巴组织。

1. 腭扁桃体  腭扁桃体俗称扁桃体,为一卵圆形淋巴组织,位于咽部两侧舌腭弓与咽腭弓间的扁桃体窝中,左右各一,为咽淋巴组织中最大者。其内侧面覆盖鳞状上皮黏膜,黏膜上皮向扁桃体实质内陷入形成一些深浅不一的盲管,称为扁桃体隐窝,常有食物残渣及细菌存留而形成感染"病灶"。

2. 腺样体  腺样体又称咽扁桃体,位于鼻咽顶壁与后壁交界处,形似橘瓣,表面不平,细菌易存留。其下端有时可见胚胎期残余的凹陷,称咽囊。腺样体于出生后即存在,6~7岁时最显著,10岁以后逐渐退化萎缩。腺样体肥大可引起鼻阻塞等症状,也可引发中耳炎。

### (四)咽的血管和神经

1. 咽的血管  咽部血液供应来自颈外动脉分支,包括咽升动脉、甲状腺上动脉、腭升动脉、腭降动脉、舌背动脉等;咽部的静脉经咽静脉丛与翼丛,流入面静脉,汇入颈内静脉。

2. 咽的神经  主要由舌神经、迷走神经和交感神经干的颈上神经节构成咽丛,司咽部的感觉和有关肌肉的运动。

## 二、咽的生理

### (一)呼吸功能

正常呼吸时的空气经过鼻腔和咽腔时,软腭必须保持松弛状态,若鼻腔或鼻咽部有阻塞,将影响鼻腔的正常呼吸作用,而导致张口呼吸。咽腔黏膜内富有腺体,故仍有继续对空气加温、湿润的作用。

## (二)吞咽功能

当吞咽的食团接触舌根及咽峡黏膜时,即引起吞咽反射。食团到咽腔时软腭上举,关闭鼻咽腔,舌根隆起,咽缩肌收缩,压迫食团向下移动。由于杓会厌肌、甲会厌肌及甲舌骨肌等收缩及舌根隆起,使会厌覆盖喉口,在呼吸发生暂停的同时,使声门紧闭,喉上提,梨状窝开放,食团越过会厌进入食管。

## (三)防御保护功能

咽肌运动对机体起着重要的保护作用,在吞咽和呕吐时,咽肌收缩可暂时封闭鼻咽和喉部,使食物不致返流入鼻腔或吸入气管。若有异物进入咽部,可因咽肌收缩而阻止下行,产生呕吐反射,吐出异物。

## (四)共鸣功能

发音时咽腔可改变形状而产生共鸣,使声音清晰、悦耳,其中软腭的作用尤为重要。

## (五)调节中耳气压

在吞咽或打哈欠时,咽鼓管咽口反射性地开放,空气从咽鼓管进入中耳腔,使鼓膜两面的大气压平衡,从而确保中耳的正常生理功能。

# 第四节 喉的应用解剖与生理

## 一、喉的应用解剖

**喉**(larynx)是由软骨、肌肉、韧带、纤维组织及黏膜等构成的一个形如倒椎体的管状器官,位于舌骨之下的颈前正中部,上通喉咽,下连气管,在成人相当于第3~5颈椎平面之间,女性及儿童的喉部平面位置较男性稍高(图12-14)。喉既是呼吸道的一部分,又是发音器官,具有重要的生理功能。

### (一)喉软骨

喉软骨构成喉的支架,主要软骨有9块,即不成对的甲状软骨、会厌软骨及环状软骨,和成对的杓状软骨、小角软骨及楔状软骨。喉软骨间由纤维韧带连接。

1. 会厌软骨 扁平如叶状,上缘游离呈弧形,茎在下端,附着于甲状软骨前角的内面。会厌分舌面和喉面,舌面组织疏松,故感染时易肿胀,婴儿与儿童会厌质软,呈卷叶状。

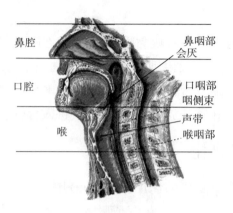

图 12-14　喉的解剖(矢状位)

2.甲状软骨　甲状软骨是喉支架中最大的一块软骨,两侧由左右对称的甲状软骨翼板在颈前正中线汇合形成一定的角度,男性夹角较小且上端向前突出,称为喉结,女性近似钝角,喉结不明显。甲状软骨上缘正中有一"V"形凹陷,称甲状软骨切迹,为识别颈正中线的标志。

3.环状软骨　环状软骨是喉与气管环中唯一完整的环形软骨,是喉支架的基础,对保持气管通畅起重要作用。若因外伤缺损,常致喉狭窄。环状软骨位于甲状软骨之下,下接气管,前部较窄,称环状软骨弓,后部向上延展而较宽阔,称环状软骨板。

4.杓状软骨　杓状软骨位于环状软骨板后上缘,呈三角锥形,左右各一,顶尖向后内方倾斜,其底部和环状软骨连接成环杓关节,它在关节面上的滑动和旋转可使声带张开或闭合。

5.小角软骨　小角软骨位于杓状软骨的顶部,左右各一,有伸展杓会厌皱襞的功能。

6.楔状软骨　楔状软骨在小角软骨前外侧,两侧杓会厌皱襞黏膜下,致黏膜形成白色的隆起,名楔状结节。

## (二)喉 肌

喉肌分为内外两组。喉外肌将喉与周围结构相连,可使喉体上升或下降,亦可使喉固定。二腹肌、茎突舌骨肌、下颌舌骨肌及颏舌骨肌等均附于舌骨之上,可使喉随舌骨上升而上提;胸骨舌骨肌、肩胛舌骨肌可使喉随舌骨下降而将喉拉向下。喉内肌可使声门开闭和声带弛张。

## (三)喉 腔

喉腔内面被覆黏膜。喉腔上起自喉入口,下达环状软骨下缘并接气管。以声带为界分隔为三区。

1. 声门上区 声门上区位于声带之上,其上口通喉咽部,呈三角形,称喉入口;前壁为会厌软骨;两旁为杓会厌皱襞;后为杓状软骨。介于喉入口与室带之间的区域称喉前庭。

2. 声门区 声门区位于声带之间。两声带间的裂隙称声门裂,吸气时成等腰三角形,为喉腔最狭窄部位。

3. 声门下区 声门下区是声带下缘至环状软骨缘以上的喉腔。幼儿期此区黏膜下组织结构疏松,炎症时容易发生水肿引起喉阻塞。

### (四)喉的淋巴

声门上区淋巴丰富,主要引流至颈深淋巴结上群;声门下区淋巴管较少,主要引流至颈深淋巴结下群;声门区淋巴管极少。通常喉的淋巴引流左右不交叉,上下分开。

### (五)喉的神经

喉的神经有喉上神经和喉返神经,均为迷走神经分支。喉上神经在相当于舌骨大角平面处分为内外两支,内支为感觉神经,分布于声带以上区域的黏膜;外支属运动神经,支配环甲肌。喉上神经病变时,喉黏膜感觉丧失致发生误咽,同时环甲肌松弛致发音障碍。喉返神经是喉的主要运动神经,支配除环甲肌以外的喉内肌的运动。左侧喉返神经绕主动脉弓,右侧绕锁骨下动脉。

## 二、喉的生理

### (一)呼吸功能

呼吸时喉部的作用为改变呼吸道的大小,以适应身体的需要。平静呼吸时,声带位于内收及充分外展位的中点,吸气时声门稍增宽,呼气时声门稍变窄。剧烈运动时,声带极度外展,使气流阻力降至最小。

### (二)发声功能

声音的产生决定于呼出气流的压力与喉内肌弹性组织力量之间的相互平衡作用,这种平衡作用的变动可以改变声调、强度和音质。声带振动是波状运动,声门开时,其振动始于声带下部,进而向上、向外,声带边缘似向外翻;在声门关闭时,声带运动则与上相反。

## （三）保护功能

喉的构会厌壁、室带和声带具有括约肌作用,能发挥保护下呼吸道的功能。在咳嗽反射时,室带关闭迅速,为时短暂;但在固定胸部时,动作缓慢,关闭持久。

# 第五节　气管、支气管和食管的应用解剖与生理

## 一、气管、支气管的应用解剖与生理

### （一）气管、支气管的应用解剖

气管(trachea)由软骨环、平滑肌、黏膜和结缔组织构成,起始于第6颈椎水平的环状软骨下缘,下端在隆突处分成左、右两个主支气管。成年男性的气管平均长度约为12 cm,女性约为10 cm。气管黏膜层为假复层纤毛柱状上皮,含有杯状细胞,与黏膜的腺体共同分泌浆液及黏液。气管由10~20个马蹄形透明软骨环构成支架,软骨环位于前壁和侧壁,缺口向后,由平滑肌及横行和纵行纤维组织封闭形成膜性后壁,并与食管前壁紧密附着。

气管末端左方有一纵形而尖锐的嵴,是左、右主支气管的分界,称为隆突,为支气管镜检查时的重要解剖标志。末节气管环向后下方延伸,分成左、右主支气管,分别进入两侧肺门后,继续分支如树枝状。分支顺序为:①主支气管(一级支气管):入左、右两肺;②肺叶支气管(二级支气管):右侧分三支,左侧分两支,分别入各肺叶;③肺段支气管(三级支气管):入各肺段;④肺段亚支气管(四级支气管):入肺小叶。

右侧主支气管较粗短,约为2.5 cm,与气管纵轴的延长线约呈25°;左主支气管细而长,约为5 cm,与气管纵轴的延长线约呈45°。因此,气管异物易进入右侧支气管(图12-15)。

### （二）气管、支气管的生理功能

1.呼吸调节功能　气管、支气管是吸入氧气、呼出二氧化碳及进行气体交换的主要通道,同时还具有调节呼吸的功能。吸气时,由于气管及支气管腔增宽、胸廓扩张、膈肌下降,呼吸道内压力低于外界,有利于气体吸入;呼气时,呼吸道内压力高于外界,将气体排出。

2.清洁功能　呼吸道的清洁作用主要依靠气管、支气管内纤毛和黏液的协同作用。气管内的黏液主要来自气管、支气管黏膜上皮层中的杯状细胞和黏膜下的

黏液腺。正常情况下，气管每天分泌100～200 mL黏液，以湿润呼吸道黏膜，并维持纤毛的正常活动。在呼吸道内有黏液的情况下，纤毛呈有节律的自下而上摆动，向外排出带有细菌的分泌物或异物，起到净化和保护呼吸道的作用。

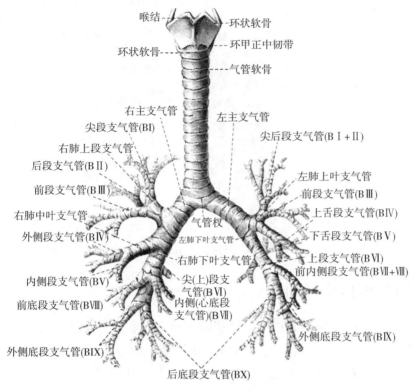

图12-15 气管、支气管及肺段示意图

3.反射性防御机制　气管、支气管黏膜下富含感觉传入神经末梢，主要来自迷走神经，机械性或化学性刺激沿此神经传入延髓，再经传出神经支配声门及呼吸肌，引起咳嗽反射。咳嗽时，先做深呼吸，接着声门关闭，继之强烈呼气，胸内压增高，声门突然开放，呼吸道内气体极速咳出，异物和分泌物随气流排出。

4.免疫功能　呼吸道分泌物中含有与抗感染有关的免疫球蛋白，如IgA、IgG、IgM和IgE等，其中IgA最多。

## 二、食管的应用解剖与生理

### （一）食管的应用解剖

食管（esophagus）是咽和胃之间的消化管，上接喉咽与环状软骨下缘相平，下止于胃的贲门，成人全长为23～25 cm，横径为2 cm。颈段食管长约5 cm，位于中线略偏左侧，与气管喉壁紧贴。食管有4个生理性狭窄：第一处狭窄位于食管的起始处,距离上切牙约 16 cm,是食管最狭窄处,异物最易嵌顿于此;第二处狭窄由主动脉弓压迫食管左侧壁形成,位于距上切牙 23 cm 处;第三处狭窄为左侧主支气管压迫食管前壁形成,位于第二狭窄下 4 cm;第四处狭窄是食管通过横膈裂孔形成,位于距上切牙 40 cm 处(图 12-16)。

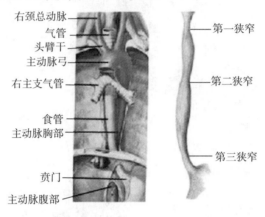

图 12-16　食管的 4 个生理狭窄

## (二)食管的生理功能

食管的主要生理功能是通过蠕动将咽下的食物和液体运送到胃,并能阻止反流。食管具有分泌功能,但无吸收功能。食管壁黏膜下层有黏液腺分泌黏液,起润滑保护作用。食管下端黏液腺、混合腺更丰富,分泌更多黏液以保护食管黏膜免受反流胃液的刺激和损害。

### 复习思考题

1. 声波传导通路和听觉形成过程是什么?
2. 味觉斑和壶腹嵴的结构和功能是什么?
3. 外耳和中耳的结构特征是什么?
4. 内耳骨迷路和膜迷路的组成是什么?
5. 简述筛窦的各壁解剖结构。
6. 鼻源性颅内并发症的解剖学基础是什么?
7. 咽部扁桃体环的解剖结构是什么?
8. 全喉切除后患者生理功能和生活质量会有哪些改变?
9. 为什么气管异物容易落于右支气管?
10. 气管存在几处生理狭窄?是如何形成的?

(赵　龙)

# 第十三章 耳鼻咽喉科患者的护理概述

> **学习目标**
> 1. 掌握专科检查时检查者和患者的位置及护理配合;掌握外耳道冲洗法、外耳道滴药法、滴鼻法、剪鼻毛法、鼻腔冲洗法等操作要点;掌握耳鼻咽喉科疾病的常见护理诊断及相关护理要点。
> 2. 熟悉耳鼻咽喉科疾病的护理评估。
> 3. 能运用所学知识,根据耳鼻咽喉科疾病的特点制订相关护理计划并实施整体护理。

## 第一节 耳鼻咽喉科患者的护理评估与常用护理诊断

### 一、耳鼻咽喉科患者的基本特征

在人体感觉器官中,耳鼻咽喉的作用是举足轻重的。耳鼻咽喉诸器官与整个机体有着广泛而紧密的联系,可因多个器官同时受到病变的侵袭,或主要由一个器官病变累及其他器官或组织而出现多种主诉或不适,全身性疾病亦可表现为耳鼻咽喉科症状。耳鼻咽喉科诸器官患病,可严重影响患者的生活、学习、工作、人际交往和自我概念。另外,耳鼻咽喉科急诊多而急,有时甚至威胁患者的生命。因此,在做护理评估时,除了疾病上的评估,更要注重患者对疾病的认知和接受程度等多方面的影响,以便制定符合不同患者状况的个性化护理措施。

### 二、耳鼻咽喉科患者的护理评估

#### (一)健康史

1. 目前健康状况 患者的生理、心理状况及对疾病的认识。
2. 此次患病情况 患病的经历、主要症状、起病时间、严重程度、有无诱因、患病后的诊断和治疗情况。

3. 过敏史　部分耳鼻咽喉科的疾病与变态反应有关,需详细询问对冷空气、花粉、食物、灰尘等有无过敏反应,接触上述过敏因素时是否有同样症状发生。

4. 既往健康状况　了解患者有无经常感冒、咳嗽、头痛、流鼻涕等病史;既往是否做过手术、检查或治疗;女性患者还应了解月经史和生育史。

5. 家族遗传史　了解患者家族的健康状况;有无过敏性疾病或遗传性疾病。

6. 患者就诊或住院时,护士应重视人文关怀,如患者有严重疼痛、呼吸困难等,护士应适时缩短询问时间,避免造成患者不适。

7. 其他相关因素

(1) 环境和职业因素:耳鼻咽喉科疾病的发生与环境和职业因素有着密切的关系,如长期在高分贝噪音环境下工作和生活,可能会引发缓慢的进行性耳聋。应了解患者的居住地区环境、从事职业、周围环境有无污染等情况。

(2) 生活习惯:不良生活习惯对耳鼻咽喉科疾病的发生、发展也有重要影响。如挖耳易发生外耳道炎、外耳道霉菌感染等;不恰当的擤鼻可导致中耳炎;长期吸烟、饮酒及疲劳也可导致耳疾。

## (二) 身体状况

1. 耳痛　耳痛由耳内或中耳疾病引起。耳痛形式有刺痛、钝痛、抽痛等。当开口、打哈欠、咀嚼时疼痛加重。耳痛可分为原发性耳痛和继发性耳痛。原发性耳痛常为耳部疾病所致;继发性耳痛主要是邻近器官疾病引起的神经反射性痛。耳痛常疼痛难忍、烦躁不安,小儿表现为哭闹、烦躁、用手扯耳等。

2. 耳漏　耳漏指外耳道有异常液体流出。漏出的液体性质有脂性、浆液性、水性、黏液脓性、血性等。耳道长期流脓可能会导致有臭味。外耳及中耳的各种炎性疾病、耳外伤等是耳漏发生的常见原因。

3. 耳聋　耳聋即听力障碍,分为传导性耳聋、感音性耳聋和混合性耳聋三类。传导性耳聋是指外耳道至中耳的"鼓膜—听骨链"系统损害引起的听力下降;感音性耳聋属于感音器病变,是指内耳中的耳蜗或听神经至听觉中枢有关的神经传导径路损害,导致听力减退或消失;混合性耳聋为兼有传导性耳聋和感音性耳聋。耳聋患者因与他人交流时存在障碍,因此常会伴有焦虑、孤独、自卑等不良情绪反应。

4. 耳鸣　耳鸣是听觉功能紊乱所致的耳科疾病中的常见症状,患者自觉耳内有鸣响。临床上将耳鸣分为主观性耳鸣和客观性耳鸣两类。主观性耳鸣较多见,为患者主观感到耳内或颅内有鸣响。应注意是高音调性还是低音调性,是蝉鸣样还是机器样隆隆声,是单侧耳鸣还是双侧耳鸣。客观性耳鸣较少见,指患者和其他人都能听到耳鸣的声音,例如血管的搏动声等。耳鸣常使人感到烦躁、易激动等,而这些情绪又会加重耳鸣,继之形成恶性循环。

5.眩晕　眩晕发作时常会感到天旋地转,甚至恶心、呕吐、冒冷汗等自主神经失调的症状。患者一般会出现反复发作性眩晕,伴有耳聋、耳鸣、耳闷、恶心、呕吐、出冷汗、面色苍白、四肢冰凉等症状。

6.鼻塞　鼻塞是鼻腔呼吸功能减退的表现,常见于鼻及鼻窦疾病。鼻塞表现为单侧或双侧,持续性、间歇性、进行性或交替性加重。长期鼻塞还会引起口臭、慢性咽喉炎、口唇易干裂等,严重者影响心肺功能。

7.鼻溢　鼻溢也称鼻漏,指鼻内分泌物由前鼻孔流出,或向后流入鼻咽部经口腔排出。由于原因不同,分泌物性质各异,鼻漏可分为水样、黏液性、黏脓性、脓性、血性、脑脊液鼻漏等。对鼻溢患者应详细询问鼻漏发生原因、量和时间,仔细观察鼻漏液性质。

8.嗅觉障碍　根据疾病发生不同分为暂时性嗅觉减退、嗅觉过敏和嗅觉丧失等。

9.鼻出血　多因鼻腔病变引起,也可由全身疾病所引起,偶有因鼻腔邻近病变出血经鼻腔流出者。鼻出血一般始于一侧鼻腔,色鲜红,多为单侧,亦可为双侧;可间歇反复出血,亦可持续出血;出血量多少不一,轻者仅鼻涕中带血,重者可引起失血性休克;反复出血则可导致贫血,多数出血可自止。长期的少量出血,尤其是涕中带血,有可能是恶性肿瘤的早期症状,应重视。

10.咽痛　咽痛是最常见的咽部症状,主要由咽部疾病引起,也可是咽部邻近器官或全身疾病在咽部的表现。

11.咽部感觉异常　患者主诉咽部有堵塞、瘙痒、干燥等感觉,均称为咽部感觉异常。常因咽部及其周围组织的器质性病变而产生,也可为神经官能症的一种表现,多与恐惧、焦虑等精神因素有关。老年人咽部异物感进行性加重并在进食时明显者,应警惕咽喉部有无恶性肿瘤。

12.吞咽困难　吞咽困难是指食物从口腔至胃、贲门运送过程中受阻而产生咽部、胸骨后或食管部位的梗阻停滞感觉。吞咽困难患者常出现营养缺乏、饥饿消瘦的情况,在选择食物类型和给药途径时应注意。

13.声音嘶哑　又称声嘶,是喉部病变的主要症状,多由喉部病变所致,也可因全身性疾病所引起。声嘶的程度因病变的轻重而异,轻者仅见音调变低、变粗,重者发声嘶哑,甚至只能发出耳语声或失音。

14.喉痛　喉痛是喉部常见症状。常见原因有喉部急慢性炎症、外伤、喉结核等。

15.喉鸣　喉鸣是呼吸气流通过狭窄的喉腔时所发出的声响,多在吸气期出现。引起喉鸣的常见原因包括先天性喉鸣、喉肌痉挛等。

## (三)心理—社会状况

耳鼻咽喉科疾病均发生在头面部,疾病本身以及其治疗方式会引起头面部明显的结构和功能的改变。患者会因与他人交流困难而导致心理障碍,常表现出自卑、偏执、孤独等,甚至有焦虑、恐惧、绝望等不健康的心理。疾病可严重影响患者的生活、工作和学习,因此,护士在进行护理时,要时刻体现人文关怀,了解并尊重患者,及时向患者提供完善、准确的疾病信息,应用多学科知识,掌握不同患者的心理活动,为患者提供个性化的护理措施,同时,更要细心、耐心、富有爱心地做好心理护理。

## (四)常用检查

耳鼻咽喉科患者常用的辅助检查包括耳镜检查、咽鼓管功能检查、听力检查、前庭功能检查、耳部影像学检查、前鼻镜检查、体位引流、鼻内镜检查、X线检查、咽拭子培养、鼻咽镜检查、间接喉镜检查、直接喉镜检查、纤维喉镜检查等。

## 三、常用的护理诊断

1. 急性疼痛　与耳鼻咽喉各器官的急慢性炎症、外伤、手术等有关。

2. 舒适的改变　与外伤、局部炎症、肿瘤压迫、手术创伤、疲劳等有关。

3. 感知障碍　嗅觉减退或听力下降与嗅觉、听力功能异常有关。

4. 语言沟通障碍　与听力下降不能理解他人、气管切开、喉部病变或喉切除术后发音功能受损有关。

5. 体温过高　与耳鼻咽喉科各种炎症有关。

6. 有感染的危险　与鼻腔通气障碍、耳鼻咽喉异物、外伤、各种手术后切口易被感染等有关。

7. 清理呼吸道无效　与鼻腔、咽喉、气管的炎症引起分泌物增多且黏稠不易排出、气管切开或喉部手术后气道分泌物增多且黏稠、患者咳嗽排痰能力下降等有关。

8. 有受伤的危险　与平衡功能失调、嗅觉障碍或听力障碍所致察觉环境危害能力降低等有关。

9. 体液不足的危险　与鼻出血、手术后出血、摄入液体不足等有关。

10. 营养失调　低于机体需要量与咽喉部炎症引起吞咽疼痛、喉部肿瘤引起进食梗阻等有关。

11. 有窒息的危险　与喉部或气管异物、喉部急性炎症、外伤或气管切开后痰液积聚阻塞呼吸道等有关。

12. 口腔黏膜受损　与喉切除术后不能经口进食、鼻腔填塞后张口呼吸等有关。

13. 焦虑　与担心疾病的治疗和预后结果、对环境不熟悉、担心疾病会影响自己的生活与工作等有关。

14. 自我形象紊乱　与鼻部手术和喉部手术后面部结构和功能改变、鼻部和耳部先天畸形、长期炎症引起分泌物过多或有异味等有关。

15. 社交隔离的危险　与听力障碍或喉部手术后语言交流能力受损、面部手术或先天畸形引起的自尊降低等有关。

16. 知识缺乏　缺乏疾病的治疗和预防、用药、并发症的控制和监测或自我护理的知识和技能等。

# 第二节　耳鼻咽喉科患者常用检查与护理配合

## 一、检查者和患者的位置

耳鼻咽喉科配有专用诊察椅,检查时,患者坐于椅上,光源定位在患者耳后上方约 15 cm 处。鼻腔、咽部、喉部检查时,医生面对患者,距离适宜,为 25～40 cm。进行耳部检查时,医生和患者的头位应在同一水平上,检查过程中根据需要调整患者的头位。对于耳痛,检查时首先要使患儿情绪稳定,尽量不要让患儿受到惊吓,抱患儿坐在大腿上,将患儿双腿夹紧,一手固定患儿的上肢和身体,另一手固定患儿的头部。

## 二、专科检查及护理配合

### (一)耳部检查及护理配合

1. 耳镜检查　受检者侧坐,检查者将额镜光线集中于受检查者的外耳道口,以一手向后上方牵引耳郭。选择大小合适的耳镜,旋转置入外耳道。耳镜不应放入太深,以便上下左右移动,观察耳道各部及鼓膜的全貌。

2. 咽鼓管功能检查

(1)吞咽试验:用于查明鼓膜无穿孔者咽鼓管的通气功能。将听诊管两端的橄榄头分别置于患者和检查者的耳道口,当受试者做吞咽动作时,检查者可听到轻柔的"嘘嘘"声。亦可通过耳镜观察鼓膜随吞咽动作产生的运动。若鼓膜随吞咽动作而向外运动,示功能正常。咽鼓管功能不良者吞咽时,从其耳道听不到声音,鼓膜运动差。此法有部分咽鼓管功能正常者可出现阴性结果。向患者正确解释检查的目的和方法,做好心理护理,减轻患者顾虑,积极配合检查。

(2)波氏球吹张法:嘱受检者含一口水,将波氏球前端的橄榄头紧塞于受检者一侧前鼻孔,用手指压紧另一侧鼻孔,令受检者将水吞下,吞咽时嘴唇紧闭。当受检者将水咽下时,迅速紧捏波氏球,使球内空气进入咽鼓管,受检者即感到空气进入耳之响声,示咽鼓管通畅(图13-1)。若受检者与检查者之间动作不协调,则需要重新吹张。如动作协调无误,受检者无任何感觉,示咽鼓管不通。波氏球橄榄头用后应用75%酒精棉球擦洗或放在消毒液中浸泡消毒。

(3)导管吹张法:咽鼓管导管俗称欧式管。以1%麻黄碱、丁卡因棉片收敛麻醉鼻腔黏膜后,选用大小合适的欧氏管从前鼻孔插入,弯头向下,沿鼻底直达鼻咽部后壁,再将弯头向外转90°,缓慢拉出,欧式管弯头越过咽鼓管圆枕,滑入咽鼓管咽口。用橡皮球连接欧式管,轻轻吹气。借助听管判断咽鼓管通气情况(图13-2)。正常者可听到轻柔的吹风声和鼓膜振动声。受检者亦能感到鼓膜向外膨出。若吹胀不通,听不到声音,可略调整欧式管的位置和角度,再行吹气,经多次调整仍吹张不通者,示咽鼓管阻塞。注意操作轻柔,切忌粗暴,吹气不可过猛。

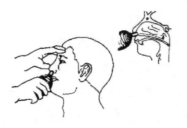 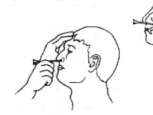

图 13-1　波氏球吹张法　　　　图 13-2　导管吹张法

(4)鼓室滴药法:此法仅适用于鼓膜穿孔者。受检者侧坐,患耳向上,轻轻向上拉直患耳的外耳道,向耳道内滴入0.25%氯霉素溶液,嘱受检者做吞咽动作。如咽部感到苦味,示咽鼓管通畅;如反复吞咽终无苦味感,示咽鼓管阻塞。

3.前庭功能检查

(1)平衡功能检查:平衡障碍的主要症状是偏倒、错指物位、行走或书写障碍。

①闭目直立检查法。受检者闭目,双脚并拢直立,两手臂向两侧伸直平举与肩平。迷路有病变时,将向患侧偏倒;头部转动时,偏倒的方向随之改变。小脑有病变时,将向患侧或后方偏倒,不随头位的转动而改变偏倒的方向。

②过指试验法。检查者与受检者对坐,各伸出一手臂,示指伸出,其他四指握拳。检查者手背向下,受检者手臂向上。嘱受检者将手臂举起再向下移动,以示指接触检查者的示指。先睁眼试之,然后闭目检查。迷路有病变者,闭眼时不能正确指向预定目标,双手示指均向患侧偏斜。小脑有病变时,患侧示指患侧偏斜,而健侧示指则能正确地接触检查者的示指。

③闭目行走试验。嘱受检者闭目由起始点向前走5步,然后向后退5步,反

复5次。观察最后一次行走的方向与起始方向之间的偏斜角度如何,以判断两侧前庭功能状况。若向右偏斜角度大于90°,则为右侧前庭功能减弱;若向左偏斜大于90°,则为左侧前庭功能减弱。

(2)旋转试验:最常用的方法是巴拉尼法。受检者坐于转椅中,头前倾30°,将头固定于头托上,使外半规管保持水平位置。令受检者闭眼,先顺时针方向旋动转椅,在20 s内旋转10次,满10转时立即停止。令受检者向远处凝视,计算眼震时间。10 min后再逆时针方向旋转10次,计算眼震时间。

4.听力检查法

(1)耳语检查:适用于一般体检,可大概了解受检者听力情况。

(2)表试验:一般选用秒表做检查用。

(3)音叉检查:用于初步判定与鉴别耳聋性质,但不能判断听力损失的程度。检查时先击动音叉叉臂的上1/3处,然后将音叉置于距外耳道口约1 cm处,两臂的上1/3均应处于外耳道的延长线上,以检查气导听力,注意不要触及耳郭和鬓发。检查骨导时则以柄端直接贴紧皮面。

常用的检查方法如下:①林纳试验(Rinne test,RT),又称气骨导比较试验,是比较同侧气导和骨导的一种检查方法。先将振动的音叉柄端抵在受试耳乳突的鼓窦部位测骨导听力,至受试耳听不到音叉声时,立即测同侧气导听力,受试耳通过气导又重新听到声音,示气导>骨导(AC>BC),为阳性RT(+),表示正常耳或感音神经性聋;反之,若骨导时间长于气导时间(BC>AC),为阴性RT(−),表明受试耳有传音性聋;气、骨导时间相等(AC=BC),为RT(±),示有传音性聋或混合性聋。②韦伯试验(Weber test,WT),又称骨导偏向试验,比较受试者两耳骨导听力的强弱。将振动的音叉柄底置于颅骨中线任何一点,让受试者比较哪一侧耳听到的声音较响。如偏向(→)健侧,示对侧耳有感音神经性耳聋;若偏向患侧,示该侧有传音性聋;若两侧相等,则无偏向(=),示双耳听力正常或两耳听觉损害性质相同、程度相等。③施瓦巴赫试验(Schwabach test,ST),又称骨导对比试验,用于比较受试耳与正常人骨导的时间。先测试受试耳骨导,至受试者听不到声音时,立即测检查者(正常人)耳的骨导,若检查者仍能听到声音,为施瓦巴赫试验缩短,示受试耳为感音神经性聋;若受试耳听不到声音时,检查者也听不到,则再反向测试,若受试耳骨导时间长于正常耳,为施瓦巴赫试验延长,示受试耳为传音性聋。

(4)纯音听力计检查法:利用电声学原理设计而成,能发出各种不同频率的纯音,也可调节强度。能鉴定耳聋的性质和确定听力损失的程度。运用此方法时需要在隔音室内进行。

(5)反射测听法:适用于婴儿听力测试。给婴儿一个声音刺激,如婴儿听到声音,可出现反射性眨眼。

## (二)鼻部检查及护理配合

1. 前鼻镜检查　以左手持鼻镜,轻轻插入鼻前庭,展开鼻翼,观察鼻腔内情况。注意黏膜色泽、肿胀、中下鼻甲的大小、形状、鼻道及嗅裂情况,鼻中隔形状、分泌物性质及其位置,有无息肉、异物、溃疡、肿瘤、出血等。双侧鼻腔应对比观察。

2. 鼻内镜检查　纤维鼻内镜检查用以了解鼻腔各部及鼻窦自然开口及其附近的病变,也可进入鼻窦观察病变情况。

## (三)咽部检查及护理配合

1. 压舌板使用　压舌板只能压于舌前 2/3 处,压于舌根部位易引起恶心呕吐,不利于检查。使用压舌板时力量不宜过大,动作要轻柔。自前向后依次观察双侧腭舌弓、腭咽弓、咽侧壁和咽后壁。注意观察咽黏膜有无充血、溃疡、脓痂、干燥等情况。同时检查两侧腭扁桃体,检查时嘱患者发"啊"音,观察软腭运动情况。

2. 鼻咽部检查　主要通过间接鼻咽镜检查,可同时检查后鼻孔。鼻咽触诊主要用于儿童,注意固定患儿,检查者立于患儿的右后方,左手示指紧压患儿颊部,防止患儿咬伤手指,用戴好手套的右手示指经口腔深入鼻咽,触诊鼻咽各壁,注意后鼻孔有无闭锁及腺样体大小。若发现肿块,应注意其大小、质地及周围组织。撤出手指后,观察指端有无脓液或血迹。因此项检查有一定痛苦,操作前需和家长详细说明并得到配合。操作过程中动作一定要轻柔。

## (四)喉部检查及护理配合

1. 间接喉镜检查　患者端坐,头微前倾,张口、伸舌、用口呼吸,检查者用消毒纱布包住患者舌前端,用拇指与中指将舌轻轻固定于门齿外,示指抵于上列牙齿,此时不可过度用力牵拉,以免损伤舌底。右手持经加温后的间接喉镜沿患者舌背进入,镜面与舌背平行,但不与舌背接触,将其送至腭垂前下方。首先看到的是舌根、舌扁桃体、会厌谷、喉咽后壁、喉咽侧壁、会厌舌面游离缘,前后轻微移动镜面即可见杓状软骨及两侧梨状窝等处,嘱患者发较长"依"声,使会厌上举。正常情况下,发"依"声时,声带内收向中线靠拢,深吸气时,声带分别向两侧外展,此时可通过声门窥见声门下区或部分气管环。应注意此镜面的影像为倒像,与喉部真实解剖位置前后颠倒,但左右侧不变。

2. 直接喉镜检查　直接喉镜检查又称喉直达镜检查,用于直接观察喉腔情况,并可借此施行喉内手术或其他喉部治疗。受检者喉腔表面麻醉后取仰卧位,垫肩、头后仰，检查者将喉镜经口插至喉部，把会厌挑起后即可观察喉部的病变。作直接喉镜检查时，易引起恶心、呕吐，故手术须在空腹时进行，即在检查前4～6 h禁食。检查前应详细询问病史，做好口腔、牙齿、咽部、间接喉镜检查和全身检查；术前还需将检查过程向受检者详细说明，以解除顾虑，做好思想准备。检查时受检者需全身放松，平静呼吸，并与检查者密切合作。

3.纤维喉镜检查　鼻腔和咽喉部经丁卡因表面麻醉后，纤维喉镜从一侧鼻孔导入，经鼻咽向下渐渐插至喉部，即可作喉腔的检查和治疗。检查前向患者介绍检查的要点，以取得其配合。检查后，将取下的组织标本送检。

## (五)耳鼻咽喉科影像学检查及护理配合

1.外鼻X线检查

(1)适应证：鼻外伤可表现为局部疼痛、肿胀、鼻出血、鼻梁上段塌陷或偏斜、鼻中隔骨折、软骨脱位等，鼻骨X线侧位片可作为诊断根据。

(2)摄片方法：头偏向一侧，胶片置于鼻另一侧，采用低电压曝光条件，球管对准鼻骨。

2.鼻窦X线检查

(1)适应证：①急、慢性鼻窦炎；②鼻窦良性或恶性病变、真菌病、不明原因出血者；③颌面部外伤疑有鼻窦及周围结构骨折等；④不明原因的头痛、头晕等。

(2)摄片方法：①鼻颏位亦称华特位(Water position)，患者鼻颏贴片，中心射线向足侧倾斜15°，自后向前通过鼻尖投射，主要显示双侧上颌窦、筛窦、额窦、鼻腔和眼眶。②鼻额位(或枕额位)亦称柯德威尔位(Caldwell position)，患者鼻额贴片，中心射线向中侧倾斜15°，自后向前通过鼻根投射片上。重点检查额窦和筛窦，亦可显示上颌窦、鼻腔和眼眶。应注意观察窦腔的发育、形状及大小，是否有黏膜增厚、占位病变及骨质破坏以及窦壁完整与否，这对诊断鼻窦炎、窦内新生物、外伤以及受累的邻近器官病变有重要帮助。③如需观察各鼻窦、蝶鞍及鼻咽，可加摄侧位X线片。

3.鼻断层片检查　对上述结构平片尚难定论的部位，需进一步行冠状面断层。患者取坐位或卧位均可，面向台面，头取枕额位或枕颏位，主要检查鼻窦上、下、内、外骨壁和窦腔及鼻腔、鼻中隔的情况。

4.计算机X线断层摄影术(CT)及磁共振成像(MRI)检查　CT扫描多用横断层面，而鼻窦及耳加冠状层面。冠状位(正位)扫描为功能性内镜鼻窦手术的常规检查。MRI对软组织的分辨率比CT高，在耳鼻咽喉科疾病中的应用不仅能判断鼻、鼻窦、鼻咽、喉咽等头颈部肿瘤的发生部位、大小和范围，而且能重点观察肿瘤侵犯范围与周围软组织的关系(如与血管、淋巴结、神经、脑膜与脑组织的关系等),能准确地判断肿瘤向颅内扩散的情况。

5. 颞骨岩乳突部的X线片　可对耳部某些疾病的诊断提供参考,如外耳道闭锁、胆脂瘤型中耳炎的炎性疾病、耳硬化、外伤及肿瘤等。

6. 咽部X线平片检查　为明确咽部、咽后隙、颈椎、下颌骨等处病变部位和范围,可进行X线检查。

7. 喉部X线检查　常用于喉部肿瘤、异物等诊断,检查方法有透视、平片、体层摄片、喉造影和CT、MRI扫描等。

8. 数字减影血管造影(digital substraction angiography,DSA)　能清晰显示去除软组织影的血管图像,对血管病变的显示有独到的实用价值。具有诊断和治疗的双重功能。

# 第三节　耳鼻咽喉科护理管理

## 一、耳鼻咽喉科门诊护理管理

分诊时优先安排急危重症患者就医诊治,向其他候诊者做好解释工作,对候诊者进行心理疏导,减轻其因候诊时间过长而导致的烦躁、焦虑情绪;对于危急重症患者给予帮助,配合医生尽快诊治,严密观察病情变化,同时给予患者及家属针对性的心理护理。详细耐心地介绍检查处置的目的、配合技巧与注意事项,消除患者的顾虑和心理负担,并通过熟练的专科操作技能帮助患者迅速完成诊疗,减轻痛苦。进行各项检查治疗时严格执行无菌操作规程,做到一人一洗手,一用一消毒,特别是检查台、喷枪及吸引器探头等杜绝连续使用,严格做到一人一换。有针对性地进行通俗易懂的专科健康教育,以满足不同患者的个体需求,提高门诊护理服务质量。

## 二、耳鼻咽喉科隔音室护理管理

1. 隔音室应有专职护士与技术人员共同管理。
2. 保持室内整洁、空气清新,注意防潮。
3. 备好检查、办公用品及检查仪器。
4. 测试清洁外耳道,调整耳机。
5. 向受试者解释测试的目的、过程及配合方法。婴幼儿受试者,选择合适的测试方式。
6. 测试过程中避免说话、吞咽及擤鼻等动作,不移动身体,保持安静。
7. 测试结束后,记录、整理检查结果并及时送至医生处。

## 三、耳鼻咽喉科内镜检查室护理管理

1. 保持室内整洁、空气清新,注意防潮。
2. 做好内镜的消毒工作。消毒剂浓度必须每天进行检测并记录;内镜消毒后每月进行生物学监测;操作间紫外线消毒每周至少2次。
3. 做好各种内镜的检查准备工作。
4. 向检查者解释测试的目的、过程及配合方法。
5. 检查结束后,记录、整理检查结果并及时送至医生处。
6. 注意做好检查者的心理护理和检查后的健康教育工作。

## 四、耳鼻咽喉科治疗室护理管理

1. 做好治疗前准备工作,包括无菌器械、敷料、药品等,用物放置要整齐有序。
2. 按规定和比例配置消毒液,定点放置,标记清晰。
3. 治疗过程中要做好消毒隔离工作,防止交叉感染。
4. 操作需严格按照规范流程进行,操作前、中、后需做好核对,操作前要向患者解释治疗相关事项,治疗后做好健康教育。
5. 治疗结果记录于病历卡并签名。
6. 治疗室内配抢救车、氧气、吸引器等急救物品,治疗过程中发现疑问时,应及时与医生联系。

## 五、耳鼻咽喉科病房护理管理

1. 对病房内各种检查、换药器械及设备的消毒、维护应严格,防治院内交叉感染。
2. 对病房各种常规设备和特殊器械定期检查,随时处于备用状态。
3. 对急危重症及术后患者应加强巡视,注意观察病情变化。如出现特殊情况,应及时与医生取得联系,并作出相应处理。
4. 针对相关人员做好疾病的健康教育工作。

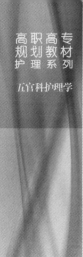

# 第四节 耳鼻咽喉科患者围手术期的护理

## 一、手术前常规护理

### (一)耳科患者手术前常规护理

1. 术前一般护理常规

(1)心理护理：向患者介绍手术名称及简单过程、麻醉方式、术前准备的目的及内容、术前用药的作用等，并向患者讲解术后可能出现的不适及相关的医疗处置，使患者有充分的心理准备。

(2)术前常规检查：做血、尿常规、生化全项、心电图等检查。

(3)呼吸道准备：预防感冒，注意保暖。

(4)胃肠道准备：全麻手术需禁食、水 6～8 h。

(5)术日晨护理：监测生命体征，如发现异样，应及时通知医生；有义齿、眼镜者嘱患者取下，入手术室前应排空二便。

2. 常规专科检查项目　听力学检查、咽鼓管功能检查、核磁共振成像检查等。

3. 备皮范围　备皮范围为术耳周围 5～7 cm，需耳道植皮者应首选左侧大腿皮肤。

### (二)鼻科患者手术前常规护理

1. 心理护理　向患者介绍手术的目的和意义，详细说明术中可能出现的情况，告知患者配合要点及术后注意事项，使患者做好心理准备。

2. 剪去患侧鼻毛、理发，男患者需剃净胡须。如息肉或肿块过大至鼻前庭，则不宜再剪鼻毛。

3. 嘱患者注意保暖，防止感冒，如有急性炎症，应待炎症消退后再手术。

4. 备好 X 光片、皮肤过敏试验、鼻阻力、鼻腔分泌物细胞涂片等。

### (三)咽科患者手术前常规护理

1. 心理护理　向患者介绍手术的目的和意义，详细说明术中可能出现的情况，告知患者配合要点及术后注意事项，使患者做好心理准备。

2. 口腔护理　为防止口腔感染，术前可用 1∶5000 的呋喃西林漱口液漱口。

3. 术前禁食 6 h。

4. 咽喉部或口腔有炎症者，应先等炎症消退后再手术。

5. 纤维喉镜检查、咽部 CT、X 片等。

### (四)喉科患者手术前常规护理

1. 心理护理 向患者介绍手术的目的和意义,详细说明术中可能出现的情况,告知患者配合要点及术后注意事项,使患者做好心理准备。
2. 术前至少禁食 6 h。
3. 咽喉部或口腔、鼻腔有炎症者,应先等炎症消退后再手术。
4. 备皮 喉切除或颈淋巴结清扫的患者根据手术范围备皮。
5. 喉部 CT、MRI、X 片等。

## 二、手术后常规护理

### (一)耳科患者手术后常规护理

1. 全麻术后常规护理,全麻患者清醒后,去枕平卧位 4~6 h,保持呼吸道通畅,头偏向一侧,以免呕吐物误吸入呼吸道发生窒息。
2. 密切观察患者病情及其他并发症变化情况,如有异常,应及时通知医生。
3. 术后患者要进行口腔护理,保持口腔清洁。
4. 避免剧烈运动,保持情绪稳定。
5. 饮食护理 如术后无恶心、呕吐,全麻清醒 3 h 后可进流质或半流质饮食,视病情逐步改为普食。
6. 定期随访,指导患者按医嘱用药。
7. 进行健康教育,教会患者和家属相关的自我保健知识和技能。

### (二)鼻科患者手术后常规护理

1. 全麻术后按全麻常规护理,患者清醒后,改为半卧位。
2. 局麻患者术后给予半卧位,利于鼻腔分泌物、渗出物引流,减轻头部充血。
3. 注意观察患者病情变化、鼻腔渗血情况,嘱患者勿吞咽血液和分泌物,以观察出血量。若出血量过多,应及时通知医生。
4. 嘱患者让分泌物流出,不可堵塞鼻孔,尽量避免打喷嚏、用力擤鼻涕、用力咳嗽等。
5. 患者因术后鼻腔堵塞,张口呼吸,口腔黏膜干燥,应保持口腔清洁。
6. 遵医嘱抗炎、抗水肿、促分泌物排出治疗,并观察用药效果。

### (三)咽科患者手术后常规护理

1. 全麻患者按全麻常规监测生命体征至清醒。

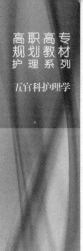

2.咽部手术患者清醒前采用侧俯卧位,以利于口中分泌物流出,防止渗血咽下,清醒后给予半卧位。

3.观察分泌物排出情况,监测病情变化。

4.嘱患者及时将咽喉部分泌物排出,保持呼吸道通畅,密切观察呼吸情况。

5.评估患者疼痛情况,采用非药物缓解疼痛方法。

6.做好健康教育,嘱患者清淡饮食,禁烟酒。

### (四)喉科患者手术后常规护理

1.全麻患者按全麻常规监测生命体征至清醒,特别是呼吸情况,注意有无憋气、咯血,如有异常,及时通知医生。

2.喉切除患者因交流困难,应特别注意心理护理,稳定患者情绪。

3.全麻术后 3 h 可进温凉半流食,注意饮食应清淡。鼻饲患者要保证患者饮食营养均衡,预防并发症,促进康复。

4.术后注意保持口腔清洁,进行口腔护理。

5.嘱患者合理发声,保护声带,注意休息。

6.术后给予雾化吸入,可预防感染、抗水肿、湿润呼吸道及减轻伤口疼痛感。

7.做好健康教育。

## 三、专科手术护理

### (一)乳突根治术

1.术前护理

(1)向患者说明手术必要性及术后可能发生的并发症,以取得合作。

(2)注意观察有无发热、头痛、眩晕、恶心、呕吐等耳源性并发症。

(3)按医嘱给予抗生素滴耳液。

(4)术晨少食,全麻者禁食。

2.术后护理

(1)全麻者按全麻术后常规护理,平卧或侧卧位,健耳偏下。

(2)术后给半流饮食,以后酌情给软食。

(3)密切观察体温、脉搏、呼吸、血压变化,注意有无眩晕、头痛、发热等并发症。

(4)经常检查伤口有无出血。

### (二)鼓室成形术

1.术前护理

(1)术前行电测听和咽鼓管功能检查。

(2)预防感冒,禁止用力擤鼻,教会患者开放性擤鼻。

2.术后护理

(1)防止呼吸道感染,勿用力擤鼻及打喷嚏。不能控制者可用力呼吸。

(2)术后患侧给予麻黄碱滴鼻,保持咽鼓管功能通畅。

## (三)鼻部手术

1.术前护理

(1)皮肤准备:剃须、剪鼻毛、面部皮肤清洁。

(2)手术前按医嘱给予鼻腔药物滴入。

(3)按医嘱常规给药及做药物皮肤试验。

2.术后护理

(1)注意出血情况。嘱患者避免打喷嚏,实在难忍,可张大口呼吸。

(2)口腔清洁。

(3)术后取出术腔纱条前后,按医嘱给滴鼻药物。

## (四)扁桃体摘除手术

1.术前护理

(1)注意口腔清洁,给漱口液漱口。

(2)手术前4 h禁食。

(3)全麻患者按全麻手术前常规护理。

(4)男患者剃胡须,有义齿者取下活动义齿。

2.术后护理

(1)局麻者取半坐卧位,全麻者应取平卧位。

(2)局麻者及全麻者清醒后给冰敷下颌部,减少疼痛及伤口出血。

(3)术后进食冷流质,1周之内不进食热硬食物及油炸食物,避免刺激伤口。

(4)术后3天内,嘱患者少说话。

(5)观察伤口有无出血及出血量多少,如发现异常情况,应及时报告医生。

## (五)气管异物取出术

1.术前护理

(1)了解异物性质、大小、形状、存留时间及当时有无呛咳史。

(2)密切观察呼吸、脉搏变化。应尽量避免哭闹引起剧咳,造成异物嵌顿于声门处发生窒息。

(3)有呼吸困难者,应立即给予吸氧,并备好一切抢救物品和器械,做好取异物准备。

(4)向家属做好解释,交代取异物的危险性及手术过程中可能发生的意外。

2.术后护理

(1)详细了解手术情况,取出异物是否完整。

(2)密切观察呼吸变化,若出现烦躁、面色苍白、口唇青紫、呼吸急促、出冷汗等并发症,须及时配合医生进行处理,做好气管切开准备。

(3)遵医嘱按时做雾化吸入,预防喉水肿及感染。

(4)静卧休息,不宜多说话,病儿应避免哭闹。

## 第五节 耳鼻咽喉科常用护理技术操作

### 一、额镜使用法

**额镜**(frontal mirror)镜面为一能聚光的凹面反光镜,焦距约为 25 cm,中央有一小孔供窥视用,直径约为 1.4 cm,镜体借一转动灵活的双球状关节联结于额带上,关节松紧以镜面能灵活转动又不松脱为度。额镜戴于前额正中,使用时将镜面调整至与额面平行,中央镜孔应正对检查者的右眼或左眼(图 13-3),先让光源投射到额镜上,再调整镜面,使光线反射聚焦到检查部位,此时检查者单眼视线向正前方通过镜孔,看到反射光束的焦

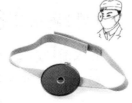

图 13-3 额镜的结构

点进行检查。一般检查鼻部时焦点集中于鼻尖部,咽喉集中于悬雍垂,耳部则集中于外耳道口。

1.目的 将光线反射聚焦到检查或治疗部位,利于检查者观察或治疗。

2.用物准备 额镜、光源。

3.操作步骤

(1)患者取坐位,检查部位朝向检查者。

(2)检查者戴镜前先调节双球关节的松紧,使镜面能向各个方向灵活转动又不松滑,将额带调整至适合头围松紧后戴于头上。

(3)将双球关节拉直,使镜面与额面平行,镜孔正对检查者平视时的左眼或右眼,远近适宜,然后取舒适坐姿。调整光源和额镜方向,也可调整受检者的头位,使光源投射到额镜镜面,经过光反射聚焦到检查部位。检查者通过额镜镜孔看到反射光束焦点正好投射在检查部位。

4. 注意事项

(1) 应保持瞳孔、镜孔、反光焦点和检查部位成一直线,以使检查部位明亮清晰。

(2) 检查时姿势端正,不得扭颈、弯腰、迁就光源。

(3) 额镜与检查部位宜保持一定距离,不应太近或太远。

(4) 光源投射方向与额镜距离、额镜反光角度均应仔细调整准确,否则影响效果。

## 二、外耳道冲洗法

1. 目的　冲出外耳道深部不宜取出的碎软耵聍、微小异物或已软化的耵聍栓,保持外耳道清洁。

2. 用物准备　弯盘、治疗碗、耳冲洗器、温生理盐水、纱布、额镜、棉签等。

3. 操作步骤

(1) 患者取坐位,头略偏向对侧,使患耳稍向上,同侧颈及肩部围以治疗巾或油布,患者手托弯盘紧贴耳垂下颈部皮肤,以便冲洗时水可回流入弯盘。

(2) 术者左手将耳郭牵向后上(如系婴幼儿,则向后下方牵拉)使外耳道成一直线,右手持耳冲洗器,将温水(最好与体温相近,过冷或过热均可引起眩晕)对着外耳道后上壁注入,用力不可过猛,也不可将冲洗器头紧塞外耳道内,以致水不能流出而胀破鼓膜,更不该正对鼓膜冲击,以免损伤鼓膜(图13-4)。

(3) 冲洗后用干棉签拭干外耳道,检查外耳道及鼓膜有无损伤或病变,若有,则予以及时处理。

4. 注意事项

(1) 冲洗时用力不可过猛,不可向鼓膜直接冲洗。

(2) 如耵聍一次洗不净,必须继续滴药,软化后再冲洗。

(3) 有鼓膜穿孔或耳道流脓史的患者禁用此法。鼓膜和外耳道炎症期不宜冲洗,以免感染扩散。

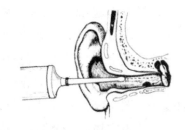

**图 13-4　外耳道冲洗法**

## 三、外耳道滴药法

1. 目的　外耳道滴药用于治疗外耳道、鼓膜及中耳疾病。

2. 用物准备　滴管及滴耳药。

3. 操作步骤

(1)患者侧卧或取坐位,头侧向健侧,患耳朝上。
(2)成人耳郭向后上方牵拉,小儿向后下方牵拉,将外耳道拉直。将滴耳液顺耳道后壁滴入2~3滴。
(3)用手指反复轻按耳屏几下,使药液流入耳道四壁及中耳腔内。
(4)保持体位 3~4 min。
(5)外耳道口塞入干棉球,以免药液流出。

4. 注意事项
(1)滴药前,先将外耳道脓液洗净。
(2)药液温度应与体温相近,以免滴入后患者出现眩晕。
(3)如滴耵聍软化液,应事先告知患者滴入药液量要多,滴药后可能有耳塞、闷胀感,以免患者不安。

## 四、鼓膜穿刺抽液法

1. 目的  抽出鼓室内的积液,减轻耳闷感,提高听力。
2. 用物准备  1%~2%丁卡因溶液、苯扎溴铵酊溶液、消毒纱布、2 mL 空针、鼓膜穿刺针头、额镜、窥耳器、酒精棉球等。
3. 操作步骤
(1)将丁卡因溶液、苯扎溴铵酊溶液适当加温。
(2)患者取坐位,头侧卧于桌面,患耳向上,解释操作目的与方法,取得配合。
(3)向患耳内滴入2%丁卡因溶液1次,做表面麻醉。然后滴入苯扎溴铵酊溶液消毒鼓膜和外耳道,用纱布擦干外耳道口。
(4)患者坐起,患耳对操作者。
(5)操作者用酒精棉球消毒窥耳器,并置入外耳道。
(6)连接空针与针头,调整额镜聚光于外耳道。
(7)让长针头沿窥耳器底壁缓慢进入外耳道,刺入鼓膜紧张部的前下象限或后下象限(图13-5),一手固定针筒,一手抽吸积液。
(8)抽吸完毕,缓慢将针头拔出,退出外耳道。
(9)用挤干的酒精棉球塞住外耳道口。

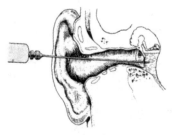

图 13-5  鼓膜穿刺抽液术位置示意图

4.注意事项

(1)注意滴入耳内溶液温度应适宜。

(2)刺入鼓膜深度不宜过深,位置在最底部,以便抽尽积液。

(3)操作时嘱患者头勿动,以免损伤中耳内其他结构。

(4)嘱患者2天后将棉球自行取出,1周内不要洗头,以免脏水进入外耳道。

## 五、耳部手术备皮法

1.目的 用于耳部手术前皮肤准备。

2.用物准备 梳子、皮筋、发夹、凡士林、剪刀等。

3.操作步骤

(1)耳部手术,须将患侧耳郭周围的头发剃除5~6 cm。

(2)侧颅底手术,须将患侧耳郭周围的头发剃除9~10 cm;前颅底手术,应将头发剃光。

(3)长发患者须将患侧发际梳成贴发三股辫,余发则应梳理整齐。

4.注意事项

(1)发辫尽量编紧,防止松脱。

(2)最后将发夹取下,切忌将金属发夹留于头部。

(3)编完发辫后,嘱患者朝向健侧卧位,以免弄乱发辫。

## 六、耳部加压包扎法

1.目的

(1)耳部手术或外伤后用于固定敷料,保护手术切口,利于引流。

(2)用于局部压迫止血。

2.用物准备 绷带1卷、20 cm长纱条1根、胶布数条、纱布数块等。

3.操作步骤

(1)患者取坐位或卧位,解释操作目的和方法。

(2)将纱条放于患者患侧额部(眉毛外侧),将敷料放在患耳伤口处,用胶布固定。

(3)将绷带先绕额部2周(包左耳向左绕,包右耳向右绕),然后由上至下包向患侧耳部,经后枕部绕到对侧耳郭上方,绕额部1周;再次由上至下包患耳,重复上述动作至绷带包完,使敷料固定,患耳及敷料全部包住。

(4)用胶布固定绷带尾部。

(5)用纱条将绷带扎起,使额部绷带高于眼眶。

4.注意事项

(1)包扎时应注意保持患耳正常解剖形态。

(2)固定于额部的绷带不可太低,需高于眉毛,以免压迫眼球,影响视线。

(3)绷带的松紧应适度,太松会引起绷带和敷料的脱落,太紧会使患者感到头痛。

(4)单耳包扎时,绷带应高于健侧耳郭,避免压迫引起不适。

### 七、滴鼻法

1. 目的　用于检查或治疗鼻腔、鼻窦和中耳的疾病。

2. 用物准备　滴用药物、滴管或喷雾器、清洁棉球等。

3. 操作步骤

(1)嘱患者轻轻擤出鼻涕(鼻腔内有填充物不擤)。

(2)患者取仰卧位,肩下垫枕头或头悬于床缘,头尽量后仰,使头部与身体成直角,头低肩高。

(3)每侧鼻腔滴 3～4 滴药水,轻轻按压鼻翼,使药液均匀分布在鼻黏膜上。

(4)保持原位 2～3 min 后坐起。

(5)用棉球擦去外流的药液。

(6)对于鼻侧切开患者,为防止鼻腔或术腔干燥,滴鼻后,嘱患者向患侧卧位,使药液进入术腔。

4. 注意事项

(1)药瓶口、滴管口或喷雾器头距前鼻孔约为 2 cm,不得插入鼻孔碰及鼻翼和鼻毛,以防污染。

(2)体位要正确,滴药时勿吞咽,以免药液进入咽部引起不适。

### 八、剪鼻毛法

1. 目的　剪去鼻毛,清洁鼻前庭皮肤,防止感染,并使手术野清楚。

2. 用物准备　消毒弯盘、弯头小剪刀、棉签、金霉素油膏、纱布、额镜等。

3. 操作步骤

(1)患者头向后仰,灯光焦点集中在一侧鼻孔,剪刀刃上涂金霉素油膏,使剪下的鼻毛粘在剪刀上,不致被吸入鼻腔。

(2)左手示指及拇指将患者鼻尖向上轻轻抬起,其他手指固定于额面部,以右手持剪刀齐鼻毛根部剪除鼻毛,再用棉签擦净鼻前庭皮肤,检查是否干净。

4. 注意事项

(1)剪鼻毛时,动作要轻,勿伤及鼻黏膜引起出血。

(2)不能配合者,剪鼻毛可能会伤及鼻内肿物者不剪鼻毛。

## 九、上颌窦穿刺冲洗法

1. 目的  确定诊断及治疗上颌窦病变。
2. 用物准备  窥鼻器、棉片和铁棉签、上颌窦穿刺针、橡皮管接头、20 mL 注射器、治疗碗(内盛温生理盐水)、深弯盘(盛冲洗流出液)、1%丁卡因溶液、1:1000 肾上腺素、额镜等。
3. 操作准备

(1)患者取坐位,擤净鼻涕。向患者解释操作目的与方法,取得配合。

(2)将浸有 1%丁卡因溶液及 1:1000 肾上腺素的卷棉子置入下鼻道穿刺部位,表面麻醉 5~10 min。

(3)若穿刺右侧上颌窦,操作者右手拇指、示指紧握穿刺针中段,掌心顶住针柄,针头斜面朝向鼻中隔,经前鼻孔深入下鼻道顶端,置于距下鼻甲前段 1~1.5 cm下鼻甲附着处(此处骨质较薄)(图 13-6)。

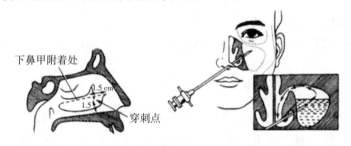

图 13-6  上颌窦穿刺法

(4)左手固定患者头部,右手持针向外眦方向稍用力,即能穿入窦腔,并有空腔感。若穿刺左侧,用左手持针,右手固定头部。

(5)抽出枕芯,嘱患者头向健侧倾斜,观察针管内有无黄褐色液流出。如有,则可能为上颌窦囊肿,不可再冲洗。

(6)嘱患者用手托住弯盘于下颌,用 20 mL 注射器回抽是否有空气。若证实在腔内,则抽吸温生理盐水,连接橡皮管与穿刺针,然后缓缓推注生理盐水进行冲洗,观察有无脓液流出。反复冲洗,直至冲净。根据医嘱注入抗生素药液,并嘱患者头侧向患侧 3 min,防止药液漏出。

(7)插入枕芯,拔出针头,将消毒棉片置于下鼻道穿刺处压迫止血,嘱患者 2 h 后自行取出。

(8)穿刺冲洗完毕,根据脓液的质和量记录于病史卡上:①质:"Ⅰ"期呈黏液性,不溶于水;"Ⅱ"期呈黏脓性,半溶于水,能使水变浑浊;"Ⅲ"期呈脓性,全溶于水。②量:"+"为少量;"++"为中等量;"+++"为大量。③冲洗液若呈黄色或有血块、臭味,应注明。④冲出液清洁时记为"-",即阴性;洗出液无明显脓液,但不完全清洁为"±",即可疑。

4. 注意事项

(1)熟悉鼻腔解剖,表面黏膜麻醉要充分,减轻患者的疼痛。

(2)熟练掌握上颌窦穿刺的技术要点,操作轻柔、准确,切忌粗暴,尽量做到一次成功。

(3)注意有无丁卡因过敏反应。

(4)如果患者在穿刺过程中发生晕厥等意外情况,立即拔出穿刺针,使患者平卧休息,测量生命体征,必要时采取给氧等急救措施,密切观察。

(5)如注入液体时遇到阻力,可能是穿刺针头不在窦腔内,或穿入窦腔内软组织(如息肉),也可能是窦口阻塞。此时应改变穿刺针头方向,或以麻黄碱或肾上腺素棉片收敛中鼻道,如仍有阻力,应停止操作,不可强行冲洗。

(6)拔针后如有出血,应妥善止血,再让患者离开。若出血较多,可用0.1%肾上腺素棉片紧填下鼻道止血,并告知患者3~5天内排鼻涕时带有少量血液为正常现象。出血较多时及时到医院处理。

(7)儿童穿刺应慎重。高血压、血液病、急性炎症期患者禁忌穿刺。

## 十、鼻腔冲洗法

1. 目的　清洁鼻腔,湿润黏膜,减轻臭味,促进黏膜功能恢复。

2. 用物准备　灌洗桶、橡皮管1根、橄榄式接头1根、温生理盐水1000~1500 mL、输液架1个、脸盆1只、纱布少许等。

3. 操作步骤

(1)患者取坐位,头向前倾。

(2)将装有温生理盐水的灌洗桶挂在距患者头部高50 cm处,关闭输液夹。

(3)橄榄头与橡皮管连接,嘱患者一手将橄榄头固定于一侧前鼻孔,张口呼吸,头侧向另一侧。打开输液夹,使桶内温盐水缓缓流入鼻腔,盐水经前鼻孔流向后鼻孔,再经另一侧鼻腔和口腔流出,即可将鼻腔内分泌物、痂皮冲出。

(4)一侧鼻腔冲洗后,将接头换到对侧鼻孔,按同样方法进行冲洗,然后用纱布擦干脸部。

4. 注意事项

(1)鼻腔有急性炎症及出血时禁止冲洗,以免炎症扩散。

(2)灌洗桶不宜太高,以免压力过大引起并发症。

(3)水温以接近体温为宜,不能过冷或过热。

(4)冲洗时勿与患者谈话,以免发生呛咳。

(5)冲洗时若发生鼻腔出血,应立即停止冲洗。

(6)患者自行冲洗时,用特制的鼻腔冲洗瓶,盛入生理盐水,用手挤压冲洗瓶,将冲洗液注入鼻腔,注意用力不可过猛。

### 十一、负压置换法

1. 目的　通过负压将滴到鼻腔的药液与鼻窦内空气置换,以达到治疗鼻窦内炎症的目的。

2. 用物准备　负压吸引器、橄榄式接头、呋麻滴鼻液、治疗碗(内盛清水)、棉球少许等。

3. 操作步骤

(1)嘱患者擤净鼻涕,仰卧,肩下垫薄枕,头后仰与身体垂直。

(2)两侧鼻腔各滴入呋麻滴鼻液 4～5 滴,用棉球按压鼻翼,使之分布均匀,保持头位不动 1～2 min。

(3)将橄榄头与吸引器连接,塞入一侧鼻孔,用手指按住另一侧鼻孔,嘱患者连续发"开、开、开"声音,使软腭上提,关闭鼻咽腔。开动吸引器,反复吸引鼻腔,一般每次吸引 1～2 s,重复 6～8 次。一侧吸净后,用同法吸另一侧鼻腔。期间如分泌物过多,可用清水吸洗橄榄头。

(4)吸引完毕,用呋麻液滴鼻,休息 1～2 min 后起床。

(5)用棉球擦净鼻孔流出的药液。

### (四)注意事项

(1)急性鼻炎、急性鼻窦炎、鼻出血、鼻息肉、鼻部手术后伤口未愈、鼻前庭炎、鼻前庭疖、高血压者禁做此操作。

(2)吸引器压力不可过大,抽吸时间不宜过长,以免负压过大引起鼻出血。

### 十二、喉部雾化吸入法

1. 目的　治疗喉部炎症。

2. 用物准备　氧气筒或空气压缩泵、长橡皮管、喷雾器、雾化药液、清洁纱布或一次性棉片、剪刀、5 mL 注射器等。

3. 操作步骤

(1)核对治疗单,取喷喉药物,用剪刀剪去封口,或用 5 mL 注射器抽吸药液,注入玻璃喷雾器内。

(2)用清洁纱布或一次性棉片包住喷雾器开口的上端。

(3)打开氧气或空气压缩泵开关,调节好压力,将橡皮管与喷雾器连接。

(4)患者取坐位,嘱患者将喷雾器开口处放入口腔深部,用示指堵住雾化器排气孔,使气体与药液混合成极细小的气雾从喷口处喷出。嘱患者慢慢呼吸,吸气时间长些,使带药的气雾进入喉及气管内。

(5)吸入完毕,关闭开关,消毒处理。

4.注意事项

(1)治疗前,先检查玻璃喷雾器是否完好。

(2)空气压力不可过高或过低。

(3)声带充血或水肿患者喷雾后,嘱患者禁食刺激性食物及禁烟酒,充分休息,以提高治疗效果。

### 复习思考题

1.专科检查时,检查者和患者的位置及护理配合是什么?

2.外耳道冲洗法、外耳道滴药法、滴鼻法、剪鼻毛法、鼻腔冲洗法等的操作要点是什么?

3.耳鼻喉科疾病的常见护理诊断有哪些?如何进行耳鼻喉科疾病护理评估?

4.耳鼻喉科护理管理制度有哪些?

(赵　龙)

# 第十四章 鼻科疾病患者的护理

**学习目标**
1. 掌握慢性鼻窦炎、鼻出血、慢性鼻炎的概念、健康评估和护理措施。
2. 熟悉鼻炎、鼻窦炎的护理目标及护理评价。
3. 了解鼻出血的病因、发病机理及护理措施。
4. 能运用护理程序为鼻部疾病患者实施整体护理。

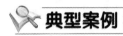

患者,男,50岁,因鼻塞、流脓性鼻涕4年入院。11年前出现无明显诱因双鼻腔鼻塞伴少量分泌物流出,无嗅觉障碍、头痛、发热及耳鸣。近4年来鼻塞逐渐加重,脓涕较多。曾在当地医院治疗,疗效欠佳。体格检查:T 36.8 ℃,P 72次/分,R 17次/分,BP 120/75 mmHg,神志清楚,慢性病容,发育正常,营养中等,查体合作。鼻内镜检查可见双鼻腔黏膜慢性充血,中、下鼻甲肥大,双鼻道可见剥皮荔枝状新生物,中鼻道、嗅沟有脓性分泌物,鼻窦CT示双鼻息肉及双鼻窦慢性炎症。完善各项术前准备后行双侧鼻息肉摘除术+鼻窦开放术。术后上述症状逐渐消失,经7天治疗后患者痊愈出院。

问题:
1. 该患者存在哪些护理诊断/问题?
2. 对患者应采取哪些护理措施?

## 第一节 外鼻和鼻腔炎症患者的护理

### 一、鼻疖

**鼻疖**(furuncle of nose)是发生在鼻前庭或鼻尖部的毛囊、皮脂腺或汗腺的局限性急性化脓性炎症。

【病因及发病机制】

金黄色葡萄球菌为主要致病菌。可继发于鼻前庭炎;鼻腔鼻窦发生炎症时,因脓液反复刺激,可诱发局部损伤皮肤感染;常挖鼻、拔鼻毛可致使鼻前庭皮肤受损而引发感染;当机体抵抗力低下时也可以诱发,如糖尿病患者。

【护理评估】

1. 健康史　评估患者发病时的原因、时间,疼痛性质及持续时间,是否有经常挖鼻习惯、鼻前庭炎病史及糖尿病病史等。

2. 身体状况

(1)症状:鼻前庭皮肤疼痛剧烈,呈局限性隆起。局部红肿热痛,颌下淋巴结肿大,有压痛,可伴低热和全身不适。疖肿形成并有明显跳痛,成熟后顶部出现黄色脓点。病变大都在1周内自行破溃而愈。

(2)体征:疖肿可有数个,但多限于一侧。

(3)并发症:鼻疖处理不当或受挤压,炎症向周围扩散,可引起上唇和面颊部蜂窝组织炎;若炎症向颅内扩散,可引起最严重的颅内并发症——海绵窦栓塞。

3. 辅助检查　血白细胞总数可升高;分泌物检查及药物敏感试验可检出致病菌有金黄色葡萄球菌;久治不愈者应监测血糖,排除糖尿病可能。

4. 心理-社会状况　鼻疖可发生于各年龄层,患者和家属对疾病的认知程度差异大。护士需了解患者的学习、家庭生活、工作环境及对疾病的影响,了解患者的心理反应特点。

【治疗要点】

1. 疖未成熟时,可用1%氧化氨基汞软膏、10%鱼石脂软膏或抗生素软膏涂抹,配合理疗,同时全身使用抗生素。

2. 疖成熟后,在无菌操作下挑破脓头,用小镊子钳出脓栓,切忌挤压。

3. 疖破溃后,局部清洁消毒,伤口涂以抗生素软膏。

4. 合并海绵窦感染者,给予足量抗生素,及时请医生会诊。

【常见护理诊断/问题】

1. 疼痛　与疖肿刺激局部皮肤神经末梢有关。

2. 潜在并发症　如颊面部蜂窝织炎、海绵窦血栓性静脉炎等。

3. 知识缺乏　缺乏对疾病的认识及预防的知识。

【护理目标】

1. 患者疼痛减轻或消失。

2. 患者戒除不良习惯,掌握预防本病的相关知识。

3. 患者了解并发症的原因及预防措施。

【护理措施】

1. 一般护理　嘱患者卧床休息,注意居室通风。鼓励患者多饮水,进清淡饮食,保持大小便通畅以加速毒素排除。向患者解释疼痛由局部炎症引起,待炎症控制或疖肿成熟破溃后疼痛会减轻或消失。

2.用药指导 指导患者遵医嘱正确用药,促使脓肿成熟、控制感染,并嘱其坚持治疗至痊愈。

3.病情观察 观察体温及精神状态,情况异常时及时报告医生,预防海绵窦血栓性静脉炎等并发症的发生。

4.健康教育 向患者解释挖鼻及拔鼻毛等危害,教育患者戒除不良习惯;叮嘱患者禁止挤压鼻疖,以防感染扩散,引起颅内海绵窦血栓性静脉炎。

【护理评价】

通过治疗和护理措施的实施,评价患者是否能够达到:疼痛减轻或消除;掌握本病的治疗和护理知识。

## 二、慢性鼻炎

**慢性鼻炎**(chronic rhinitis)是发生在鼻腔黏膜和黏膜下层的慢性炎症性疾病。临床表现以鼻腔黏膜肿胀,分泌物增多,无明确致病微生物感染,病程持续12周以上或反复发作,间歇期内亦不能恢复正常为特征。通常包括慢性单纯性鼻炎、慢性肥厚性鼻炎、干燥性鼻炎和干酪性鼻炎。

【病因及发病机制】

1.局部因素 多因急性鼻炎反复发作或治疗不彻底而演变为慢性鼻炎。

2.职业及环境因素 长期或反复吸入粉尘(如水泥、面粉、煤粉等)或有害化学气体(如二氧化硫、甲醛等),生活或生产环境中温度和湿度的急剧变化(如炼钢、烘熔、冷冻等作业),均可导致此病。

3.全身因素 慢性鼻炎常为全身疾病的局部表现。如贫血、结核、糖尿病、风湿病以及心、肝、肾疾病和自主神经功能紊乱、慢性便秘、烟酒嗜好,长期过度疲劳等容易诱发本病。

【护理评估】

1.健康史 评估患者有无烟酒嗜好;了解其用药史、家族史、职业和生活环境;了解患者有无上呼吸道感染病史等。

2.身体状况

(1)症状:①慢性单纯性鼻炎。间歇性、交替性鼻塞,即寒冷、夜间、休息时明显,夏季、白天、运动时减轻或消失;平卧时鼻塞较重,侧卧时居上侧通气较好,下侧较重,变换侧卧方位时,两侧鼻塞随之交替。鼻涕增多,一般为半透明的黏液涕,继发感染时可有脓涕。可伴有鼻根部不适、胀痛、头痛和咽干、咽痛等症状,闭塞性鼻音、嗅觉减退、耳鸣和耳闭塞感不明显。②慢性肥厚性鼻炎。单侧或双侧持续性鼻塞,较重,无交替性。涕多但不易擤出,为黏液性或黏脓性。常有闭塞性鼻音、嗅觉减退、耳鸣和耳闭塞感,并伴有咽干、咽痛、头痛、头昏、失眠、精神萎靡等。

(2)体征:①慢性单纯性鼻炎。鼻腔黏膜肿胀,以下鼻甲最为明显,使用减充血剂后黏膜肿胀迅速消退。②慢性肥厚性鼻炎。下鼻甲黏膜肥厚,鼻甲骨肥大,黏膜表面不平,呈结节状或桑葚样,对减充血剂不敏感。

3. 辅助检查

(1)电子鼻内窥镜检查:①慢性单纯性鼻炎。可见鼻腔黏膜呈暗红色充血,下鼻甲肿胀,表面用探针轻压可出现凹陷,移开后立即复原。②慢性肥厚性鼻炎。可见下鼻甲肿大,严重者黏膜呈紫红色,表面不平,呈结节状或桑葚样,触诊有硬实感,不易出现凹陷,或有凹陷也不易复原;鼻底、下鼻道或总鼻道内有黏液性或黏脓性鼻涕聚集。

(2)鼻阻力检查:慢性鼻炎患者鼻通气阻力增大。

4. 心理－社会状况  由于长时间的鼻塞,患者可出现注意力不集中、记忆力减退、疲乏、头痛、头闷、失眠等。因此,护士应评估患者对疾病的认识程度,评估情绪情况、饮食习惯、生活及工作环境对疾病的影响,评估用药的剂量及疗程。

【治疗要点】

1. 积极消除全身和局部的致病因素,改善生活和工作环境,避免长期使用鼻减充血剂滴鼻。

2. 局部治疗目的  包括抗感染;消除鼻黏膜肿胀,使鼻腔及鼻窦恢复通气及引流;恢复纤毛和鼻腔黏液腺的功能。

(1)糖皮质激素:慢性鼻炎首选用药,可长期使用。

(2)鼻减充血剂:0.5%～1%麻黄碱滴鼻液滴鼻,一般只在慢性鼻炎伴发急性感染时选用,使用时间不宜超过10天。禁用萘甲唑啉,有引起药物性鼻炎的危险。

(3)鼻腔清洗:鼻内分泌物较多或黏稠者,可用生理盐水清洗鼻腔,改善通气。

【常见护理诊断/问题】

1. 舒适改变  与鼻黏膜充血、肿胀、肥厚及分泌物增多有关。

2. 感知觉紊乱  与鼻黏膜肿胀、肥厚及分泌物增多有关。

3. 潜在并发症  如鼻窦炎、中耳炎等。

【护理目标】

1. 患者鼻腔黏液、鼻塞和不适症状消失。

2. 患者情绪稳定,配合治疗和护理。

3. 患者掌握防治慢性鼻炎的相关知识。

【护理措施】

1. 用药指导  指导正确的滴鼻法,选用合适的滴鼻剂,在滴鼻前要清理鼻腔内过多的分泌物,使患者取仰卧垂头位,持滴鼻剂距鼻孔2 cm处,每侧鼻孔轻滴2～3滴,指导患者轻捏鼻翼,使药液均匀分布于鼻腔黏膜,保持原位3～5 min后坐起,轻擤出鼻腔的分泌物。同时注意预防药物性鼻炎。

2.病情观察　注意观察鼻腔分泌物的性质和量,为临床诊断提供依据。

3.健康指导　指导患者戒除烟酒,规律生活,注意劳逸结合。加强锻炼,增加营养,增强机体抵抗力,防止上吸道感染;及时、彻底地治疗急性鼻炎等相关性疾病。从事接触有害气体职业者,嘱其加强防护措施,改善工作环境;掌握正确的擤鼻疗法,防止发生中耳炎。擤鼻时,紧压一侧鼻翼,轻轻擤出对侧鼻腔的分泌物,或将鼻涕吸入咽部吐出;分泌物多时,可在患者鼻翼及唇上涂防护油,以免引起皮肤皲裂。若同时轻捏两侧鼻孔擤鼻,有引起鼻窦和中耳炎感染的危险。

【护理评价】

经过治疗与护理,评价患者是否能够达到:鼻部感染没有发生;鼻塞、鼻腔黏液等不适症状减轻或消失;掌握本病的防治相关知识。

## 三、变应性鼻炎

**变应性鼻炎**(allergic rhinitis,AR)是易感个体接触致敏变应原后导致的包含IgE介导的鼻黏膜慢性炎症反应性疾病,以鼻痒、喷嚏、鼻分泌亢进、鼻黏膜肿胀为主要特点。变应性鼻炎分常年性变应性鼻炎(perennial allergic rhinitis,PAR)和季节性变应性鼻炎(seasonal allergic rhinitis,SAR),后者俗称花粉症(pollinosis)。变应性鼻炎的发病与遗传及环境密切相关。患者多为特异性个体。变应原是诱发本病的直接原因,本病以儿童、青壮年多见。

【病因及发病机制】

变应性鼻炎属IgE介导的Ⅰ型变态反应,亦称超敏反应,是一种由基因与环境相互作用而诱发的多因素疾病。变应性鼻炎的危险因素可能存在于所有年龄段。

1.遗传因素　变应性鼻炎患者具有特应性体质,通常显示出家族聚集性,已有研究发现某些基因与变应性鼻炎相关联。

2.变应原　暴露变应原是诱导特异性IgE抗体并与之发生反应的抗原。引起变应性鼻炎的变应原主要分为吸入性变应原和食物性变应原。吸入性变应原是导致变应性鼻炎的主要原因。常见的主要吸入性变应原主要有尘土、螨、昆虫、羽毛、动物的上皮脱屑、花粉、真菌等。食物中常见的致敏原包括面粉、奶、蛋、鱼虾、花生、大豆及某些水果、蔬菜等。

【护理评估】

1.健康史　了解患者既往健康状况及有无家族史;了解患者有无明确的致敏

原,如尘螨、鱼虾、花粉等;评估患者鼻塞、流涕、喷嚏以及嗅觉障碍的程度。

2. 身体状况　大多数患者感鼻内发痒,花粉症者可伴有眼和咽部发痒;阵发性喷嚏发作,每次多于3个,甚至连续数十个;大量清水样鼻涕;鼻塞程度轻重不一,季节性者一般较重;部分患者有嗅觉减退。

3. 辅助检查

(1)鼻镜检查:可见鼻黏膜水肿,苍白或浅蓝色,鼻腔有水样或黏液样分泌物。病史长、症状反复发作者可见中鼻甲息肉样变或下鼻甲肥大。用1%麻黄碱可使肿胀充血的鼻甲缩小,但严重水肿的鼻黏膜反应则较差。

(2)查找致敏变应原:可做特异性皮肤试验、鼻黏膜激发试验和体外特异性IgE检测。疑为花粉症者,可用花粉浸液做特异性皮肤试验。

4. 心理-社会状况　阵发性喷嚏和大量流涕可影响患者的正常生活、学习、工作和社会交往。护士应评估患者对疾病的认识,评估患者的年龄、文化层次对疾病的影响,了解患者的情绪反应和心理状态。

【治疗要点】

1. 避免接触致敏原　室内尘螨数量最好小于20只/m²;维持居住空间相对湿度在60%以下,但过低(如低于30%)会造成不适;清洗床上用品、窗帘等纺织品可清除其中大部分变应原;相应花粉致敏季节,规避致敏原;对动物皮毛过敏的患者不养宠物。

2. 药物治疗　常用鼻内和口服给药,疗效在不同患者之间可能有差异,停药后无长期疗效。常用药物有抗组胺药物、糖皮质激素、抗白三烯药、减充血剂、鼻内抗胆碱能药等。

3. 特异性脱敏治疗　用引起患者变态反应的变应原制成提取液,对该患者进行脱敏注射,使之不发生或少发生变态反应或减轻变态反应症状。主要用于变应原所致的Ⅰ型变态反应。

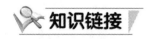

### 变应性鼻炎手术治疗适应证

外科治疗不作为常规治疗变应性鼻炎的方法。适应证包括经药物和免疫治疗无改善,有明显体征,影响生活质量;鼻腔有明显解剖学变异,伴有功能障碍;合并慢性鼻-鼻窦炎、鼻息肉,药物治疗无效。

【常见护理诊断/问题】

1. 感知改变　与变应性鼻炎鼻腔黏膜肿胀、分泌物增多有关。
2. 焦虑　与病变引起的症状和不舒服感有关。

3. 知识缺乏　缺乏变应性鼻炎的防治知识。

**【护理目标】**

1. 患者自诉鼻塞、鼻痒等不适症状减轻或消除。

2. 患者情绪稳定,积极配合治疗。

3. 患者掌握变应性鼻炎的防治相关知识。

**【护理措施】**

1. 一般护理　告知特异性免疫治疗的患者,必须连续、长期进行治疗,才能有效果。

2. 用药指导　常用药物有:①糖皮质激素,使用时应注意适应证及药物的不良反应;②抗组胺药,扑尔敏有明显嗜睡副作用,从事驾驶、精密机械操作等人员不宜服用;息斯敏可引起心脏并发症,不可过量使用;③减充血剂,1%麻黄碱(儿童为0.5%)鼻内局部应用治疗鼻塞,不宜长期使用;④抗胆碱药,0.03%异丙托溴铵鼻喷剂,可明显减少鼻水样分泌物。

3. 健康教育　了解变应原,尽量避免接触变应原。花粉播散季节,患者外出时应戴口罩,尽可能不接近树木、野草和农作物。注意观察环境,避免长期处于污染的空气中;掌握正确擤鼻的方法,观察鼻腔分泌物的色、质和量;生活规律、劳逸结合,合理饮食,忌烟酒、辛辣刺激性食物。

**【护理评价】**

经过治疗与护理,评价患者是否能够达到:鼻塞、鼻痒等不适症状减轻或消除;患者情绪稳定;掌握本病的防治相关知识。

## 第二节　鼻息肉患者的护理

**鼻息肉**(nasal polyp)是鼻腔和鼻窦黏膜的常见慢性炎性疾病,以极度水肿的鼻黏膜在中鼻道形成单发或多发息肉为临床特征。

**【病因及发病机制】**

病因和发病机制尚未明确,可能存以下原因:纤毛形态结构和功能障碍、微环境变化的影响、嗜酸性粒细胞的作用和细胞因子的作用。

**【护理评估】**

1. 健康史　评估患者既往健康状况,是否有过敏性鼻炎、慢性鼻炎和哮喘史,有无家族史,有无慢性炎症刺激及诱发因素。

2. 身体状况

(1)症状:①鼻塞,常表现为持续性鼻塞并逐渐加重,重者说话呈闭塞性鼻音,睡眠时打鼾;②流涕,鼻腔流黏液样或脓性涕,或为清涕,可伴喷嚏;③嗅觉功能障

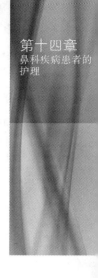

碍,多有嗅觉功能减退或消失;④耳部症状,鼻息肉或分泌物阻塞咽鼓管口,可引起耳鸣和听力减退;⑤继发鼻窦炎症状,患者出现鼻背、额部及面颊部胀痛不适。

(2)体征:①鼻腔内可见一个或多个表面光滑,呈灰白色、淡黄色或淡红色半透明的新生物,状如荔枝肉状,触之软,不易出血;②后鼻孔息肉需行鼻咽镜检查,常在一侧后鼻孔发现上述典型病变,多为单个;③体积大或复发鼻息肉,可引起鼻外形改变,两侧鼻背变宽、膨大,形成"蛙鼻"。

2.辅助检查　X线检查:显示筛窦呈均匀一致的云雾样混浊。上颌窦黏膜增厚,有时见小半圆形阴影,提示窦腔有黏膜息肉。

3.心理－社会状况　长期鼻塞会使患者不适,需要手术的患者因对有关手术知识缺乏而易导致紧张、担心和害怕。护士应正确评估患者的年龄、性别、文化层次对疾病的影响,以提供针对性的护理措施。

【治疗要点】

1.非手术治疗　如鼻息肉较小,鼻塞症状较轻者,可行药物治疗。

2.手术治疗　若药物治疗1个月后效果不佳,可行手术治疗;鼻息肉伴鼻窦感染者,应早期实施鼻息肉切除术,并行鼻窦的开放引流术;对复发性鼻息肉应行筛窦切除术,术后鼻内应用肾上腺素皮质激素控制复发。

【常见护理诊断/问题】

1.疼痛　与鼻息肉阻塞鼻窦引流有关。

2.舒适度改变　与鼻息肉引起鼻塞、流涕有关。

3.自我形象紊乱　与鼻息肉引起蛙鼻有关。

4.潜在并发症　如术后出血、脑积液鼻漏等。

5.知识缺乏　缺乏鼻息肉术后的护理知识。

【护理目标】

1.患者主诉鼻塞、头痛等不适症状减轻或消失。

2.患者情绪平稳,建立起生活的信心。

3.患者掌握本病的防治相关知识。

【护理措施】

1.嘱患者进食含有丰富维生素、蛋白质的饮食,促进疾病康复。

2.本病以手术治疗为主。

(1)术前准备:参照鼻部手术护理常规。

(2)术后护理:①密切观察患者鼻腔渗血情况,如出血较多,应及时通知医生处理;②局麻患者术后取半坐卧位,利于鼻腔分泌物、渗出物引流,减轻头部充血;全麻患者按全麻护理常规护理至患者清醒后,改半卧位;③局麻患者术后2h,全麻患者术后6h可进温、凉的流质或半流质饮食,少量多餐,保证营养,避免辛辣刺激性食物;④嘱患者不宜用力咳嗽或打喷嚏,以免鼻腔内纱条松动或脱出引起出血;⑤保护鼻部勿受外力碰撞,防止出血;⑥做好口腔护理,保持口腔清洁无异味,防止口腔感染,促进食欲,鼓励患者多饮水,口唇干燥时涂润唇膏;⑦配合医生抽出患者鼻腔填塞纱条并使用滴鼻剂。

3.用药护理　遵医嘱使用糖皮质激素,减轻鼻塞症状,缓解不适;遵医嘱使用抗生素预防感染;告知患者药物的作用及注意事项。

4.健康指导　保持良好的心态,避免情绪激动。适当参加锻炼,提高机体抵抗力。尽量避免上呼吸道感染,减少对鼻腔的强烈刺激;避免挤压、挖鼻、用力擤鼻等不良习惯。掌握正确的擤鼻方法:紧压一侧鼻翼,轻轻擤出对侧鼻腔的分泌物;或将鼻涕吸入咽部吐出。若紧捏两侧鼻孔擤鼻,易引起鼻窦和中耳感染的危险。冬春季外出时可戴口罩,减少冷空气、花粉对鼻黏膜的刺激;遵医嘱正确做鼻腔冲洗,定时服药、滴鼻;2个月内避免游泳;定期复查,如有不适,及时随诊。

【护理评价】

经过治疗与护理,评价患者是否能够达到:鼻塞、头痛等不适症状减轻或消失;情绪稳定,配合治疗;掌握本病的防治相关知识。

# 第三节　鼻窦炎患者的护理

## 一、急性鼻窦炎

**急性鼻窦炎**(acute sinusitis)是一种常见的鼻黏膜急性炎症性疾病,病程至少7天,但少于12周。多继发于急性鼻炎,也称急性鼻—鼻窦炎。

【病因及发病机制】

1.全身因素　全身抵抗力降低、生活与工作环境不洁等是本病常见的诱发因素。特应性(atopy)体质、糖尿病、贫血、急性传染病、上呼吸道感染等均可诱发本病。

2.局部因素

(1)鼻腔疾病:疾病阻塞鼻道或窦口,阻碍了鼻窦的引流和通气,如急慢性鼻炎、鼻中隔偏曲、中鼻甲肥大、变应性鼻炎等。

(2)邻近器官的感染病灶:如扁桃体炎、腺样体炎、上颌第2双尖牙和第1、2磨牙的根尖感染、拔牙等。

(3)直接感染:将致病菌直接带入鼻窦,如鼻窦外伤骨折、异物进入鼻窦、游泳跳水不当或用力擤鼻致使污水进入鼻窦等。

(4)医源性感染:鼻腔填塞物留置时间过久。

(5)鼻窦气压改变:高空飞行迅速下降致窦腔负压,鼻腔炎性物或污物被吸入鼻窦,引起非阻塞性航空性鼻窦炎。

致病菌多为化脓性球菌,厌氧菌感染也较常见,临床上常表现为混合感染。

【护理评估】

1. 健康史　评估患者有无引起本病的全身或局部性诱发因素,疼痛的性质和位置,鼻塞、流涕发生的时间及持续性。

2. 身体状况

(1)全身症状:因继发于上呼吸道感染或急性鼻炎,故原症状加重,表现为畏寒、发热、周身不适等。儿童可出现呕吐、腹泻、咳嗽等消化道和呼吸道症状。

(2)局部症状:鼻塞、脓涕、嗅觉减退、头痛或局部头痛为本病最常见症状。前组鼻窦炎引起的头痛多在额部和颌面部,后组鼻窦炎引起的头痛多位于颅底或枕部。各鼻窦炎引起的疼痛各有特点:①急性上颌窦炎:眶上额部痛,可伴有同侧颌面部痛或上颌磨牙痛,疼痛晨起轻,午后重;②急性筛窦炎:局限于内眦或鼻根部,可放射至头顶部,一般疼痛较轻;③急性额窦炎:前额部周期性疼痛,即晨起即感头痛,逐渐加重,午后开始减轻,晚间完全消失,次日又重复发作;④急性蝶窦炎:颅底或眼球深处钝痛,可放射至头顶和耳后,亦可引起枕部痛,疼痛晨起轻,午后重。

3. 辅助检查

(1)前鼻镜检查:鼻黏膜充血、肿胀,以中鼻甲和中鼻道黏膜为甚。前组鼻窦炎脓液积于中鼻道,后组鼻窦炎脓液积于嗅裂。

(2)鼻内镜检查:可直接观察窦口及窦内病变情况。

(3)影像学检查:鼻窦CT扫描可显示鼻窦黏膜增厚及病变范围等,是鼻窦疾病诊断的主要检查方法,但结果不能作为是否手术的主要依据。MRI在鉴别病变性质方面有一定帮助。

4. 心理—社会状况　疾病症状影响患者的正常生活、学习、工作和社会交往,容易产生紧张、焦虑、烦躁等不良情绪。护士应评估患者对疾病的认识,评估患者的年龄、文化层次对疾病影响,了解患者的情绪反应和心理状态,及时给予心理疏导和教育。

【治疗要点】

治疗原则:以非手术治疗为主,去除病因,控制感染,防止并发症发生或转归为慢性鼻窦炎。

1. 全身治疗　①正确选择足量(包括剂量和疗程)抗生素,有助于防止发生并发症或转为慢性鼻窦炎;②合并变态反应性鼻炎患者,可适当应用抗组胺类药物;③全身慢性疾病或邻近感染病变如牙源性上颌窦炎等,进行针对性的治疗。

2. 局部治疗　①鼻部用药,鼻用减充血剂或糖皮质激素;②上颌窦穿刺,急性鼻源性上颌窦炎无并发症者,在全身症状消退和局部炎症基本控制、化脓性病变已趋局限时,可行上颌窦穿刺,亦可于冲洗后向窦内注入抗生素和类固醇激素;③物理疗法,超声雾化吸入、红外线照射、局部热敷等;④鼻腔冲洗。

**【常见护理诊断/问题】**

1. 疼痛　与炎症刺激和压迫神经末梢有关。

2. 体温过高　与炎症引起全身反应有关。

3. 潜在并发症　如急性咽炎、喉炎、扁桃体炎、气管炎及中耳炎。

4. 知识缺乏　缺乏有关疾病预防、保健、治疗等方面的知识。

**【护理目标】**

1. 患者头痛、局部疼痛减轻或消失。

2. 患者体温恢复正常。

3. 患者未出现并发症或并发症得到及时处理。

4. 患者掌握本病的治疗和保健相关知识。

**【护理措施】**

1. 一般护理　注意观察生命体征变化,特别是体温变化,高热者需卧床休息,多饮水,清淡饮食,保持大便通畅,使用物理降温或口服解热镇痛药。

2. 用药护理　向患者解释疼痛的原因和缓解方法,遵医嘱指导患者正确用药,尤其是抗生素,使用时要及时、足量、足疗程,不可随意停药。教会患者正确的点鼻和擤鼻方法,同时告知患者不宜长期使用鼻用血管收缩剂类药物。

3. 健康教育　嘱患者加强锻炼,增强机体抵抗力,预防感冒和急性传染病;及时治疗全身各种慢性病,避免转化为慢性鼻炎;嘱患者注意生活环境卫生,保持室内适宜的温度和湿度,加强室内通风;指导飞行员、乘务员、潜水员掌握保持鼻窦内外压力平衡的方法;治疗期间要定期随访,直至痊愈。

**【护理评价】**

通过治疗和护理,评价患者是否能够达到:头痛、局部疼痛减轻或消失;体温恢复正常;未出现并发症或并发症得到及时处理;掌握本病的治疗和保健相关知识。

## 二、慢性鼻窦炎

**慢性鼻窦炎**(chronic sinusitis)是鼻窦黏膜的慢性非特异性化脓性炎症,较急性多见。多因急性鼻窦炎反复发作迁延不愈引起,病程超过3个月。可单侧发病或单窦发病,以上颌窦和筛窦最为多见。

**【病因及发病机制】**

病因和致病菌与急性鼻窦炎相似。此外,特异性体质与本病关系密切。本病亦可由慢性起病,如牙源性上颌窦炎。

【护理评估】

1. 健康史　评估患者有无急性鼻窦炎反复发作史或牙源性上颌窦炎史，了解其治疗过程；评估患者是否为特异性体质，有无鼻部其他疾病或全身疾病。

2. 身体状况

(1) 全身症状：轻重不等，时有时无，表现为头晕、记忆力减退、易疲倦、精神抑郁、注意力不集中等现象。

(2) 局部症状：①鼻塞，为主要症状；②流脓涕，为主要症状；③头痛，部分患者有此症状，且较急性鼻窦炎者轻，多为钝痛或闷痛；④嗅觉减退或消失，多数为暂时性，少数为永久性；⑤视觉障碍，后组筛窦炎和蝶窦炎偶可引起视力减退、视野缺损或复视等。

3. 辅助检查

(1) 前鼻镜检查：鼻黏膜慢性充血、肿胀或肥厚，中鼻甲肥大或息肉样变，中鼻道变窄、黏膜水肿或有息肉。

(2) 鼻内镜检查：可了解鼻腔解剖学结构异常、病变累及的位置和范围。

(3) 鼻窦 CT 检查：现多采用 HRCT 检查，可以清楚显示鼻窦的骨质及解剖变异，可为手术提供依据，也为药物治疗病例的选择提供依据。

(4) 口腔和咽部检查：牙源性上颌窦炎可见牙齿病变。后组鼻窦炎咽后壁有时可见到脓液或干痂附着。

(5) 上颌窦穿刺冲洗：了解窦内脓液的性质、量、有无恶臭等，便于脓液细菌培养和药物敏感试验。

4. 心理-社会状况　本病的症状会导致患者学习成绩下降，工作效率降低，影响社交。患者可因长期反复发病而产生焦虑心理，对治疗缺乏信心。护士应对患者进行及时的心理疏导，帮助树立战胜疾病的信心。

【治疗要点】

1. 药物治疗　可以缓解症状，减少发作次数，是围手术期治疗的重要措施。常用药物如抗生素、全身应用皮质类固醇激素、促进纤毛排泄功能药物、鼻用糖皮质激素、鼻用减充血剂等。

2. 鼻腔冲洗　每天 1～2 次，可用鼻腔清洗液或生理盐水清洁鼻腔，促进分泌物的排除。

3. 置换法　又称鼻窦负压置换疗法或变压置换疗法，用于治疗亚急性或慢性鼻窦炎。

4. 鼻窦手术　经正规药物治疗效果欠佳，或诊断为解剖异常，需用手术来恢复鼻腔的通气引流。手术方式有传统的鼻窦手术、鼻内镜手术和辅助手术。

【常见护理诊断/问题】

1. 焦虑　与担心疾病预后和对手术不了解有关。

2. 舒适度改变　与鼻塞、流脓涕、嗅觉减退有关。

3. 疼痛　与手术创伤有关。

4. 有感染的危险　与手术创伤、鼻腔填塞纱条有关。

5. 潜在并发症　如出血、脑脊液漏、脑脓肿等。

6. 知识缺乏　缺乏鼻窦炎术后的护理知识。

【护理目标】

1. 患者鼻塞、头痛等不适症状减轻或消失。

2. 患者感染得到有效控制。

3. 患者情绪平稳。

4. 患者掌握本病的防治相关知识。

【护理措施】

1. 保证适当休息,增加营养,避免过度疲劳,尽可能消除疾病的诱发因素。

2. 做好心理护理,消除紧张情绪,使患者能配合手术及检查。

3. 术前剪鼻毛,男患者剃胡须。

4. 术后取半坐卧位。嘱患者及时吐出口内分泌物,避免流入胃内引起恶心、呕吐。给温半流质,禁食硬食及过度咀嚼,进食前后协助患者漱口。

5. 术后面部肿胀明显者,48 h内行冷敷,72 h后可局部用金黄散热敷。

6. 观察患者有无活动性出血、视力、眼球运动、体温、疼痛等情况,发现异常时及时报告医生处理。

7. 鼻腔填塞的纱条将于术后24~48 h抽出。纱条取出后次日可进行鼻腔冲洗。

8. 健康教育　指导患者正确滴鼻、鼻腔冲洗、体位引流及擤鼻方法;出院后遵医嘱坚持用药,冲洗鼻腔,定期随访,1个月内避免重体力劳动;生活规律,加强锻炼,劳逸结合,增强身体抵抗力,防止感冒及其他传染病;保持生活和工作环境的清洁,加强室内通风。

【护理评价】

经过治疗与护理,评价患者是否能够达到:鼻塞、头痛等不适症状减轻或消失;感染得到有效控制;患者情绪平稳;掌握本病的防治相关知识。

## 第四节　鼻出血患者的护理

**鼻出血**(epistaxis or nosebleed)是常见鼻部症状,可分为原发或继发、自发或诱发。出血量可多可少,少者涕中带血,多者可致休克甚至死亡。儿童、青少年出血部位多在鼻中隔前下方黎特区,中老年患者多见于鼻腔后部。

【病因及发病机制】

1. 局部原因 鼻内小动脉出血、鼻和鼻窦外伤、鼻腔或鼻窦炎症、鼻中隔病变、鼻及鼻咽部肿瘤等。

2. 全身原因 凡可引起动脉压或静脉压增高,出血、凝血功能障碍或血管张力或脆性改变的全身疾病,均可引起鼻出血。如动脉性高血压、静脉性高血压、心血管疾病、血液病、急性传染病前驱期,气压改变,营养障碍,维生素缺乏,异位月经等。

【护理评估】

1. 健康史 详细询问病史及出血情况,确认出血源于鼻腔或相邻组织,确定出血部位,估计出血量,评估患者当前循环系统状况,有无出血性休克,排查全身性疾患。

2. 身体状况

(1)症状:血液可从鼻前孔或鼻后孔流出,或从鼻前、后孔同时流出,亦可从一侧鼻腔经鼻咽部流向对侧。少量出血时仅涕中带血,大量出血时可在短时间内严重失血,引起休克。反复少量出血可导致贫血。若患者将血液咽下,则刺激胃黏膜,然后呕出,应与胃出血引起的呕血相鉴别。后者还可有原发病的发现。

(2)体征:鼻腔局部多半可发现出血点。有时鼻黏膜呈弥漫性出血,如某些血液病。

3. 辅助检查

(1)鼻腔检查:为直接的检查方法,借此可以初步了解出血部位,为下一步止血方法的选择提供依据。

(2)鼻镜、间接鼻咽镜、鼻内镜的检查:可以判断鼻咽部有无新生物和出血点。

(3)鼻腔鼻窦新生物可行鼻窦CT扫描。

(4)实验室检查:包括全血细胞计数、出血和凝血时间、凝血酶原时间、部分凝血激酶时间、血小板计数、血块收缩时间、尿常规等其他相关检查,了解患者全身情况。

4. 心理—社会状况 鼻出血会引起患者精神紧张,尤其是反复大量出血患者,会产生恐惧感。护士在配合医生救治的同时,要评估患者及家属的心理状态,做好解释工作,稳定患者和家属的情绪,取得合作。

【治疗要点】

1. 简易止血法 适用于出血量少、出血部位明确的患者。嘱患者用手指捏紧两侧鼻翼(旨在压迫鼻中隔前下部)10～15 min,同时用冷水袋或湿毛巾敷前额和后颈,以促使血管收缩,减少出血,或将浸1%麻黄碱滴鼻液或0.1%肾上腺素的面片置入鼻腔暂时止血,以便找出出血部位。亦可用吸引器管边吸血液,边寻找出血部位。

2.烧灼法　适用于能找到固定出血点者。传统的方法是应用化学药物或电凝方法。近年来随着技术设备的进步,可应用YAG激光、射频或微波止血的方法。灼烧范围越少越好,应避免灼烧过深,烧灼后涂以软膏。

3.填塞法　用于出血较多或出血部位不明者。一般有四种方法:鼻腔可吸收性物填塞、鼻腔纱条填塞、后鼻孔填塞以及气囊或水囊压迫。

4.血管结扎法　对反复严重出血者采用此法。根据出血部位,结扎上颌动脉、筛动脉和上唇动脉。

5.血管栓塞法　对反复严重出血者也可采用此法。通过Seldinger技术,自股动脉插管,选择性对颈内、外动脉造影,了解鼻出血的动脉来源,以可溶性或不可溶性栓塞物栓塞出血的血管,达到止血目的。此法效果好,创伤小。

6.全身治疗　对于大量出血或行前后鼻孔填塞的患者,应视病情使用镇静剂、止血剂、抗生素、维生素等药物,必要时补液、输血、氧疗。积极治疗原发病。

【常见护理诊断/问题】

1.舒适度改变　与鼻腔填塞至张口呼吸有关。

2.恐惧　与大量、反复鼻出血及担心预后有关。

3.有感染的危险　与血液残留、鼻腔填塞有利于细菌生长有关。

4.有窒息的危险　与大量出血后血凝块堵塞呼吸道有关。

5.有休克的危险　与鼻腔大量出血有关。

6.潜在并发症　如脑血管意外或低氧血症。

7.知识缺乏　缺乏鼻出血相关的治疗和护理知识。

【护理目标】

1.患者鼻出血减少或停止。

2.患者情绪稳定,恐惧感下降。

3.患者口腔黏膜湿润,呼吸平顺。

4.患者未发生感染、窒息或休克。

5.患者了解鼻出血相关的治疗和护理知识。

【护理措施】

1.一般护理　安置患者取坐位或半坐位,疑有休克者,置平卧低头位。嘱患者勿将血液咽下,以免刺激胃部引起呕吐。不出血时取半坐卧位,头部冷敷,使头部血流相对减少,可能有休克者取侧卧位。

2.心理护理　安慰患者,稳定情绪,使其能积极配合医务人员行前后鼻孔的填塞,烦躁患者必要时可用镇静剂。做好家属的思想工作,减少家属情绪对患者的负面影响。

3.了解出血部位,准确记录出血速度、出血量和出血规律性。大量出血患者需记 24 h 尿量,防止肾衰竭发生。

4.因过多出血而引起休克症状者,应及时采取急救措施,输血输液。及时去除口咽部血凝块,保持呼吸道通畅。

5.少量出血或初诊患者,根据情况可采取初步简易止血措施。

6.鼻腔填塞患者的护理 患者一般需住院治疗。保持口腔卫生,查看鼻后孔栓子固定线有无松动、栓子有无脱落。填塞时要防止堵塞咽鼓管开口,以免引起分泌性或化脓性中耳炎(图 14-1)。在进行鼻腔填塞和取出鼻腔填塞物时,最好在床上进行,因局部刺激使精神紧张可能会发生晕厥,做好患者晕倒的救治准备。抽纱条时和取出纱条后,鼻内多滴油类滴鼻剂,以保持鼻腔润滑。鼻出血患者要防止低头、打喷嚏、用力咳嗽或擤鼻,以防再出血。

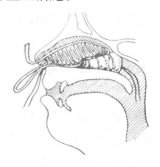

图 14-1 后鼻孔填塞法

7.血管结扎法患者的护理 术前应减轻患者顾虑,向患者详细说明手术情况及术中配合。剪鼻毛,男患者剃胡须。术前 30 min 肌内注射苯巴比妥 0.1 g 及阿托品 0.5 mg;术后应注意伤口清洁,作止血、抗感染治疗。

8.血管内介入治疗的护理 术前应做碘皮试,并说明介入治疗方法与疗效,增强患者的信心;术后应观察全身有无出血,股动脉穿刺部位应予压迫止血,观察有无出血和足背动脉搏动情况。

【护理评价】

经过治疗与护理,评价患者是否能够达到:鼻出血减少或停止;情绪稳定,恐惧感下降;口腔黏膜湿润,呼吸平顺;未发生感染、窒息或休克;了解鼻出血相关的治疗和护理知识。

# 第五节 鼻腔鼻窦肿瘤患者的护理

## 一、良性肿瘤

鼻腔及鼻窦良性肿瘤有 40 多种,但临床上并不多见,常见的良性肿瘤主要有血管瘤、乳头状瘤、骨瘤、软骨瘤、脑膜瘤及神经纤维瘤。

【病因及发病机制】

病因不明,发生机制可能与外伤、慢性炎症、发育缺陷、内分泌功能紊乱及人乳头状瘤感染有关。

【护理评估】

1. 健康史　询问患者有无理化因素的长期刺激、有无鼻出血病史;了解患者有无全身性疾病史,包括有无出凝血疾病史、贫血病史等;评估患者全身营养状况,有无贫血;了解患者的饮食习惯、生活和工作环境,有无经常过度疲劳等。

2. 身体状况

(1) 血管瘤:反复鼻出血和血涕是鼻腔血管瘤的特点,出血量不多,但可引起贫血;出现进行性鼻塞与嗅觉障碍,肿瘤影响咽鼓管时可出现耳闷、听力下降等;肿瘤较大者,可压迫、破坏骨壁,引起头痛、复视、视力减退。

(2) 乳头状瘤:一般为单侧鼻腔发病。出现持续性鼻塞,进行性加重;流脓涕时带血;偶有头痛和嗅觉异常;随肿瘤扩大和累及部位不同而出现相应症状和体征。

(3) 骨瘤:较小的骨瘤多无症状,大的额窦骨瘤可导致鼻面部畸形,引起额部疼痛、感觉异常。

(4) 软骨瘤:常表现为单侧渐进性鼻塞、多涕、嗅觉减退、头昏、头痛等。肿瘤侵入鼻窦、眼眶及口腔等处后,可发生面部变形、眼球移位、复视、溢泪等。

3. 辅助检查

(1) 鼻内镜检查:可见鼻腔内有红色或紫红色肿物,质软,易出血,可带蒂。

(2) 影像检查术:前行鼻窦 CT 检查可帮助了解肿瘤范围大小及毗邻关系;增强扫描对血管瘤更有诊断意义,对肿瘤病变的定性诊断具有一定帮助。

(3) 活组织检验:鼻腔鼻窦血管瘤由于组织含血丰富,术前穿刺活检易导致大量出血,风险较大,一般不主张术前取活检,术后再做病理确诊。

4. 心理-社会状况　因平时会有不同程度的鼻腔出血,患者可出现紧张或焦虑心理状态;担心治疗效果或转化为恶性肿瘤,患者及家属易产生恐惧心理。护士在拟定治疗方案时应体现个性化,以满足患者的需要。

【治疗要点】

1. 非手术治疗　可以采用化学药物(如平阳霉素、鱼肝油酸钠等)分次进行瘤体内注射,或采用激光、微波、冷冻治疗,可以缩小瘤体并减少术中出血。

2. 手术治疗　手术彻底切除为治疗原则。常用手术方式包括鼻内镜手术、鼻侧切开或上唇下进路手术。

【常见护理诊断/问题】

1. 有出血的危险　与疾病本身、术中止血不彻底或肿瘤切除不完整等有关。
2. 急性疼痛　与手术伤口及术后鼻腔填塞有关。
3. 焦虑　与反复出血或害怕手术有关。
4. 知识缺乏　缺乏疾病治疗和护理的相关知识。

【护理目标】

1. 患者没有出现出血的情况。
2. 患者头痛减轻或消失。
3. 患者情绪稳定,能积极配合治疗。
4. 患者了解疾病治疗和护理的相关知识。

【护理措施】

1. 非手术治疗的患者应注意观察鼻腔有无不适,有无出血;指导其按医嘱正确用药并注意观察药物的疗效及副作用。勿挖鼻、擤鼻,适当运动锻炼,均衡营养,充足睡眠,规律作息,不过度疲劳等。
2. 手术治疗患者参照"鼻科手术护理常规"。
3. 术后护理 重点预防出血和感染,减轻疼痛。
4. 健康教育 嘱患者避免辛辣刺激性食物,禁烟酒;勿挖鼻、擤鼻,避免刺激鼻腔黏膜充血或损伤;避免剧烈活动,防止伤口出血;注意休息,生活规律,锻炼身体,提高身体抵抗力;预防感冒及上呼吸道感染,避免致病微生物刺激鼻腔、鼻窦黏膜;遵医嘱定期门诊复查。

【护理评价】

通过治疗和护理,评价患者是否能够达到:没有鼻出血的发生;头痛减轻或消失;情绪稳定,能积极配合治疗;了解疾病治疗和护理保健的相关知识。

## 二、恶性肿瘤

鼻腔及鼻窦恶性肿瘤较为常见,男性发病率较女性高。鼻窦恶性肿瘤中上颌窦恶性肿瘤最为多见,筛窦恶性肿瘤次之,蝶窦恶性肿瘤则属罕见。原发于鼻腔的恶性肿瘤较鼻窦癌少。鼻腔与鼻窦恶性肿瘤常合并出现,很难辨别原发部位,两者在病因、病理类型以及治疗方法上均相似,故常将两者一并介绍。

【病因及发病机制】

病因未明,目前研究可能与下列因素有关:

1. 免疫功能低下 目前研究表明,大多数恶性肿瘤患者外周血T淋巴细胞功能严重抑制,细胞免疫和免疫监视功能低下,细胞因子及其调节失控,血浆内白介素活性明显降低,白介素-2受体表达显著升高。结果使细胞的正常凋亡过程混乱,突变细胞异常增生。
2. 长期的慢性炎症刺激 大部分鼻腔及鼻窦恶性肿瘤患者都有长期的炎症病史。长期炎症刺激可使假复层上皮发生化生,转化为鳞状上皮。
3. 良性肿瘤恶变 一些鼻腔、鼻窦良性肿瘤,如内翻性乳头状瘤、混合瘤、纤维瘤等,可发生恶变。

4. 接触致癌物质 实验研究表明，长期接触或吸入刺激性或化学性物质，如镍、砷、铬及其化合物以及芥子气等，可以诱发鼻腔及鼻窦恶性肿瘤。

【护理评估】

1. 健康史 询问患者既往有无多次鼻腔手术史、理化物质接触史、外伤史、鼻腔及鼻窦良性肿瘤病史、全身性疾病史、家族遗传病史等。

2. 身体状况

(1) 鼻腔恶性肿瘤：早期有鼻塞、涕血症状，可伴有头痛、头胀、嗅觉减退或丧失。晚期肿瘤侵入鼻窦、眼眶，表现出鼻窦恶性肿瘤的症状。

(2) 上颌窦恶性肿瘤：早期有脓血涕、臭味。症状随肿瘤原发部位和累及部位不同而不同。初期病变局限于窦腔内，此时多无明显症状；肿瘤增大侵犯中鼻道，侵入鼻腔引起单侧进行性鼻塞；向下侵犯牙槽、腭部，可发生磨牙疼痛松动，牙龈肿胀，牙槽变形，硬腭下塌；向上压迫眶底，可引起眶内症状，如突眼、复视、视力下降等；侵犯上颌窦前壁、眶下神经，发生面颊部疼痛和麻木感；向后侵犯翼腭窝、翼内外肌，可出现顽固性神经痛和张口困难。晚期肿瘤可侵犯颅底，引起颅内症状。淋巴结转移多见于同侧的下颌下淋巴结。

(3) 筛窦恶性肿瘤：最常见的症状为鼻塞、流涕、鼻出血等，鼻涕可为血性，有恶臭。肿瘤扩大破溃进入眼眶，可有突眼、眼球运动障碍、复视及视力障碍等；侵及筛板或硬脑膜，可出现眼眶内侧疼痛、剧烈头痛、耳闷、耳鸣、听力下降等；肿瘤向鼻腔或其他鼻窦发展，可出现黏脓涕、嗅觉障碍等；肿瘤向外发展可使内眦鼻根部隆起，挤压眼球向外上方移位。淋巴结转移多见于同侧的下颌下淋巴结。

(4) 额窦恶性肿瘤：原发性额窦恶性肿瘤极少见，早期多无症状，后期可有局部肿痛、麻木感和鼻出血。

(5) 蝶窦恶性肿瘤：有原发性和转移癌，皆少见。早期无症状，出现症状时已属晚期。

3. 辅助检查

(1) 前后鼻孔镜检查：鼻腔内有菜花状新生物，基底宽，表面有溃疡及坏死组织，质脆易出血。

(2) 内镜检查：观察肿瘤原发部位、大小、形状、鼻窦情况。

(3) 影像检查：首选鼻窦CT或MRI，可以确定病变大小及范围。

(4) 病理检查：必要时可多次进行活体组织检查。

4. 心理-社会状况 评估患者对疾病的认识程度，了解患者及情绪状况和心理需求，了解患者的饮食习惯，生活和工作环境，了解患者有无理化因素的长期刺激、经常过度疲劳、营养不良等。

【治疗要点】

根据肿瘤的性质、大小、范围、患者全身状况，可采取手术治疗、放射治疗和化

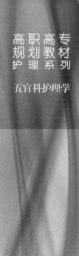

学治疗。早期采用术前放射治疗、手术彻底切除病灶的综合治疗。必要时应探查颈淋巴结,若发现有转移,需行颈廓清除。

【常见护理诊断/护理问题】

1. 疼痛　与手术伤口和术腔填塞有关。
2. 有感染的危险　与术后虚弱、卧床、输液有关。
3. 预感性悲哀　与患癌症及术后相貌破坏有关。
4. 自我形象紊乱　与术后面部畸形、咀嚼功能障碍和发声障碍有关。
5. 潜在并发症　如术后出血、脑脊液漏、颅内感染等。
6. 知识缺乏　缺乏疾病治疗和护理的相关知识。

【护理目标】

1. 患者情绪稳定,能积极配合治疗。
2. 患者未发生感染,手术切口愈合好。
3. 患者无并发症发生或并发症得到及时处理。
4. 患者能接受手术后形象的改变。
5. 患者能掌握疾病相关知识和自我护理的技能。

【护理措施】

1. 术前护理　①心理护理:解释手术的必要性、可行性和手术可能发生的问题及注意事项,以取得患者的理解和配合,增强患者战胜疾病的信心和勇气;②饮食护理:根据患者具体情况指导进食,对体质较差者,必要时给予静脉高营养支持治疗;③皮肤护理:保持皮肤清洁、干燥,防止感染,对需取用带蒂皮瓣或游离皮瓣者,防止供皮区任何的损伤皮肤或血管的操作;④其余同鼻科术前护理常规。

2. 术后护理　①密切观察生命体征、血氧饱和度、神志、瞳孔变化等,注意切口渗血情况;②防止出血,做好止血急救的准备工作,床旁备好氧气、吸引器等物品;③保持呼吸通畅,患者平卧,头偏向一侧;④保持引流管通畅,防止扭曲、受压等,注意观察并记录引流液的色、质、量等;⑤做好口腔护理,随时吸出口内分泌物,用生理盐水或抗生素盐水漱口,保持术腔清洁,预防感染。

【护理评价】

通过治疗和护理,评价患者是否能够达到:情绪稳定,能积极配合治疗;患者未发生感染,手术切口愈合好;无并发症发生或并发症得到及时处理;能接受手术后形象的改变;能掌握疾病相关知识和自我护理的技能。

# 第六节 鼻外伤患者的护理

## 一、鼻骨骨折

**鼻骨骨折**（nasal bone fracture）是颜面部最常见的外伤之一。外鼻突出于面部中央，易遭受撞击而发生鼻骨骨折。临床可见开放性骨折和闭合性骨折，或分为单纯性骨折和粉碎性骨折。

【病因及发病机制】

常由外伤、直接暴力、间接暴力等引起，如鼻部遭受拳击、运动外伤、交通事故、摔跤时鼻部着地等。

【护理评估】

1. 健康史　评估患者外伤原因、时间、部位、严重程度及救治过程。了解患者有无全身其他疾病，如凝血功能障碍、高血压等。

2. 身体状况检查　可见局部肿胀、鼻梁偏斜、鼻出血、鼻及鼻骨周围畸形（鼻梁变宽、鞍鼻）等，鼻背触诊常有骨摩擦感，可有皮下气肿，波及眼眶。

3. 辅助检查　鼻骨正侧X片或CT检查，帮助了解有无鼻骨、颌面部、颅底骨折等异常。

4. 心理-社会状况　外伤较轻的情况常常不能引起患者重视，但有出血或鼻背畸形时，患者会有紧张和恐惧感，可因担心预后对外形有影响而产生焦虑心理。

【治疗要点】

鼻骨复位，止血清创缝合，预防感染，避免遗留面部畸形。合并开放创伤者应及时进行清创缝合。

【常见护理诊断/问题】

1. 疼痛　与外伤和骨折有关。
2. 焦虑　与担心外观改变和手术预后有关。
3. 有出血的危险　与鼻黏膜损伤或撕裂有关。
4. 有感染的危险　与鼻腔黏膜损伤有关。
5. 舒适度减弱　与鼻骨复位后，鼻腔填塞致张口呼吸、口腔黏膜干燥等有关。
6. 知识缺乏　缺乏鼻骨复位术后的自我护理知识。

【护理目标】

1. 患者疼痛、鼻塞症状减轻或消失。
2. 患者情绪稳定，能积极配合治疗和护理。
3. 患者创面愈合良好，无感染发生。

4. 患者创面愈合良好,无出血发生或出血得到及时处理。

5. 患者鼻腔通气改善,口腔黏膜湿润。

6. 患者掌握鼻骨复位术后的自我护理知识。

【护理措施】

1. 向患者解释疼痛的原因、处理方法和可能持续的时间。指导患者听音乐、看电视等分散注意力,必要时给予镇痛。

2. 指导患者受伤后 24 h 内施予软毛巾冷敷,注意不压迫或揉捏鼻背部。

3. 协助医生及时复位,最迟不超过 14 天。鼻腔填塞纱条 24～48 h 后取出。

4. 术后安置患者取半卧位,给予温凉饮食、半流食物。保持口腔清洁,餐后及时漱口。

5. 鼻中隔血肿者协助医生及时予以引流,保持引流管通畅,定时观察和记录引流液的色、质、量,发生鼻中隔偏曲时应早期纠正。

6. 观察生命体征,若手术后 3 天体温升高或一直持续在 38.5 ℃以上,应及时与医生沟通。

7. 健康教育　注意休息,减少活动,少说话,勿用力擤鼻和打喷嚏,避免情绪激动或过激行为;预防感冒,避免擤鼻和打喷嚏,如鼻腔仍有出血或不通畅,应及时就诊;配戴眼镜者,应尽量暂停配戴 2～3 周,或需要时再配戴,保证鼻骨处愈合良好;洗脸时不要擦洗鼻部,尽量不穿套头的衣服,以免碰伤鼻部;运动时注意保护鼻部免受撞击。

【护理评价】

通过治疗和护理,评价患者是否能够达到:疼痛、鼻塞症状减轻或消失;情绪稳定,能积极配合治疗和护理;创面愈合好,无感染发生;创面愈合良好,无出血发生或出血得到及时处理;鼻腔通气改善,口腔黏膜湿润;掌握鼻骨复位术后的自我护理知识。

## 二、脑脊液鼻漏

**脑脊液鼻漏**(cerebrospinal rhinorrhea)是指脑脊液由于各种原因经破损的脑膜和骨质渗漏到鼻窦或鼻腔内。

【病因及发病机制】

1. 以头部外伤最多见。额窦后壁、筛窦的筛板、筛顶、蝶窦顶及外侧壁以及颞骨等分别参与颅前、中、后窝底的组成,因此,颅底骨折时常伴有上述部位骨折。

2. 医源性脑脊液鼻漏可在手术中及时发现,也可在术后撤出鼻腔填塞时才出现。

3. 自发性脑脊液鼻漏的原因包括各种颅内肿瘤、脑积水、感染、先天性畸形和局灶性萎缩等。

【护理评估】

1. 健康史　评估患者的外伤原因、时间、部位、严重程度等。了解患者有无全身其他疾病,如凝血功能障碍、高血压等。

2. 身体状况　一侧或双侧鼻孔持续或间断性流出清亮、水样液体,单侧多见。早期脑脊液与血液混合,呈淡红色。在低头、用力、咳嗽或压迫双侧颈内静脉时鼻漏增加,多在伤后即出现。患者可伴有自发性头痛、头晕和复视等其他症状。

3. 辅助检查

(1)葡萄糖定量分析:对流出液体进行葡萄糖定量分析,含量超过 1.7 mmol/L 即可确诊。

(2)鼻内镜检查、X 线平片、CT 脑池造影法、椎管内注药法等可进行脑脊液漏孔定位。

4. 心理-社会状况　脑脊液鼻漏可发生于各年龄层。患者可因担心预后而产生焦虑心理。护理应评估患者和家属对疾病的认识程度、知识掌握情况和情绪状况。

【治疗要点】

1. 保守治疗　治疗原则为降低颅压、预防感染、促进伤口愈合。适用于创伤轻微、生命体征平稳的患者。大多数外伤性脑脊液鼻漏可通过保守治疗治愈。

2. 手术治疗　保守治疗无效者可行手术治疗,包括经前额进路修补术、经筛窦进路修补术、经口-鼻-蝶鞍进路修补术和颅鼻联合进路修补术等。

【常见护理诊断/问题】

1. 焦虑　与担心疾病预后有关。

2. 潜在并发症　如细菌性脑膜炎、颅内压增高、脑脓肿等。

3. 知识缺乏　缺乏保守治疗相关配合知识和手术治疗的相关配合知识。

【护理目标】

1. 患者情绪稳定,应对能力增强。

2. 患者未发生并发症或症状得到及时处理。

3. 患者掌握保守治疗相关配合知识和手术治疗的相关配合知识。

【护理措施】

1. 心理护理　向患者和家属解释本病可能产生的原因、治疗方法和预后,帮助患者建立信心。

2. 病情观察　严密观察患者的生命体征、神志、视力变化、瞳孔大小及对光反射是否存在,有无脑膜刺激征;注意有无剧烈头痛、颈抵抗、喷射状呕吐;记录鼻腔渗出物的色、质、量,如有淡黄色液体从鼻腔流出或咽部有带咸味的液体咽下,应及时汇报医生进行处理。

3. 药物指导　遵医嘱正确使用抗生素和降颅压药物。

4. 需要手术者,配合医生做好术前准备及术后护理。

【护理评价】

通过治疗和护理,评价患者是否能够达到:情绪稳定,应对能力增强;未发生并发症或症状得到及时处理;掌握保守治疗和手术治疗的相关配合知识。

### 复习思考题

1. 患者,男,32岁,农民。因右侧鼻塞伴流脓涕3年,感冒时加重,伴有嗅觉下降、头痛(上午轻、下午重)而就诊。近3年来易疲劳、头昏、失眠,记忆力下降,注意力不集中。鼻腔镜检查:右侧鼻黏膜充血、肿胀,中鼻甲肥大,呈息肉样变,中鼻道见脓性分泌物。初步诊断为右侧慢性上颌窦炎。

请问:

(1)该患者可能出现什么心理问题?

(2)如何对患者进行健康教育?

2. 患者,男,50岁,因左侧鼻塞渐加重10年,夜间明显而就诊。有鼻外伤史。查体无明显头痛,嗅觉障碍,无鼻出血,外鼻正常,鼻中隔向左侧突出,右侧中下鼻甲肥大,左侧总鼻道狭窄,下鼻甲与中隔黏膜相贴。

请问:

(1)该患者可有哪些护理问题?

(2)应采取哪些护理措施?

(马文娜)

# 第十五章　咽科疾病患者的护理

> **学习目标**
> 1.掌握急性咽炎、急性喉炎、急性扁桃炎的护理评估及护理措施。
> 2.熟悉喉阻塞、鼻咽癌、喉癌的治疗原则及护理措施；熟悉气管及支气管异物患者的抢救要点，咽部疾病的专科操作配合要点。
> 3.了解阻塞性睡眠呼吸暂停低通气综合征患者的护理评估、辅助检查及治疗原则。
> 4.能运用护理程序为咽科疾病患者实施整体护理。

**典型案例**

患者，男，60岁，2个月前无明显诱因下出现反复右鼻出血，每次量不多，可自止，近4天擤鼻有涕中带血，门诊鼻咽纤维喉镜检查发现鼻咽肿物。发病以来有鼻塞，无头痛、嗅觉障碍、视力下降、耳鸣、复视等。检查发现鼻腔顶后壁可见结节状肿物，表面光滑，色淡红，覆有较多脓性分泌物，全身淋巴结无肿大。行鼻内镜下鼻腔肿物活检术，病理显示为鼻咽未分化型癌。

问题：
1.该患者存在哪些护理诊断/问题？
2.对患者应采取哪些护理措施？

## 第一节　咽炎患者的护理

### 一、急性咽炎

**急性咽炎**(acute pharyngitis)是咽黏膜、黏膜下组织以及咽部淋巴组织的急性炎症，常为上呼吸道感染的一部分。起病一般较急，常见于秋冬及冬春之交。此病可单独发生，亦可继发于急性鼻炎或急性扁桃体炎。

【病因及发病机制】

1.感染　病毒感染居多，以柯萨奇病毒、副流感病毒、腺病毒多见，鼻病毒及流感病毒次之，通过飞沫或密切接触而感染。细菌可直接感染或病毒感染后继发感染,常见致病菌为链球菌、葡萄球菌及肺炎双球菌。

2.物理及化学因素　如高温、粉尘、烟雾、刺激性气体等,均可引起本病。

上述原因中,以病毒感染和细菌感染较多见。烟酒过度、疲劳、受凉及全身抵抗力下降均为本病的诱发因素。

【护理评估】

1.健康史　仔细询问患者发病前有无受凉、疲劳、烟酒过度等病史,询问患者有无全身性疾病,如白血病、再生障碍性贫血、糖尿病、药物中毒等;评估有无传染性疾病,如猩红热、麻疹、流感等;有无上呼吸道感染史;了解其工作性质、居住环境,是否经常接触刺激性气体等。

2.身体状况

(1)症状:先有咽部干燥、灼热、粗糙感、咳嗽,继而出现明显咽痛,空咽时尤甚,可放射至耳部。成年人全身症状一般较轻或无,幼儿或成人重症患者,除上述局部症状外,可伴有全身症状,如寒战、高热、头痛、全身不适等。若无并发症,多1周内愈合。

(2)体征:口咽部黏膜呈急性弥漫性充血、肿胀;咽后壁淋巴滤泡隆起,表面可见黄白色点状渗出物;悬雍垂及软腭水肿;下颌角淋巴结肿大,压痛。若治疗不及时,可引起中耳炎、喉炎、鼻窦炎及上下呼吸道的急性炎症。若病毒或毒素进一步侵入血液循环,可引起诸多全身并发症,如急性肾炎、风湿热及败血症等。

3.辅助检查　鼻咽镜检查口咽及鼻咽黏膜呈弥漫性充血,悬雍垂、软腭红肿,咽后壁淋巴滤泡及咽侧索红肿,表面可见黄白色点状渗出物散在分布。血常规检查细菌感染者白细胞计数增加,中性粒细胞比例增高。取咽部或结膜囊分泌物作病毒分离及血清补体结合试验,有助于诊断。

4.心理-社会状况　多数患者对该病认识不足,不及时就医或彻底治疗,导致严重并发症的发生。因此,要注意评估患者对疾病的认知程度及情绪变化,了解患者的文化层次、饮食习惯、生活习惯等。

【治疗要点】

1.全身症状较轻或无,局部使用溶液含漱或含片,如用复方硼砂溶液含漱。

2.感染较重、伴有高热者遵医嘱使用抗生素、抗病毒药物治疗及对症支持治疗。

3.中医、中药治疗,应用含有抗病毒和抗菌作用的中药制剂,如六神丸、咽喉解毒丸等。

【常见护理诊断/问题】

1.疼痛　与急性炎症有关。

2.体温过高　与病毒或细菌感染有关。

3.潜在并发症　如中耳炎、鼻炎、鼻窦炎、扁桃体周围脓肿等。

4. 知识缺乏　缺乏本病的防治与护理知识。

【护理目标】

1. 患者疼痛缓解或消失。

2. 患者体温正常或体温过高及时发现并处理。

3. 患者对病情有所了解,掌握预防本病复发及自我保健的相关知识。

4. 患者未出现潜在并发症或及时发现并发症并处理。

【护理措施】

1. 一般护理　病情较重、全身症状明显者,应卧床休息,多饮水,进食清淡流质或半流质饮食,少吃辛辣刺激性食物,保持大便通畅。体温高者行物理降温,必要时遵医嘱药物降温。

2. 用药护理　遵医嘱给予抗生素、抗病毒药物治疗,注意观察药物疗效及副作用。指导患者正确使用呋喃西林、复方硼酸等含漱液及含片。

3. 病情观察　观察患者体温、呼吸、局部红肿、疼痛情况,注意有无关节疼痛、浮肿等症状,有并发症时及时通知医生并协助处理。

4. 健康教育　改善生活与工作环境,开窗通风,保持室内空气清新,避免接触有害气体;坚持户外活动,增强免疫力。戒烟限酒,少食辛辣刺激及油煎食物。发病期间嘱患者注意隔离,防止传播给他人。

【护理评价】

通过治疗和护理措施的实施,评价患者是否达到:疼痛缓解;体温正常;情绪缓和,配合治疗;对病情有所了解,主诉不适感减轻。

## 二、慢性咽炎

**慢性咽炎**(chronic pharyngitis)系咽部黏膜、黏膜下及淋巴组织的慢性弥漫性炎症,常为上呼吸道慢性炎症的一部分,可与邻近器官或全身性疾病并存,如鼻窦炎、腺样体残留等,也可为鼻咽部黏膜长期受到刺激感染所致。另外,某些疾病或症状,如内分泌紊乱、胃肠功能失调、风湿性关节炎、长期低热、头痛、头晕、口臭及嗅觉不灵等,与本病的发生密切相关。当慢性鼻咽炎治愈后,这些疾病或症状可明显好转或痊愈。临床上根据病理学类型可分为单纯性咽炎、肥厚性咽炎、萎缩性咽炎三类。

【病因及发病机制】

1. 局部因素　多为急性咽炎反复发作或延误治疗转为慢性;此外,鼻腔及鼻窦疾病、慢性扁桃体炎、用嗓过度、牙周炎、龋病等可导致发病。

2. 全身因素　各种慢性病,如贫血、便秘、下呼吸道慢性炎症、内分泌功能紊乱、糖尿病、维生素缺乏及免疫功能低下等均可诱发本病。

3. 物理化学因素 如粉尘、颈部放疗、长期接触化学气体、烟酒过度等刺激都可引起本病。

【护理评估】

1. 健康史 评估患者是否有反复发作的急性咽炎、鼻病或慢性扁桃体炎、龋病等；是否长期接触粉尘和化学气体；颈部有无放射治疗史；是否烟酒过度等；肝脏及肾脏的各种慢性疾病都可继发本病。

2. 身体状况

(1)症状：主要为咽部不适感觉，如异物感、发痒、灼热、干燥、微痛、干咳、痰多不易咳净，讲话易疲劳，或刷牙漱口、讲话多时易恶心干呕。全身症状不明显。

(2)体征：①慢性单纯性咽炎。咽黏膜弥漫性充血，呈暗红色，咽后壁有少数散在的淋巴滤泡，常附少量黏稠分泌物。②慢性肥厚性咽炎。咽黏膜充血肥厚，咽后壁淋巴滤泡增生，两侧咽侧索充血、肥厚，呈条索状。③萎缩性咽炎。黏膜干燥变薄、萎缩，色亮如蜡纸，有脓痂，咽部感觉及反射减退，有时咽后壁可见到颈椎椎体的轮廓。若早期萎缩改变不明显，仅表现干燥者，称干燥性咽炎。

3. 辅助检查 检查鼻咽及喉咽，进行必要的全身检查。注意排除鼻、咽、喉、食管、颈部的隐性病变，如早期恶性肿瘤，在未能排除隐性病变之前，需对患者进行追踪观察，以免误诊。

4. 心理－社会状况 本病可不同程度地影响患者的工作、生活和学习，且反复发作、病程长，患者易产生紧张、焦虑、烦躁等不良情绪。在未能排除鼻、咽、喉、食管、颈部的隐性病变之前，需对患者进行追踪观察，应向患者解释，避免给患者造成较大的恐惧心理。

【治疗要点】

1. 去除病因，提高机体抵抗力，对症治疗，适当使用中成药。

2. 局部治疗 可用漱口液或含片，如用复方硼砂溶液、呋喃西林、2%硼酸液、3%盐水等漱口，3%碘甘油涂擦，或含服薄荷喉片及六神丸等。在上述基础上，肥厚性咽炎可用10%～30%硝酸银涂咽部或用电凝固法、紫外线照射、冷冻治疗、激光治疗等，有一定效果。萎缩性咽炎口服维生素 A、$B_2$、C、E 等，以促进黏膜上皮增生。

【常见护理诊断/问题】

1. 舒适改变 与咽部异物感、微痛感、痒感等有关。
2. 焦虑 与病情长期迁延不愈，担心疾病恶化及预后有关。
3. 知识缺乏 缺少慢性咽炎防治与自我保健的知识。

【护理目标】

1. 患者主诉不适感减轻或消失。

2. 患者焦虑程度减轻,情绪稳定,积极配合治疗和护理。

3. 患者对病情有所了解,掌握了预防及保健知识。

【护理措施】

1. 一般护理　嘱患者多饮水,清淡饮食,补充所需维生素,避免烟酒及辛辣食物刺激,经常漱口,清除咽部分泌物。消除各种致病因素,如戒酒戒烟、治疗全身性疾病、治疗鼻窦炎等。

2. 饮食指导　注意营养,加强体质锻炼。摒弃不良饮食习惯,如刺激性食物及烟酒。指导患者早晚及餐后用漱口液漱口。

3. 用药指导　涂药后嘱患者坚持 5 min 不吞咽唾液,30 min 内不进食或饮水,以保证药物浓度。雾化吸入时指导患者正确的吸入方法。服中药时应少量多次含服,尽量使药物在咽喉部停留时间延长。

4. 心理护理　耐心向患者介绍病情、疾病的发生发展和转归过程,使其树立信心,尽快解除患者的焦虑、烦躁、恐惧或恐癌的心理,以利于康复。

5. 健康教育　嘱患者在工作时做好防护措施,如在有粉尘或刺激性气体的环境中工作时,应戴口罩。平时多注意休息,规律饮食起居,不要过于劳累。可用淡盐水漱口,可清洁湿润咽喉,预防细菌感染。

【护理评价】

通过治疗和护理措施的实施,评价患者是否达到:主诉不适感减轻;对病情有所了解,情绪缓和,能正确面对所患疾病;掌握了预防本病及自我保健相关的知识,积极配合医护工作。

# 第二节　扁桃体炎患者的护理

## 一、急性扁桃体炎

**急性扁桃体炎**(acute tonsillitis)是腭扁桃体的急性非特异性炎症,常伴有程度不等的咽黏膜及淋巴组织炎症,是常见的咽部疾病。多发生儿童及青年,冬春季节最易发病。中医称"烂乳蛾"或"喉蛾风"。

【病因及发病机制】

主要致病菌为乙型溶血性链球菌、葡萄球菌、肺炎双球菌、流感杆菌、腺病毒、鼻病毒及单纯疱疹病毒等,也可为细菌和病毒混合感染。近年来发现厌氧菌感染、革兰阴性杆菌感染者有上升趋势。

细菌可为外界侵入,亦可系隐藏于患者扁桃体隐窝内的细菌,当遇寒冷、潮湿、过度劳累、体质虚弱、烟酒过度、有害气体刺激等因素致机体抵抗力降低时,病原体大量繁殖，毒素破坏隐窝上皮，细菌侵入其实质而发生炎症；本病亦可为麻疹及猩红热等急性传染病的前驱症状。急性扁桃体炎往往是在慢性扁桃体炎基础上反复急性发作。

【护理评估】

1. 健康史　患者发病前多有受寒、过度劳累、体质虚弱等抵抗力下降，或烟酒过度、有害气体刺激等因素存在，或有上呼吸道慢性疾病存在。

2. 身体状况

（1）症状：起病急，发热，体温可达40℃，尤其是幼儿，可因高热而出现抽搐、呕吐、昏睡、食欲不振、全身酸痛等。咽痛明显，吞咽时尤甚，剧烈者可放射至耳部，幼儿常因不能吞咽而哭闹不安。儿童因扁桃体肥大影响呼吸而妨碍其睡眠。

（2）体征：①急性病容，面颊赤红，口有臭味，舌被厚苔，颈部淋巴结肿大，特别是下颌角淋巴结肿大且有触痛。②不同类型扁桃体炎有不同表现：a. 急性充血性扁桃体炎，亦称急性卡他性扁桃体炎，主要表现为扁桃体充血、肿胀，表面无脓性分泌物。b. 急性化脓性扁桃体炎，含急性隐窝性扁桃体炎和急性滤泡性扁桃体炎，表现为扁桃体及咽腭弓明显充血，扁桃体肿大。隐窝型表现为隐窝口有黄白色脓点，有时渗出物可融合成膜状，不超出扁桃体范围，易于拭去而不遗留出血创面；滤泡型主要表现为扁桃体实质淋巴滤泡充血、肿胀，脓性分泌物，扁桃体形成灰白色小隆起。③并发症。炎症向周围扩散引起扁桃体周围蜂窝织炎、扁桃体周围脓肿，也可引起急性中耳炎、急性颈淋巴结炎和咽旁脓肿，可并发与溶血性链球菌感染有关的风湿热、急性肾炎、心肌炎、关节炎等。

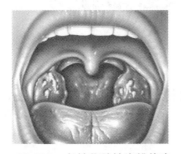
图15-1　急性化脓性扁桃体炎

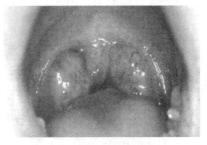
图15-2　急性卡他性扁桃体炎

3. 辅助检查

（1）血常规：病毒感染时白细胞偏低或在正常范围，细菌感染时白细胞总数增高，中性粒细胞所占比例增加。

（2）细菌学检查：咽拭子涂片或细菌培养可确定致病菌。

（3）尿常规：一般正常，偶有蛋白尿和血尿。

4. 心理-社会状况　急性化脓性扁桃体炎是儿童时期较常见的疾病,严重威胁儿童健康。因起病急骤,症状明显,患者常感到疼痛明显、烦躁不安。少数患儿因忽视治疗或治疗不彻底,迁延成慢性扁桃体炎反复发作,可影响学习和生活,还可引起风湿热、心肌炎、关节炎、急性肾炎等全身疾病。

【治疗要点】

1. 一般治疗　本病有传染性,保持室内空气流通,防止飞沫或接触传染。给予营养丰富、高蛋白、易消化饮食,禁烟酒、辛辣刺激性食物,保持大便通畅。

2. 药物治疗　根据病原菌选用敏感的抗菌药物,经验用药首选青霉素,肌肉注射或静脉注射,体温过高者可给予解热镇痛药。

3. 对症治疗　可选用复方硼酸溶液漱口。扁桃体周围脓肿时,可先穿刺抽脓减压或切开引流,待炎症控制后择期行扁桃体切除术。

【常见护理诊断/问题】

1. 疼痛　与急性炎症反应有关。
2. 体温过高　与急性炎症及炎症引起败血症、脓毒血症等有关。
3. 潜在并发症　如扁桃体周围脓肿、败血症、风湿热、急性肾炎等。
4. 知识缺乏　缺乏急性扁桃体炎的治疗和护理知识。

【护理目标】

1. 患者咽部疼痛减轻或消失,吞咽功能恢复正常。
2. 患者体温恢复正常。
3. 患者了解并发症的原因及预防措施,未发生并发症。
4. 患者了解疾病相关知识。

【护理措施】

1. 注意休息,多饮水,以排出细菌感染后在体内产生的毒素。保持大便通畅,大便秘结时可服用缓泻药。进食高营养而易消化的流食或软食,少量多餐。

2. 嘱患者进食后用淡盐水含漱,每日多次,保持口腔清洁。

3. 应用抗生素治疗时,应严密观察患者体温、脉搏变化。咽痛明显时要尽早输液治疗,以免感染扩散。

4. 观察患者有无一侧咽痛加剧、张口困难等扁桃体周围脓肿的表现,若发现异常,应及时通知医生处理。

5. 对于咽痛较重者,可选用各种喉片含服以消炎止痛,必要时遵医嘱使用止痛剂。

6. 健康教育　注意劳逸结合,加强体育锻炼,提高机体抵抗力。对急性扁桃体炎患者应进行隔离,以免传播病原体。反复发作或伴有相应症状时,可在急性发作时进行心电图及尿液检查或抗"O"检查,以排除并发肾炎、心肌炎、关节炎等的可能。反复发作或伴有扁桃体周围脓肿的患者在炎症消退后可选择手术治疗。

【护理评价】

通过治疗和护理,评价患者是否达到:咽痛减轻或消除;体温恢复正常;无扁桃体周围脓肿、败血症、风湿热、急性肾炎等并发症发生;了解本病的治疗和护理知识。

## 二、慢性扁桃体炎

**慢性扁桃体炎**(chronic tonsillitis)多由急性扁桃体炎反复发作或扁桃体隐窝引流不畅导致隐窝内细菌、病毒感染演变而来。好发年龄为7～14岁,成人也常见。

【病因及发病机制】

主要致病菌为链球菌或葡萄球菌。反复发作的急性扁桃体炎使扁桃体实质结构增生或纤维蛋白样变性,形成瘢痕,导致扁桃体隐窝口阻塞引流不畅,细菌与炎性渗出物积聚其内,反复刺激,导致本病发生发展。

隐窝内细菌分泌的毒素经过扁桃体周围血管网传播到全身,使扁桃体成为全身性疾病如风湿热、肾炎等的感染病灶。急性传染病(如猩红热、麻疹、流感、白喉等)可引起慢性扁桃体炎,鼻窦炎也可伴发本病。本病的发生机制尚不清楚,近年来认为与自身免疫反应有关。

【护理评估】

1. 健康史　患者发病前可有急性扁桃体炎、呼吸道炎症反复发作史及肾炎、风湿热等全身性疾病。

2. 身体状况

(1)症状:患者自觉症状少或无,多有急性扁桃体炎反复发作史或扁桃体周围脓肿史。部分患者无明显急性发作史,表现为咽部不适、异物感、刺激性咳嗽、口臭等轻微症状。上呼吸道感染、受凉、劳累、睡眠欠佳或烟酒刺激后可有咽部不适及堵塞感。儿童因肥大的扁桃体而出现吞咽困难,说话含糊不清,呼吸不畅或睡眠时打鼾。部分患者可有消化不良、头痛、四肢乏力或低热等症状。

(2)体征:扁桃体慢性充血黏膜呈暗红色。扁桃体多与前、后弓炎性粘连,表面或凹凸不平,或呈分叶状,也可见线状瘢痕,扩大的隐窝开口见干酪样栓或黏膜下黄白色斑点。用压舌板于舌腭弓外侧挤压扁桃体,可有分泌物从隐窝口溢出。下颌角常可触及肿大的淋巴结。

扁桃体肿大分为三度:扁桃体超出舌腭弓,但未遮盖咽腭弓者为Ⅰ度;已遮盖咽腭弓者为Ⅱ度;超出咽腭弓突向中线者为Ⅲ度。但扁桃体的大小不能作为炎症的指征,因为儿童有生理性肥大,成人多萎缩。

(3)并发症:可引起邻近器官的感染,如中耳炎、鼻窦炎、喉炎、气管支气管炎等,也可诱发机体产生变态反应,如风湿性关节炎、风湿热、心肌炎、肾炎等。

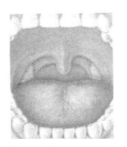 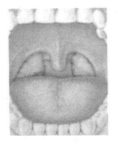 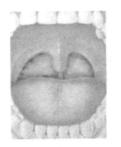

Ⅰ度扁桃体肿大　　　　Ⅱ度扁桃体肿大　　　　Ⅲ度扁桃体肿大

图 15-3　扁桃体肿大示意图

3.辅助检查　血清中甲种球蛋白、丙种球蛋白与黏蛋白异常增高,而反应性蛋白检查多呈阳性,抗链球菌溶血素"O"效价增高,血沉加快。免疫组织化学检查、氨基酸定量、血清中 $\alpha_2$ 蛋白高价对病灶性扁桃体炎诊断有重要意义。

4.心理-社会状况　评估患者及家属对疾病的认知程度和情绪反应,了解患者的年龄、饮食习惯,生活及工作环境有无理化因素的刺激。拟手术时患者可出现紧张、恐惧等心理状况,应做好安抚工作。

【治疗原则】

1.非手术治疗　抗生素应用同急性扁桃体炎。采用免疫疗法或抗变应性措施,包括使用有脱敏作用的细菌制品以及各种增强免疫力的药物。其他还包括局部涂药、隐窝灌洗、冷冻及激光治疗等,但远期疗效不明显。

2.手术治疗　有手术适应证者,实施扁桃体切除术。

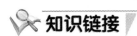

### 扁桃体切除术适应证

　　慢性扁桃体炎反复急性发作或多次并发扁桃体周脓肿;扁桃体重度肥大,妨碍吞咽、呼吸及发声功能;慢性扁桃体已成为体内其他脏器病变的病灶,或与邻近器官的病变有明显关联;白喉带菌者,经保守治疗无效时;各种扁桃体良性肿瘤,可同扁桃体一并切除。

【常见护理诊断/问题】

1.疼痛　与手术切口有关。

2.焦虑　与反复发作急性扁桃体炎、并发症出现或手术有关。

3.潜在并发症　如切口出血、风湿热、急性肾炎等。

4.知识缺乏　缺乏正确的治疗及自我保健知识。

【护理目标】

1.患者咽部疼痛减轻或消失。

2. 患者焦虑减轻或消失。

3. 患者无并发症发生,或能及早发现并发症并及时处理。

4. 患者或家属能了解相关知识。

【护理措施】

1. 用药护理  遵医嘱全身或局部用药,并注意观察药物疗效和副作用。

2. 病情观察  观察有无发热、关节痛、尿液的变化等,警惕并发症的发生,若有异常,及时报告医生。

3. 专科护理  遵医嘱冲洗扁桃体隐窝,消除隐窝内积存物,减少细菌繁殖的机会;指导患者用复方硼砂液或生理盐水漱口,清除口腔及咽部分泌物,减少刺激,解除或减轻口臭。

4. 手术护理

(1)术前护理:①心理护理。向患者解释手术目的及注意事项,以减轻患者紧张心理,争取配合。为患者创建舒适的休息环境,减轻患者焦虑心理。②协助医生进行必要的术前检查,询问患者有无急性炎症、造血系统疾病、凝血机制障碍及严重的全身性疾病等,有无手术禁忌证,妇女经期、妊娠期不宜手术。③保持口腔清洁,术前3天开始用漱口液含漱,每天4～6次;如有病灶感染,术前3天应用抗生素治疗。④术日晨禁食,遵医嘱术前用药。

(2)术后护理:①防止出血。全麻未醒者注意有无频繁吞咽动作,清醒后及局麻者取半卧位,嘱患者轻吐口腔分泌物,注意休息,少说话,避免咳嗽。密切观察口中分泌物的色、量,及患者的生命体征、神志及面色的变化,若出现神志淡漠、血压下降、出冷汗及面色苍白等休克早期症状,通知医生紧急处理。②疼痛护理。告知患者切口疼痛为术后正常现象,教会患者通过分散注意力以减轻疼痛的方法,如听音乐、看电视等,也可行颈部冷敷,必要时遵医嘱给予止痛剂。③饮食护理。局麻患者术后2h、全麻患者术后3h可进冷流质饮食,次日改为半流质饮食,2周内禁忌硬食及粗糙食物。患者因切口疼痛常进食较少,应鼓励进食,并评估患者摄入情况,必要时遵医嘱给予液体补充。④预防感染。观察患者体温变化,以发现早期感染征象。术后次日给予漱口液漱口,嘱患者注意口腔卫生。向患者解释次日创面会形成一层白膜,具有保护作用,勿触动之,以免出血和感染。遵医嘱应用抗生素控制及预防感染。

5. 健康教育  术后2周内避免进食硬和粗糙食物,进食营养丰富的清淡软食。进食前后漱口,保持口腔清洁。告知患者有白膜从口中脱出属正常现象,不必惊慌。若出现体温升高、咽部疼痛、口中有血性分泌物吐出等症状,应及时就诊。注意休息和适当锻炼,劳逸结合,提高机体抵抗力,避免劳累、上呼吸道感染等。

【护理评价】

经过治疗和护理,评价患者是否能够达到:扁桃体炎症消除,手术伤口愈合良好,疼痛消失;焦虑减轻或消失,情绪平稳;无风湿热、肾炎、出血等并发症发生;了解扁桃体炎的有关预防及保健知识。

## 三、扁桃体周围脓肿

**扁桃体周围脓肿**(peritonsillar abscess)为扁桃体周围间隙内的化脓性炎症。初起为蜂窝组织炎,称扁桃体周围炎,随之形成脓肿,称扁桃体周围脓肿。好发于青壮年,多见于夏秋两季。

【病因及发病机制】

常见的致病菌有金黄色葡萄球菌、乙型溶血性链球菌、甲型草绿色链球菌和厌氧杆菌等。

常继发于急性扁桃体炎,特别是慢性扁桃体炎多次急性发作者。由于扁桃体隐窝,特别是扁桃体上隐窝的炎症,可致隐窝口阻塞,其中的细菌或炎性物质破坏上皮组织,向深部侵犯,穿透扁桃体被膜,进入扁桃体周围间隙。

本病多单侧发病。按其发生的部位,临床上分为前上型和后上型。前者脓肿位于扁桃体上极与腭舌弓之间,较常见;后者脓肿位于扁桃体与腭咽弓之间,较少见。

【护理评估】

1. 健康史 评估患者发病前有无急性扁桃体炎或慢性扁桃体炎急性发作史,必要时询问有无咽部异物及外伤史,是否患有影响机体抵抗力的疾病,如糖尿病等。

2. 身体状况

(1)症状:初起症状如急性扁桃体炎症状,3~4天后发热仍持续或加重,一侧咽痛剧烈,吞咽时加剧,常放射至同侧耳部或牙齿。严重者因翼内肌受累可有张口困难,全身出现乏力、食欲减退、肌肉酸痛、便秘等。

(2)体征:检查可见一侧腭舌弓显著充血。脓肿形成时可见局部有明显隆起,导致张口困难。前上型者,病侧腭舌弓及软腭红肿显著,悬雍垂水肿,偏向对侧,腭舌弓上方隆起,扁桃体被遮盖且被推向内下方。后上型者,咽腭弓红肿呈圆柱状,扁桃体被推向前下方。同侧下颌角淋巴结肿大伴压痛。

(3)并发症:扁桃体周围脓肿一旦形成,若治疗不及时或治疗不当,可出现一系列并发症。常见的有咽旁间隙感染及咽旁脓肿、颈上深淋巴结炎、喉炎及喉水肿和颈深部脓肿;少数可发生颈内静脉血栓、化脓性颈淋巴结炎、败血症或脓毒血症;罕见并发症有颈部坏死性筋膜炎、颈部血管破裂出血、纵隔脓肿及脓胸等。若熟睡中脓肿破溃,脓液流入喉腔,可引起吸入性肺炎甚至窒息。

3. 辅助检查

(1)血常规:一般白细胞计数在 $1.5×10^9/L$ 以上,中性粒细胞比例增高,并有核左移及中毒颗粒。

(2)诊断性穿刺:扁桃体周围隆起处穿刺抽脓可明确诊断。

(3)B超:有助于鉴别扁桃体周围炎和扁桃体周围脓肿,且能对脓肿定位,准确地引导穿刺和引流,还可以用于治疗后病情的监测。

(4)CT检查:可清晰显示脓肿的存在,并显示脓肿的数量及其与周围组织的关系,准确性优于B超检查。

(5)细菌学检查:将抽出脓液做细菌培养和药物敏感试验,以指导临床用药。

4. 心理-社会状况　因剧烈咽痛及吞咽困难,患者常焦虑烦躁和痛苦不安。需行咽部脓肿切开排脓手术时,部分患者感到紧张、恐惧,护士应评估患者及家属的心理及情绪状况、对疾病的认知程度和文化层次等。

【治疗要点】

1. 脓肿形成前处理　按急性扁桃体炎处理,给予足量敏感抗生素和适量的糖皮质激素,如头孢类抗生素、地塞米松等。同时注意休息,保持口腔卫生。

2. 脓肿形成后处理

(1)穿刺抽脓:表面麻醉后,于脓肿最隆起处刺入。

(2)切开排脓:前上型者,在穿刺抽脓处或选择最隆起、软化处切开;也可选择悬雍垂根部作一假想水平线,从腭舌弓游离缘下端作一假想垂直线,两线交点稍外即为切口处。对后上型者,则在腭咽弓处排脓。

(3)扁桃体手术切除:在抗生素有效控制下,待确诊后慎重施行患侧的扁桃体切除。对多次脓肿发作者,应在炎症消退后2~3周行扁桃体切除术。

【常见护理诊断/问题】

1. 有误吸的危险　与脓肿破溃大量脓液呛入呼吸道有关。
2. 疼痛　与扁桃体周围脓肿压迫及炎症刺激有关。
3. 体温过高　与炎症反应及炎症所引起的败血症或脓毒血症有关。
4. 焦虑　与疼痛、吞咽困难和对手术治疗担心有关。
5. 知识缺乏　缺乏疾病治疗与护理相关知识。

【护理目标】

1. 患者呼吸稳定,无窒息情况发生。
2. 患者疼痛减轻或消除。
3. 患者体温控制在正常范围内。
4. 患者焦虑情绪缓和,能积极配合治疗和护理。

【护理措施】

1. 一般护理　注意休息,多饮水,以排出细菌感染后在体内产生的毒素;保持大便通畅,便秘时可服用缓泻药;进食高营养而易消化的流食或软食,少量多餐;保持口腔清洁,饭后用漱口液含服。

2. 在应用抗生素时,严密观察患者体温、脉搏变化,如仍持续高热,可增大剂量,或在医生指导下更换药物。咽痛明显时尽早输液治疗,以免感染扩散。

3. 注意观察患者呼吸情况,用压舌板检查时动作应轻柔,以防止脓肿破裂引起窒息。脓肿破裂脓液流入呼吸道时,应尽快用吸引器吸出。

4. 脓肿切开排脓术护理

(1)术前向患者解释切开排脓的目的和方法,安慰患者,减轻其紧张心理,使其积极配合手术。并备好手术器械、吸引器及气管插管等设备。

(2)密切观察呼吸道通畅情况及有无出血现象,口中有分泌物时嘱患者及时吐出。

(3)术后卧床休息24 h,必要时取头低脚高位,有利于脓液排出。术后注意观察患者呼吸情况以及有无出血征象。

(4)进食温凉、营养丰富的流质或半流质饮食,保持口腔卫生。

(5)应用敏感抗生素,观察药物作用和副作用。

5. 健康教育　加强锻炼,提高机体抵抗力,防止上呼吸道感染。多吃新鲜蔬菜,保持大便通畅,戒除烟酒,避免酸辣刺激性食物。扁桃体炎发作时积极治疗,糖尿病患者注意控制血糖。保持口腔卫生,去除病牙,预防并发症的发生。积极预防各类传染病、流行病。

【护理评价】

经过治疗与护理,评价患者是否能够达到:呼吸稳定,无窒息情况发生;脓肿消除,疼痛减轻;体温恢复正常;患者基本了解疾病相关知识,积极配合治疗,情绪稳定。

## 第三节　鼻咽癌患者的护理

**鼻咽癌**(nasopharyngeal carcinoma,NPC)是我国常见的恶性肿瘤之一,居耳鼻咽喉科恶性肿瘤之首。我国广东、广西、福建、湖南等地为多发区,男性多于女性。发病年龄大多为中年人,亦有青少年患病者。病因与种族易感性(黄种人较白种人患病多)、遗传因素及EB病毒感染等有关。鼻咽癌恶性程度较高,早期即可出现颈部淋巴结转移。

【病因及发病机制】

真正病因尚不明确,流行病学调查认为可能与下列因素有关。

1. 遗传因素　鼻咽癌患者有种族易感性及家族聚集现象,如居住在其他国家的中国南方人后代仍保持着高的鼻咽癌发病率。

2. **病毒感染** 主要为EB病毒。从鼻咽癌患者的血清中查出EB病毒抗体，并且抗体滴度随病情发展而升高。从鼻咽癌活组织培养的淋巴母细胞中也分离出EB病毒。

3. **环境因素** 流行病学调查发现，鼻咽癌高发区的大米和水中的微量元素镍含量较低发区为高。动物实验表明，镍能促进亚硝胺诱发鼻咽癌。也有报道称经常食用腌渍或烟熏食物是中国南方鼻咽癌的高危因素。长期吸入刺激性物质，如工业用的石棉、铬、镍等，也是鼻咽癌诱发因素。

【护理评估】

1. **健康史** 询问患者发病前的健康状况、有无EB病毒感染史，是否经常食用腌渍或烟熏食物，是否经常接触污染空气及饮用水情况，有无家族史。

2. **身体状况**

(1)症状：鼻咽癌多发生于鼻咽顶前壁和咽隐窝，位置隐蔽，所以早期症状不典型。

①鼻部症状。本病早期有易出血倾向，常出现晨起回缩涕血，或擤出血性涕，但量少且会自行停止，故容易被忽略。晚期则出血量较多。肿瘤堵塞后鼻孔，出现单侧鼻塞。当瘤体增大时，则出现双侧鼻塞。

②耳部症状。耳鸣、听力下降、耳内闭塞感是早期鼻咽癌症状之一。

③脑神经受累症状。头痛是常见的症状，多表现为单侧持续性疼痛，部位多在颞、顶部。动眼神经受损，引起眼睑下垂、眼球固定；展神经受损，常引起向外视物呈双影；滑车神经受侵，常引起向内斜视、复视；视神经受损，引起视力减退或消失；三叉神经受累，引起面部皮肤麻木或感觉异常；舌下神经受损，引起伸舌偏斜。

④颈部淋巴结转移症状。鼻咽癌容易发生颈部淋巴结转移，其中半数为双侧性转移。颈部淋巴结转移常为鼻咽癌的首发症状，有少数患者鼻咽部检查不能发现原发病灶，而颈部淋巴结转移是唯一的临床表现。颈上深部可触及质硬、活动度差或不活动、无痛性肿大淋巴结。

⑤远处转移症状。常见的转移部位是骨、肺、肝等，多器官同时转移多见。

(2)体征：鼻咽癌好发于鼻咽顶前壁及咽隐窝，常表现为小结节状或肉芽肿样隆起，表面粗糙不平，易出血，有时表现为黏膜下隆起，表面光滑。早期病变不典型，仅表现为黏膜充血、血管怒张或一侧咽隐窝较饱满。

3. **辅助检查**

(1)鼻咽部检查：间接鼻咽镜（图15-4）、纤维鼻咽镜检查可见肿瘤呈菜花状（图15-5）、结节状或溃疡状，常位于鼻咽顶前壁或咽隐窝，易出血。

(2)颈部触诊：颈上深部可触及质硬、活动度差或不活动、无痛性肿大淋巴结。

(3)病理学检查：鼻咽肿物活检为诊断鼻咽癌的依据。

(4)EB病毒血清学检测：目前普遍应用免疫酶法检测EB病毒的IgA/VCA

和 IgA/EA 抗体滴度。前者敏感度较高,准确性较低;而后者恰与之相反。对疑及鼻咽癌者宜同时进行两种抗体的检测,对早期诊断有一定帮助。

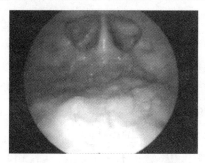 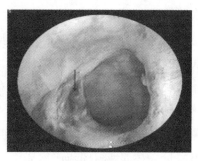

图 15-4　鼻咽癌的间接鼻咽镜表现　　图 15-5　鼻咽癌的鼻内镜下表现

(5)影像学检查:鼻咽侧位片、颅底片及 CT、磁共振成像(MRI)检查,对于确定临床分期以及制定治疗方案都极为重要。

4. 心理-社会状况　鼻咽癌早期症状仅为少量鼻出血,患者常不给予重视,早期诊断率低。当出现头痛、脑神经侵犯症状时,疾病已达晚期。反复多次活检,给患者造成极大的痛苦和精神压力。一旦确诊,患者对放射治疗、化疗有不同程度的恐惧心理,效果不佳时患者有悲观、绝望心理。因此,应注意评估患者的年龄、性别、文化层次、对疾病的认知程度、情绪状况、压力应对方式和经济状况等。

【治疗原则】

鼻咽癌大部分为低分化鳞癌(98%),首选放射治疗。常采用钴 60 或直线加速器高能放射治疗。另外配合化学治疗、手术治疗、中医治疗及免疫治疗。

【常见护理诊断/问题】

1. 急性疼痛　与放射治疗损伤、肿瘤侵犯脑神经和脑实质有关。
2. 口腔黏膜受损　与放射治疗损伤黏膜及唾液腺有关。
3. 恐惧　与被诊断为恶性肿瘤,对放射治疗与化疗不了解有关。
4. 潜在并发症　如鼻部出血。
5. 知识缺乏　缺乏有关鼻咽癌的防治知识。

【护理目标】

1. 患者主诉疼痛缓解。
2. 患者口腔溃疡得到好转,疼痛缓解,能恢复进食,没有出现营养不良及感染。
3. 患者焦虑得到缓解,配合治疗,乐观面对疾病。
4. 密切观察病情,协助医生止血。
5. 患者掌握鼻咽癌治疗及自我保健的相关知识。

【护理措施】

1. 心理护理　鼓励患者说出恐惧的原因及心理感受,采取疏导措施。向患者解释肿瘤防治知识,增强患者战胜癌症的信心。诊断性检查及放射治疗前应说明目的和注意事项,减少不良反应。晚期患者注意观察病情和心理变化。

2. 饮食护理　饮食宜均衡,多吃蔬菜、水果,给予高蛋白质、高热量、高维生素、低脂肪、易消化的清淡食物,口腔反应严重时给予温凉的半流质饮食,鼓励多饮水。禁烟酒,避免刺激口腔及鼻黏膜。放疗后患者或会感觉饮食无味或异味或有口腔黏膜反应,鼓励患者进食,做到少量多餐。若进食时有疼痛,可在进食前用2%利多卡因10～15 mL加入生理盐水250 mL配制的溶液漱口。

3. 鼻出血处理　积极协助医生止血,密切观察患者鼻腔出血情况,记录出血次数与出血量。少量涕中带血时,局部可用麻黄碱止血;中量出血时,可局部用麻黄碱、肾上腺素纱条或鼻棉填塞止血、肌注止血药;大量出血时,嘱咐患者不要咽下流血,保持镇静,及时报告医生进行抢救:使患者平卧、输液、输血,备好氧气和吸痰器,鼻上部置冰袋,鼻咽腔用凡士林油纱填塞鼻后孔压迫止血,静脉滴注大量止血剂,并严密观察血压、脉搏、呼吸的变化。反复出血者按医嘱做好介入栓塞治疗的准备。

4. 皮肤护理　保持照射野皮肤清洁、干燥,避免用碱性肥皂和化妆品,防止机械性刺激、摩擦和手抓,避免热敷,勿随意涂抹药膏或润肤霜,避免阳光暴晒,有轻度渗出或破溃可涂氢地油。照射野标记应保持清晰,不能私自涂改。

5. 口腔护理　注意口腔卫生,用软毛牙刷刷牙,并用生理盐水或朵贝尔液漱口,最好是三餐饭后、睡前刷牙漱口。放疗前必须洁牙并治疗牙病,以免放疗后局部抵抗力降低,若拔牙,会引起广泛骨坏死。

6. 保持鼻咽腔清洁,每日鼻腔冲洗2次,另外可用0.25%氯霉素眼药水滴鼻,氯酮液喷喉、喷口咽,每日2～3次。

7. 注意耳、眼的清洁与保护,可以滴抗生素眼药水,涂四环素、红霉素眼药膏等。眼睛不能闭合时,夜间要用凡士林油纱布遮盖。

8. 健康教育

(1) 保持空气清新流通,心情舒畅,养成良好的卫生习惯,每日晨起、饭后、睡前应清洁牙齿,用温盐水或硼酸溶液漱口。禁烟酒,禁食辛辣刺激性食品,进食高蛋白质、高维生素、易消化的饮食,少量多餐,增强体质和机体免疫力,预防感染。

(2) 放射治疗中,观察有无骨髓抑制、消化道反应、皮肤反应、唾液腺萎缩等并发症。定期检查血常规,防止感染,适当选择中医调理。

(3) 放疗可引起颞颌关节功能障碍,出现张口受限,应经常进行张口练习(如口含小圆形的塑料瓶等),并按摩颞颌关节,促进功能恢复。放疗结束后2年内不宜做颌面部外科处理,以免诱发骨髓炎。

(4) 定期复查,建议随访时间分别为出院后3个月、半年和1年。

**【护理评价】**

经过治疗与护理,评价患者是否能够达到:头疼减轻或消失;出血症状减轻或消失;情绪稳定;口腔黏膜恢复完整;了解鼻咽癌的防治知识,并积极配合治疗。

# 第四节 阻塞性睡眠呼吸暂停低通气综合征患者的护理

阻塞性睡眠呼吸暂停低通气综合征(obstructive sleep apnea-hypopnea syndrome,OSAHS),又称睡眠呼吸暂停综合征,是指成人在夜间 7 h 睡眠内,经鼻或经口的呼吸气流发生周期性中断30次以上,每次气流中断时间为成人 10 s 以上,儿童20 s 以上,或呼吸暂停低通气指数(睡眠时间内每小时呼吸暂停加上低通气的平均次数)≥5,并伴有血氧饱和度下降等一系列病理生理变化,是最常见的一种睡眠呼吸障碍形式,可发生在任何年龄阶段,但以中年肥胖男性发病率最高。临床可分为中枢型和阻塞型睡眠呼吸暂停综合征。

**【病因及发病机制】**

正常呼吸情况下,气体交换时喉以上的上呼吸道能够使气流通畅地进入气管、支气管。若某种原因使这段气流受阻,就可能出现阻塞性睡眠呼吸暂停。引起OSAHS的常见因素有:

1. 上呼吸道狭窄或阻塞 喉部上方鼻和鼻咽、咽或软腭以及舌根部为发生狭窄或阻塞的主要部位。鼻中隔偏曲、鼻息肉、扁桃体肥大、腺样体肥大、鼻咽部肿瘤、悬雍垂过长、舌体肥大、颌骨畸形等均可导致咽部狭窄。

2. 肥胖 也是 OSAHS 的常见病因。肥胖者软腭及咽侧壁体积增大,上呼吸道腔隙狭窄,熟睡后全身肌肉处于相对松弛状态,咽部肌张力下降,组织松弛,舌根后坠,使呼吸道更加狭窄;呼吸时,受气流作用产生震动,发出鼾声。这是引起OSAHS 的主要原因。此外,胸廓顺应性下降,功能残气量降低,颈部肥胖增加颈部不稳定性,甚至塌陷,阻塞上呼吸道引起 OSAHS。

3. 吸烟和饮酒 烟中有害物引起气道炎症,使咽部水肿加重,分泌物增加,从而加重气道狭窄;吸烟还会降低机体对低氧刺激的敏感性,延长患者低氧持续时间和程度,引起和加重 OSAHS。

4. 年龄和性别 OSAHS 的好发年龄为 40~60 岁,且患病率随年龄增加而增加,男女发病率之比为 2:1~10:1。

5. 家族性和遗传性 家族聚集性的 OSAHS 患者具有相似的颌面结构异常,如颌骨短小、软腭肥大等,或者呈家族性肥胖,这些可能是遗传基因的外在表现。

6. 其他因素 如糖尿病、心脏病、高血压、高脂血症、甲状腺功能低下、指端肥大症等。

**【护理评估】**

1. 健康史  评估儿童是否有腺样体面容,睡眠中有无打鼾或张口呼吸,辗转反侧,哭闹或坐立后再睡等现象;有无生长发育迟缓、胸廓发育畸形、遗尿、注意力不集中等,咽及下呼吸道炎症和上呼吸道狭窄等的相关疾病;评估成人是否晨起头痛倦怠,睡眠打鼾觉醒,白天注意力不集中、嗜睡,夜间不能安静入睡、呓语、做噩梦、躁动等;评估家族中有无类似患者和有无糖尿病、冠心病、高血压等全身性疾病。

2. 身体状况

(1)症状:常有晨起头痛、倦怠、过度嗜睡(与他人交谈时不自觉入睡)、记忆力差、工作效率低、行为怪异等。夜间症状常为:①打鼾。打鼾是 OSAHS 的特征性表现,鼾声如雷、不规则,时而间断,此时为呼吸暂停期。②嗜睡。表现为日间发生困倦或嗜睡感,患者可立即入睡,而无法控制。③呼吸暂停。睡眠中呼吸暂停频繁发作,患者常常惊醒,甚至突然坐起,大汗淋漓,有濒死感。在睡眠中常发生类似拍击样、震颤样四肢运动以及梦游症等。④心血管症状。患者常出现心律失常和高血压,严重者出现右心衰竭。⑤其他症状。如夜间遗尿症、头痛等。

(2)体征:70%的患者属肥胖体型,部分患者有明显的上、下颌骨发育不良,颌面部、胸廓发育畸形。可检查到口咽腔狭窄、扁桃体肥大、鼻中隔偏曲、腺样体肥大等上气道病变。

(3)并发症:OSASH 患者因夜间反复发生阻塞性呼吸暂停,引起低氧血症和高碳酸血症反复发作,从而引起多系统并发症,对人体危害较大。①呼吸系统。睡眠呼吸暂停频繁发作,血二氧化碳分压升高,动脉血氧分压下降,pH 下降,引起呼吸性酸中毒,出现发绀、气促、烦躁不安等症状,严重时呼吸暂停。②心血管系统。出现原发性高血压及肺源性心脏病,甚至导致心力衰竭。出现心律失常,睡眠期间若发生心脏停搏,可导致突然死亡,即猝死。③血液系统。出现继发性红细胞增多症,导致血黏度增加,影响血流速度与循环功能。④神经系统。由于缺氧和循环障碍,神经系统特别是中枢神经系统可受到损害,出现头晕、头痛、耳鸣等症状,引起智力减退、注意力无法集中、记忆力下降、性格改变等。⑤内分泌改变。睡眠期间生长激素的释放有不同程度的减少,从而影响患者的生长发育。

3. 辅助检查

(1)多导睡眠图仪监测:这是诊断 OSASH 最权威的方法,检测项目包括脑电图、眼电图、颏肌电图、胫前肌电图、心电图、胸腹壁呼吸运动、膈肌功能、口鼻气流以及血氧饱和度等。

(2)头颅 X 线、CT 扫描或 MRI 等检查:有助于明确上呼吸道阻塞部位,进一步确诊病变的性质及范围。

(3)鼻咽纤维镜检查:检查患者鼻咽、口咽及下咽和喉,包括软组织情况,气道阻塞部位和程度,临床气道及周围有无肿物和肿块;并通过嘱患者做某些动作以观察气道组织的变化,如有无气道组织内陷等。

(4)上气道及食道压力测定:上气道持续测压系统可测知上气道各平面(软腭上、软腭下、鼻腔、舌根下)及食管内的压力改变,可精确判断OSAHS的阻塞平面。

4.社会一心理状况  严重者常有性格变化,包括急躁、压抑、精神错乱、出现幻觉、极度敏感、敌视、好动,易发生行为失当、嫉妒、猜疑、焦虑、沮丧、智力和记忆力减退以及性功能障碍等,严重者可伴发心血管系统和其他重要器官的疾病表现。

【治疗原则】

1.中枢型睡眠呼吸暂停综合征的治疗

(1)原发病的治疗:如神经系统疾病、充血性心力衰竭的治疗等。

(2)呼吸兴奋药物:主要是增加呼吸中枢的驱动力,改善呼吸暂停和低氧血症。常用的包括阿米三嗪(50 mg,2～3次/日)、乙酰唑胺(125～250 mg,3～4次/日或250 mg睡前服用)和茶碱(100～200 mg,2～3次/日)。

(3)氧疗:可以纠正低氧血症,对继发于充血性心力衰竭的患者,可降低呼吸暂停和低通气的次数,对神经肌肉疾病有可能加重高碳酸血症,但是若合并OSAHS,则可能加重阻塞性呼吸暂停。

(4)辅助通气治疗:对严重患者,应用机械通气可增强自主呼吸,可选用无创正压通气和有创机械通气。

2.阻塞型睡眠呼吸暂停低通气综合征的治疗

(1)一般治疗:①减肥,可饮食控制、药物和手术治疗。②睡眠体位改变,侧位睡眠,抬高床头。③戒烟酒,避免服用镇静剂。

(2)药物治疗:效果不肯定,可试用乙酰唑胺。莫达非尼对改善白天嗜睡作用,应用于接受CPAP治疗后嗜睡症状改善不明显的患者,有一定效果。

(3)器械治疗:①经鼻持续气道内正压通气(nasal-continuous positive airway pressure, CPAP)适应证:AHI≥15次/小时的患者;AHI<15次/小时,但白天嗜睡等症状明显者;手术治疗失败或复发患者;不能耐受其他治疗方法者。禁忌证:昏迷、肺大疱、咯血、气胸和血压不稳定者。②双水平气道内正压(bilevel positive airway pressure, BIPAP)治疗。③自动调压智能(Auto-CPAP)呼吸机治疗。④口腔矫治器(oral appliance, OA)治疗。适应证:①单纯性鼾症;②轻、中度OSAHS患者;③不能耐受其他治疗方法者。禁忌证:有颞颌关节炎或功能障碍者不宜采取。

(4)手术治疗:①鼻手术;②腭垂软腭咽成形术;③激光辅助咽成形术;④低温射频消融术;⑤正颌手术。

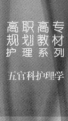
### 知识链接

**打鼾与睡眠呼吸暂停综合征的关系**

打鼾是睡眠呼吸暂停综合征的重要临床表现,当气道出现一定程度的狭窄时,即表现为打鼾,当鼾声不均匀且有中断现象时,气道不仅狭窄而且完全闭塞,会造成一系列的病理损害,这就称之为阻塞性睡眠呼吸暂停综合征。

打鼾、白天嗜睡和睡眠呼吸暂停也有一定关系,晚上发生了呼吸暂停,血氧饱和度下降,引发保护性的觉醒反射,致使气道打开,促使回到白天醒的状态,导致气流重新恢复。因此,晚上睡觉时频繁出现的觉醒,甚至每个小时几十次的微觉醒,致患者睡眠结构严重紊乱,患者白天就会出现嗜睡表现。

【常见护理诊断/问题】

1. 焦虑　与担心疾病预后有关。
2. 气体交换障碍　与低氧及高碳酸血症有关。
3. 睡眠方式紊乱　与呼吸道阻塞引起打鼾、憋气等有关。
4. 潜在并发症　如缺血性脑中风、猝死、心肌梗死、呼吸衰竭等。
5. 知识缺乏　缺乏本病预防保健的相关知识。

【护理目标】

1. 患者情绪稳定,应对能力增强。
2. 患者通气症状改善,气体交换恢复正常。
3. 患者睡眠质量有所改善。
5. 患者未发生相关并发症或及时发现并发症并处理。
6. 患者配合手术前准备,了解本病相关预防保健知识。

【护理措施】

1. 保持病房的安静舒适,尽量不打扰患者的睡眠。指导患者取侧卧或半坐卧位,睡前不用镇静安眠药物。

2. 加强夜间巡视,密切观察凌晨4～8时血压和病情的变化。睡前、晨起前测血压,若发现血压变化,应及时通知医师处理。

3. 对于使用口腔矫治器者,指导患者采用渐进式,即保守使舌或下颌前移,可在几周内使下颌调至最理想的效果位。介绍该疗法的不适症状(颞颌关节和肌肉酸痛、牙齿酸痛、口水增多)在持续使用后会缓解。

4. 遵医嘱给予患者持续低流量吸氧或正压通气治疗。准备好抢救用物,如压舌板、拉舌钳、气管切开包等。

5. 有手术指征患者积极完善术前准备,尽快手术治疗。

6. 健康教育　对患者进行行为干预,指导患者控制饮食、定期锻炼、戒烟酒,避免应用镇静药物,调整睡眠体位。坚持随访,监测心脏功能、血压等,预防并发症。患者不宜从事驾驶、高空作业等有潜在危险的工作,以免发生意外。

【护理评价】

经过治疗与护理,评价患者是否能够达到:情绪稳定,应对能力增强;呼吸功能改善,夜间睡眠质量有所提高;未发生相关并发症;对自身疾病的相关知识有所了解,积极配合医护工作。

## 复习思考题

1. 患者,女,26岁,高热,咽痛伴头痛,周身乏力,关节酸痛2天来诊。查体:T 39 ℃,咽黏膜急性充血,扁桃体充血肿大,隐窝见脓性分泌物,扁桃体周围无隆起。间接喉镜见会厌、喉正常。诊断为急性化脓性扁桃体炎而收住院治疗。

请问:

(1)该患者的主要护理问题有哪些?

(2)请根据主要护理问题制订相应护理计划。

2. 患者,男,2个月前无明显诱因出现反复右鼻出血,每次量不多,可自止,近3~4天吸鼻有涕中带血,鼻咽纤维镜检查发现鼻咽肿物。发病以来,有鼻塞,无头痛、嗅觉障碍、视力下降、耳鸣、复视等。体检:鼻咽部顶后壁可见结节状肿物,表面光滑,色淡红,覆有较多脓性分泌物,全身淋巴结无肿大,鼻内镜下鼻咽肿物活检术,病理报告:鼻咽未分化型非角化型癌。

请问:

(1)该患者的主要护理问题有哪些?

(2)结合病例制订一个术前术后护理计划。

3. 患者,男,42岁。睡眠打鼾伴憋气4年,发病伴嗜睡,记忆力下降,晨起后觉胸闷,乏力,头昏头沉。查体:BP 148/95 mmHg,体态偏胖,鼻中隔左偏,双下鼻甲肥大;软腭低垂,咽腔左右径及前后径均狭窄,舌体偏大。下咽正常。医生诊断为:OSAHS;鼻中隔偏曲;高血压。

请问:

(1)如何对该患者进行护理评估?

(2)列出该患者存在的主要护理问题,列出相应的护理措施。

(3)如何做好患者的健康教育及心理护理?

(刘安诺)

# 第十六章 喉科疾病患者的护理

> **学习目标**
> 1. 掌握急性会厌炎、急性喉炎的护理评估及护理措施;掌握气管与支气管异物患者的护理评估及急救措施。
> 2. 熟悉喉梗阻的急救护理要点、各种喉部疾病的健康教育。
> 3. 了解气管切开的适应证、正常人的发声器官及生理功能。
> 4. 运用所学知识能正确观察病情变化,具有尊重患者及应急处理的能力。

患儿,女,5岁,3天前无明显诱因出现发热、鼻塞、流涕、喷嚏。多痰,咽喉壁干燥,声嘶,伴有吼样咳嗽,夜间症状加重,不规则热,体温38 ℃,无寒战,无抽搐,无呕吐,无烦躁不安,无鼻翼翕动,无呼吸困难,伴有吞咽时咽部疼痛。查体:T 38 ℃,声音粗涩低沉沙哑,咽充血,悬雍垂居中,扁桃体Ⅰ级肿大,Hb 110 g/L,RBC $4.0\times10^{12}$/L,WBC $12.0\times10^{9}$/L,N 70%。

问题:
1. 该患者的医疗诊断是什么?
2. 患者存在哪些护理诊断/问题?
3. 对该患者应采取哪些护理措施?

## 第一节 喉部炎症患者的护理

### 一、急性会厌炎

**急性会厌炎**(acute epiglottitis)是一种以会厌为主的声门上区喉黏膜急性非特异性炎症,又称声门上喉炎,是喉科急重症之一。发病急骤,病情发展迅速,常导致突然窒息或死亡。成人及儿童均可发病,全年均可发病,以初春、秋末发病者为多。

【病因及发病机制】

1. **感染** 感染为此病最常见的原因,致病菌多为乙型流行性感冒杆菌,亦可为链球菌、葡萄球菌、肺炎双球菌、类白喉杆菌等。主要病毒有呼吸道合胞体病毒、鼻病毒、甲型流感病毒、副流感病毒和疱疹病毒等。身体抵抗力降低、喉部创伤、年老体衰者均易感染细菌而发病。

2. 变态反应  当抗原进入机体后,产生相应的 IgE 抗体,再次接触相同抗原时,发生肥大细胞和嗜碱细胞脱颗粒,释放大量血管活性物质,导致血管扩张,通透性增加,引起会厌、杓会厌襞的高度水肿。抗原多为药物、血清、生物制品或食物。药物中以青霉素最多见,阿司匹林、碘或其他药物次之;食物以虾、蟹或其他海鲜多见。

3. 外伤  创伤、异物、刺激性食物、吸入刺激性有害气体、放射线损害等都可引起声门上黏膜炎症病变。

4. 远处病灶感染  如急性扁桃体炎、急性咽炎、鼻炎等蔓延而侵及会厌部。也可继发于急性感染病后。

【病理】

声门上区如会厌舌面与侧缘、杓会厌襞、声门下区等黏膜下结缔组织较疏松,炎症常从此处开始,引起会厌高度的充血肿胀。按病理组织学的改变可分为三型:

1. 急性卡他型  黏膜弥漫性充血、水肿,有单核及多形核细胞浸润,会厌舌面呈炎性肿大。

2. 急性水肿型  会厌显著肿大,间质组织水肿充血,炎性细胞浸润增加,局部可形成脓肿。

3. 急性溃疡型  较少见,病情发展迅速而严重,病菌常侵及黏膜下层及腺体组织,局部可发生化脓溃疡,血管壁可被腐蚀,致糜烂出血。

【护理评估】

1. 健康史  评估患者有无呼吸道感染、咽炎、扁桃体炎等邻近器官炎症,有无接触过敏原、过度劳累、外伤史、较长时间接触有毒气体等情况;询问发病时间,起病缓急,有无呼吸困难、声嘶,有无变态反应性疾病的过去史和家族史。

2. 身体状况

(1)症状:起病急骤,以咽痛为首发症状,咽痛剧烈,吞咽时加重。有喉部阻塞感、不同程度的吞咽困难,以致影响进食、饮水。多伴发热、畏寒、乏力,体温在 37.5~39.5 ℃之间,少数可超过 40 ℃。高热时可在短时间内出现昏厥或休克,表现为精神萎靡、体力衰弱、四肢发冷、面色苍白或青紫、脉细速、血压下降、出虚汗等。

(2)体征:①间接喉镜是诊断急性会厌炎的常规检查。会厌充血肿胀,尤以舌面为甚,严重时会厌呈球状,脓肿形成时会厌舌面有黄白色脓点。因会厌不能上举,故难窥见声门或声门下等处。②颈深淋巴结上群肿大、压痛,舌骨及甲状软骨压痛明显。③儿童难以配合间接喉镜检查,有时需要用直接喉镜检查。检查时注意吸痰,保持呼吸道通畅,以防发生意外。

3.辅助检查

(1)血常规:白细胞及中性粒细胞计数增高。

(2)喉侧位X线拍片:喉腔阴影明显缩小,会厌肿大。有助于婴幼儿的诊断,可作为诊断的补充,并和咽后脓肿相鉴别。

(3)咽拭子细菌培养及药敏试验:可明确致病菌,有助于选用敏感抗生素。

4.社会—心理状况　急性会厌炎在临床并非少见。成人及儿童皆可发病,早期一般无呼吸困难,很少嘶哑,仅表现咽痛,常被患者和家长忽视。有些轻症患者以为只是喉部轻微病症而忽视,因而耽误病情。需要强调此病的严重性,积极配合治疗。

【治疗要点】

早期大剂量抗生素加激素联合应用,并密切进行气道监护,可取得较好的疗效。所有患者应入院严密观察。国外均将急性会厌炎患者安置在监护病房(ICU)观察和治疗。

1.控制感染　类固醇激素对消除会厌水肿、解除喉阻塞有明显效果,足量抗生素和类固醇激素的联合应用,是目前药物治疗最普遍采用的方案。氨苄西林或青霉素是首选的抗生素,如肌内注射地塞米松、青霉素或氨苄西林加地塞米松静脉滴注。

2.保持呼吸道通畅　观察呼吸,若有明显喉阻塞症状,应及时行气管插管,一旦发生窒息,应立即行气管切开。会厌形成较大脓肿时,先行气管切开,然后在喉镜下切开脓肿。

3.口腔护理　注意口腔清洁,防止诱发感染,鼓励饮食,对于吞咽困难者给予静脉补液。

【常见护理诊断/问题】

1.有窒息的危险　与会厌高度肿胀堵塞呼吸道有关。

2.急性疼痛　与会厌炎症反应有关。

3.吞咽功能受损　与会厌肿胀、剧烈咽痛有关。

4.体温过高　与急性细菌、病毒感染有关。

5.恐惧　与担心突发喉梗阻而致窒息有关。

6.知识缺乏　缺乏急性会厌炎相关治疗和自我保健的知识。

【护理目标】

1.患者采取有效方式沟通交流。

2. 患者咽部疼痛消失。

3. 患者体温正常。

4. 患者呼吸道通畅,未发生窒息。

5. 患者了解疾病治疗和护理相关知识。

【护理措施】

1. 一般护理　严格卧床休息,鼓励多饮水,进食流质或半流质清淡食物,防止脓肿破溃引起误吸。由于吞咽时喉痛加重,患者往往拒绝进食,应向患者说明进食的重要性,疼痛剧烈者可向咽部喷1%丁卡因表面麻醉后再进食。

2. 病情观察　本病随时都有发生窒息的危险,嘱患者不能离开病区。

(1)密切观察呼吸,准确判断呼吸困难的程度。当呼吸＞35次/分或呼吸＜5次/分时,立即报告医生,随时做好气管切开准备。

(2)观察抗生素、激素效果:遵医嘱使用抗生素及激素等药物,并注意观察药物的不良反应。

(3)检测血氧饱和度,如血氧饱和度＜70%,并出现"四凹征",立即报告医生采取措施。

3. 口腔护理　可用多贝液漱口,既可减轻口腔异味,又可促进伤口愈合。

4. 保持呼吸道通畅

(1)痰液黏稠者及时吸痰,行雾化吸入,使痰液稀释易咳出或减轻会厌水肿。

(2)准备抢救物品,如气管切开包、吸引器、氧气等。

5. 心理护理　由于发病急,变化快,咽痛剧烈,或因缺氧而出现烦躁不安、面色苍白、出汗等,患者常有急躁和焦虑心理,要做好心理护理。

6. 健康教育　向患者讲解本病的特点及预防措施,提高患者和家属对本病的认识,平时加强锻炼,增强机体抵抗力。对于会厌邻近器官的急性炎症,要及时治疗,防止蔓延感染。要保持口腔卫生,戒烟酒,少吃辛辣刺激性食物。由变态反应所致者应避免与变应原接触。

【护理评价】

经过治疗与护理,评价患者是否能够达到:咽痛、吞咽困难减轻,无窒息出现;呼吸道保持通畅;体温恢复正常;焦虑、恐惧等心理障碍消失;掌握急性会厌炎相关知识。

## 二、急性喉炎

**急性喉炎**(acute laryngitis)是喉黏膜的急性弥漫性卡他性炎症,以声门区为主,是成人呼吸道常见的急性感染性疾病之一。若发生在儿童期,病情多严重,临床上以声音嘶哑、犬吠样咳嗽、喉鸣、吸气性呼吸困难为特征。本病起病急骤,发展迅速,易并发喉梗阻而威胁生命,故应引起高度重视。本病以冬、春季多见。

【病因及发病机制】

1. 感染　感染为主要病因,多由病毒、细菌、支原体等病原体或过敏因素所引起,继发于鼻炎、咽炎或感冒着凉之后。小儿喉炎多数由革兰球菌引起,如肺炎链球菌、溶血性链球菌、葡萄球菌等感染。

2. 有害气体　吸入氯气、氨气、氧化亚氮等有害气体,吸入过多的生产性粉尘,可引起喉部黏膜的急性炎症。

3. 职业因素　教师、演员、售货员等使用声带过度或发音不当,声带产生急性炎症。

4. 可为流行性感冒、肺炎、麻疹、水痘、百日咳、猩红热等急性传染病的前驱疾病。

小儿急性喉炎常见于6个月～3岁的婴幼儿。由于小儿抵抗力低,喉腔狭小,喉软骨柔软,黏膜下组织疏松,黏膜淋巴管丰富,炎症后易肿胀发生喉阻塞,加之小儿咳嗽功能弱,不易咳出下呼吸道分泌物,更加重呼吸困难,可导致窒息死亡。同样的病变,成人最小声门面积比原声门面积减少三分之一,不易引起呼吸困难,只有声音嘶哑。因此,小儿急性喉炎的病情常比成人严重,若不及时诊治,可危及生命。

【病理】

早期表现为喉黏膜急性充血,黏膜及黏膜下层白细胞及淋巴细胞浸润,组织内渗出液积聚致黏膜水肿,以声带、室带及杓状软骨处明显,炎症可累及声门下区。后期炎症继续发展,渗出液可变成脓性分泌物或成假膜附着。上皮有损伤可形成溃疡,逐渐纤维变性,形成永久病变。

【护理评估】

1. 健康史　评估患者有无上呼吸道感染、鼻炎、咽炎、肺炎发作,有无颈部或咽部外伤史,是否有喉镜等检查史,是否患麻疹、百日咳、猩红热等急性传染病。了解患者职业,是否存在用声过度、用声不当的情况,了解患者近日是否存在劳累、受凉、工作压力大等导致机体抵抗力下降的因素,评估工作环境是否存在接触或吸入有害气体、生产性粉尘的可能。

2. 身体状况

(1)症状:①声音嘶哑是急性喉炎的主要症状,初期表现为上呼吸道感染的卡他症状和发热,轻时音调变低,重者发声嘶哑或完全失声。小儿声音嘶哑时会伴有犬吠样咳嗽、吸气性喘鸣,短时间易并发喉部梗阻,出现吸气性呼吸困难,甚至窒息死亡。②喉部疼痛。患者喉部及气管前有轻微疼痛,发声时喉痛加重,感喉部不适、干燥、异物感。③咳嗽多痰。因喉黏膜发炎时分泌物增多,常有咳嗽,起初干咳无痰,咳嗽时喉痛,夜间咳嗽加剧。后期有黏液脓性分泌物,因较稠厚,常不易咳出,黏附于声带表面而加重声音嘶哑。

(2)体征:①起病急骤,多伴发热、头疼、全身不适;口鼻周围发绀、面色苍白、心率增快、鼻翼扇动、吸气性喘鸣音、烦躁不安,吸气时出现四凹征。最终可因无力呼吸、全身衰竭、面色苍白、昏迷、抽搐而死亡。②局部检查。一般咽部明显充血,间接喉镜下可见喉部、声带呈淡红色或鲜红色,有时有渗出物和假膜。由于声带肿胀,游离缘变钝,因此发声时双侧声带不能闭紧。在进行喉部检查时可造成喉梗阻,应予以注意。

(3)并发症:①呼吸困难,严重时,喉水肿阻塞声门出现喉梗阻。小儿典型表现为夜间突然加重,以喉痉挛为主,原有吸气性呼吸困难加重,出现犬吠样咳嗽、鼻翼扇动、吸气时喉喘鸣等喉梗阻症状。②急性喉炎,症状较重时可出现下行感染,出现气管、支气管、肺等下呼吸道感染症状。

3. 辅助检查

(1)血常规:病毒感染者白细胞计数正常或偏低,细菌感染者白细胞计数增高,中性粒细胞比例增高。

(2)X线胸片:气道分泌物过多或喉部梗阻明显时,可出现支气管炎、肺不张或肺气肿的征象。

(3)间接喉镜:喉黏膜急性充血、肿胀,呈弥漫性,双侧对称。声带运动正常,闭合有隙。黏膜充血肿胀首先出现在声带,逐渐发展至声带及声门下黏膜,以声带及杓会厌襞最为显著。早期声带黏膜表面呈淡红色,可见血管纹,分泌物少,逐渐变成暗红色,边缘圆钝,声带闭合不全。

4. 心理-社会状况  急性喉炎症状较轻时,患者常表现为发音音质、音色改变,轻度喉部不适如不能及时治疗,易造成慢性喉炎。病情较重,特别是完全失声或出现呼吸困难时,患者常出现焦虑、恐惧心理。评估患者的文化教育程度,对疾病的认知及情绪状态。

【治疗要点】

重点是解除喉梗阻,应及早使用有效、足量的抗生素以控制感染。

1. 抗生素治疗  及时使用足量的抗生素,一般用青霉素。对青霉素过敏患者可用头孢类或大环内酯类抗生素。

2. 糖皮质激素治疗  可减轻喉部组织炎症肿胀,减少炎症分泌物产生而减轻喉阻塞,应尽早使用。轻症常使用波尼松,每日 1~2 mg/kg,分次口服;症状较重者,肌注或静脉滴注地塞米松,每次 0.5~1.0 mg/kg,加入 5% 或 10%葡萄糖溶液中静脉滴注,可反复使用,至症状缓解后改口服。

3. 局部治疗  超声雾化吸入治疗,有利于消炎消肿,稀释喉部分泌物,减轻喉部疼痛感。常用药物有庆大霉素等抗生素,加用地塞米松等类固醇激素,或超短波理疗。

4.喉部梗阻严重者,立即行气管切开术。

【常见护理诊断/问题】

1.语言沟通障碍　与喉炎致声嘶或失声有关。

2.舒适改变　与喉部异物感、疼痛有关。

3.体温过高　与喉部急性炎症有关。

4.有窒息的危险　与喉黏膜肿胀及喉腔狭窄有关。

【护理目标】

1.患者采取有效方式沟通交流。

2.患者咽部疼痛消失。

3.患者体温正常。

4.患者呼吸道通畅,未发生窒息。

【护理措施】

1.急救护理　小儿急性喉炎起病急、发展快,若出现呼吸困难,应采取紧急护理措施。

(1)迅速评估:对患儿采用"一看、二听、三测、四观察"的评估程序。一看,看面色、口唇、甲床及全身皮肤情况。二听,听喉喘鸣声及双肺呼吸音。三测,测体温、心率、呼吸。四观察,观察神态、呼吸形态及用药后反应,以判断呼吸困难的程度,及时采取有效的护理措施。

(2)保持呼吸道通畅,改善缺氧症状:解开上衣纽扣,去枕平卧,肩部略垫高,头部稍后仰,颈部伸直;及时吸出呼吸道分泌物;给予间断或持续吸氧2~4 L/min。初起给氧时氧浓度不宜太高,因突然吸入大量氧气,血氧饱和度骤然增加、二氧化碳骤然减少,达不到二氧化碳对呼吸中枢的刺激阈值,易发生呼吸停止。

(3)迅速建立静脉通道:尽快输入足量激素是救治成功的另一个关键。因多数患儿较烦躁,故首选头皮静脉为佳。

(4)保持患儿安静:遵医嘱给予镇静剂,避免大声哭闹。

(5)备好急救物品:做好气管切开的准备,一般Ⅲ度喉梗阻者及时做气管切开术。

(6)病情观察:严密观察四凹征、发绀、烦躁及声音嘶哑程度,监听喉喘鸣音、双肺呼吸音,正确判断缺氧程度,防止并发症的发生。如发现异常情况,及时报告医生处理。

(7)气管切开者,按气管切开术后处理。

2. 常规护理
(1) 密切观察体温变化,高热时给予物理降温,小儿应防止高热惊厥。
(2) 静脉输液以补充体液,维持水、电解质平衡。
(3) 适当使用镇静药,使患儿安静,避免哭闹,以免声带水肿发生呼吸困难。
(4) 用药指导:急性炎症期尽量使用足量抗生素控制感染。
(5) 超声雾化吸入:常用药物为庆大霉素和地塞米松。
(6) 休息:嘱患者禁声或少讲话,即使用耳语讲话者,声带亦不能达到休息。建议用笔和纸做交流。
(7) 严密观察呼吸、脉搏等生命体征变化,如有异常,及时报告医生。
(8) 必要时吸氧,对重度喉梗阻经药物治疗无好转时,应及时行气管切开术。

3. 健康教育　向患者讲解本病的特点、常见诱因及预防措施,提高对本病的认识。告诉患者多饮水,保持大便通畅,避免刺激性食物,禁烟酒。养成良好的生活习惯,均衡营养,避免过度劳累。教师等使用嗓音过多的患者应注意避免发声不当和过度用声。

【护理评价】

经过治疗与护理,评价患者是否能够达到:咽痛、吞咽困难减轻;呼吸道保持通畅;体温恢复正常;掌握急性喉炎相关知识。

# 第二节　喉阻塞患者的护理

**喉阻塞**(laryngeal obstruction)又称喉梗阻,是因喉部或其邻近组织病变,喉部通道发生狭窄、阻塞而引起的呼吸困难。病情严重者,若不及时抢救,可窒息死亡。喉阻塞是多种疾病引起的综合表现。

【病因及发病机制】

1. 喉部炎症　小儿急性喉炎、急性喉气管支气管炎是引起急性喉阻塞的常见原因。成人患急性会厌炎、喉脓肿、喉软骨膜炎也可发生喉阻塞。此外,喉特异性感染,如喉结核、喉梅毒等,也可引起喉阻塞。

2. 喉部异物　常见于儿童。喉部、气管异物不仅造成机械性梗阻,还可引起喉痉挛。

3. 喉部外伤　喉部挫伤、切割伤、勒喉、烧灼伤、火器伤、爆炸伤、高热蒸汽吸入或毒气吸入后,可因黏膜肿胀、软骨骨折、移位等使喉腔变窄,呼吸困难。外伤后期,由于组织粘连,瘢痕收缩,会导致瘢痕性喉狭窄、喉阻塞。

4. 喉部水肿　喉血管神经性水肿、药物过敏反应、支气管镜检查或气管内插管时间过长、操作粗暴损伤喉部黏膜,均可导致黏膜肿胀而致喉阻塞。心、肾疾病引起的全身性水肿,若累及喉部,也可引起阻塞。

5. 喉部肿瘤　以多发性喉乳头状瘤较为常见。喉部临近组织的较大肿瘤,如喉癌、甲状腺肿瘤、颈部或口咽部肿瘤压迫喉腔时也可致喉阻塞。

6. 先天性畸形　如先天性喉喘鸣、喉蹼、喉软骨畸形等。

7. 双侧声带麻痹、喉痉挛。

喉梗阻不是一个单独的疾病,而是一个由各种不同病因引起的共同后果。由于幼儿喉腔较小、黏膜下组织疏松,喉部神经易受刺激而致喉部痉挛,故更易发生喉阻塞。

【护理评估】

1. 健康史　了解患者近期有无过度劳累、上呼吸道感染史、急性炎症史、外伤异物史、肿瘤史、气管插管史等,有无喉部先天性疾病、哮喘、慢性支气管炎、过敏、心肾疾病等病史,评估患者呼吸困难的程度。过去有无类似病情发生、处理方法和效果等。

2. 身体状况

(1)症状:①吸气期呼吸困难,为喉阻塞的重要症状和体征。表现为吸气运动加强,时间延长,吸气深而慢,但通气量并不增加。正常情况下,声门处最狭窄,声带边缘略向上倾斜,当喉部因炎症或压迫使喉腔变窄时,吸入空气量减少,因缺氧需要用力吸气,声带边缘被向下推移,使原本已变窄的声门变得更狭窄,吸气更困难。吸气时胸腔内负压加大,胸廓周围软组织出现凹陷,如胸骨上窝、锁骨上窝、剑突下或上腹部、肋间隙的吸气性凹陷,称为"四凹征"。凹陷的程度常随呼吸困难的程度而异。②吸气期喘鸣。吸气时气流通过狭窄的声门裂,形成气流漩涡反击声带,震动而发生鸣声,称为喉鸣音。③声嘶。若病变发生在声带,则常有声音嘶哑,甚至失声。④缺氧表现,如口唇发绀、面色苍白、出汗、呼吸浅而快,心率快、脉快无力,甚至窒息、心力衰竭,最终发生昏迷而死亡。

(2)体征:根据病情轻重,喉梗阻可分为四度。①Ⅰ度:安静时无呼吸困难表现,活动或哭闹时有轻度吸气性呼吸困难,稍出现吸气性喘鸣和吸气性胸廓周围软组织凹陷。②Ⅱ度:安静时亦有轻度吸气性呼吸困难。活动时吸气性喘鸣和吸气性胸廓周围软组织凹陷加重,但不影响睡眠和饮食,无烦躁不安等缺氧症状。③Ⅲ度:吸气性呼吸困难明显。喉鸣音甚响,胸骨上窝、锁骨上窝、剑突下或上腹部、肋间隙等软组织吸气性凹陷显著,并因缺氧而影响睡眠和饮食,出现烦躁不安、脉快等症状。④Ⅳ度:呼吸困难极度明显。由于严重缺氧和二氧化碳潴留,出现发绀、面色苍白、出冷汗、坐卧不安、手足乱动、心律失常、脉搏细弱、定向力丧失、血压下降、大小便失禁等。如不及时抢救,可因窒息、昏迷及心力衰竭而死亡。一般来说,在Ⅲ、Ⅳ度喉梗阻时,必须立即作气管切开以解除梗阻。

3.辅助检查

(1)喉镜检查　以明确喉部病变情况及声门裂大小。

(2)X线检查　喉部侧位 X 线摄片可以帮助了解声门受累情况。

4.心理-社会状况　该病起病急,情况危险,患者及家属多有恐惧、焦虑心理,希望能缓解患者症状。评估患者年龄、性别、文化层次、职业、社会地位、压力应对方式、对疾病认知程度、经济收入等。根据患者具体状况评估患者心态。护理人员应注意说话语气和态度,协助患者选择有效、能够接受的治疗方案,使得患者消除顾虑,提高战胜疾病的信心。

【治疗要点】

1.对症治疗　针对不同的病因进行对症治疗,及时解除喉部梗阻,维持呼吸道的通畅。

(1)Ⅰ度:明确病因,进行积极治疗。由喉部炎症引起者,使用足量类固醇激素和抗生素控制感染。一般不必行气管切开术。

(2)Ⅱ度:炎症病变引起者,及时使用类固醇激素和抗生素等药物治疗,并做好气管切开术的准备工作。若为异物,应予以立即手术取出;如为肿瘤,可考虑行气管切开术。

(3)Ⅲ度:较短时间的炎症性病变尚可先应用药物治疗,严密观察病情,并做好气管切开术的准备。若药物治疗效果不显著,全身情况较差,易及早行气管切开术。若为肿瘤,则立即行气管切开术。

(4)Ⅳ度:立即行气管切开术。情况十分紧急时,可先行环甲膜切开术。

2.病因治疗　在一定情况下可优先采用,如喉异物的取出,咽后脓肿的切开,可立即解除阻塞,而免于气管切开术。对于紧急患者,病因治疗则应在气管切开术后进行,同时给氧,人工呼吸,注射尼可刹米等呼吸兴奋药物。

【常见护理诊断/问题】

1.有窒息的危险　与喉阻塞或术后气管套管阻塞、脱管有关。

2.语言沟通障碍　与呼吸困难或气管切开有关。

3.恐惧　与呼吸困难、害怕窒息死亡有关。

4.有感染的危险　与气管切开术后切口易被污染、机体抵抗力下降有关。

5.潜在并发症　如出血、低氧血症、皮下气肿、气胸等。

6.知识缺乏　缺乏气管切开术后自我护理和喉阻塞的防治知识。

【护理目标】

1.患者呼吸通畅,没有窒息现象发生。

2.患者能够采用有效的沟通方法与他人进行交流。

3.患者情绪稳定,能积极配合治疗和护理。

4.患者感染得到有效控制。

5.患者不发生并发症或及时发现并发症并处理。

6.患者及家属掌握气管切开术后相关的自我护理知识和技能。

【护理措施】

1.心理护理 由于病情危重,患者多有恐惧不安心理,应向患者解释呼吸困难产生的原因、治疗方法和预后,说明气管切开的必要性,积极配合治疗和护理多能转危为安。

2.休息与饮食

(1)休息:集中治疗护理以减少对患者的干扰,要防止患儿哭闹。Ⅰ度呼吸困难者,减少活动,垫高头侧床脚,取头高足低卧位。Ⅱ度呼吸困难者,专人护理,绝对卧床,减少耗氧量及刺激因素。取半坐卧位或坐位,用枕头或背架调整到舒适的体位。Ⅲ度呼吸困难者,保持周围环境绝对安静,减少包括声、光、气味等在内的一切刺激。应专人守候,注意安全,防止坠床或碰伤。

(2)保持病室空气流通、温暖、湿润。

(3)给予易消化的高蛋白质、高热量的流质或半流质饮食,多饮水,少量缓慢喂饲,病情严重者遵医嘱暂禁食。

3.病情观察 严密监测患者生命体征变化,尤其注意观察其呼吸形态的改变。

4.呼吸困难的护理 根据呼吸困难的程度及治疗方法的不同采取相应的护理措施。

(1)Ⅰ度呼吸困难:由外伤、炎症引起,给予抗生素及类固醇激素治疗,适当给予低流量(1~2 L/min)的氧气吸入。

(2)Ⅱ度呼吸困难:①增大氧气吸入流量(2~4 L/min);②做好气管切开或异物取出的准备;③小儿要减少哭闹,有父母陪伴为宜,必要时给予镇静剂;④遵医嘱给予雾化吸入。

(3)Ⅲ度呼吸困难:①密切观察患者神志、脉搏、呼吸、血压及缺氧的情况;②在解除喉阻塞措施实施的情况下,吸氧辅助;③及时吸出分泌物,注意动作应轻柔,尽量减少刺激;④做好气管切开准备,保持镇静。

(4)Ⅳ度呼吸困难:患者处于晚期,伴有多个器官的衰竭,须争分夺秒进行抢救。①立即备气管切开包,及时通知医生,做好气管切开的准备;②迅速、准确地执行各项医嘱;③继续严密观察生命体征、意识等变化,并做好记录。

5.健康教育 大力宣传预防喉阻塞的相关知识,养成良好的进食习惯,进食时不打闹谈笑;注意气候变化,避免感冒;积极治疗上呼吸道相关疾病;小儿慎吃果冻、瓜子等。

【护理评价】

经过治疗与护理措施的实施,评价患者是否达到:呼吸困难、窒息的危险解除;声音嘶哑等症状减轻或消失,能进行语言交流;恐惧等心理障碍有无减轻或消失;具有喉阻塞防治的知识。

## 附:气管切开术的护理

气管切开术(tracheotomy)是切开颈段气管前壁,插入气管套管,直接经气管套管呼吸、排痰,抢救生命的急救手术。因此,临床各科的医护人员都应熟悉该手术及护理。

【适应证】

1. 喉及喉以上病变所致气道严重阻塞者。
2. 重症患者用以排除下呼吸道分泌物,防止窒息。
3. 需长期进行人工呼吸者。

【禁忌证】

1. 气管黏膜下血肿。
2. 出血素质或有出血倾向者。

【用物准备】

1. 气管切开包1个、无菌治疗盘、带盖无菌缸、吸痰管及手套。
2. 1%普鲁卡因、生理盐水、有关药物等。
3. 吸引器、心电监护仪和局部照明灯。
4. 选择合适的气管套管(表16-1)。

表16-1 气管套管的选择

| 年龄(岁) | 管径(mm) | 长度(mm) | 号码 |
| --- | --- | --- | --- |
| 1~5月 | 4.0 | 4.0 | 00 |
| 1 | 4.5 | 4.5 | 0 |
| 2 | 5.5 | 5.5 | 1 |
| 3~5 | 6.0 | 6.0 | 2 |
| 6~12 | 7.0 | 6.0 | 3 |
| 13~18 | 8.0 | 7.0 | 4 |
| 成人(女) | 9.0 | 7.5 | 5 |
| 成人(男) | 10.0 | 8.0 | |

【操作方法】

1. 患者仰卧,肩下垫薄枕,保持头后仰及正中位。若病情不允许,可取卧位。
2. 常规消毒、铺巾。局麻后,于环状软骨水平向下作2~3cm长的正中纵切口。切开皮肤、皮下组织,结扎出血的血管(窒息垂危而需紧急作气管切开术的患者,可不必消毒、麻醉,沿正中线一次纵行切开,直达气管前,切开气管,撑开切口,插入气管套口)。

3.沿正中白线切开颈前筋膜,分离舌骨下肌群,将甲状腺峡部向上推开,暴露气管。

4.以尖刀纵行切开第3、4或4、5气管软骨环,放入撑开器,将气管切口分开(也可切除部分气管壁),立即吸除气管内的分泌物或血液。

5.插入合适的气管导管(先拔除内导管,置于管芯),立即拔出管芯,换置内导管,缝合切口皮肤。

6.固定气管套管,系带打死结。松紧以能容下一指为度,勿过紧或过松,防滑管及脱管。过紧,易勒伤颈部皮肤;过松,导管上下移动,易损伤气管及食管,甚至大血管,造成严重并发症。内套管安装后用外导管上的卡子锁住,防止滑出。套管周围用无菌纱布垫保护创面,套管外覆盖无菌生理盐水纱布,以湿润空气,防止异物吸入。

7.外套管的气囊每4~6 h放气一次。

【护理措施】

1.术前护理

(1)用物准备:准备吸引器、吸痰管、气管切开包、简易呼吸器、面罩、气管套管、照明设备、无菌手套等。

(2)体位:取仰卧位,肩下垫置约10 cm厚的枕头,使头、颈充分后仰,气管向前突,便于手术时暴露和切开。

(3)术前要向患者及家属说明气管切开的目的和简单过程,交代术中、术后可能发生的并发症。

(4)采取必要的检查与辅助检查,以防意外发生,如心肺功能情况检查、血液化验、心电图等。

(5)禁食禁水。

2.术中密切观察 注意呼吸及全身变化,准备好急救用物、氧气等。

3.术后护理

(1)病室环境:保持环境安静、清洁、空气新鲜,室温保持在18~22 ℃,湿度保持在50%~60%,气管套口覆盖2~4层温湿纱布,室内经常洒水,或应用加湿器,定时以紫外线消毒室内空气。

(2)术后体位:取平卧位或侧卧位,以利于气管内分泌物排出。气管套管固定适宜。手术当日尽量少更换体位,以免发生意外。

(3)床头备齐急救药品和物品:备气管切开包、换药用具与敷料、生理盐水、导尿包、吸引器、氧气装置、手电筒等,以备急需。

(4)严密观察病情:①术后3天内观察有无皮下气肿发生,防止压迫气管,影响呼吸。②谨防气囊滑脱堵塞、分泌物结痂阻塞等,如发生呼吸困难、发绀、患者烦躁不安等,应立即将套管气囊一起取出检查。

(5)湿化气道和及时吸痰:气管切开的患者失去气道的湿化功能,易产生气道阻塞、肺不张和继发性感染等并发症,应予以湿化,及时清除呼吸道分泌物。

(6)定时更换或清洗套管:每日更换内套管1次,分泌物过多、过于黏稠,则视需要取出内套管清洁处理。外套管一般在手术后1周,切口窦道形成之后可拔出更换消毒。禁用棉球、纱布等探入管腔内擦拭,以免造成吸入性窒息。可间断使用雾化气道湿化。

(7)预防局部感染:切口周围皮肤每日消毒、换药,气管套管的纱布应保持清洁干燥,如有痰液浸湿,随时更换。

(8)气囊的护理:检查气囊有无漏气,每4 h放气1次,每次放气5~10 min。放气前须彻底清除口腔和鼻腔内的分泌物,以防分泌物误入气道。

(9)关心体贴患者,给予精神安慰:患者经气管切开术后不能发音,预防患者因急躁而自己将套管拔出,可采用书面交谈或动作表示,必要时可约束双手。

(10)使用呼吸机辅助呼吸时,及时吸净呼吸道分泌物。定时气管内滴入湿化液,根据呼吸机的型号和医嘱要求进行特殊的处理,严格交接班,明确交代病情及正在采取的治疗措施。

4. 气管切开常见并发症的观察护理

(1)皮下气肿:皮下气肿是气管切开术较常见的并发症,与手术中气管前软组织分离过多和气管切口过大有关,多发生于颈部,有握雪感,严重时向头面部、胸腹部蔓延,可在气肿边缘用甲紫标记,以观察进展情况。一般在24 h内停止发展,术后3~5天内吸收,不需处理。对气肿严重者,应将切口缝线拆除,敞开创口。

(2)脱管:常因固定不牢所致,脱管如不能及时处理,将迅速发生窒息。

(3)出血:可由气管切开时止血不彻底,或导管压迫、刺激、吸痰动作粗暴等损伤气管壁造成。患者感胸骨柄处疼痛或痰中带血,一旦发生大出血,应立即进行气管插管压迫止血。

(4)气管食管瘘:食管前壁与气管后壁相连,由于气管切开误伤食管或气管套管选择不合适,套管上下活动摩擦损伤气管后壁,形成气管食管瘘。当置管时间较长,气囊未定时,放气减压也可导致气管食管瘘。

(5)感染:亦为气管切开常见的并发症,与室内空气消毒情况、吸痰操作的污染及原有病情有关系。

(6)拔管困难:拔管困难是气管切开的晚期并发症,由于声门下肉芽肿、瘢痕和狭窄所致;或气管套管型号偏大,不能顺利堵管。因此,对拔管困难的患者应作

X线拍片,根据不同的原因进行处理。

5. 拔管护理　拔管前先堵管24 h(可间断性),无不适症状可拔管,也可采用一次性拔除。拔除套管后,伤口不必缝合,以酒精消毒,凡士林纱布覆盖,再用蝶形胶布牵拉固定1～2日即可愈合。拔管后,应严密观察呼吸,尤其是观察有无气管塌陷,如有呼吸不畅和呼吸困难,可再次插管。

### 知识链接

**带气管套管回家的患者应教会的知识**

1. 防止异物进入气管内;禁止游泳、淋雨;避免将小物件等伸入气管套管内擦拭。

2. 定期随访,有呼吸不畅的情况应及时就医。

3. 学会预防喉阻塞的方法,如增强机体免疫力,防止呼吸道感染;养成良好的进食习惯,吃饭时不大声谈笑、打闹;家长注意不要给小儿吃整颗豆类、花生、瓜子等食物,防止异物吸入;有药物、花粉过敏史或明确过敏者应避免与过敏原接触;喉外伤患者应及早到医院治疗。

## 第三节　喉癌患者的护理

**喉癌**(carcinoma of larynx)是来源于喉黏膜上皮组织的恶性肿瘤,占全身肿瘤的1%～5%,有日益增多的趋势,发病率仅次于鼻咽癌和鼻腔、鼻窦癌,居第三位,是耳鼻喉科常见的恶性肿瘤,北方患病率高于南方,男性较女性多见,约为8∶1,好发年龄为50～70岁。

【病因及发病机制】

尚无明确病因,可能是多种因素共同作用的结果,可能与下列因素有关。

1. 吸烟　烟草燃烧可产生大量有害物质,其中苯并芘可致癌。

2. 饮酒过度　长期刺激黏膜可使其变性而致癌。

3. 慢性炎症刺激　如慢性喉炎或呼吸道炎症。

4. 空气污染　有害气体如二氧化硫和生产性工业粉尘如铬、砷的长期吸入易致喉癌。

5. 病毒感染　与癌的产生关系密切,一般认为病毒可使细胞改变性质,可附于基因上,传至下代细胞,发生癌变。

6. 癌前期病变　喉部角化症、喉白斑病和喉部良性肿瘤可发生癌变。

7. 放射线　用放射线治疗颈部肿物时可致癌。

8. 性激素　有关实验表明,喉癌患者雌激素受体阳性细胞百分率明显增高。

【病理】

喉部恶性肿瘤中鳞状细胞癌最多见,占 93%~99%,其余分别为腺癌、未分化癌、淋巴肉瘤、恶性纤维组织细胞瘤、恶性淋巴瘤等。临床上依据喉腔解剖分区,将喉癌分为声门上癌、声带癌、声门下癌和跨声门癌;依大小形态分为菜花型、结节型、溃疡型及包块型喉癌。

喉癌从鳞状上皮或呼吸道上皮发展而来,其演变过程分为非典型增生、癌前病变、原位癌和浸润癌。喉癌如果不及时治疗,病变会进一步生长、发展,影响喉功能并扩散到他处。常见扩散方式有直接扩散、淋巴结转移和血液转移。

【护理评估】

1. 健康史  评估患者有无吸烟、饮酒过度史;是否患有慢性炎症、癌前期病变;是否有放射线、空气污染等物质接触史。如有喉部不适、疼痛等症状,要详细检查。

2. 身体状况

(1)症状:以声音嘶哑、呼吸困难、咳嗽、吞咽困难及颈淋巴结转移为主,有时会伴有咳血、口臭、咽部异物感。症状随肿瘤类型而异。①声音嘶哑,是声带癌的最早期信号。②咽喉感觉异常。异物感、紧迫感或吞咽不适感是声门上癌的较早期出现的症状。早期喉部有异物感,咽部不适。在癌破溃后,则有咽喉部疼痛,有时放射到同侧耳内,为较晚期出现的症状。③咳嗽和痰中带血。肿瘤刺激可产生刺激性干咳,痰中带血,常有黏液黏着感。随着肿瘤生长,有声嘶、咯血等症状出现。晚期癌肿侵蚀血管后,则痰中带血,常有臭痰咳出;侵及声带时,则有声嘶、呼吸困难等。表现为持续咳嗽、发音改变等。④呼吸困难,是较晚期的症状,说明癌已发展到堵塞喉腔。肿瘤还会阻塞气道,使气管分泌物排出不畅,引起呼吸道感染、喘鸣和呼吸困难。⑤颈部肿块和颈淋巴结转移。可转移到同侧颈深中部淋巴结,晚期可能转移到对侧。⑥反射性疼痛感。喉癌合并溃疡、炎症或喉软骨骨膜炎时,可引起神经的反射性疼痛,表现为同侧头痛、耳痛。主要出现在声门上型肿瘤患者中。

(2)体征:①间接喉镜。早期声带增厚,表面粗糙不平,逐渐在声带表面出现颗粒状隆起,后呈乳头状、结节状、菜花状、溃疡或包块状肿物,可侵犯喉的邻近组织。②颈部检查。扪及颈部肿块。在下颌角上方的肿块多是声门上区病变,中颈部肿物以声门及声门下区淋巴转移多见。

3. 辅助检查

(1)病理组织检查:是确诊喉癌的主要依据。

(2)喉镜检查:间接喉镜检查:如果疑为肿瘤,可在光导纤维喉镜及显微喉镜下取活体组织送病理检查。直接喉镜检查:呼吸困难者禁用。

(3)X线及MRI检查或CT扫描：包括侧位平片、正位体层摄影、喉造影检查，了解声门下区及气管上端有无浸润；了解病变范围及颈部淋巴转移情况，确定手术范围。

(4)超声波断层扫描：用于颈部肿大的淋巴结的查出、定位及与周围组织关系和术后随访检查的一种方法。

(5)触诊：仔细触摸颈部有无肿大淋巴结、喉体是否增大、颈前软组织和甲状腺有无肿块。

4.心理－社会状况　评估患者心理状态、对疾病的认知以及对疾病的态度，对手术方式、手术效果、术后暂时或永久失声的知晓度，鼓励患者表达自己的想法、疑问，了解患者心中所想。喉癌术后患者短期内失去发声功能，造成交流困难不适应，需评估患者家庭及社会支持度、人际关系、经济状况、文化程度等。

【治疗要点】

目前多主张以手术切除为主的综合治疗。对早期局限于声带的Ⅰ、Ⅱ期鳞癌，采取放射或手术治疗；晚期一般先放射治疗，后手术治疗；如果喉癌超出声带或声门上癌，采取手术与放疗、化疗相结合的方式。如颈部已有淋巴结转移，应行颈淋巴结清扫术。晚期肿瘤、手术后或放射治疗后又复发者，可采用化疗，亦可辅以中医中药治疗。

【常见护理诊断/问题】

1.焦虑　与被诊断为癌症以及对预后情况担忧有关。

2.疼痛　与肿瘤生长破坏及手术伤口有关。

3.语言沟通障碍　与气管切开、手术后不能发音及喉切除有关。

4.有窒息的危险　与手术前肿瘤生长过大、手术刺激及放疗反应的局部水肿有关。

5.有出血的危险　与手术前肿瘤生长破坏及手术中止血有关。

6.有切口感染的危险　与机体抵抗力下降、手术切口经常被痰液污染有关。

7.部分自理能力缺乏　与手术后输液、疼痛、疲劳及不能讲话有关。

8.知识缺乏　缺乏相关疾病的病因、治疗、护理及预后知识。

【护理目标】

1.患者能面对疾病，自我认识、自我控制，焦虑减轻，配合治疗与护理。

2.患者治疗前疼痛得到控制，手术后疼痛减轻或消失。

3.患者学会应用其他交流方式。

4.患者保持正常的呼吸形态，患者呼吸道通畅，无窒息的危险。

5.患者无出血情况发生或发生后及时处理。

6.患者无体温增高，感染不出现或感染及时得到控制。

7.术后1周左右能在床边、病室内活动,生活能部分自理;出院前基本恢复生活能力。

8.患者能正确佩戴气管套管及学习其他方式发音,如人工喉及食管发音。

【护理措施】

1.手术前护理

(1)心理护理:术前应向患者和家属说明手术的必要性,术后语言沟通的替代方法,术后发音能力的恢复程度,鼻饲管留置时间较长,及戴气管套管应注意的问题等。

(2)皮肤准备:备皮范围从颈部至乳突尖、下颌骨下缘及下唇,两侧达颈侧后方,下至第3肋骨及肩部,面部剃胡须。

(3)预防感染:注意口腔卫生和呼吸道感染情况,术前3天开始用漱口液漱口,每日4次。

(4)禁食:术前8~12 h禁食,选好合适胃管(17~18号),术前预先放入鼻饲管或术者在术中放入,备气管套管或者全喉切除套管。

(5)按全麻准备,术前晚用肥皂水灌肠。其余同常规手术前护理。

2.手术后护理

(1)观察病情:严格交接班交代注意事项。若条件允许,设专人护理。

(2)体位:麻醉清醒、血压平稳后改半卧位,行喉成形术者须平卧,头前侧卧,以减轻吻合张力。术后2~3天可坐起,鼓励患者早期下床活动,适当变换体位,翻身后轻轻扣背,防止管内痰液聚积,形成淤积性肺炎和肺不张。

(3)保持呼吸道通畅:及时吸出气管内的分泌物,痰液黏稠者可滴入稀释液,每小时1~2次,每次2~3滴。有肺部疾患或吸痰时咳嗽剧烈者,可在吸痰前先吸氧3~5 min,以防缺氧发生意外。如果在吸痰后仍有呼吸不畅或呼吸困难,注意查找气管内是否有凝血块或痰阻塞,并及时清理。

(4)按气管切开术常规护理。

(5)饮食:嘱术后1周内不可做吞咽动作,严禁由口进食进水,唾液咽下,以促进切口愈合。术后第二天鼻饲,每天4~6次,每次200~300 mL,灌注后注入温开水20~30 mL,以维持充足的水分。直到创口愈合、进食无误吸后,术后10天左右可拔除鼻饲管。

(6)保持口腔清洁:术后第3天起经常用漱口液或1.5%过氧化氢溶液含漱,以促进伤口愈合。注意伤口有无渗液及渗血,注意体温变化,预防吻合口瘘。

(7)创口处理:术后第二天更换敷料,如负压引流渗出不多,可于48 h内撤出。颈淋巴结清扫术后,引流连接负压吸引时,保持引流通畅,促进伤口愈合。术后6~7天拆线。

(8)并发症的护理:①伤口感染。应用抗生素控制感染。②伤口出血。术后24 h易发生出血,少量出血可予压迫止血。发现有新鲜出血不止时,立即报告医生积极配合抢救。③肺部并发症。主要是呛咳误吸及肺部感染。加强气管内吸引,滴入抗生素液。如为喉部分切除术或者喉功能重建术,术后误吸明显,戴用带气囊的气管套管,以防误吸。④咽瘘。术后可出现涎液由创口渗漏,轻者回压包扎或者用胶布牵拉,多可自愈,较大咽瘘可用碘仿纱条填塞,至愈合止,少数经久不愈者,可手术修补。

(9)术后4~6周开始放射治疗:单纯放疗患者,可因肿瘤压迫或喉水肿,而引起呼吸不畅甚至窒息,应随时备好气管切开盘、吸痰器及氧气等。

(10)发音训练:喉部分切除或者喉功能重建术者,创口愈合后可堵管说话;全喉切除者在创口痊愈后,训练食管发音或者戴人工喉。

(11)吞咽训练:水平半喉切除后,患者需要一定时间的吞咽动作训练才能正常进食而不发生误咽。

(12)自我护理训练:一般于出院前1周进行,内容包括内套管的取放与清洁消毒,敷料的更换,瘘口罩的制作及日常生活中的注意事项等(如气管造瘘口用小口罩保护,预防尘土异物进入气管,防止窒息;洗澡时气管造口勿浸入水中)。

3.健康教育　指导患者及家属学会清洁气管套管和更换喉垫的方法。全喉切除患者应佩戴套管,以防止造瘘口(气管造瘘口)狭窄,告知患者如有呼吸困难,内外管处理后仍无缓解,应立即到医院诊治。教育患者防止便秘、保持大便通畅,避免重体力劳动,注意预防呼吸道感染,勿受凉,戒烟,饮酒不要过量。声音嘶哑为喉癌危险的信号,应及时到医院检查,早期发现,早期治疗。指导患者定期体格检查或来院复查。

【护理评价】

经过治疗与护理措施的实施,评价患者是否达到:恐惧或抑郁心理障碍消失,能够配合治疗与护理,疼痛得到控制,手术后疼痛减轻或消失;患者呼吸道通畅;无出血、感染情况出现或发生后及时处理;患者及家属学会清洁气管套管和更换喉垫的方法;患者学会发音或应用其他交流方式;出院前基本恢复生活能力,能够自我护理,主动参与社会活动。

## 第四节　气管和支气管异物患者的护理

气管和支气管异物(foreign bodies in the trachea and bronchi)是耳鼻咽喉科常见急重症,多见于5岁以下儿童。老年人咽反射迟钝,也易发生误吸。轻者可致肺部损害,重者可窒息死亡。

**【病因及发病机制】**

1. 儿童的臼齿尚未萌出,咀嚼功能差,不能将花生、瓜子、豆类等硬质或带核食物嚼碎,加之喉防御反射功能不健全,异物吸入时声门不能及时关闭。

2. 幼儿常喜欢将小型物品放入口中,由于嬉笑、追逐、跌倒、哭闹、受惊而吸入呼吸道;成人工作时,将钉、针等工具含于口中,遇外来刺激或突然说话、哭闹或绊倒而误将异物吸入。

3. 全麻或昏迷患者,由于咽反射消失,将未取下的义齿或呕吐物吸入气道。治疗患病牙齿时注射针头的偶然脱落亦可坠入气道。

尖锐或不规则异物易嵌顿于声门下区,轻而光滑的异物常在气管内随呼吸上下活动。因解剖关系,右侧支气管异物的发病率高于左侧。

**【护理评估】**

1. 健康史  多数患者有明确的异物吸入史。气管与喉部、胸腔相邻,需注意询问有无突发呼吸困难等情况,因异物位置多变而导致患者的症状多样性和多变性。评估患者发病过程、时间、异物种类、大小,有无院外处理等。

2. 身体状况

(1)气管异物:①异物进入气管时,患者有憋气和剧烈呛咳,并有呼吸不畅等症状。当较大异物阻塞声门、气管或隆突时,立即发生极度呼吸困难,甚至窒息死亡。小的异物附着于气管壁时,症状可暂时缓解或只有轻微症状,是临床上所谓的"无症状安静期"。②气喘、哮鸣,由于气流经异物阻塞处发声所致。

(2)支气管异物:早期症状与气管异物类似。异物进入支气管后,咳嗽可减轻,但仍有轻度喘鸣。植物性异物对黏膜刺激大,支气管炎症多明显,常有发热、痰多、咳嗽等症状。异物造成阻塞时,肺部听诊患侧呼吸音减低或消失。

(3)肺部感染:小的异物黏附于气管、支气管壁,长期滞留则引起反复发作的肺部感染。肺炎、肺不张、肺气肿等并发症,可引起呼吸困难,加重感染。当小儿出现顽固性咳嗽、发热伴肺内固定性炎症表现时,即使无明确的异物史,应想到异物的可能。

(4)听诊:活动性气管异物可闻及拍击音;肺部感染可闻及干、湿啰音;完全阻塞气管时出现肺不张、呼吸音减弱;不完全阻塞气管时出现肺气肿。

3. 辅助检查  ①X线透视或摄片:不透光的气管异物、支气管异物,可确定异物的形状、大小及其所在部位;透光的异物,因阻塞程度不同而有肺气肿或肺不张间接体征。②阻塞性肺气肿X线透视:患侧肺透亮度增加,横膈下降,活动度差,并有纵隔摆动,此为重要的X线体征;如为阻塞性肺不张,患侧肺野阴影较深,横膈上抬,心脏及纵隔移向患侧,呼吸时保持不变。

4. 心理-社会状况  患者因剧烈咳嗽、憋气甚至窒息而极度紧张和恐惧,家属情绪紧张,担心预后而忧虑。部分患者由于病史不够明确,家长或患者重视不够或医务人员缺乏经验等,可造成误诊。应注意评估患者及家属对本病的了解程度。

【常见护理诊断/问题】

1. 有窒息的危险　与异物的种类、大小、阻塞的部位及异物的移动有关。
2. 气体交换受阻　与异物在气管、支气管内存留,阻碍正常呼吸有关。
3. 肺部感染　与异物刺激气管、支气管黏膜后的继发感染有关。
4. 知识缺乏　缺乏气管、支气管异物的预防知识。

【护理目标】

1. 患者呼吸道通畅,无窒息发生。
2. 患者无缺氧、呼吸困难发生。
3. 患者无体温增高、感染症状发生或感染发生后得到控制。
4. 患者无焦虑发生,表现为情绪稳定,获得相关治疗与预防知识。

【护理措施】

1. 术前准备

(1)按急诊接待,住在便于观察和抢救的房间,尽量安排在单人间。尽可能明确异物性质、种类、吸入时间等。

(2)严密观察呼吸情况与咳嗽,给予吸氧,改善呼吸。根据呼吸困难的程度对症处理,做好病情记录。

(3)做好术前准备工作:备好气管套管、吸引器、气管切开包等急救物品。

(4)心理护理:呼吸困难可引起患儿烦躁、哭闹,应取半卧位,有父母陪伴,以减少哭闹。检查与治疗操作尽可能集中进行,避免因大哭而导致异物突然移位,阻塞支气管引起窒息。

(5)术前准备:术前6 h禁食,按医嘱术前给药,向患者及家属介绍手术过程、可能发生的意外及手术配合要点,取得患者及家属对手术的同意。

2. 术后护理

(1)严密观察病情变化:术后无论异物取出与否,都需密切观察呼吸情况。一旦发现有呼吸困难、犬吠样咳嗽,则提示喉水肿发生,应及时与医生联系处理。观察患儿的分泌物有无残留异物。

(2)吸氧:气管异物患儿多有程度不等的缺氧情况,持续低流量吸氧有助于改善缺氧状况。严格掌握氧流量和氧浓度。若在吸氧过程中喂乳、喂水,要防止呛咳。

(3)吸痰:负压不宜过大,插入深度以能刺激咳嗽为宜,尽量减少不必要的刺激。

(4)饮食与休息：①室内空气要清新，保持合适的湿度。术后平卧休息，少说话，小儿应避免哭闹，以防加重喉部水肿。②给予营养丰富、易消化食物。进食不宜过快过急，以免食物呛入气管，防止溢奶误吸，引起吸入性肺炎。

(5)超声雾化吸入：每日2次雾化吸入，吸入15 min后行翻身、拍背引流，以利于痰液的排出。

(6)已行气管切开术者，按气管切开术后护理常规护理。

(7)对症处理：高热时采用头部冰袋、酒精擦浴等措施，必要时遵医嘱使用药物降温。

(8)预防术后并发症：术后24 h内密切观察有无呼吸困难，并备好气管切开包、吸引器、氧气及急救药品。观察有无肺气肿、肺炎、心衰、腹泻等并发症。

(9)对患者和家属进行有关预防呼吸道异物的健康教育。

3. 健康教育　呼吸道异物是一种完全可以预防的疾病，因此，做好宣传教育十分重要。

(1)在小学和幼儿园广泛进行卫生宣教，预防气管、支气管异物的发生，小儿进食时不可逗笑、追逐、责骂。

(2)指导家长在给婴幼儿进食花生、瓜子、豆类或带壳、带骨食物时要格外专心，不要说笑、嬉闹。

(3)发生意外时，患儿家长应采取及时有效的紧急措施，如倒立拍背法、催吐法、压迫挤胃法等。

(4)一旦发现小儿进食、玩耍后突然出现呛咳、憋气，继之好转，需及时到医院诊治，以免耽误病情。

【护理评价】

经过治疗与护理措施的实施，评价患者是否达到：呼吸道通畅，无窒息发生；无缺氧、呼吸困难发生；无体温增高，感染发生后得到控制；无焦虑发生，得到相关治疗与预防的知识。

### 复习思考题

1. 患儿，男，4岁，因"发热、声音嘶哑1天"入院救治。入院后查T 38.9 ℃，P 105次/分，R 32次/分，BP 98/65 mmHg，神志清晰，精神尚可，鼻翼扇动，咽部充血，扁桃体Ⅱ度肿大，颈软，气管居中，三凹征(一)，胸廓无畸形，呼吸运动对称。入院初步诊断为急性喉炎。

请问：

(1)该患儿主要的护理诊断有哪些？

(2)说出儿童急性喉炎易导致呼吸困难的原因，并能正确进行分度。

(3)根据主要护理问题制订一个详细的护理计划。

2.患儿,女,4岁,6天来反复阵发性咳嗽、发热,胸片见右肺全肺部不张。入院后查 T 38.5 ℃,P 96 次/分,R 30 次/分,BP 101/65 mmHg,神志清晰,精神尚可,诊断为支气管异物。

请问:

(1)该患者的护理问题有哪些?

(2)根据该患儿的护理问题制订一个护理计划。

3.患者,男,60岁,因"声嘶3年,左颈包块2个月,呼吸困难2天"入院。查体:三凹征,喉黏膜充血、会厌、左侧室带见新生物,左颈部淋巴结肿大、质硬、活动度欠佳;辅助检查:电子鼻咽镜示左侧室带新生物,双侧声带不规则增厚,声门腔变窄;病理检查示:(喉)鳞状细胞癌。诊断:1.喉梗阻(Ⅲ度);2.喉癌(声门上型)。

请问:

(1)喉阻塞的护理评估要点有哪些?

(2)吸气性呼吸困难如何分度?

(3)喉阻塞的处理原则有哪些?

(4)喉阻塞气管切开术前术后的护理措施有哪些?

4.患者,男,67岁,误吞鱼骨半天,感咽部疼痛和异物感,经检查证实异物在食管上段,生命体征平稳,患者担心异物刺伤血管显得紧张不安。

请问:

(1)如何缓解该患者的紧张情绪?

(2)对患者及社区人群应做哪些宣教工作?

(刘安诺)

# 第十七章 耳科疾病患者的护理

> **学习目标**
> 1. 掌握急慢性化脓性中耳炎、耳聋的病因、发病机制和护理措施。
> 2. 熟悉慢性化脓性中耳炎的特点和病理分型。
> 3. 了解梅尼埃病的护理诊断和护理措施。
> 4. 能运用护理程序,为耳科各种疾病患者制订合理的护理计划并正确实施。
> 5. 具有以患者为中心的服务理念,护理过程中能主动关心、体贴患者。

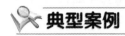

患者,女,42岁,因外伤后左耳听力下降伴闷塞感2天入院,诊断为左耳外伤性鼓膜穿孔。入院后查体:耳内镜检查可见左耳鼓膜呈不规则穿孔,仅存鼓环,穿孔边缘和耳道内可见血痂。听力检查示:传导性耳聋。完善各项检查后对症、支持治疗半月,穿孔处不能自行修复,行鼓膜修补术。术后第5天,拔纱条后患者洗澡时因外耳道未塞棉球,污水进入耳内,致发生外耳道炎,鼓膜延迟愈合。

问题:
1. 该患者存在哪些护理诊断/问题?
2. 对患者应采取哪些护理措施?

## 第一节 外耳部疾病患者的护理

外耳疾病为耳科常见病,各年龄阶段均可发生,常见疾病有外耳道炎、耵聍栓塞、外耳道异物、耳郭假性囊肿等。

**外耳道炎**(external otitis)是外耳道皮肤或皮下组织的广泛急、慢性炎症。局限性外耳道炎,亦称外耳道疖;外耳道皮肤或皮下组织广泛的弥漫性炎症,又称弥漫性外耳道炎。

**耵聍栓塞**指耵聍在外耳道堆积成团,并阻塞于外耳道内。

**外耳道异物**是指体积小的物体或虫类进入外耳道。

**耳郭假性囊肿**指耳郭外侧面有囊肿样隆起,内含浆液性渗出液。

【病因及发病机制】

1.外耳道炎　外耳道局部环境改变,游泳或洗澡时不洁水进入,浸泡皮肤,角质层被破坏,导致感染;外伤或用锐器挖耳损伤皮肤、异物擦伤皮肤,导致感染;中耳炎患者脓液流入外耳道,刺激皮肤致感染。全身性疾病如糖尿病、营养不良、慢性肾炎、贫血等使机体抵抗力下降;环境因素如温度升高和空气湿度增加,腺体分泌受到影响等为发病诱因。

2.耵聍栓塞　外耳道因炎症等刺激致耵聍分泌过多、各种原因致外耳道狭窄、油性耵聍、耵聍变质、外耳道口塌陷、下颌关节无力等致使耵聍排除受阻。

3.外耳道异物　常分为植物性异物、动物性异物和非生物性异物三种。

4.耳郭假性囊肿　病因不明,可能与某些机械性刺激有关。

【护理评估】

1.健康史　了解患者的一般情况,如年龄、性别、职业等;起病缓急,持续时间,程度轻重;耳部不适、疼痛、分泌物流出和持续的时间。评估患者是否有外耳损伤、狭窄、异物进入史等;有无全身性疾病史,如糖尿病、营养不良、慢性肾炎、贫血等。

2.身体状况

(1)外耳道炎:急性者表现为耳内有灼热感、疼痛,可流出少量分泌物。外耳道皮肤弥漫性红肿,外耳道壁上可积聚分泌物,外耳道腔变窄,耳周淋巴结肿痛。慢性者外耳道发痒,有少量渗出物。外耳道皮肤增厚、皲裂、脱屑,分泌物积存,甚至可造成外耳道狭窄。

(2)耵聍栓塞:耳道未完全阻塞时,仅有局部瘙痒感;完全阻塞时,产生耳闷、听力减退、眩晕、耳痛等;阻塞耳后壁时,可有咳嗽症状。

(3)外耳道异物:根据阻塞程度和异物不同,可出现不同症状。如豆类遇水膨胀,加剧耳道疼痛;活虫类异物,可致耳内奇痒。

(4)耳郭假性囊肿:耳郭外侧面有局限性隆起,刺激后可增大。小囊肿无明显症状;大囊肿可有胀感或痒感,触之有波动感,无压痛。

3.辅助检查

(1)耳镜检查:可见外耳道中的阻塞物。

(2)听力检查:耳道阻塞时会有传导性听力损失。

4.心理—社会状况　患者因发热、耳痛等症状而影响食欲及睡眠,可出现烦躁不安、焦虑、恐惧等心理。因此,应注意评估患者对疾病的认知程度、情绪状况以及对疼痛的耐受力等。

【治疗要点】

局部消炎、止痒,全身合理使用抗生素;取出耵聍或异物;小囊肿可用理疗方法,较大囊肿进行局部穿刺抽液,久治不愈者可采取手术治疗。

【常见护理诊断/问题】

1. 疼痛　与外耳炎症有关。

2. 知识缺乏　缺乏外耳疾病的防治知识。

【护理目标】

1. 患者外耳局部疼痛减轻或消失。

2. 患者了解预防和治疗外耳疾病的知识。

【护理措施】

1. 保持外耳道清洁、干燥,避免损伤外耳道皮肤。

2. 建议患者多饮水,进食富含营养、较清淡的饮食。

3. 遵医嘱应用抗生素控制感染,疼痛剧烈者遵医嘱给予止痛药。

4. 局部尚未化脓者可用10%鱼石脂甘油滴耳,或用涂有该药液的纱条敷于患处,每日更换纱条2次。配合局部湿热敷或理疗。

5. 对反复发作病例,应考虑是否存在全身疾病,如糖尿病、贫血、维生素缺乏、内分泌功能紊乱等,并积极予以治疗。

6. 健康教育　纠正患者不良挖耳习惯,并注意个人卫生。尽量勿使水进入外耳道,若有水进入外耳道内,可用无菌棉签或柔软纸巾放在外耳道口将水吸出,或将患耳向下并单足蹦跳,待水流出后擦干;积极治疗急慢性外耳道炎及中耳疾病,防止复发或迁延不愈。炎症期间不要从事水上运动;教会患者及家属正确滴耳药的方法。用药后如有耳部症状加重,应及时就医,确定是否有局部药物过敏。

【护理评价】

通过治疗和护理,评价患者是否能够达到:局部疼痛消除;外耳道肿胀减轻或消失;了解外耳疾病的预防治疗与自我护理知识。

## 第二节　鼓膜外伤患者的护理

**鼓膜外伤**(tympanic membrane trauma)是指鼓膜受到直接或间接的外力冲击而导致鼓膜的破损。

【病因及发病机制】

鼓膜位于外耳道底部,结构菲薄,受到外力冲击后易穿孔、破裂。损伤多发生在鼓膜紧张部。直接损伤多见于用硬物挖耳、取盯聆或外耳道异物时;间接性损伤多为空气压力发生急剧变化所致,当外界空气猛烈震动产生爆震波和气流传至外耳道内时,可致鼓膜破裂。此外,颞骨纵行骨折、火花溅入、小虫飞入亦可造成鼓膜损伤。

【护理评估】

1. 健康史　询问患者外伤史,评估患者听力下降的程度及持续时间,有无耳鸣及眩晕等伴随症状。

2. 身体状况　单纯鼓膜外伤表现为剧烈耳痛、耳鸣、耳内闷塞感和听力下降,有些患者可见外耳道少量出血。气压伤时可导致鼓膜损伤,同时由于镫骨强烈运动而致内耳受损,出现眩晕、恶心或不同程度耳聋。合并颞骨骨折时,常为严重外力撞击所致,患者极为痛苦,表现为耳出血或脑脊液耳漏。

3. 辅助检查

(1)耳镜检查:可见鼓膜多呈不规则形状或裂隙状穿孔,边缘常有少量血迹或血痂(图17-1)。若出血量多或有水样液流出,提示有颞骨骨折或颅底骨折所致脑脊液耳漏。

(2)听功能检查:呈传导性耳聋或混合性耳聋。

4. 心理一社会状况　评估患者的年龄、生活习惯、家庭及经济状况等,了解患者对本病的认知水平。患者可因听力下降、耳鸣而产生焦虑心理,通过与患者的交流,了解其心理状态。

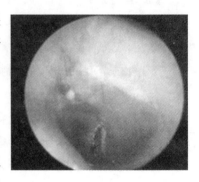

图 17-1　外伤性鼓膜穿孔

【治疗要点】

1. 清理外耳道,取出耵聍或异物,用酒精擦拭外耳道及耳郭,并在外耳道口留置消毒棉球,防止脏物进入耳内。

2. 必要时应用抗生素控制感染和预防感染。

3. 大多数外伤性穿孔 3~4 周内可自行痊愈,较大且经久不愈的穿孔可行鼓膜修补术。

【常见护理诊断/问题】

1. 有感染的危险　与鼓膜外伤有关。

2. 疼痛　与外力冲击及外伤有关。

3. 感知障碍　与听力减退有关。

4. 焦虑　与听力减退及耳鸣有关。

5. 知识缺乏　缺乏预防鼓膜外伤的相关知识。

【护理目标】

1. 患者耳痛、耳鸣缓解或消失。

2. 患者鼓膜创面愈合良好,无感染发生,听力改善或恢复正常。

3. 患者自我控制情绪良好,心理压力减轻。

4. 患者了解鼓膜外伤的防护知识。

【护理措施】

1. 遵医嘱应用抗生素治疗,并注意观察疗效。

2. 需行鼓膜修补术者,术前应向患者介绍手术目的和经过,以解除患者的紧张心理。

3. 术后观察耳部是否有出血、流脓等现象,若发现异常,应及时报告医生处理。填塞的碘仿纱条一般于 2 周后取出,如感染较重,则需提前拔出,以通畅引流。

4. 健康教育 嘱患者外伤后 3 周内外耳道不可进水和滴药,若填塞外耳道的棉球被污染,应及时更换,以避免发生中耳感染,使鼓膜愈合延迟;鼓膜修补术者术后 1 个月内禁止任何水上运动,勿用力咳嗽、打喷嚏、擤鼻等,以免修补鼓膜穿孔的硅胶片或筋膜等脱落,导致手术失败;严禁用发夹、火柴杆等锐器挖耳。取外耳道异物或耵聍时要细心、适度,避免伤及鼓膜。耵聍分泌较多影响听力时,应到专科医院就诊;遇到爆破、跳水和潜水时注意保护双耳;锻炼身体,劳逸结合,增强身体抵抗力,避免感冒,采用正确的擤鼻方法,以防止来自鼻咽的感染。

【护理评价】

通过治疗和护理,评价患者是否能够达到:鼓膜穿孔愈合,疼痛消失;听力好转或恢复,耳鸣减轻或消除;焦虑减轻或消失;了解鼓膜外伤的预防治疗与自我护理知识。

## 第三节 中耳疾病患者的护理

### 一、分泌性中耳炎

**分泌性中耳炎**(secretory otitis media)是以鼓室积液及传导性耳聋为主要特征的中耳非化脓性炎性炎症,分急性和慢性两种,儿童发病率较成人高。

【病因及发病机制】

分泌性中耳炎的病因复杂,目前尚不明确。正常情况下,当咽鼓管由于各种原因而出现通气障碍时,中耳的气体被黏膜吸收,中耳出现负压,从而导致中耳黏膜的静脉扩张,通透性增加,血清漏出聚积于中耳,从而形成中耳积液。咽鼓管阻塞是造成分泌性中耳炎的重要原因。

【护理评估】

1. 健康史 评估患者发病前是否有感冒、腺样体肥大、鼻窦炎、中耳感染等情况,近期有无乘坐飞机史,是否为婴幼儿等易患人群。

2. 身体状况

(1)听力减退:急性发病者大多于感冒后听力即下降。头位前倾或偏向健侧时,听力可暂时改善。积液黏稠时,听力可不因头位变动而改变。

(2)耳痛:急性者有隐隐耳痛,而持续性慢性者可不明显。

(3)耳鸣:为低调间歇性,有"噼啪"或"嗡嗡"声,当头部运动、打呵欠或擤鼻时,耳内可出现气过水声。

(4)耳内闭塞感:患者耳内有闭塞或闷胀感,按压耳屏后此症状可暂时减轻。

3.辅助检查

(1)耳镜检查:急性期可见鼓膜充血、内陷;鼓室积液呈淡黄色、橙红色或琥珀色;若液体未充满鼓室,可见液平面或气泡。慢性者鼓膜可呈灰蓝色或乳白色。

(2)声导抗检查:是一项客观测听检查,能快速、有效地反映中耳功能。

(3)听力测试:纯音听阈测试及音叉试验示传导性耳聋。

(4)鼓膜穿刺或骨膜切开术:是一种有创性诊断方式,是临床诊断中的金标准,既可用于诊断,也可用于治疗。

4.心理-社会状况  分泌性中耳炎常见于婴幼儿,早期不易发现。儿童可能出现平衡能力差、不明原因的笨拙、语言发育迟缓等。家长发现后常常会出现自责、焦虑情绪。慢性患者因病程长,病情易反复而产生焦躁不安和失望情绪。

【治疗要点】

以病因治疗为本,清除中耳积液,改善中耳通气引流功能。

1.非手术治疗

(1)根据病情需要,合理使用抗生素。

(2)口服糖皮质激素作为辅助治疗。

(3)1%麻黄碱或鼻腔局部用激素滴鼻或喷鼻,进行辅助治疗。

(4)使用稀化黏素类药物有利于纤毛的排泄功能,降低咽鼓管黏膜的表面张力和咽鼓管开放的压力。

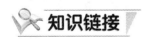

### 婴幼儿分泌性中耳炎推荐治疗法

1.严密观察。尚无危险的患儿,自诊断日起观察3个月。

2.药物治疗。不推荐抗生素、糖皮质激素、抗组胺药和减充血剂。

3.病程持续3个月以上建议做听力测试。

4.随诊监测。每隔3～6个月复查一次。

5.外科治疗。首选骨膜置管术,对于有明显指证者,才考虑腺样体切除术。

2.手术治疗  可根据病情行骨膜穿刺抽液、骨膜切开术、鼓室置管术、腺样体切除术、扁桃体切除术等。必要时行鼓室探查术和单纯乳突凿开术。还可给予抗组胺类药物鼓室腔内注射、微波治疗等。

【常见护理诊断/问题】

1. 感知改变　与鼓室积液有关。
2. 焦虑　与听力减退、耳痛及缺乏相关知识有关。
3. 舒适度减弱　与耳痛、耳鸣、耳内闷胀感或闭塞感有关。
4. 语言沟通障碍　与听力下降、婴幼儿发育迟缓有关。
5. 知识缺乏　缺乏有关分泌性中耳炎的预防、治疗和护理知识。

【护理目标】

1. 患者听力改善或恢复正常。
2. 患者能够自我控制情绪,心理压力减轻。
3. 患者耳痛、耳鸣、耳内闷胀感或闭塞感减轻或消失。
4. 患者掌握分泌性中耳炎的防护知识。

【护理措施】

1. 采用非语言沟通的方式,做好与听力下降患者的沟通。
2. 加强生活护理,及时满足患者所需。
3. 遵医嘱给予抗生素类、类固醇激素类药物控制感染,以减轻炎性渗出。注意观察用药效果和不良反应。
4. 行鼓膜切开术或置入中耳通气管的患者,手术前向患者解释手术目的及注意事项,以利于配合。术后嘱患者注意休息,头部避免做幅度过大的运动。
5. 健康教育　教会患者正确的滴鼻和擤鼻方法,保持鼻腔及咽鼓管通畅;保持外耳道干燥、清洁,注意用耳卫生;加强锻炼,增强体质,预防感冒。术后 2 周进行随访;行鼓膜修补术者,半年内避免乘坐飞机,术耳禁止使用过氧化氢溶液滴耳,以免影响鼓膜正常愈合;行鼓室置中耳通气管的患者,勿自行用棉棒擦拭外耳道,以防小管脱出。通气管取出前或鼓膜切开者,禁止游泳及淋浴,避免耳内进水,导致中耳感染;高空飞行上升或下降时,可做吞咽或张口说话动作,使咽鼓管两侧压力平衡。

【护理评价】

通过治疗和护理,评价患者是否能够达到:患者听力改善或恢复正常;自我控制情绪,心理压力减轻;耳痛、耳鸣、耳内闷胀感或闭塞感减轻或消失;掌握分泌性中耳炎的防护知识。

## 二、急性化脓性中耳炎

**急性化脓性中耳炎**(acute suppurative otitis media)是中耳黏膜的急性化脓性炎症,常以耳痛、鼓膜充血、穿孔、流脓为主要特点。好发于儿童,以冬春季多见。

【病因及发病机制】

主要致病菌为肺炎链球菌、流感嗜血杆菌、乙型溶血性链球菌、葡萄球菌及绿脓杆菌等,前两者在小儿多见。致病菌可通过咽鼓管—外耳道—鼓膜的血行感染途径入侵中耳。

【护理评估】

1. 健康史　评估患者用药史、家族史及工作和居住环境等;有无上呼吸道感染或上呼吸道传染性疾病;近期有无接触不洁水质;若为婴幼儿患者,询问其哺乳姿势是否正确。

2. 身体状况

(1)耳痛:多数患者鼓膜穿孔前感耳深部剧烈疼痛,为搏动性跳痛或刺痛,可向同侧头部或牙齿放射。鼓膜穿孔流脓后耳痛减轻。少数患者可无明显耳痛症状。

(2)耳鸣及听力减退:患耳可有搏动性耳鸣,听力逐渐下降。耳痛剧烈者,听觉障碍常被忽略;后期鼓膜穿孔后耳痛反而可能减轻。

(3)耳漏:鼓膜穿孔后耳内有液体流出,初为水脓样,以后变为脓性分泌物。婴幼儿因鼓膜较厚,弹性佳,一般不易穿孔。

(4)全身症状:可有畏寒、发热、乏力、纳差等。小儿症状较成人严重,可有高热、惊厥,常伴呕吐、腹泻等类似消化道中毒症状。鼓膜穿孔后,体温恢复正常,全身症状亦明显减轻。

3. 辅助检查

(1)耳镜检查:起病初期,鼓膜松弛部充血,锤骨柄及紧张部周边可见放射状扩张的血管。随着病情进展,鼓膜呈弥漫性充血、肿胀、向外膨出,正常标志不易辨别,局部可见小黄点。如炎症不能得到及时控制,即发展为鼓膜穿孔,一般开始甚小,不易看清;彻底清洁外耳道后,可见穿孔处有搏动亮点,为脓液从该处涌出。

(2)耳周检查:小儿乳突区皮肤轻度红肿。乳突部可有轻微压痛,鼓窦区较明显。

(3)听力检查:多为传导性听力下降。

(4)血常规检查:白细胞总数及多形核细胞增加,鼓膜穿孔后血象恢复正常。

(5)乳突 X 线检查:乳突部晕云雾状模糊,但无骨质破坏。

4. 心理—社会状况　听力下降可造成感知觉的障碍,且耳痛影响患者休息睡眠,患者常常表现出焦虑、恐惧、易激惹等负性情绪,小儿会出现哭闹不止。护士应通过对疾病知识、手术过程、疾病预后等相关信息的宣教,提高患者及家属对疾病的认识,取得患者的信任和配合。

【治疗要点】

控制感染、通畅引流。

1. 全身治疗　早期、足量使用抗生素控制感染。鼓膜穿孔后可根据脓液细菌培养和药敏试验调整用药。对全身症状重者，给予支持治疗。

2. 局部治疗

(1)鼓膜穿孔前：用1%酚甘油滴耳，可消炎止痛。若全身及局部症状较重，鼓膜明显膨出，保守治疗效果不明显，可行鼓膜切开术。

(2)鼓膜穿孔后：用3%过氧化氢溶液彻底清洗外耳道脓液；局部用无耳毒性的抗生素滴耳；脓液减少、炎症逐渐消退时，可用甘油或酒精制剂滴耳；炎症消退后，穿孔多可自愈。鼓膜穿孔长期不愈者，可行鼓膜修补术。

3. 病因治疗　积极治疗鼻腔、鼻窦、咽部与鼻咽部慢性疾病，如肥厚性鼻炎、慢性鼻窦炎、腺样体肥大等，以防中耳炎复发。

【常见护理诊断/问题】

1. 急性疼痛　与中耳急性化脓性炎症有关。

2. 体温过高　与急性化脓性中耳炎引起全身症状有关。

3. 焦虑　与听力减退、耳鸣、耳痛有关。

4. 睡眠形态紊乱　与急性化脓性中耳炎引发的耳痛影响睡眠有关。

5. 潜在并发症　如急性乳突炎、耳源性颅内并发症等。

6. 知识缺乏　缺乏有关急性化脓性中耳炎的防治和护理知识。

【护理目标】

1. 患者耳痛减轻或消失。

2. 患者体温恢复正常。

3. 患者中耳腔无脓性分泌物流出，无并发症发生。

4. 患者能够自我控制情绪，心理压力减轻。

5. 患者了解急性中耳炎的治疗和防护知识。

【护理措施】

1. 一般护理　注意适当休息，多饮水，进食容易消化、富含营养的软食，保持大便通畅。

2. 病情观察　观察生命体征变化，高热者给予物理降温或遵医嘱使用退热药；注意观察耳道分泌物的量、性质、气味和伴随症状；注意耳后是否有红肿、压痛。如出现恶心、呕吐、头痛剧烈、烦躁不安等症状时，应警惕并发症的产生。

3. 用药指导　遵医嘱使用足量广谱抗生素控制感染，同时观察药物的疗效及不良反应。正确使用滴耳药，禁止使用粉剂，以免其与脓液结块而影响引流。并发上呼吸道感染或有鼻炎、鼻窦炎者给予血管收缩药滴鼻，以利于咽鼓管引流通畅。正确评估患者疼痛情况，对耳痛剧烈者，遵医嘱酌情使用镇静、止痛药物。

4. 心理护理　针对患者听力下降的特点，进行环境介绍并采取患者安全防护的措施,做好患者的心理疏导工作。

5. 健康教育 指导患者正确擤鼻的方法和哺乳姿势;及时清理外耳道脓液,嘱患者坚持完成疗程,定期随访,防止迁延为慢性中耳炎;有鼓膜穿孔或鼓室置管者避免参加游泳等可能导致鼓室进水的活动,禁滴酚甘油;指导患者加强锻炼,增强机体抵抗力,预防各种传染病,积极治疗上呼吸道感染。

【护理评价】

通过治疗和护理,评价患者是否能够达到:体温恢复正常;耳痛缓解或消失,耳鸣、耳闭塞感减轻或消失;未出现并发症或得到及时处理;患者掌握了急性化脓性中耳炎的预防治疗与自我护理知识。

### 三、慢性化脓性中耳炎

**慢性化脓性中耳炎**(chronic suppurative otitis media)是指急性化脓性中耳炎病程超过6~8周时,病变侵犯中耳黏膜、鼓膜或深达骨质的慢性化脓性炎症。临床上以反复耳流脓、鼓膜穿孔和听力下降为特点,严重者还可以引起颅内、外并发症。病变不仅位于鼓室,还可侵犯鼓窦、乳突和咽鼓管。

【病因及发病机制】

1. 急性迁延不愈 急性化脓性中耳炎未及时治疗或治疗不彻底、细菌毒力强、患者抵抗力低下等,都可能是急性化脓性中耳炎转为慢性的原因。

2. 咽鼓管功能异常、乳突气化不良。

3. 邻近器官病变 如鼻咽部的腺样体肥大、慢性扁桃体炎、慢性鼻窦炎等导致中耳炎反复发作。

4. 免疫力低下;患猩红热、麻疹、肺结核等急性传染病;营养不良、贫血。

5. 常见致病菌包括金黄色葡萄球菌、绿脓假单胞菌、变形杆菌、克雷伯杆菌等。

【护理评估】

1. 健康史 评估患者有无急性化脓性中耳炎病史,是否进行了积极治疗;是否有鼻咽部疾病;是否有免疫功能低下等情况。

2. 身体状况 根据临床表现把本病分为单纯型、骨疡型和胆脂瘤型三型。三型均有不同部位的鼓膜穿孔(图17-2)。

(1)单纯型:最多见,多无肉芽形成。表现为间歇性耳流脓,量多少不等,脓液呈黏液性或黏脓性,一般不臭;鼓膜穿孔常呈中央型;听觉损伤为轻度传导性耳聋。

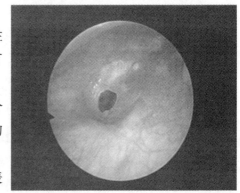

图17-2 鼓膜穿孔(单纯型、骨疡型和胆脂瘤型)

(2)骨疡型:有不同程度的听小骨坏死,伴鼓窦或鼓室区域骨质破坏,有肉芽形成。表现为耳持续性流脓,呈黏稠性,常有臭味,可有血丝或耳内出血;鼓膜边缘性穿孔、紧张部大穿孔或完全缺失;患者多有较重的传导性耳聋。

(3)胆脂瘤型:长期耳流脓,脓量多少不等,有特殊恶臭;鼓膜松弛部穿孔或紧张部后上方有边缘性穿孔;听力检查一般有不同程度的传导性耳聋。病变波及耳蜗,可引起混合性耳聋或感音神经性耳聋。

3.辅助检查

(1)耳镜检查:可见鼓膜穿孔大小不等。穿孔处可见鼓室内壁黏膜充血、肿胀或增厚,高低不平,或有肉芽、息肉,大的肉芽或息肉可循穿孔伸展至外耳道,穿孔被遮盖不可见。鼓室内或肉芽周围及外耳道内有脓性分泌物。

(2)听力检查:纯音听力测试显示传导性或混合性听力损失,程度轻重不一,少数可为重度感音性听力丧失。

(3)乳突 X 线片、颞骨高分辨率 CT 扫描有助于诊断。单纯型无骨质破坏征象,骨疡型有骨质破坏征象,胆脂瘤型可见圆形或椭圆形透亮区。

4.心理-社会因素　部分患者不知疾病危险性,在起病初期常常不予重视。有的患者因为长期耳流脓、听力下降而产生焦躁、自卑心理,或因担心手术并发症,如面瘫等,而产生恐惧心理。护士应经常关心患者,及时发现患者的负性情绪,开展有针对性的心理疏导。

【治疗要点】

"控制感染,清除病灶,通畅引流,恢复听力,消除病因"为本病的治疗原则。

1.药物治疗　脓液引流通畅者,以局部用药为主。常用药物有氧氟沙星滴耳液、氯霉素液等;炎症急性发作时,应全身使用抗生素;根据脓液细菌培养及药敏试验,调整使用合适的抗生素。

2.手术治疗　正规药物治疗无效,中耳有肉芽、息肉,鼓室黏膜明显肥厚,CT提示侵犯骨质时,选择乳突开放+鼓室形成术;中耳炎症完全吸收,但遗留鼓膜紧张部中央穿孔者,行鼓室成形术。

【常见护理诊断/问题】

1.舒适度改变　与慢性化脓性中耳炎有关。

2.焦虑　与慢性化脓性中耳炎反复发作及对手术不了解有关。

3.有感染的危险　与手术感染、耳部及颅内外并发症有关。

4.有跌倒的危险　与耳鸣和眩晕、平衡失调致使跌倒有关。

5.潜在并发症　如颅内外感染、面瘫等。

6.知识缺乏　缺少化脓性中耳炎疾病的防治知识。

【护理目标】

1.患者耳流脓停止。

2. 患者听力提高或恢复正常。
3. 患者无并发症发生或并发症得到及时处理。
4. 患者能够自我控制情绪,心理压力减轻。
5. 患者掌握慢性化脓性中耳炎的治疗和防护知识。

【护理措施】

1. 病情观察　密切观察生命体征,特别是体温变化;观察有无头痛、发热、恶心、呕吐及耳后红肿、明显压痛等情况。保持大便通畅,防止颅内、外并发症的发生。

2. 用药指导　对疑有颅内并发症者,禁用止痛、镇静类药物,以免遮盖症状,及时、准确地使用降低颅内压药物;全身使用足量抗生素;忌用氨基苷类抗生素制剂滴耳,以防耳中毒;脓液多或穿孔小者,忌用粉剂,以免影响引流,甚至导致并发症;忌用腐蚀剂。

3. 积极做好手术前后护理,具体参见第二章第四节"耳科患者手术前后护理常规"。

4. 健康教育　向患者和家属讲解慢性化脓性中耳炎对人体的危害,特别是颅内、外并发症的严重性,引起患者对疾病的重视并嘱其积极配合治疗,定期随访,病情变化时及时就医;教会患者正确的滴耳、洗耳、擤鼻方法;鼓膜穿孔或鼓室成形术后患者短期内不宜游泳,在沐浴或洗头时可用干棉球堵塞外耳道口,以免诱发中耳感染;行鼓室成形术后短期内不要乘飞机,防止气压突然变化,不利于手术效果的巩固。告知患者术后3个月内耳内会有少量渗出物,注意保持外耳道清洁,防止感染;加强锻炼,提高机体抵抗力,防止感冒。

【护理评价】

通过治疗和护理,评价患者是否能够达到:耳流脓停止;听力提高或恢复;耳鸣、耳闭塞感减轻或消失;并发症未出现或得到及时处理;患者焦虑情绪减轻或消失;掌握慢性化脓性中耳炎的预防治疗与自我护理知识。

# 第四节　内耳疾病患者的护理

## 一、耳源性并发症

**耳源性并发症**(otogenic complications)是因急、慢性化脓性中耳乳突炎向邻近或远处扩散而引起的各种并发症。发病急、病情重,常危及生命,是耳鼻咽喉科危重症之一。根据出现并发症的部位分为颅内、颅外两大类,其中最危险的是颅内并发症。

【病因及发病机制】

1. 骨质破坏严重　最多见于中耳胆脂瘤并发症,其他类型的中耳炎也可引起中耳乳突骨质破坏,导致相邻结构感染,从而出现并发症。

2. 身体抵抗力差　年老体弱、长期营养不良、严重全身慢性疾病或儿童等抵抗力较差者,中耳感染易扩散和出现并发症。

3. 致病菌毒力强　致病菌对常用抗生素不敏感或已产生抗药性,是引起中耳炎并发症的原因之一。

【护理评估】

1. 健康史　评估患者是否有上呼吸道感染、传染病、侧颅底手术或外伤等疾病史;有无中耳乳突的化脓性病变。

2. 身体状况

(1)颅内并发症:①硬脑膜外脓肿:表现为高热、剧烈头痛、呕吐、视力模糊等。耳流脓呈波动性,与头痛程度相关。耳流脓较少时,头痛剧烈;耳流脓增多时,头痛可减轻。②乙状窦血栓性静脉炎:表现为周期性高热、寒战、剧烈头痛、恶心、呕吐等。高热呈弛张性,可超过40℃。患侧耳后及颈部疼痛,同侧颈部可触及条索状物,压痛明显。③耳源性脑膜炎:表现为持续高热、寒战、剧烈头痛,伴恶心、喷射状呕吐、烦躁不安、神志不清、谵妄等。晚期可出现昏迷、大小便失禁。多因呼吸、循环、中枢衰竭而死亡。可见颈项强直,能引出病理性神经反射。④耳源性脑脓肿:是化脓性中耳炎最严重的并发症,最终导致脑疝死亡。临床表现与耳源性脑膜炎相似,但定位症状明显,如大脑颞叶脓肿可出现偏瘫,小脑脓肿可有共济失调现象。

(2)颅外并发症:①耳后骨膜下脓肿:表现为高热、头痛;耳后乳突部皮肤红肿,疼痛剧烈;耳后沟变浅或消失,耳郭被推向前外方;乳突部压痛,有波动感,穿刺可抽出脓液;外耳道后上壁塌陷,脓肿穿破后可形成经久不愈的瘘管。②耳源性颈深部脓肿(贝佐尔德脓肿):乳突尖破坏后,在胸锁乳突肌和颈深筋膜中层之间形成脓肿。表现为高热,患侧颈部上方疼痛,颈部活动受限。胸锁乳突肌上1/3处隆起,皮肤红肿,压痛明显,无明显波动感,但穿刺可抽出脓液。③迷路炎:由炎症侵入内耳所致,表现为阵发性眩晕、恶心、呕吐、耳鸣、听力丧失等。可有自发性眼球水平震颤,瘘管试验为阳性,少数可因瘘管阻塞或迷路已破坏而表现为阴性。④耳源性面瘫:患侧乳突破坏累及面神经,表现为同侧额纹消失、眼睑闭合不全、鼻唇沟变浅或消失、口角歪斜、鼓腮漏气等。

3. 辅助检查　常用辅助检查有血常规、影像学检查、脑脊液化验、超声波检查、脑血管造影、腰椎穿刺等。

4. 心理-社会状况　耳源性并发症疾病复杂,患者因缺乏相关医学知识,易产生焦虑、恐惧心理。

【常见护理诊断/问题】

1. 体温过高　与感染引起的全身反应有关。

2. 疼痛　与手术创伤及炎症刺激有关。

3. 舒适减弱　与头痛、手术创伤等有关。

4. 知识缺乏　缺乏疾病治疗及护理的相关知识。

【护理目标】

1. 患者体温下降、疼痛减轻。

2. 患者舒适感提高。

3. 患者了解疾病的治疗和护理的相关知识。

【护理措施】

1. 一般护理　保持病室环境安静，卧床休息，减少活动，不宜过多搬动患者。应加设床栏，专人看护，预防摔倒受伤。

2. 心理护理　向患者讲解疾病的治疗和护理的相关知识，特别是讲解术前术后的注意事项及术后可能引起的不适，缓解患者的紧张情绪，鼓励其积极配合治疗和护理。介绍同种患者的疾病康复情况，增强患者战胜疾病的信心。

3. 病情观察　①密切观察患者神志、瞳孔及生命体征变化。持续高热者予以额、颈部冰敷或用25%乙醇擦浴，必要时遵医嘱应用退热药，防治高热抽搐。寒战时要注意保温。②观察患者耳部有无波动性流脓，脓肿切开后注意保持引流通畅，观察并记录脓液的色、质、量。③观察患者头痛的部位、程度、呕吐的性质，警惕发生颅内高压。④观察眩晕、恶心、听力下降的程度，有无眼震及眼震的类型，呕吐的性质。

4. 用药指导　遵医嘱使用足量、有效、广谱的抗生素及糖皮质激素治疗，补充维生素及体液。颅内感染者，应使用可通过血－脑屏障的抗生素治疗。通过控制感染达到降低体温的效果。遵医嘱给予糖皮质激素及抗眩晕、止吐、镇静、利尿等药物，加用营养神经药和维生素等辅助治疗，减轻眩晕和共济失调等不适。

5. 疼痛护理　颅内压高导致剧烈头痛。频繁呕吐、烦躁不安者，遵医嘱及时给予20%甘露醇、呋塞米等快速注射，颅内压降低后头痛可较快缓解。疼痛剧烈、持续时间长者，遵医嘱给予止痛剂，如罗通定等肌内注射。但不宜反复多次注射哌替啶、吗啡等强止痛剂，以免成瘾。

6. 引流管护理　脓肿切开排脓或颅内脓肿穿刺抽脓后，常置入引流管。应观察每日引流量，每天用含抗生素的生理盐水冲洗脓腔1～2次。降低颅内压，促进脓腔闭合，减轻疼痛。

7. 恢复自我形象　促进面瘫康复，恢复自我形象。遵医嘱给予营养神经药治疗,补充维生素及微量元素,施行面部按摩、理疗或针灸等。促进血液循环,减轻面瘫引起的不适。除手术损伤面神经外,多数患者经过1~6个月康复治疗可部分或完全恢复。

8.健康教育　加强卫生宣教,使患者了解中耳炎并发症的危害性,积极治疗化脓性中耳炎,防患于未然。加强锻炼,增强体质,提高抗病能力。耳源性并发症做到早发现、早治疗,减少后遗症。

【护理评价】

通过治疗和护理,评价患者是否能够达到:体温下降、疼痛减轻;舒适感提高;了解疾病的治疗和护理的相关知识。

## 二、梅尼埃病

**梅尼埃病**(Meniere disease)是一种原因不明的以膜迷路积水为主要病理特征,以发作性眩晕、波动性耳聋、耳鸣、耳胀满感为临床特征的内耳疾病。多见于50岁以下的中青年,女性较男性多发。

【病因及发病机制】

病因尚不明确。多认为与耳蜗微循环障碍、内淋巴生成和吸收平衡失调、迷路积水、变态反应、病毒感染、代谢与内分泌机能异常等有关。

【护理评估】

1.健康史　评估患者的既往史、用药史、家族史及工作和居住环境等;评估患者听力下降的程度、持续时间,有无耳鸣等伴随症状。

2.身体状况

(1)眩晕:多为无先兆突发旋转性眩晕,持续数十分钟至数小时,长者可达数日甚至数周。常伴恶心、呕吐、出冷汗、面色苍白及血压下降等症状。发作间歇期可为数日或数年不等,有的患者终身只发作一次。发作次数越多,持续时间越长,间歇时间越短。

(2)耳鸣:多出现在眩晕发作之前,发作时加重,间歇期缓解,多次发作可使耳鸣转为永久性。

(3)耳聋:一般为单侧,发作时加重,间歇期缓解。发作次数越多,听力损失程度越重。

(4)其他症状:发作时患耳有闷胀感、压迫感、头胀满感和头重脚轻感,有时感耳内灼热、钝痛或复听。

3.辅助检查

(1)耳镜检查:鼓膜大多正常,咽鼓管功能良好。

(2)听力检查:呈感音性聋,多年发作者可呈感音神经性聋。

(3)前庭功能检查:发作期可见自发性水平型或水平旋转型眼球震颤,发作过后,眼震逐渐消失。眼震电图检查早期可表现正常,多次发作者可能提示前庭功能减退或丧失。

(4)颞骨CT扫描:偶显示前庭导水管周围气化差,导水管短而直。

(5)甘油试验:阳性反应提示耳聋,由膜迷路积水引起。

4. 心理-社会状况  评估患者对治疗的信心,对预后的期望值,对症状的耐受力;评估患者及其家属对该病的了解程度,能够正确面对听力减退的预后。

【治疗要点】

以解除迷路积水、改善内耳微循环及调节自主神经功能为主。包括给予利尿脱水药、血管扩张药、前庭神经抑制药、抗胆碱能药和手术治疗等。

【常见护理诊断/问题】

1. 舒适度减弱  眩晕、恶心、呕吐等与膜迷路积水有关。
2. 焦虑  与眩晕、恶心、呕吐反复发作影响工作、生活有关。
3. 有受伤的危险  与眩晕发作导致平衡障碍有关。
4. 知识缺乏  缺乏本病的预防保健和治疗知识。

【护理目标】

1. 患者眩晕、耳鸣等不适症状减轻或消除。
2. 患者听力改善或恢复。
3. 患者情绪稳定,焦虑缓解。
4. 患者掌握了梅尼埃病的自我护理知识。

【护理措施】

1. 一般护理  急性发作期嘱卧床休息,避免意外损伤。进食高蛋白质、高维生素、低脂肪、低盐饮食,适当限制入水量。提供安静舒适的环境,光线宜稍暗。对症状重或服用镇静药者,加床栏保护,活动时注意看护,预防摔倒。

2. 病情观察  严密观察眩晕发作的次数、持续时间、患者的自我感觉以及神志、面色等情况。眩晕发作前,可有耳鸣为先发症状。

3. 用药指导  遵医嘱给予镇静药、利尿脱水剂及改善微循环药物等,同时观察药物的疗效以及副作用。如长期应用利尿药,应注意补钾,避免水电解质紊乱。

4. 手术护理  选择手术治疗者,护士应告知手术目的及注意事项,取得患者的信任和配合。做好各项术前准备,围手术期护理按耳部手术一般护理常规进行。

5. 健康教育  保持健康的心理状态、充足的睡眠,戒除烟酒,有规律地生活和工作;禁用耳毒性药物;对眩晕发作频繁者,告知其不要骑车、登高等,以免发生危险;积极治疗因病毒引起的呼吸道感染及全身性疾病。

【护理评价】

通过治疗和护理,评价患者是否能够达到:自觉症状缓解,发作次数减少;听力提高或恢复;耳鸣减轻或消失;情绪稳定,焦虑减轻或消失;掌握了梅尼埃病的自我护理知识。

## 第五节　耳聋的预防与康复

**耳聋**(deaf)是由各种原因引起的听力损失的统称。一般认为语言频率平均听阈在 26 dB 以上时称之为听力减退或听力障碍。根据发病的性质和部位,耳聋可分为器质性和功能性两大类。器质性耳聋按病变部位可分为传导性耳聋、感音神经性耳聋和混合性耳聋;功能性耳聋因无明显器质性病变,故又称为神经性或癔症性耳聋。根据发病时间,可分为先天性耳聋和后天性耳聋。根据语言功能发育的程度,可分为语前聋和语后聋。

【病因及发病机制】

耳聋的病因复杂,其中化脓性中耳炎是传导性耳聋中最主要的致聋疾病,分泌性中耳炎为儿童听力减退的主要原因。老年性耳聋是一种生理现象,由听觉细胞和耳神经系统发生不可逆的退行性变化所致,与年龄有关,耳聋的程度有很大的个体差异。

1. 炎症　急、慢性化脓性中耳炎,急、慢性分泌性中耳炎,大疱性鼓膜炎,急性乳突炎以及外耳道炎症使外耳道狭窄甚至鼻塞,影响鼓膜运动。

2. 外伤　使鼓膜穿孔可造成传导性耳聋;颅脑外伤、内耳受损、突然爆震或气压突然变化可引起神经性耳聋。

3. 异物或其他机械性阻塞　包括外耳道异物、耵聍栓塞、肿瘤、胆脂瘤等。

4. 精神及情绪　精神紧张、压力过大及情绪激动可使听力短期内下降,造成突发性聋。

5. 先天性发育异常　出生时或出生后不久即发现有听力障碍。

6. 非遗传性获得性感音神经性聋　发病率占临床确诊感音神经性聋的 90% 以上,常见有老年性聋、耳毒性聋、全身系统疾病性聋、创伤性聋、特发性突聋、传染病源性聋及自身免疫性聋等。

【耳聋的预防】

1. 避免长期的噪音刺激,可选用防噪耳塞,能起到一定的作用。

2. 要戒烟限酒,烟酒、尼古丁中毒及慢性酒精中毒,可损害听神经及神经中枢,造成脑血管舒缩功能紊乱,尤其是内耳血供应不足,耳蜗末梢器官衰退,使听力严重下降。

3. 必须慎用耳毒性药物,如链霉素、卡那霉素、新霉素等,有家族史者应禁用此类药物,一旦发生中毒,将不可逆转。

4.饮食有节,合理营养。节制食用动物脂肪,控制体重,防止肥胖,限制糖和食盐的食用量,以防止动脉硬化和高血压的发生。

5.谨防耳道损伤、感染,勿用硬物挖耳朵,如耳勺、火柴棒等。耳痒时可用棉签浸入少许酒精或甘油,轻拭耳道;口服维生素E、维生素C和鱼肝油,也可使内耳发痒得到缓解。保持耳内干燥清洁,勿使污水进入耳道。

6.坚持体育锻炼,以促进周身血液循环,使内耳能获得良好的血液供应。经常按摩耳部,如按摩耳郭、捏耳,也可按摩颈后发际两侧凹陷处的风池穴,可促进内耳血液循环,起到醒脑聪耳的作用。

7.保持良好的精神状态。积极参加社会活动,保持乐观向上、不急不躁的情绪。

8.积极治疗高血压、高血脂、脑动脉硬化及糖尿病,对防止微循环障碍、延缓老年人听力减退非常重要。

9.重视婴幼儿的听力保健,包括孕妇和胎儿期的听力保健。大力开展优生咨询、遗传咨询和产前保健。

10.建立健全新生儿、婴幼儿、儿童听力普查及筛查机制,努力开展儿童(学龄前、学龄期中、小学生)的听力普查、筛选、监测、随访、复查,早期诊断、早期正确治疗及干预。

【耳聋的康复】

1.早期发现、早期诊断、早期干预(包括早期治疗、早配助听器、早期训练)。早期干预对婴幼儿的听觉言语康复至关重要。

2.选用优质的助听器或良好的电子耳蜗植入。人工耳蜗已成为极重度感音神经性聋听觉康复的重要手段。

3.高素质的听力言语训练和个体化生活式的训练和学习。在语言形成关键期,尽早对聋儿进行正规系统的语言康复训练。心理学研究证明,1~3岁阶段是孩子言语能力发展最快阶段,是孩子学习语言的关键期。

4.家庭配合训练,有关爱和耐心。

# 第六节 植入式助听技术

## 一、人工中耳植入

**人工中耳**(middle ear implant,MEI)是将中耳植入体附着在耳内可振动部位(如听骨链)或耳蜗(如前庭窗、蜗窗)处,通过将声波的能量转换成机械振动,将放大的神经冲动传到大脑,提高听功能的装置。根据振动子产生振动的原理不同,人工中耳装置分为压电式和电磁式。

**【人工耳蜗基本机构与工作原理】**

人工中耳主要包括三部分:第一部分是用麦克风接受外界音,将声转换成电能;第二部分是经连接的电池上的电路将电脉冲放大;第三部分是通过与听骨直接接触的振动器,将放大后的电脉冲转换成机械振动。放大后的声能被直接传递到内耳的淋巴液,引起淋巴液振动,刺激听觉末梢感受器产生听觉。

常规的助听器是麦克风接受外界声音并转换成电能,经放大后再转换成声能,经外耳道空气和中耳传音装置引起镫骨振动,将声音传入内耳。可见人工中耳与常规助听器的不同之处在于将声能转换成电能,放大后直接引起听骨振动。因此,能高保真、无噪声、无反馈地将声音传入内耳。

## 二、人工耳蜗植入

人工耳蜗是一种特殊的声-电能转换电子装置,能帮助重度及极重度耳聋的患者获得或恢复听觉,是目前能够恢复全聋患者听觉的唯一有效治疗方法。

**【人工耳蜗基本机构】**

人工耳蜗系统由两部分组成:植入部件和外部装置。植入部件由接收器、解码器和刺激电极组成;外部装置由方向性麦克风、言语处理器和传送器组成。

**【人工耳蜗工作原理】**

方向性麦克风接收到声音信号后,经言语处理器编码,通过发射线圈与植入体内的接受线圈耦合,将信号输送到解码器和刺激器,刺激器内的蜗内电极发出电脉冲,刺激蜗内残存的螺旋神经节细胞,经蜗神经传送至中枢,引起听觉。

**【人工耳蜗植入适应证】**

1. 双耳极重度感音神经性聋。

2. 年龄1岁以上,语前聋患者最好小于5岁,语后聋年龄不限。

3. 无法借助助听器或其他助听器装置改善听力和言语理解能力。

4. 术后有条件进行言语康复计划,尤其对儿童需要一套完整的教育设施,以帮助其术后进行听觉言语训练。

5. 植入对象应无其他智力障碍,无严重的全身疾病。

6. 植入者具有改善听力的强烈愿望,有家庭和朋友的支持,对人工耳蜗有充分的认识,并对其功能有适当及正确的期望。

**【人工耳蜗植入】**

人工耳蜗植入是极其精细的耳显微外科手术,需要手术显微镜和耳科微型电钻等设备。手术是将人工耳蜗的内部装置植入耳后皮下,并将电极组插入耳蜗内。术后植入人工耳蜗的部位会有轻微的瘢痕和少许突起,头发长出后即可覆盖。

**【人工耳蜗植入的护理】**

1. 人工耳蜗植入手术需要在全麻下进行,术前常规耳后备皮。

2. 术后取健侧卧位或平卧位,头偏向健侧,避免术区受压。禁做头部剧烈运动及下颌骨活动,防止电极脱落或植入移位,导致耳蜗置入后无功能。

3. 术后密切观察患者,生命体征和意识情况,注意体温变化及有无恶心、呕吐等症状。观察局部有无皮下血肿、渗血、耳鸣、眩晕或面瘫等症状。若有异常,及时报告医生处理,预防并发症的发生。

4. 术后避免咀嚼,下颌骨频繁活动可导致切口愈合不良或植入物移位。应进食易消化、高蛋白质、高维生素流质或半流质饮食。

5. 遵医嘱应用抗生素,观察用药后反应。

6. 开机调试及听觉言语康复训练。术后1个月由指定人员开始调频,开机后1个月即可进行听觉语言康复训练。

7. 嘱患者正确擤鼻,勿用力打喷嚏,保持大便通畅,预防内耳逆行感染。勿剧烈碰撞或挤压头部,防止体外部件淋湿,并远离高电压、强磁场,不可做磁共振检查等。

### 复习思考题

1. 患儿,女,15岁,因右耳流脓3年,伴耳痛、发热、头痛、呕吐4日入院。3年前患儿游泳后出现右耳流脓,在当地治疗,疗效欠佳。4日前出现耳部疼痛伴发热、头痛、呕吐、精神淡漠,体温最高达38.9℃。查体:T 38.8 ℃,P 88次/分,R 22次/分,BP 100/66 mmHg,神志清楚,急性病容,发育正常,营养中等,查体合作,右鼓膜松弛部穿孔,紧张部微有膨隆,未引出病理征。行颞部CT,控制体温后行右乳突根治术,术中见乳突内充满肉芽,上鼓室、鼓窦内有小胆脂瘤,骨板完整术后症状消失。

请问:

(1) 对慢性中耳炎患者应如何护理?

(2) 如何指导患者进行自我护理?

2. 患者,男,40岁,农民,因右耳外伤后听力下降2天就诊。检查:耳郭、外耳道均无异常,鼓膜紧张部裂隙状穿孔,边缘有血迹,无脓液。

请问:

(1) 行听力检查可能是什么性质的耳聋?

(2) 需进行健康教育的内容有哪些?

(马文娜)

# 下篇 口腔科护理

# 第十八章　口腔颌面部的应用解剖与生理

> **学习目标**
> 1.掌握颌骨的构成、牙齿及牙周组织的结构；掌握牙齿的名称、数目、符号表达、萌出生理特点及顺序；掌握口腔前庭的概念及重要的解剖位置。
> 2.熟悉牙冠、牙弓及牙列的概念和解剖特点。
> 3.了解唇、颊的解剖特点。

## 第一节　口腔的应用解剖与生理

**口腔**(oral cavity)由唇、颊、颌骨、口底和腭共同围成，内有牙齿、舌和涎腺等器官。口腔是消化道的开始部分，咽部与食管及气管相通。口腔参与消化过程，协助发音和言语动作，具有味觉等功能，并能辅助呼吸。闭口时上下牙列、牙槽骨和牙龈组织将口腔分为两部分，前外侧部称为口腔前庭，后内侧部称为固有口腔。

### 一、口腔前庭

**口腔前庭**(oral vestibule)为位于唇、颊与牙列、牙龈及牙槽黏膜之间的蹄形间隙。其后部与固有口腔相通，如牙关紧闭或颌间固定的患者，可经此通道输入流体营养物质。

#### (一)唇

唇(lips)分为上唇和下唇，范围上自鼻底，下至颏唇沟，两侧以唇面沟为界，构成口腔前庭的前壁。上、下唇之间形成口裂，口裂两端为口角。上唇正中与鼻小柱之间的纵行浅沟称为人中，其上、中 1/3 交点处为人中穴，是常用的急救穴位。唇由皮肤、浅筋膜、肌层、黏膜下组织和黏膜组成。上、下唇黏膜与皮肤的移行处称为唇红。唇红与皮肤交界处为唇红缘。上唇的唇红缘呈弓背状，称唇弓。唇弓的最高点为唇峰。唇黏膜下层内有上、下唇动脉，并形成冠状动脉环，外伤或手术出血时可用拇指和示指夹住，有利于止血。唇部皮肤含有丰富的汗腺、皮脂腺和毛囊，为疖、痈的好发部位，因唇部血供丰富，感染时避免挤压，以防炎症扩散。

## (二)颊

颊(cheek)位于面部的两侧,构成口腔前庭的两侧壁,自外至内由皮肤、皮下组织、颊筋膜、颊肌、黏膜下层和黏膜组成。因颊部脂肪组织丰富,在上、下颌后牙面间颊黏膜上形成三角形隆起,称颊脂垫,其尖部称颊脂垫尖。常用解剖标志如下:

1. 前庭沟　亦称唇颊龈沟,为唇颊黏膜向牙槽黏膜移行的蹄形沟槽,形成口腔前庭的上、下界。

2. 唇颊系带　为上、下前庭沟内唇颊与牙龈之间的黏膜皱襞。位于前庭沟正中线上的扇形或线形的黏膜小皱襞为上、下唇系带,上唇系带多较下唇系带明显。前庭沟与上、下尖牙或双尖牙区的扁形黏膜皱襞称为颊系带,其数目因人而异。

3. 腮腺导管口　在位于平对上颌第二磨牙牙冠的颊黏膜上,有一个呈乳头状突起的肉阜,其尖端有腮腺导管的开口。

4. 磨牙后区　由磨牙后三角和磨牙后垫组成。磨牙后三角位于下颌第三磨牙的后方,为底朝前、尖朝后的三角区。磨牙后垫覆盖于该三角表面的软组织,第三磨牙冠周炎时,此处常表现为红肿。

5. 颊垫尖　在大张口时,平对上、下颌后牙面间颊黏膜呈三角形隆起,称颊垫。其尖称颊垫尖,向后邻近翼下颌皱襞前缘,该尖约相当于下颌孔平面,为下牙槽神经阻滞麻醉的重要标志。

6. 翼下颌皱襞　延伸于上颌结节内方与下颌磨牙后垫后方之间的一条黏膜皱襞,黏膜下的深处为翼下颌韧带(或称颊咽肌缝)所衬托。此皱襞前缘是下牙槽神经阻滞麻醉的重要标志,也是翼下颌间隙及咽旁间隙手术的口内切口的有关标志。

## 二、固有口腔

固有口腔(oral cavity proper)是口腔的主要部分,其范围包括:顶部为硬腭和软腭,底部为舌和口底,前面和两侧界为上、下牙弓,后面以咽峡为界。

1. 腭(palate)　分隔口腔和鼻腔,由两部分组成,前 2/3 为硬腭,后 1/3 为软腭。在软腭后部游离缘正中有一舌样突出部分,称为腭垂(或称悬雍垂)。腭可参与发音、语言及吞咽等活动。

2. 舌(tongue)　舌是口腔内的重要器官,在感受味觉、参与言语、协助咀嚼和吞咽等功能中起着重要作用。舌前 2/3 为舌体部,舌后 1/3 为舌根部。舌的上面为舌背,下面为舌腹,两侧为舌缘。舌背前 2/3 遍布乳头,分为四种,即丝状乳头、菌状乳头、轮廓乳头和叶状乳头。当 B 族维生素缺乏或严重贫血时,可见乳头萎缩,舌面光滑。舌尖部对甜、辣、咸敏感;舌缘对酸敏感;舌根对苦敏感。舌体内主要由横纹肌组成,肌纤维纵横交错排列,能进行前伸、后缩、卷曲等多方向活动。舌腹基底部正中有一黏膜皱襞与口底相连,称为舌系带。若舌系带过短,可限制舌的活动,造成吮吸、咀嚼及语言障碍,需早期做修整术加以矫正。

舌的血液供应来自舌动脉,舌根部有咽升动脉的分支。舌神经司舌前 2/3 的感觉,舌后 1/3 的感觉由舌咽神经支配,味觉由参与舌神经的面神经鼓索支支配,舌的运动神经为舌下神经。

3. 口底(floor of the mouth)　口底是指舌体之下和两侧下颌体以内的口腔底部。在舌系带根部两侧的口底黏膜上,有呈对称性的乳头状突起,为舌下阜,其中间为颌下腺导管开口。舌下阜两侧黏膜表面突起的皱襞为舌下襞,是舌下腺的多个小导管开口处。口底组织较为疏松,在外伤或感染时容易形成肿胀,使舌根后坠导致呼吸困难,严重者可致窒息。

## 三、牙齿与牙周组织

### (一)牙的萌出及牙位记录方法

人的一生中有两副牙,即乳牙(deciduous teeth)和恒牙(permanent teeth)。乳牙共 20 个,恒牙为 28~32 个。

乳牙一般在出生后 6~8 个月开始萌出,约 2 岁半萌齐。萌出顺序大约为乳中切牙、乳侧切牙、第一乳磨牙、乳尖牙和第二乳磨牙。恒牙在约 6 岁时首先萌出第一磨牙,故第一磨牙又称六龄牙,同时乳牙可逐渐脱落,并依次萌出中切牙、侧切牙、尖牙、第一前磨牙、第二前磨牙和第二磨牙。至 12 岁左右基本完成乳牙的替换,此期称为混合牙列期,完全替换后称为恒牙期。在 18~25 岁之间,一般可能会长出第三磨牙(智齿),但也有先天缺失者。

临床上为了书写方便,常用代号来记录牙位。以"┼"符号将上下牙弓分为四区,或以 A、B、C、D 分别代表右上区、左上区、右下区、左下区。一般乳牙用罗马数字代表,恒牙用阿拉伯数字代表。记录方法如下:

1. 以"┼"符号将全口牙齿分为四个区,横线区分上下颌,纵线划分左右侧。因医生面对患者,故纵线的左侧代表患者的右侧,纵线的右侧代表患者的左侧。

2. 乳牙牙位用罗马数字或英文字母表示,恒牙牙位则以阿拉伯数字表示。

乳牙牙位记录法:

```
           (A)      上      (B)
          Ⅴ Ⅳ Ⅲ Ⅱ Ⅰ │ Ⅰ Ⅱ Ⅲ Ⅳ Ⅴ
       右 ───────────┼─────────── 左
          Ⅴ Ⅳ Ⅲ Ⅱ Ⅰ │ Ⅰ Ⅱ Ⅲ Ⅳ Ⅴ
           (C)      下      (D)
```

乳牙名称:Ⅰ乳中切牙、Ⅱ乳侧切牙、Ⅲ乳尖牙、Ⅳ第一乳磨牙、Ⅴ第二乳磨牙。

例如:Ⅴ|表示右上第二乳磨牙;Ⅳ|代表右上第一乳磨牙。

恒牙牙位记录法:

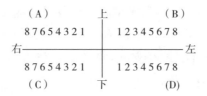

恒牙名称:1中切牙、2侧切牙、3尖牙、4第一前磨牙、5第二前磨牙、6第一磨牙、7第二磨牙、8第三磨牙。

例如:3|表示右上尖牙。

## (二)牙的组成

1. **牙的外形** 从外形上看,每个牙体均由牙冠、牙根及牙颈三部分组成(图18-1)。

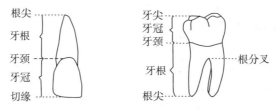

图18-1 牙体组成

(1)牙冠(crown):位于牙体的上部,由牙釉质覆盖的部分称为牙冠,主要发挥咀嚼功能。大部分显露在口腔,称为临床牙冠;以牙颈为界的牙冠称为解剖牙冠。牙冠的形态不同,其功能有差异,分别有切割食物的切牙、撕扯食物的尖牙和研磨食物的磨牙。每个牙冠都有五个面,即靠近中线的近中面、远离中线的远中面、靠近舌(腭)的舌(腭)面、靠近唇(颊)部的唇(颊)面和相对咀嚼的牙合面。牙合面凹凸不平,突起的部分称尖或嵴,凹陷的部分称窝或沟。窝、沟处容易积存食物残渣,并有细菌繁殖,是龋病的好发部位。

(2)牙根(root):位于牙体的下部,由牙骨质覆盖的部分称牙根,是牙体的支持部分。每个牙根的尖端称为根尖,根尖有小孔,称为根尖孔,是牙髓的血管和神经进出之处。在正常情况下,整个牙根都包埋于牙槽窝内。牙根的形态与数目随着功能的不同而有差异。承受咀嚼力较弱且功能单一的牙常为单根牙;而承受咀嚼力较强且功能复杂的牙多有2个或2个以上根,可以增加牙体的稳固性。牙根则可分为远中根、近中根、远颊根、近颊根等。

(3)牙颈(neck):牙冠与牙根交界处称为牙颈,呈弧形曲线,又称颈线或颈缘。若长期横向刷牙,则可导致牙颈楔状缺损。

2. 牙齿的组织结构　牙齿由牙釉质、牙本质、牙骨质和牙髓四部分组成(图 18-2),其中前三者称为硬组织。

(1)牙釉质(enamel):牙釉质是人体中最坚硬、最耐磨的组织,覆盖于牙冠表面,呈乳白色,有光泽,半透明,质地坚硬,能承受较大的咀嚼力。其含有无机盐类,约占 96%,主要是磷酸钙、碳酸钙等,有机物成分少。牙釉质没有再生能力,损伤后不能自行修复。

(2)牙本质(dentin):牙本质位于牙釉质和牙骨质内层,是构成牙齿主体的组织,呈淡黄色,不透明,硬度比牙釉质稍低。含羟磷灰石、磷酸钙等无机盐类,约占 70%,有机物约占 30%。在其内层有一空腔,称为髓腔。牙本质内含有神经末梢,当牙本质暴露,遇外界刺激时,可产生酸痛的感觉。

(3)牙骨质(cementum):牙骨质包绕在牙根表面,是呈淡黄色的硬组织,硬度与骨质接近。含有无机盐类,约占 55%。其营养主要来自牙周膜,借牙周膜纤维与牙槽骨紧密连接并固定牙根。牙骨质有再生修复能力。牙根部的炎症刺激可使牙骨质发生增生或吸收,甚至可与周围组织发生粘连。

(4)牙髓(pulp):牙髓是位于牙髓腔内的疏松结缔组织,包含血管、神经、淋巴管、成纤维细胞和成牙本质细胞,具有营养牙体和继发性牙本质的功能。牙髓内神经纤维丰富,对刺激敏感,但无定位功能。

3. 牙周组织　牙周组织包括牙龈、牙周膜和牙槽骨三部分,主要功能是支持和固定牙齿,牙周膜还可营养牙体和起缓冲作用。当牙周组织受到破坏时,可导致牙齿松动或脱落。

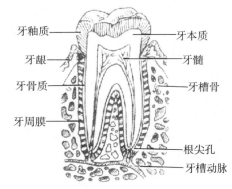

图 18-2　牙齿及其周围组织的剖面图

(1)牙龈(gingiva):牙龈是覆盖在牙颈部和牙槽骨表面的口腔黏膜组织,呈粉红色,质地坚韧且有弹性,不能移动。表面有橘皮状的凹陷小点,称为点彩,当发生炎症时,点彩消失。牙龈的边缘称为龈缘,龈缘与牙颈之间的浅沟称为龈沟,正常龈沟深度小于 2 mm。患有牙周病时可见龈沟加深。相邻两牙之间的牙龈突起称龈乳头,在炎症或食物嵌顿时,龈乳头肿胀或破坏消失。

(2)牙周膜(periodontal membrane):牙周膜是位于牙槽骨和牙骨质之间的致密纤维结缔组织。牙周膜的纤维成束排列,一端埋于牙骨质内,另一端埋于牙槽骨内壁,将牙根固定于牙槽窝内。牙周膜内有丰富的血管、神经和淋巴管,具有营养牙体组织的功能。

(3)牙槽骨(alveolar bone):牙槽骨是包绕牙根的颌骨部分,骨质较疏松,并借牙周膜与牙根紧密相连,起支持和固定牙齿的作用。牙槽骨突起的部分为牙槽突,容纳牙根的骨窝称牙槽窝。当牙齿脱落后,牙槽骨逐渐萎缩。

## 第二节 颌面部的应用解剖与生理

颌面部位于头颅前下方,上自额部发际,下至下颌骨下缘,两侧以颞骨乳突垂直线为界,口腔内的后界为咽峡。它是机体的主要显露部分,由颌骨、颞下颌关节、涎腺及周围软组织构成。具有咀嚼、消化、呼吸、吞咽、言语及表情等功能。根据临床需要,常将颌面部分为 1 眼眶部、2 颞部、3 耳部、4 鼻部、5 颧部、6 口唇部、7 颊部、8 咬肌部、9 腮腺部、10 颏部、11 颌下部和 12 颌下部(图 18-3)。

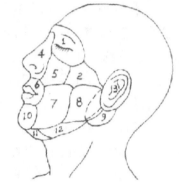

图 18-3 颌面部分区

### 一、颌骨

#### (一)上颌骨

上颌骨(maxilla)位于颜面中部,左右各一,互相对称,在正中互相连接构成面部的支架,并与邻骨连接参与构成眼眶下壁、鼻腔底及外侧壁和口腔顶部。上颌骨形状不规则,由一体(上颌体)和四突(额突、颧突、腭突和牙槽突)所组成(图 18-4)。

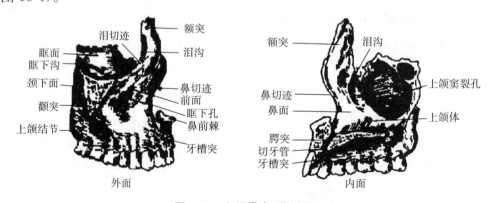

图 18-4 上颌骨内、外侧面

#### (二)下颌骨

下颌骨(mandible)位于颌面部下 1/3,是构成面部的主要骨性支架,其两侧对称并在正中联合,是颌面部唯一可以活动的骨骼。下颌骨由水平部的下颌体和垂直部的下颌支组成,下颌支与下颌体相接处称下颌角(图18-5)。由于下颌骨较为突出,故结构较薄弱处在外伤时易发生骨折,可引起骨折移位。此外,下颌骨的血液主要由下牙槽动脉供应,血运较差,骨折愈合较慢。

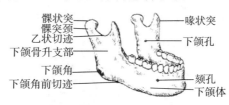

图 18-5　下颌骨

## 二、肌肉

口腔颌面部肌肉可分为咀嚼肌和表情肌两大群。其主要功能是管理人体的咀嚼、语言、表情和吞咽动作。

### (一) 咀嚼肌

咀嚼肌(masseter muscle)主要附着在下颌骨上,管理开口、闭口和下颌骨前伸与侧方运动,分为升颌肌群和降颌肌群两组,此外,还有翼外肌。升颌肌群收缩时引起闭口,降颌肌群收缩时引起张口。其神经支配均来自三叉神经下颌神经的前股纤维,主管运动。

1. 升颌肌群(ascending jaw muscle group)(闭口肌群)　主要附着在下颌角和下颌升支的内、外两面,由咬肌、颞肌和翼内肌组成。这组肌肉强大有力,收缩时,使下颌骨抬升、口闭合,上、下牙齿颌面接触。

2. 降颌肌群(lower jaw muscle group)(开口肌群)　分别附着在舌骨和下颌体上,是构成口底的主要肌,由二腹肌、下颌舌骨肌、颏舌骨肌组成。收缩时,使下颌骨体下降,口张开,上、下牙齿颌面分离。

3. 翼外肌(musculi pterygoideus)　起端有上下两头,上头起自蝶骨大翼的下面,下头起自翼突外板的外面,两头分别止于下颌关节盘前缘和髁状突颈部。其功能特殊,下头收缩时有开口作用,以及下颌前伸及侧方运动,上头收缩时闭口。双侧收缩时下颌前伸,单侧收缩时下颌向对侧运动。

### (二) 表情肌

表情肌(mimetic muscle)多起于颜面骨壁或筋膜浅部,止于面部皮肤,分布在面、眼、鼻、口等部位,主要有眼轮匝肌、口轮匝肌、上唇方肌、下唇方肌、颏肌、笑肌、三角肌、颊肌等(图18-6)。面部表情肌由面神经支配,当肌纤维收缩时,可使面部皮肤形成不同的皱纹和凹陷,表达各种不同的表情,同时参与咀嚼、吞咽、呕吐、呼吸、语言和口、眼的张开和闭合等功能。当面神经受损或麻痹时可造成面部畸形。由于表情肌与皮肤紧密连接,当外伤或手术切开皮肤和表情肌时,切口常裂开较大,此时应考虑表情肌纤维走向,给予逐层缝合,以免引起术后内线瘢痕。

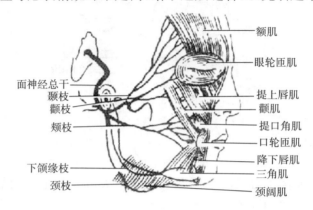

图 18-6　面部表情肌及面神经分支

## 三、血管

口腔颌面部的血液供应非常丰富,主要来自颈总动脉的分支颈外动脉和锁骨下动脉(图 18-7),颈外动脉在颌面部的分支主要有颌外动脉(面动脉)、颌内动脉、舌动脉、颞浅动脉、颏动脉等。这些动脉的分支在颌面部相互交织成密集的血管网,使颌面部血液供应非常充足,组织的修复和抗感染能力较强,但外伤或手术时常可引起出血。压迫止血时,必须压迫供应动脉的近心端,才能暂时止血。

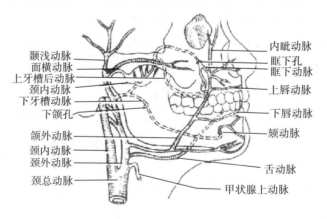

图 18-7　口腔颌面部动脉

口腔颌面部静脉系统分支多且细小,彼此吻合成网状,多数静脉与同名动脉伴行,通过颈内、颈外静脉回流至心脏。一般分为深、浅两个静脉网(图 18-8)。由面前静脉和面后静脉构成浅静脉网,深静脉网主要由翼静脉丛构成。颌面部静脉的特点是缺乏静脉瓣,在一定条件下可改变其血流方向,且面前静脉又通过眼上、下静脉、翼静脉丛与颅内海绵窦相通。因此,当颌面部感染时,若处理不当,则可能致感染向颅内扩散,尤其是两侧口角至鼻根部的三角区(危险三角区)的感染。

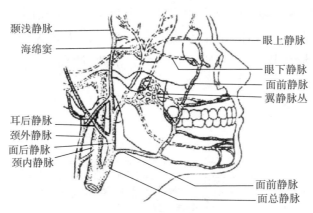

图18-8　口腔颌面部静脉

## 四、淋巴

口腔颌面部淋巴组织非常丰富,构成重要的防御系统。按解剖区域可将颌面部的淋巴结分为面部淋巴结、颈部淋巴结和颌下部淋巴结三组。面部淋巴结主要收纳来自颊部、眶下部、腮腺等部位的淋巴液;颌下部淋巴结主要收纳来自颏下和颌下等部位的淋巴液;颈部淋巴结主要收纳来自颈深部和颈浅部等部位的淋巴液。当发生炎症扩散或肿瘤转移时,可引起相应部位的淋巴结发生肿大或压痛。因此,了解淋巴结的部位、淋巴液回流范围及淋巴结本身的状态,对炎症或肿瘤的诊治及预后判断有重要的临床意义。

## 五、神经

口腔颌面部的运动主要受面神经支配,感觉神经主要是三叉神经。

1. 面神经(facial nerve)　面神经为第Ⅶ对脑神经,是混合性神经。主要功能包括支配颜面部表情肌的运动,舌前2/3的味觉,还有唾液的分泌。可分为五个分支,即颞支、颊支、颧支、颈支和下颌缘支(图18-6)。在行颌面部手术时,应注意防止损伤面神经而导致面瘫。

2. 三叉神经(trigeminal nerve)　三叉神经为第Ⅴ对脑神经,其中的感觉纤维司头面部及口腔的感觉,运动纤维则司咀嚼运动。三叉神经的感觉神经自颅内三叉神经半月节分出三大支:第一支为眼神经,第二支为上颌神经,第三支为下颌神经。其中,上、下颌神经与口腔科关系最为密切。

## 六、涎腺

**涎腺**(salivary gland)，又称唾液腺，口腔颌面部有三对大涎腺，即腮腺、颌下腺和舌下腺(图 18-9)。此外，还有很多小的黏液腺，分布在唇、舌、颊、腭等黏膜内。唾液为无色无味的液体，呈中性或略偏碱性。成人每天的分泌量为 1000～1500 mL。唾液具有湿润口腔黏膜、消化食物、杀菌、调和食物及调节机体水电解质平衡等功能。

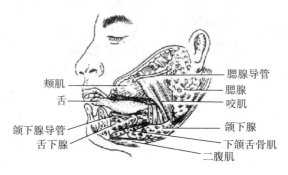

图 18-9　涎　腺

1. 腮腺(parotid gland)　腮腺是涎腺中最大的一对，分泌浆液，位于颜面部两侧，耳垂前下方和下颌后窝内。从腮腺前缘上端发出腮腺导管，向前越过咬肌表面，在咀嚼肌前缘呈直角转入口腔，并在上颌第二磨牙正对的颊黏膜上开口。导管长度为 5～7 cm，管腔直径约为 3 mm。

2. 颌下腺(submaxillary gland)　颌下腺主要分泌浆液，含有少量黏液，为混合腺，位于两侧颌下三角内，体积小于腮腺，略呈椭圆形。导管长度约为 5 cm，行于下颌舌骨肌与舌骨肌之间，开口于舌系带基部正中两侧的舌下肉阜。管口较粗大，易于受伤，牙垢与异物容易进入，常形成涎石导致炎症。

3. 舌下腺(sublingual gland)　舌下腺为最小的一对涎腺，以分泌黏液为主，位于舌系带两边的黏膜处。导管主要开口于口底，少数汇入颌下腺导管。不易发生逆行感染，因开口较小，易引起导管阻塞，形成潴留性囊肿。

## 七、颞下颌关节

**颞下颌关节**(temporo-mandibular joint)是面部唯一具有转动和滑动功能的左右协调统一的联动关节，由下颌关节窝、髁状突、关节盘、关节囊和韧带所组成，具有开闭口、前伸和侧向三种基本运动功能。运动时需要咀嚼肌、韧带及关节之间互相协调统一的动作。颞下颌关节窝前方的骨突为关节结节，在张口时可防止髁状突过度向前滑行而脱位。关节盘较坚韧，起缓冲作用，并可使颞下颌关节能向多方向运动。

### 复习思考题

1. 乳牙、恒牙牙位如何记录?
2. 恒牙的数目和名称是什么？萌出的次序如何?
3. 牙体组织的构成是什么？其生理功能有哪些?

（滕晓菊）

# 第十九章　口腔科患者的护理概述

> **学习目标**
> 1.掌握口腔科患者的护理评估要点；掌握口腔诊治过程中感染的特点、感染途径及防护措施；掌握拔牙术的方法、步骤和术后护理。
> 2.熟悉口腔及颌面部一般检查。
> 3.了解口腔科门诊及口腔颌面外科病房的管理；了解牙体牙髓常用材料的调剂和使用方法；了解龋齿充填术、根管治疗术、窝沟封闭术的护理配合。

## 第一节　口腔科患者的护理评估与常用护理诊断

### 一、口腔科患者的基本特征

1.发病率高　口腔科很多疾病都是常见病、多发病，多与患者缺乏预防保健知识有关，与患者的年龄、性别、职业无关。

2.局部易损伤　口腔颌面部位于人体暴露部位，极易遭受损伤。患者伤情常较复杂，损伤广泛，以出血、淤血、肿胀、张口受限、语言功能障碍等为主要特征，严重时合并颅脑损伤、呼吸道梗阻、休克、感染等。

3.手术后易感染　手术后组织的缺损会使口腔本身的自洁功能受到限制与影响，颌面部手术特别是经口腔途径的手术及创伤伤口与口腔相通，都有潜在感染的可能性。同时，口内分泌物及食物残渣更加重口腔的不洁，造成口内创口的感染。

4.与全身疾病相关联　很多患者口腔疾病的局部表现与全身疾病有关。例如，白血病患者出现牙龈出血的症状；维生素C缺乏可发生牙龈炎；维生素$B_2$缺乏可发生复发性口疮或口角炎等。

### 二、口腔科患者的护理评估

对口腔科患者的护理评估是有计划、全面系统地收集患者的主、客观资料的过程，是整个护理程序的基础。根据所收集的资料，确定护理诊断，制订合理的护理计划，并科学地实施护理措施。在进行护理评估时，不仅要了解患者的身体健康状况，还要了解其心理、社会、文化等各方面因素，才能作出全面系统的评估。

1. 健康史　认真询问患者的既往病史、过敏史、吸烟史、家族遗传史、口腔卫生习惯和口腔清洁方式；有无口腔溃疡、白斑、牙龈出血、龋齿、口臭、牙本质过敏、牙齿松动、牙列缺失和张口受限等病史。

2. 症状评估

(1)牙痛：牙痛是口腔科最常见的症状，也是患者就诊的主要原因。常见的特点是自发性、阵发性剧痛。需根据具体的检查，再结合患者的主诉，作出准确的诊断和评估。常见原因有深龋、牙髓炎、外伤、根尖周炎、牙槽脓肿、牙周脓肿、冠周炎、急性化脓性上颌窦炎、颌骨骨髓炎、肿瘤、全身疾病、神经系统疾病等。

(2)牙齿松动：正常情况下，牙齿只有轻微的生理动度，约为 0.02 mm，超过生理动度的常由病理性原因所致。常见于颌骨骨髓炎和恶性肿瘤使颌骨广泛破坏、牙周炎和根尖周炎、牙外伤等。

(3)牙龈出血：常见原因有牙龈炎、牙周炎、肿瘤、不良修复体刺激、外伤、食物嵌入、维生素 C 缺乏、严重贫血、血液病、肝硬化等。

(4)张口受限：正常张口度约为 3.7 cm，凡张口度不能达到正常者，称张口受限。常见于口腔颌面部炎症、颞颌关节疾病、口腔颌面部外伤、口腔颌面部肿瘤、破伤风患者及癔症发作的患者。

(5)口臭：是口腔疾病常见的一种症状，患者较为关注。常见原因有口腔卫生不良、龋齿、残冠残根、牙龈炎、牙周炎、智齿冠周炎、干槽症、口腔黏膜糜烂、溃疡等。

(6)牙齿着色和变色：正常牙齿有光泽，呈黄白色或灰白色。牙齿表面有外来的色素沉积，称为牙齿着色。可能与烟垢、茶垢、饮食、药物等有关，常呈褐色、黑色，经洁治或磨光后可除去。在外伤或用失活剂失活牙髓过程中，牙髓出血，并逐渐坏死分解，其中血红蛋白的分解产物渗入牙本质小管，可将牙齿染成粉红色、青灰色或褐色，称为牙齿变色。牙齿在发育期间受环境或药物的影响，也可形成牙齿变色，如四环素牙、氟斑牙等。

除了以上常见症状外，患者就诊的症状还包括口腔黏膜溃疡、白斑，咀嚼功能障碍，吞咽困难，颌面部肿胀或压痛，牙龈红肿、增生或萎缩，龋齿等。

3. 心理—社会因素

(1)疾病知识：评估患者及家属对疾病的原因、转归、治疗和护理等方面知识的知晓程度。

(2)心理状态：由于在颜面部，患者对自己的伤势和功能的恢复有所顾忌，对手术的效果以及预后比较关心。多数患者可能因害怕缝合部位留下瘢痕，影响预后的美观而忧虑不安，为此，要对患者进行安慰，耐心细致地解释工作。

(3)社会支持系统:系统评估患者的家庭、经济、文化背景对患者在精神上的支持程度,了解其单位、同事、朋友给予的鼓励和支持程度等。

### 三、常用的护理诊断

1. 疼痛　与炎症、外伤、肿瘤、神经性疾病等有关。
2. 牙齿异常　与牙结石过多或牙齿结构的完整性受损等有关。
3. 有感染的危险　与颌骨骨折、颌面部组织损伤不易清洁口腔、机体抵抗力降低、营养不足等有关。
4. 口腔黏膜改变　与口腔损伤、溃疡、炎症、肿瘤、营养不良、缺乏维生素等有关。
5. 体温过高　与炎症有关。
6. 语言沟通障碍　与口腔颌面部疼痛、张口受限、全麻术后和腭裂术后禁发音等有关。
7. 自我形象紊乱　与面神经麻痹、面部发育畸形、颌面部损伤、肿瘤等有关。
8. 知识缺乏　缺乏有关口腔科疾病预防、保健、治疗等方面的知识。
9. 营养失调　低于机体需要量与颌面部损伤、张口受限、咀嚼吞咽困难、缺乏营养知识等有关。
10. 焦虑　与缺乏口腔科疾病有关知识、担心预后不良和就诊环境改变有关。
11. 潜在并发症　如出血、窒息等。
12. 睡眠形态紊乱　与疾病致患者心理、生理及住院环境等改变,引起睡眠质量在一定时间内混乱有关。

## 第二节　口腔科患者常用检查与护理配合

### 一、口腔及颌面部的一般检查

口腔检查是根据所采集的病史,运用各种检查方法,全面而有重点地进行口腔和颌面部检查,了解疾病的发生、发展,为提出护理诊断和制订护理计划提供依据。口腔检查时应按顺序由外向内进行,即先检查颌面部,再做口腔检查,部位包括牙齿、牙周、口腔黏膜、舌、系带、腭、口底及涎腺等。口腔是整个人体的一部分,某些口腔疾患可引起全身表现,某些全身性疾病也可以有口腔表征。因此,在口腔护理检查中,必须具有整体观念,除重点检查牙齿、牙周组织、口腔黏膜和颌面部外,必要时应做全身检查。

## (一)口腔检查常用器械

口腔检查的常用器械是口镜、镊子和探针(图 19-1)。

1. 口镜　用于反映不能直视部位的影像,如上颌牙的咬合面和牙齿的远中面、舌面等;聚光于被检查部位,增加局部亮度;用于牵拉口角、唇颊以及推压舌体;镜柄还可用于叩诊牙齿。

2. 镊子　口腔专用镊子用于夹持棉球及敷料;夹取药物涂擦患处;祛除坏死组织及小块异物;夹持牙齿以检查牙齿的松动度;柄也可用于叩诊检查。

3. 探针　探针两端尖锐,双头呈不同形式的弯曲,可用于检查牙齿各面龋洞、缺损、裂隙及敏感部位;探测牙周袋的深度和龈下牙石的有无;检查充填物及修复体与牙体的密合程度;检查皮肤或黏膜的感觉功能。

此外,还有一些辅助器械,如挖匙可用于清除龋洞内的龋坏组织;水枪用于冲洗;气枪用于吹干;牙线可用于清除嵌塞的食物和检查牙齿邻接关系等。

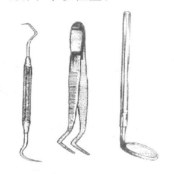

**图 19-1　口腔检查常用器械**

## (二)检查方法

1. 检查前准备　室内光线必须充足,若自然光线不足时,可用冷光源辅助,光线应投射至患者口腔部,但不宜直射到患者眼睛。检查前要调整合适椅位,以利于操作。检查上颌牙时,应使患者张口后的上颌牙平面与地平面呈 45°,其高度稍高于医师的肘关节;检查下颌牙时,应使患者张口后的下颌牙平面与地面平行,其高度与医师肘部平齐。根据检查需要准备所需的物品和器械,检查过程中积极主动配合,提高工作效率。诊治后整理诊桌、治疗台上的物品,保持桌面干净、整齐,并及时补充各种消耗物品。随时观察患者病情变化,做到关心爱护患者。

2. 基本检查法　先对患者做一般性检查,如患者意识及精神状态是否正常、营养状况、身体及颌面部有无畸形、皮肤色泽等。一般性观察后,则可进行问诊和客观检查。

(1)问诊:通过询问,全面了解疾病的发生、发展的详细经过,以往检查和治疗的经过与疗效等,主要内容是一般项目、现病史、主诉、既往史、个人史、家族史等。

(2)视诊:通过眼睛观察获取与疾病有关的信息,如观察患者的表情、神态、发育、营养、颜色、性质、形状、质地、功能活动等。

(3)探诊:采用握笔式持针,用中指或无名指支撑在邻近牙上,可检查牙齿的病变部位、范围、程度及疼痛反应等。探诊时要动作轻柔,切不可用暴力。

(4)叩诊:利用口镜柄、牙用镊子柄垂直轻轻叩击牙齿咬合面或切缘,亦可从侧方叩击牙齿唇面和舌面。应先叩击正常牙再叩患牙,主要目的是检查牙周膜的反应。叩诊的结果可用(一)无疼痛、(+)轻度疼痛、(++)中度疼痛、(+++)疼痛剧烈来表示。正常牙叩诊音清脆,当根尖有较大病变或牙周膜普遍破坏时,叩诊音呈浊音。

(5)触诊(扪诊):用手指按压或触摸检查部位,用于检查面部两侧肌肉力量对比,颌面部的对称性或有无膨隆、缺陷;检查面颈部淋巴结;可检查病变的部位、范围、性质,有无炎性渗出,有无波动感和压痛等。

(6)咬诊:主要检查牙隐裂,急性根尖周炎时咬诊也可出现疼痛。

(7)嗅诊:某些口腔疾病有特殊臭味,如坏疽性牙髓炎及坏死性龈炎具有特殊腐败臭味,可凭嗅觉协助诊断。

## 二、专科检查及护理配合

### (一)专科检查

口腔专科检查一般按先口外后口内的顺序进行,以免遗漏。

1. 口外检查内容

(1)观察面部是否对称,有无肿物、肿胀。如有则应注意肿物、肿胀的准确部位、周围解剖界限、直径大小(以 cm 计)、色泽、性质等,必要时可画图表示。对两侧不对称者,应注意区别是一侧肿大、膨隆,还是另一侧萎缩、缺损。

(2)检查颌面有无畸形或缺损,如有畸形或缺损,除文字描述外,最好绘图补充说明。

(3)检查有无瘢痕、窦道,皮肤颜色及光滑度。

(4)对疑为面神经损伤者,应观察双眼是否能闭合及吹口哨时双侧唇部运动状况。

(5)检查淋巴结有无肿大,检查时应按一定顺序,由浅入深,滑动触诊。一般的顺序为枕部、耳后、耳前、腮腺、颊部、颌下和颏下;顺胸锁乳突肌前后缘、颈前后三角,直至锁骨上凹。仔细检查颈深、浅淋巴结,颈部淋巴结的所在部位和引流方向。淋巴结如有肿大,应注明部位、大小、数目、硬度、活动度、有无压痛或波动感及与皮肤或基底部有无粘连等。

(6)检查颞下颌关节运动有无异常,如双侧运动是否协调、有无杂音、杂音性质及其与开口运动的关系。最后检查髁突附近组织情况,如髁突前后方、乙状切迹及各组肌群的肌肉等部位。

**2.口内检查内容**

(1)张口度:临床上张口受限可分为4度(以切牙的切缘间距为标准)。轻度张口受限:切牙距在3 cm以内、2 cm以上者;中度张口受限:切牙距在1~2 cm者;重度张口受限:切牙距在1 cm以内者;完全性张口受限(即牙关紧闭):完全不能张口。

(2)病变部位的描述:包括病变的准确部位、周界、大小(以cm直径计)、性质等。对于唇、颊、舌、口底、颌下的病变,可采用双手口内外合诊检查,以便准确地了解病变的范围和性质。

(3)牙列情况:包括现存牙、缺失牙、多生牙、阻生牙及咬合关系等的检查。

(4)牙周情况:包括有无牙龈红肿、萎缩、牙周袋、牙周溢脓、牙松动等的检查。

(5)牙体情况:包括有无缺损和龋坏、龋坏程度、冷热反应、探痛、叩痛及松动度等的检查,必要时应记录牙髓活力测试结果。

(6)黏膜情况:应记录全口黏膜(包括唇、颊、舌、腭及口底、牙龈等)检查结果,必要时还应检查咽部黏膜。注意有无颜色异常、瘘管、溃疡、新生物或缺损畸形,以及舌、唇、颊系带情况。

(7)涎腺情况:检查各导管口有无红肿、脓液分泌,有无结石等。

(8)口腔卫生情况:主要检查牙面菌斑、软垢、结石等沉积情况。

(9)检查口内已有修复体或充填物的情况。

## (二)专科辅助检查法

**1.牙髓活力检查** 正常情况下牙髓对温度或电流刺激可有一定的耐受量,如牙髓有病变,则对外界刺激产生不同程度的反应,但不能反映牙髓的病变性质。

(1)温度试验法:温度试验法是最常用的牙髓活力检查法,即用冷、热刺激检查牙髓反应,可以判断牙髓情况。一般要测试对侧同名牙或邻近牙,以作对照。①冷诊法:用冷水枪喷注受检牙或用氯乙烷棉球紧贴于受检牙,观察患者有无疼痛反应。②热诊法:在牙面涂一薄层凡士林,将烤热至50~60 ℃的牙胶条置于受检牙表面,观察患者有无疼痛反应。

(2)电试验法:用电牙髓检测器检查,通过对牙齿进行电流刺激,以检查牙髓反应,是一种常用的牙髓活力检查法。

**2.X线检查** 通过拍摄口内片(牙片)和口外片、口腔曲面体层摄影检查(全景X线片)、口腔颌面部CT、MRI及造影片等,可了解牙体、牙周、关节、颌骨以及涎腺等疾病的病变部位、范围和程度,为口腔颌面部检查中的重要手段之一。

**3.局部麻醉检查** 适用于牙痛发作时,通过用2%普鲁卡因或2%利多卡因麻醉神经干来判断患牙的部位。

4. 实验室检查  包括血液检查、细菌培养、细胞学检查和病理学检查等。

### 三、口腔四手操作技术

口腔四手操作技术是指在口腔疾病治疗的全过程中,医生与护士合理分工、密切合作,患者采取放松的卧位,医护双手同时在口腔治疗中完成各种操作,平稳而迅速地传递所用器械及材料,从而提高工作效率及医疗质量。在口腔四手操作中,护士主要负责安排患者、准备治疗用品、调制材料、传递和回收器械,及时吸净口水和处理废屑等工作。

1. 四手操作基本要求
(1)医护人员的体位正确。
(2)治疗器材的传递时间、部位和类型正确。

2. 四手操作对护理人员的要求
(1)具备良好的职业道德、高度的责任感与同情心。
(2)掌握专业知识:要求护士必须熟悉口腔科常见病、多发病的病因、诊断、治疗和预防方法,并能随时将预防保健知识传授给患者。
(3)熟悉器械与药品使用:要求护士熟悉现代口腔医疗设备、器械的性能、操作步骤和注意事项等,并做好器械的消毒及维修保养工作,掌握各种材料的调制方法。
(4)主动配合治疗:治疗前后护士应了解患者的病史、症状,耐心做好解释工作,争取患者的配合。另外,护士应在治疗前调整椅位、灯光,围好治疗巾,按需要准备好所需药品、材料和器械。

3. 四手操作中护士的正确位置  医生、护士及患者间的位置关系可分为四个活动区:医生工作区、静态区、护士工作区和传递区,可用时钟法表示。
(1)医生工作区  7~12点,一般为11点处。医生在右下后牙区工作时,多在7~9点位置,在前牙区工作时,多在12点位置。此区也是患者到达和离开椅位的通道,不能放置任何用物。
(2)静态区  12~2点,此处放置活动治疗车。
(3)护士工作区  2~4点,通常在3点的位置。护士面对医生坐姿,座位比医生高10~15 cm,眼睛比医生大约高4 cm,视野清楚。双脚并放在座椅底盘上,髋部与患者肩部平行,大腿与地面平行,与患者左耳左肩连线平行,大约与患者身体长轴呈45°。
(4)传递区  4~7点,是医师和护士传递器械和材料的区域。

4. 四手操作常用器械的传递与交换
(1)四手操作时器械的传递与交换原则:传递器械正确、传递时间准确、传递位置恰当。

(2)器械传递法:最常用的传递器械方法是平行传递法,即在患者的颏下和上胸之间,左手上臂轻贴身体,肘部平行,将器械传递到医生手中,被传递的器械与医生手中的器械平行。

(3)器械交换法:护士用左手传递,掌心向上,以左手拇指、示指、中指递送器械,用无名指和小指取走使用过的器械,交换时不发生碰撞。医生可用拇指和示指以握笔式接过器械。

5.护理配合

(1)具备良好的职业道德、责任感和同情心。

(2)掌握专业知识:操作中护士应参与诊治的全过程,并按诊治的需要,熟练、准确地传递器械和材料。因此,要求护士必须熟悉口腔科常见疾病的病因、诊断、治疗和预防等专业知识。

(3)熟悉药品和器械使用:要求护士熟悉口腔科医疗设备,掌握各种器械的性能、操作步骤和注意事项,并做好器械的消毒及维修保养工作,掌握各种材料的调制方法。

(4)主动配合治疗:治疗前后护士应积极主动地参与,要了解患者的病史和症状,耐心做好解释工作,使患者积极配合治疗,调整椅位和灯光,围好治疗巾,按需要及时准备好所需药品、材料和器械,做好卫生宣教工作。

## 第三节 口腔科护理管理

### 一、口腔诊治过程中的感染与控制

随着现代口腔医学的不断发展和生活水平的提高,人们对口腔保健的要求和健康意识越来越高,口腔科担负着口腔疾病的预防、治疗等多项重任。在诊治的过程中,由于器械侵入性操作多,使用频率高,造成医源性感染、传播的潜在危险大,因此,针对口腔诊治过程中的感染因素,科学地运用护理管理,加强口腔科感染的预防与控制,可以有效地降低医院感染的发生率。

### (一)口腔诊治过程中医院感染的易发因素

1.环境因素 口腔科诊疗室结构特殊(每$5\sim6\ m^2$放置一台诊疗椅),导致通风受影响;口腔治疗过程中一次性器械的大量使用和特殊器械(牙钻、机头、洁治器等)的反复使用,使患者的唾液、飞沫、血液及病原微生物飞溅,造成空气及物品的污染,极易增加口腔科的感染发病率。

2. 诊疗器械　口腔诊疗器械是重要的、潜在传染疾病的工具。口腔科诊疗器械种类多,形状异,且多为含腔器械,不断接触患者口腔内的分泌物、血液、组织碎片等,若清洗、消毒、灭菌不彻底,极易造成交叉感染。

3. 医护人员　在诊治的过程中,医护人员是控制感染发生的最重要的环节,大量的治疗工作都是医护人员在患者充满血液、唾液和多种微生物的口腔环境下用手去操作完成的,如果医护人员自我防护意识淡薄,无菌观念不强,医护人员的行为和手就会成为疾病传播的危险媒介。

### (二)口腔科感染的传播途径

1. 空气飞沫传播　口腔诊疗过程中会产生雾化微粒,携带致病菌飘浮在空气中,即可通过呼吸道进入人体,从而引起感染的发生。

2. 接触传播　医护人员在与患者直接接触中手污染而未正确处理时,从而形成交叉感染的主要渠道;使用消毒灭菌不彻底的口腔器械为不同患者进行诊治,可造成医源性感染的传播。

3. 血液传播　在诊疗过程中,锐利的口腔器械刺破口腔黏膜,误伤手指,致病菌可散播至破损的黏膜处,从而引发感染。

4. 媒介传播

(1)水传播:在口腔诊疗中,多表现为经牙科综合治疗台的手机供水系统和吸唾器所致的水污染传播。如当高速手机在治疗中进入患者口腔内,机头部位呈现负压状态,该负压可将含有致病菌的污染水自冷水管回吸到手机内部,并贴附于管腔上形成生物膜菌落,当其他患者再进行治疗时,可造成病原微生物的传播。

(2)口腔材料传播:主要是指口腔治疗中因大量成型或半成型卫生材料污染而致病,如口腔种植体、印模材料、印模托盘、修复体及各种类型正畸矫治器。使用前如不能严格消毒,病原微生物则以此为媒介传播疾病。

### (三)口腔诊治过程中感染的预防及控制

1. 制度健全　制定口腔科医院感染相关规章制度及标准操作规程,涉及口腔科医院感染管理,诊疗室、镶复室、拍片中的感染预防管理,清洗消毒间管理及医疗废物处置,器械清洗消毒操作规程等。内容符合相关标准要求,切实落实无菌技术操作原则和消毒隔离制度,科室医院感染管理小组定期检查科内各项感染预防措施落实情况,针对存在问题有持续改进。

2. 树立医护人员的自我防护意识　口腔诊疗服务的医务人员应当掌握医院感染知识和医院感染预防与控制方面的基本技能。

(1)诊疗操作时必须戴口罩、帽子、手套,可能出现患者血液、体液喷溅时,应戴护目镜。每治疗一位患者后应更换手套,每次诊疗操作前后均应洗手或手消毒。

(2)依照《消毒技术规范》规定,坚持做到"一人一用一消毒或灭菌"。患者诊疗用的器械、物品按照危险程度分别达到消毒或灭菌要求,未经消毒灭菌的物品不得用于患者。一次性用品不得重复使用(如一次性口腔盘、吸唾器等)。

(3)诊疗中应"四手"操作,预防交叉感染。单人操作时,应注意:①治疗中用过的物品应放在盘中,不应随意放置;②手部有污染或戴手套时,应避免接触治疗台物品;③口腔常用的治疗药品分类放置,保持清洁,防止操作中的污染。

(4)医护人员定期进行体检和免疫,应当坚持1年1次的健康检查,对免疫力低下的医护人员给予注射最新的免疫疫苗;注意个人卫生,手部不要佩戴任何饰品,定期修剪指甲,正确洗手及使用手套,一旦发现手部误伤,应进行必要的处理;定期更换工作服,最好穿隔离衣裤。

3.严格执行消毒灭菌物品管理

(1)诊疗室内无菌物品和一次性物品定点分开放置,并在有效期内使用。无菌用棉签开启后有效时间为4 h;碘酒、酒精等消毒液开启后1周内有效;开启的无菌液体使用不超过24 h,抽出的药液不超过2 h。

(2)2%戊二醛浸泡的持物钳及容器,每周更换并灭菌,同时更换戊二醛。使用2%戊二醛灭菌器械,应浸泡10 h,中途加入器械需重新计时;器械使用前用无菌水冲洗;浓度监测每周不少于一次,根据使用频率更换消毒液及灭菌容器,最长不得超过2周。

(3)一次性器械或耗材如植入耗材、牙周敷料、纸捻、牙胶尖等属高危险性物品,应一次性使用,按无菌物品要求储存。

(4)纸塑包装打开未用的器械,无菌状态保存不超过4 h。

(5)传染病活动期的患者,如结核、乙肝抗原阳性、HIV感染等禁用超声洁牙机,以免产生的带菌喷雾造成污染和传播。

(6)使用中消毒剂监测:①含氯消毒剂每日浓度监测,每季度生物监测,有记录;②消毒液染菌量测定:碘伏、乙醇等消毒液染菌量≤100 cfu/mL并未检出致病菌,每季度一次;用于浸泡灭菌的戊二醛,每月监测一次,无细菌生长。

4.加强口腔科环境管理 口腔科诊室布局合理规范,无菌区、清洁区、污染区分区明确,标志清楚,保持诊室环境清洁,空气流通,按规定每日用紫外线进行空气消毒;地面用500 mg/L含氯消毒剂湿式清扫2次,如有污染,即刻消毒处理;操作台机和综合治疗椅每位患者用后需用500 mg/L含氯消毒液擦拭;流水痰盂应保持清洁、无血迹,患者用后即用1000 mg/L含氯消毒剂消毒;牙椅的开关、头托、手柄等处用防护罩覆盖,并定期拆下清洗消毒;每天对环境进行清扫消毒,每周一次彻底清洁消毒。

## 二、椅旁护理

1. 环境准备　诊室内整洁、安静，光线充足，必要时使用灯光辅助照明。

2. 用物准备

(1)常规用品：检查盘、水杯、手套、纸巾等。

(2)牙体预备用品：各种形状及粗细不同的金刚砂车针（尖形、轮形、柱形、火焰形，抛光针、肩台车针等）、快速手机等。

(3)桩道预备用品：p钻、与桩对应的桩道预备针、慢速手机弯机头等。

(4)制取模型用品：各类不同型号的托盘、印模材料（藻酸盐、硅橡胶、聚醚等）、印模枪、橡皮碗、调拌刀等。

(5)桩道取模用品：自凝树脂预成棒、螺旋导入器等。

(6)咬合记录用品：咬合记录硅橡胶。

(7)其他用品：局麻药物、表面麻醉药物、注射器、排龈线、排龈刀、止血剂、碘伏、棉签、纱团、面罩、比色板、临时冠制作材料、慢速手机直机头、蜡刀、雕刻刀、酒精灯、打火机等。

3. 护理配合

(1)安排患者于治疗椅上，调整椅位及光源，护士为其围好胸巾，放好漱口杯，调节头靠、背靠和椅子的相应位置，使患者头、颈、背呈一直线，体位舒适，实行"四手操作"。做上颌牙检查和治疗时，要将椅背后仰，使上牙列的颌面与地平面约呈45°，高度约与检查者肩部相平；做下颌牙检查和治疗时，椅背与座位平面大体垂直，略向后仰，使下牙列的颌面与地平面大致平行，高度与检查者肘部平齐。

(2)心理护理：消除患者紧张心理。并告知患者在术中的注意事项，若有不适，应举手，勿乱动及抓住医生的手等。

(3)麻醉配合：若行活髓牙的牙体预备时，需要做局部麻醉。注射麻醉药物前，应询问患者有无药物过敏史及全身系统性疾病，确定无过敏史后抽取麻醉药，注射过程中通过言语动作安抚患者，注射后，观察患者情况。

(4)牙体预备：如需要制作临时冠，在预备前，使用藻酸盐取工作侧模型。医生进行牙体组织切割时，协助医生放好吸唾器，及时吸取唾液和水，协助其牵拉口角并压住舌体，用气枪吹去口镜上的雾气，为医生提供清晰的治疗视野。

(5)取模：取模前，协助医生排龈，并教会患者正确的呼吸方法。正确调整患者的椅位和头位。协助医生挑选托盘。调拌印模材料后，将其置于托盘中，递给医生。放置上颌托盘时，将材料形成团状，从托盘远中向近中方向推入，防止产生气泡。放置下颌托盘时，将材料形成条状于调拌刀上，从托盘一端向另一端旋转盛入。取上颌模型时,印模材料勿过多、过稀,否则容易引起患者恶心、呕吐;放置印模材料时,注意工作侧的位置。

(6)记录咬合关系。

(7)比色:选色时,关闭灯源,让患者处于自然光下,将镜子递给患者,由患者及医生共同选择颜色,并记录。

(8)制作临时冠:检查事前取好的模型,去除阻挡就位及多余的材料,调临时冠制作材料,均匀置入模型对应的牙位,递给医生。待材料硬固后打磨,选用聚羧酸粘固剂进行黏结(注意:只需少量置于冠内边缘即可),清理多余的黏结材料。

(9)灌模:印模取出后,用清水冲洗(如模型上有血迹,先用酶处理),在取模后半小时内灌制模型(藻酸盐)。

### 三、口腔科门诊护理管理

口腔科护理管理贯穿于患者全程就诊的过程中,应负责做好患者的导诊、分诊、协助治疗、疾病健康指导及有效控制诊疗过程的交叉感染等工作,通过医护配合协调、护理技术娴熟及调制材料保证质量,从而为患者提供更全面、全程的优质护理服务。

## (一)口腔科门诊的特点

1. 随着人们口腔健康保健意识的不断提高,口腔科门诊量也日益增多,口腔疾患的患者复诊多,流动性大,就诊时间长;患者对治疗护理要求高,在要求解除痛苦、治疗疾病的同时,还要求恢复功能、满足美容的目的。

2. 口腔门诊患者数量多,在口腔科的诊治过程中,大量的治疗工作都是由医护人员在患者充满唾液、血液和多种微生物的口腔内完成的,若处置不当,极易造成交叉感染。因此,院内感染预防和控制工作应贯穿于整个门诊护理工作中。

3. 护理配合要求技术性强,对于各种不同的口腔疾患及种类繁多的材料和器械,要求口腔科门诊护士在具备熟练护理基本常规的同时,更要具备较高的口腔专科护理的配合素质,如准确而快速地放置开口器、口腔消毒、迅速调制各种材料并达到医生的要求、辅助及配合医生完成各类门诊手术等。

4. 口腔诊疗过程中所需的材料和器械品种繁多,性质和形状各异,精细并贵重,需要进行特殊的保养和维护。因此,口腔科门诊护士肩负着物品管理的重要工作。

## (二)门诊护理管理

1. 环境管理

(1)口腔科诊室应环境整洁、宽敞、舒适,空气清新,温湿度适宜,光线明亮。

(2)候诊秩序井然有序,诊室内无陪护(儿牙、修复除外),严禁患者戴胸巾外出。

(3)办公桌、诊疗台及无菌柜、治疗车整洁、有序、无尘、无杂物;洗手池旁备好洗手液、擦手纸等。

(4)所需器械、材料、药品齐全,摆放位置固定,设备运转良好,处于备用状态。

2. 护士管理

(1)认真履行口腔科门诊护士工作职责,热情接待患者,知晓诊疗内容,注意无菌操作。

(2)组织患者有序就诊,合理分诊,优先安排急症、重症、年老体弱者及残疾人就诊。维持候诊秩序,做好候诊宣教。

(3)根据患者的病情预约手术时间,了解患者有无心脏病、高血压、药物过敏史等,女性患者需了解月经期及妊娠期。

(4)在诊疗过程中,根据治疗部位调节好光源、椅位高低和靠背头枕位置,使患者头、颈、背呈一条直线。

(5)积极主动配合医生的各项操作,及时递送所需药品和器械,调拌好材料,并随时观察患者的反应,注意患者的需求。

(6)诊疗结束,需向患者交代治疗后的注意事项,并指导患者学会用药及口腔卫生保健;需复诊的患者,做好复诊登记工作。

(7)及时清洁、消毒器械;一次性物品按医疗废物处理条例进行处理;负责诊室常用器械设备的维护及保养。

(8)下班前将牙椅归位,断开电闸,关闭水、电、门窗等。

3. 消毒灭菌管理

(1)医护人员衣帽整齐,戴口罩,必要时戴护目镜,加强个人防护,防止交叉感染。

(2)物品分类定点定位合理安放,有明显的标识,方便取出;材料药品瓶签必须整洁清晰,在有效期内。

(3)无菌物品与非无菌物品应分类、分层放置,各种无菌物品、药品、材料定期检查,保证在有效期内使用。

(4)口腔诊疗器械、漱口杯、手套应一人一用一消毒或灭菌,每日终末消毒处理到位。

(5)用后的一次性物品,医疗废弃物必须按医疗废物处理条例进行分类。器械清洗到位,无血迹、材料等残留,按照消毒一清洗一灭菌的程序进行。

### 四、口腔科病房护理管理

口腔颌面外科护理是一门专业性、技术性强的医学专科护理,它不仅涉及口腔医学的各类学科,还涉及护理学科的许多领域,促使口腔颌面外科疾病护理更加趋向科学化、系统化、复杂化。因此,加强口腔颌面外科病房护理管理,能有效地促进患者疾病的康复,减少护理并发症的发生,满足患者身心等多方面的需求。

1. 保持病房整洁、安静、安全、舒适、美观,保证病房空气流通,采光良好,光线充足,减少探视,避免影响患者休息,为患者创造一个有利于治疗疾病、恢复健康的人性化住院环境。

2. 护士服装整洁,举止大方,对待患者态度和蔼,语言文明,礼貌待人;遵守各项规章制度,坚守岗位,关心热爱集体,团结协作。

3. 护士应与患者及患者家属建立良好的人际关系,热情接待患者,为患者进行入院宣教及疾病相关健康教育,提高患者对疾病的认知和自我防护能力。

4. 加强巡视病房,维护与患者之间良好的护患关系,重视患者的心理反应和心理问题,有针对性地进行心理护理,及时解决患者存在的心理问题。

5. 积极配合医生进行各项诊疗活动,准确及时地执行医嘱,密切观察患者的病情变化,落实基础护理和专科护理,加强管道护理和晨晚间护理,有效预防并发症。

6. 患者入院时,认真进行护理评估并依据护理文书书写要求做好相应记录;出院时应做好出院处置工作,对床单位进行终末处置(采用床单位消毒机进行深层次消毒),同时给予相应的出院指导。

7. 加强口腔颌面外科护士专科素质培养,定期进行培训及考核。

8. 科室内的药品、贵重仪器、抢救车、消防器材等急救贵重物资应有专人登记管理,保证性能完好,处于备用状态。

9. 围手术期患者按照术前、术中及术后护理要求,做好围手术期管理。

10. 严格执行无菌操作原则及消毒隔离制度,符合医院感染管理要求。

## 第四节　口腔科患者的护理常规

### 一、口腔科门诊患者的护理常规

口腔颌面部疾病病种多,门诊治疗项目多,且多数患者需经多次复诊治疗。护士应以患者的健康为中心,规范护理程序,采用四手操作技术,与医师密切配合,完成分诊、用物准备、协助治疗及健康教育等护理工作。

1. 诊前准备

(1)检查牙椅,确保处于正常状态。

(2)询问并了解患者就诊原因、健康史、过敏史、心理—社会状态及饮食情况等。

2. 治疗前护理

(1)核对患者:引导患者上牙椅,介绍主诊医师及自我介绍。

(2)用物准备:准备口腔检查器械、手机机头、三用枪工作头、吸唾管、一次性防护用品及吸管等,根据治疗项目准备所需药物及材料。

(3)术前宣教:向患者说明治疗步骤、时间、术中注意事项及预后。告知患者治疗过程中勿用口呼吸,勿随意讲话、转动头部及躯干,治疗中如有不适,可举左手示意。

(4)调节牙椅、患者体位及光源。为患者戴胸巾,准备漱口水、护目镜等。

3. 治疗中护理

(1)治疗中应严格遵循无菌操作原则,减少感染的发生。

(2)保持术野清晰,及时吸唾,避免损伤黏膜和堵塞管口。

(3)熟练应用四手操作技术,按治疗步骤配合,及时、准确地递送治疗用物。

4. 治疗后护理

(1)患者护理:取下护目镜、胸巾,复位牙椅,请患者漱口并清洁面部。

(2)整理用物:所用物品分类归放,及时做好器械的预清洁。

(3)健康指导:①对患者进行相应的疾病知识、预防保健知识、饮食和自我护理的健康指导。②协助预约复诊时间,解释按时复诊的必要性。告知患者若治疗后发生不适、疼痛等,应随时就诊。③遵照医嘱指导患者口服和外用药物的使用方法。

## 二、口腔颌面部外科围手术期的护理常规

手术是治疗口腔颌面外科疾病的重要手段,口腔颌面部的特殊部位、手术的创伤、麻醉及疾病本身等造成患者生理功能的紊乱和心理压力,影响术后的恢复,故围手术期的护理尤为重要。本节着重讨论术前和术后护理常规。

1. 术前护理

(1)评估患者身体状况:通过了解既往史、生命体征、主要症状和辅助检查情况,评估患者对手术的耐受性。

(2)一般护理:注意患者的口腔卫生;牙结石多者洁牙。帮助患者戒烟,熟悉鼻饲饮食,练习床上使用便器,唇腭裂患儿训练小儿使用汤匙或滴管喂食。

(3)心理护理:护士应主动关心患者,耐心地做好解释工作,消除患者的紧张情绪,树立战胜疾病的信心。可向患者深入浅出地介绍疾病及手术方式、预后及

术后注意事项。

(4)术前日准备:一般术前常规同外科术前护理。术前要做好全面的身体检查,注意患者有无上呼吸道感染。还应搞好个人卫生,更换清洁衣裤,做药物(青霉素、普鲁卡因等)过敏试验,备血、备皮。

(5)术日晨准备:禁饮禁食:全麻患者术前8h禁食、禁水;小儿术前6h禁食,术前4h禁水。术日应测生命体征,遵医嘱术前0.5~2h静脉输入预防性抗菌药物,排空大小便,取下贵重物品等。病房护士与手术室护士严格进行交接并在手术交接单上签名。

2. 术后护理

(1)了解手术情况:患者术后回到病房,护士应向医生、麻醉师及手术室护士了解手术过程。要求交接清楚,连接好各种引流管。

(2)体位安置:全麻未清醒者,去枕平卧位,头偏向一侧。

(3)保持呼吸道通畅,及时清除分泌物。

(4)病情观察:严密监测患者病情的变化,如体温、血压、脉搏、呼吸、意识等。

(5)饮食护理:可根据具体情况安排患者饮食,不能进食者可适当补液,以保持体内水电解质平衡。每次进食后要漱口,以保持口腔清洁。

(6)切口护理:术后密切观察切口有无出血,如渗血较多,应及时通知医生处理。重点防止切口裂开及注意有无感染。及时换药,以保持切口清洁干燥,防止切口感染。观察切口愈合情况,待切口愈合后及时予以拆除缝线。

(7)口腔护理:每日做2~3次口腔护理,以保持口腔卫生。

(8)沟通护理:沟通障碍患者鼓励用文字或手势进行交流。

(9)疼痛护理:评估疼痛的部位、性质和程度。伤口引起的疼痛可采用松弛法或注意力转移法等措施,必要时遵医嘱给予止痛剂。

## 第五节 口腔科局部常用材料、药物与常用护理技术操作

### 一、牙体牙髓病常用材料的使用方法

1. 银汞合金的调制 银汞合金是一种特殊的合金,是由银合金粉与汞在室温下混合形成的坚硬合金,是永久性填充材料,常用于后牙的修复。其调制分为手工调拌和机器调拌。

(1)手工调拌:常用银汞合金,汞与银合金粉的重量比例是8:5或9:6。将其放入清洁而干燥的磨砂玻璃乳钵内,用杵棒按顺时针方向研磨,速度为

150 r/min,压力为1~1.5 kg,时间为1~2 min。银汞合金调制好后,使用前应将多余的汞挤出。

(2)机器调拌:将汞和银合金粉按合适比例分装在胶囊内,中间借一层薄膜隔开,临用时将胶囊放入电动调拌器内振荡,膜被振破后汞与银合金粉混合起来。机器调拌具备安全、方便、粉汞比例恰当等优点。

2. 复合树脂的调制  复合树脂的型号较多,调制前应先选好与牙齿颜色相近的型号。化学固化复合树脂取适量粉、液,放在干燥的塑料板上或纸质调和板上,调和稠度界于丝状期和面团期。可见光固化复合树脂可直接使用。

3. 玻璃离子粘固粉的调制  取适量的粉末和液体,置于洁净的玻璃板上,用塑料调拌刀调拌,调和成面团状即可,常用于前牙的修复。

4. 磷酸锌粘固粉的调制  根据窝洞的大小,取适量的粉末和液体分别置于玻璃板的两端,用洁净的调拌刀将粉末分成两份。先将其中一份混入液体中,用调拌刀以平贴玻璃板快速旋转的方式混匀,然后将另一份分成若干份,逐份加入,调制成所需稠度即可,调和应在1 min内完成。

5. 氧化锌丁香油粘固粉的调制  根据品种和使用目的不同,粉、液按所需比例分别置于调和板上,快速调和均匀,直至所需的稠度,调拌应在1 min内完成。做垫底用的要调拌稠些,粘固修复体用的可调稀些。

6. 硅酸盐粘固粉、聚羧酸锌粘固粉的调制及使用方法同磷酸锌粘固粉。

## 二、口腔科局部常用药物

1. 含漱液  用各种含漱液(复方硼砂溶液、1%碳酸氢钠溶液、1%过氧化氢溶液等)含漱,每天2~3次,可减少口腔内的细菌数目及菌斑形成,预防伤口感染,促进愈合。

2. 局部消炎药

(1)碘甘油:可致菌体蛋白质变性、死亡,对细菌、真菌、病毒均有杀灭作用,具备杀菌、防腐和收敛的作用。主要用于牙龈炎、冠周炎和牙周炎的局部消炎。

(2)甲硝唑棒:主要用于治疗各种牙周炎和牙周脓肿。将甲硝唑棒直接置于牙周袋内,使药物缓慢释放,局部药物浓度高,疗效好,使用方便,且无全身副作用。

## 三、口腔科常用治疗技术的护理配合

### (一)门诊小手术的护理配合

口腔科门诊小手术主要包括囊肿切除、智齿拔除、颜面部小的良性肿瘤摘除术等。

1. 术前准备　询问病史,根据手术情况协助医师做好查体、常规检查、术前清洁及术区常规备皮等。做好解释工作,消除患者紧张情绪,取得合作以便手术顺利完成。

2. 术中配合　根据手术需要选择合适体位,协助患者取下眼镜或义齿等,用氯己定溶液漱口,系好胸巾等;手术台备齐所需器械、敷料、注射器及麻醉药等;协助医生做好术区及口周皮肤的消毒;术中协助医师进行必要的操作;准备好冲洗器和冲洗液,穿好针线以备缝合,并协助医师做好手术区的加压包扎。

3. 术后护理　术后交代注意事项,包括用药、复诊、换药及拆线时间等。

## (二)拔牙术护理配合

1. 拔牙前准备

(1)对患者耐心解释,消除紧张情绪,配合拔牙术的顺利完成。

(2)详细询问患者有关病史及药物过敏史,必要时做药物过敏试验,嘱患者避免空腹拔牙。向患者简要介绍术中及术后注意事项及易出现的情况。

(3)做好口腔卫生,用漱口液漱口,麻醉注射区消毒。

(4)拔牙的器械准备:选用合适的开钳、牙铤、牙龈分离器和刮匙,必要时准备刀、剪、骨凿、骨膜分离器、缝合针线等。

2. 拔牙术中配合

(1)拔牙前再次核实患牙,并配合医生保持术野干净,随时传递医师所需要的器械。

(2)协助医师做好拔牙及创面的处理。

3. 拔牙术后护理及注意事项

(1)观察患者全身情况,如发生晕厥、虚脱、低血压等,应及时处理。

(2)嘱患者咬紧消毒纱棉卷压迫止血,持续 30 min 到 1 h 吐出,口水带血丝为正常现象。当日不吃过热食物,勿用患侧咀嚼等。

(3)当日不漱口、不刷牙,饭后可饮用清水,切勿用手摸、舌舔创口等,防止术后出血或感染。次日开始刷牙,注意不要碰伤创口,或不要用力漱口。

(4)术后出血不止、疼痛剧烈、发热、张口受限等应立即去医院治疗。

(5)根据病情使用消炎、止痛药,做好用药指导。

(6)伤口有缝线者,嘱其术后 4~5 天复诊拆线。

## (三)填充术护理配合

1. 术前准备　准备好必要的器械、药品、用物和充填材料。常用的有弯盘、牙用镊子、口镜、探针、玻璃板、调拌刀、咬合纸、75%酒精、氧化锌丁香油粘固粉、硫酸锌粘固粉、复合树脂等。

2. 术中配合　在术中应根据手术进展积极配合,如安置患者体位,协助制备洞形、隔湿消毒和调拌充填材料。

(1) 引导患者入椅位,做好解释工作,根据需要调节椅位和光源。

(2) 医生制备洞型时,协助牵拉口角,准备吸唾管及时吸唾液,保证术野清晰。

(3) 根据治疗需要选用消毒药物及消毒窝洞的小棉球。消毒前协助医生用棉条隔湿,以免影响填充材料的性能。

(4) 遵医嘱调拌垫底及填充材料:浅龋不需垫底;中龋以玻璃离子或磷酸锌粘固粉单层垫底;深龋需用磷酸锌粘固粉及氧化锌丁香油粘固粉双层垫底。

3. 术后指导　向患者交代注意事项,银汞合金充填的牙齿应嘱 24 h 内不能用该牙咀嚼硬食,以免充填物脱落。预约复诊时间。

### (四) 活髓切断术护理配合

1. 物品准备　术前储备好各种无菌器械、局麻药剂、消毒剂等。
2. 麻醉　抽取麻醉药对患牙进行局部传导麻醉或浸润麻醉。
3. 除去腐质　待麻醉显效后用 3% 过氧化氢溶液清洗窝洞。
4. 隔离唾液、消毒窝洞　用 75% 酒精或樟脑酚合剂消毒牙面及窝洞。
5. 切除冠髓　用挖匙将冠髓齐根管口处切断,髓室内不留残余牙髓组织;用小棉球蘸生理盐水将窝洞擦拭干净,或用 3% 过氧化氢溶液冲洗窝洞,用消毒棉球擦干,压迫止血。
6. 放盖髓剂、暂封　遵医嘱调配盖髓剂敷于牙髓断面,最后用氧化锌丁香油糊剂暂封窝洞。
7. 填充　预约患者 1~2 周复诊,若无症状,除去浅层暂封剂,保留深层部分,用磷酸锌粘固粉垫底,银汞或复合树脂永久性充填。

### (五) 失活干髓术护理配合

1. 用药物失活牙髓前,向患者说明治疗目的和用药后可能出现的疼痛等反应,并告知患者,一般疼痛在数小时内即可消失,如疼痛剧烈或加重,应立即到医院就诊。

2. 使用砷剂做失活剂时,应向患者说明药物的毒副作用,封药时间为 24~48 h,要求患者按时复诊。如不能按时复诊者,可使用多聚甲醛,复诊时间为 10~14 天。

3. 备好器械及药品,遵医嘱准备失活剂。将失活剂置于穿髓孔后,用氧化锌丁香油糊剂封闭窝洞。预约患者复诊时间。

4. 复诊时,取出失活剂,冲洗髓腔,配合医师做好填充术。

## (六)根管治疗护理配合

1. 器械准备　除充填术使用的器械外,另备各种规格的根管扩挫针、光滑髓针、拔髓针、根管充填器等。

2. 操作步骤及护理配合　根管治疗包括根管预备、根管消毒及根管填充等主要步骤。在以上的各项治疗过程中,护士按其操作步骤,及时准确地为医师提供所需器械及用物,遵医嘱调制各种填充材料,与医师进行密切配合。

## (七)塑化治疗护理配合

1. 治疗配合
(1)准备器械及塑化并协助医师进行消毒、隔湿、窝洞冲洗,保持术野清晰。
(2)配制塑化剂并配合医师导入塑化剂。
(3)塑化后即刻或暂封后择期垫底永久充填。

2. 注意事项
(1)在导入塑化剂时,器械的尖端只能达到根尖 1/3 处,切忌超出根尖孔。
(2)塑化过程中要严格隔湿,防止塑化剂流溢。若不慎让塑化剂接触到软组织,应立即用甘油涂擦,防止软组织烧伤。
(3)用注射器盛塑化剂时,所用注射器使用前应干燥,以免影响塑化剂治疗,用后应立即冲洗干净。
(4)所配塑化剂分别盛于棕色瓶中备用,各液滴管口径大小要一致,否则可导致调配比例不当,影响塑化效果。

## (八)龈上洁治术和龈下刮治术护理配合

1. 术前准备
(1)向患者详细解释手术的目的和方法,争取患者配合。
(2)常规检查,如血常规、出凝血时间、血小板计数等。
(3)准备好洁治术所需器械和用物。
(4)嘱患者用 0.1% 氯己定溶液含漱 1 min。

2. 术中配合
(1)调节椅位。
(2)在操作过程中应及时传递和整理手术器械。
(3)协助牵拉口角、吸净冲洗液、止血等操作。
(4)术毕后用 3% 过氧化氢溶液和生理盐水交替冲洗口腔,并擦干局部,再向龈沟内涂碘甘油。

## （九）龈翻片术护理配合

1. 器械准备。

2. 术中配合　术前用 0.1% 氯己定溶液漱口，75% 酒精消毒口周皮肤，铺消毒巾。备局麻药进行术区麻醉。术中配合医生牵拉口角，传递器械，冲洗创面，吸净冲洗液，保持术野清晰。协助医师缝合创面，调拌牙周塞治剂。

3. 术后护理　嘱患者注意保护创口，24 h 内不要漱口、刷牙，进软食。按医嘱服用抗生素，防止感染，术后 1 周拆线，术后 6 周勿探测牙周袋，以免影响愈合。

# 第六节　口腔预防保健

## 一、口腔卫生

保持口腔卫生的目的是控制菌斑生长、清除牙垢和食物残渣，使口腔有一个清洁健康的良好环境，从而更好地发挥其生理功能，增进口腔健康。具体措施主要有以下几个方面。

1. 刷牙　刷牙是一种常规的自我口腔保健措施，能去除部分菌斑和食物残渣，按摩牙龈，促进牙周组织的血液循环，是保持口腔清洁最有效的方法。

(1) 刷牙注意事项：每天刷牙 2～3 次，每次刷牙时间以 3 min 为宜，且一定要刷 3 个牙面（唇颊、腭舌、𬌗面），强调睡前刷牙的重要性。

(2) 刷牙方法：主要有垂直颤动法、生理刷牙法、比斯刷牙法、旋转式刷牙法、水平颤动法等。水平颤动法（横刷法）易造成牙龈退缩和牙颈部楔状缺损，为错误的刷牙方法。旋转刷牙法是将牙刷毛尖指向牙龈，与牙面呈 45°，朝牙冠方向做环形旋转运动，方法简单，适于儿童。

(3) 刷牙步骤：垂直颤动法是我国提倡推广的刷牙法，其基本动作分四步：①刷毛与牙齿长轴平行，紧贴牙面，毛尖指向牙龈；②扭转牙刷使刷毛与牙长轴呈 45°；③作前后距离平行颤动；④向𬌗面或切缘方向，即上牙向下，下牙向上作剔除刷动作。

(4) 牙具选择：牙刷种类很多，我国 1975 年决定推广保健牙刷，其特点是：头小，能灵活旋转，适于分区洗刷；柄扁但直，使之有足够洗刷污物和按摩牙龈的力量；刷毛长度相等，便于三面洗刷；毛束成柱状，以防刺伤和擦伤牙龈。

2. 漱口　漱口是保持口腔卫生最简便易行的方法，能清除口腔内食物残渣和部分软垢，减少口腔内细菌数量。漱口的效果与漱口的时间、含漱的次数和力量有关。具体方法为：口含适量漱口液，用力鼓动两腮与唇部，使漱口液在口腔内充分与牙齿、牙龈接触,并反复地冲洗口腔各个部位。漱口液常用清水,也可选用含氟漱口液、氯己定、甲硝唑等。

3. 牙线　牙线多用棉、麻、尼龙、涤纶或丝线等制成,不宜过粗或过细。口腔科专用线一般涂有蜡,有些还涂有芳香剂和氟化物。牙线用以剔除牙刷不易刷到的牙缝中的食物残屑和牙面上的软垢。

4. 牙签　常用牙签有木质和塑料的。在牙龈乳头退缩或牙周治疗后牙间隙增大时,可用牙签来清洁邻面和根分叉区。牙签以 45°进入,尖朝向咬东西的殆面,侧缘接触于间隙的牙龈,然后用牙签的侧缘沿着牙面刮净牙面,特别是在凹的根面和牙根分叉的部位,可用牙签尖及侧缘刮剔,并可将牙面磨光。

5. 牙龈按摩　牙龈按摩不仅可使牙龈的上皮增厚,角化增强,提高牙齿自身的保护能力,使其不易受损,还能促进牙床的血液循环,改善牙齿牙龈营养和氧的供给。牙龈按摩可在晨起、睡前及刷牙后进行。方法为洗净手指,用中指和食指分别放在牙齿的唇舌侧龈上下前后按压揉搓,稍用力按摩,并徐徐由牙根方向沿牙龈边缘方向移动,分别进行,每次 2~3 min 即可。对未做牙周洁治术的牙龈炎和牙周炎患者,暂不宜做牙龈按摩。

6. 龈上洁治术　龈上洁治术是指使用龈上洁治器械去除龈上牙石、菌斑和色渍等,并磨光牙面,以延迟菌斑和牙石再沉积,防止牙周病。通过超声波的高频振荡作用,祛除牙齿上的牙结石、色渍,可以预防牙龈出血或者牙齿松动,帮助治疗牙周炎等口腔疾病。

## 二、口腔保健

口腔健康是人体健康的重要组成部分。1981 年 WHO 制定的口腔健康标准是"牙清洁、无龋洞、无疼痛感、牙龈颜色正常、无出血现象"。口腔健康具备三方面内容,即良好的口腔卫生、健全的口腔功能及没有口腔疾病。

1. 定期口腔健康检查　了解患者口腔卫生状况,获得专业口腔卫生指导,达到"有病早治,无病预防"的目的。一般 2~12 岁儿童,每半年检查一次;12 岁以上者,每年检查一次;孕妇每 2~3 个月检查一次。

提高对口腔癌及癌前病变的认识,以下口腔问题应引起高度警惕:①2 周以上未愈合的口腔溃疡;②口腔白斑或红斑;③颈部与口内不正常的肿胀及淋巴结肿大;④口腔不明原因的反复出血;⑤面颈部、口腔、咽部有原因不明的麻木和疼痛。

2. 纠正不良习惯　口腔不良习惯主要会影响牙齿的正常排列和颌骨的正常发育,以及丧失生理性刺激。下列不良习惯危害较大,必须及早予以纠正。

(1) 不当喂奶法:长期偏向一侧喂奶,可引起婴儿的颌骨发育不均衡。

(2) 单侧咀嚼:长期只用一侧牙齿咀嚼食物,可引起非咀嚼侧组织发育不良、衰退、牙石产生、牙齿自洁作用减退乃至丧失等,导致牙周疾病的发生。

(3)口呼吸:长期用口呼吸可致上牙弓狭窄,上腭高拱,上前牙前突,唇肌松弛,上下唇闭合困难,形成开唇露齿,导致口腔黏膜干燥和牙龈增生。

(4)吮唇、咬舌、咬颊:经常吮咬下唇可形成前牙深覆;吮咬上唇可形成反𬌗;咬舌可形成开𬌗;咬颊可影响后牙牙位及上、下颌的颌间距离,这些均可导致错位畸形。

(5)咬笔杆、咬筷子、吮指:可使上前牙向唇侧移位,下前牙移向舌侧,造成牙位不正或开𬌗,引发错𬌗畸形。

(6)其他:应及早纠正长期一侧性睡眠、硬物作枕,儿童睡前吃糖果、饼干等不良习惯。

3. 消除影响口腔卫生的不利因素。为预防龋病的发生,对于牙齿咬合面的窝沟、点隙等龋病的好发部位,可行窝沟封闭。多生牙、错位牙及阻生牙等,可造成口腔错颌畸形或其他病变,应及时予以矫正或拔除。

4. 合理营养

(1)加强营养:在胎儿期、婴幼儿期、少儿期提供足量的钙、磷、维生素及微量元素,保证生长发育的需要。

(2)注意食物的物理性质:应多吃一些较为粗糙、富含纤维素和有一定硬度的食物,以增强度口腔自洁作用和按摩牙龈的作用。同时强化通过咀嚼所产生的生理性刺激,以增强牙周组织的抗病能力。

(3)适当控制进食糖和碳水化合物:这两类物质都是龋发生必不可少的食物,应尽量少吃,特别是临睡前禁止进食糖果。

5. 改善劳动环境,隔离或减少接触酸雾、铅、汞等有害物质,如穿防毒隔离衣、戴防护面罩和手套、使用密封设备,保持定向通风等,从而维护口腔及全身的健康。

### 复习思考题

1. 口腔科患者的常见症状有哪些?
2. 四手操作时,医生和护士的正确位置及器械的正确传递方法及注意事项是什么?
3. 简述口腔科常用护理技术操作。
4. 简述保持口腔卫生的措施。
5. 口腔科感染的特点和感染的传播途径有哪些?
6. 简述口腔科医护人员的自我防护措施。
7. 如何运用口腔科门诊及病房管理知识,有效地解决门诊及病房管理方面的问题?

(滕晓菊　戴晓英)

# 第二十章　口腔内科常见疾病患者的护理

**学习目标**

1. 掌握口腔内科常见疾病的护理评估及护理措施。
2. 了解口腔内科常见疾病的病因及发病机制。
3. 能运用护理程序为口腔内科疾病患者实施整体护理。

**典型案例**

患者,男,48岁。自诉左下后牙自发痛3天,昨晚起阵发性加剧,现因剧痛难忍就诊。检查:36邻面深龋近髓,洞底有大量软化牙本质,探痛明显,叩诊(一)。冷热诊疼痛剧烈,且持续较长时间。

问题:
1. 该患者患何种疾病?
2. 患者存在哪些护理诊断/问题?
3. 对患者应采取哪些护理措施?

## 第一节　牙体硬组织疾病患者的护理

### 一、龋病

**龋病**(dental caries)是在以细菌为主的多种因素作用下,牙体硬组织发生慢性进行性破坏的一种疾病,其临床特征是牙齿硬组织在色、形、质等方面均发生变化。龋病是牙体硬组织疾病中最常见的疾病,对人类口腔危害很大。患龋病的牙齿称为龋齿,我国平均患龋率为40%～60%,龋齿均数为2～3个。

牙齿硬组织遭到破坏后,缺乏修复和自愈能力,在发病初期不易引起主观症状,因此,一旦发现,常常已发展到比较严重的程度。龋病再向纵深发展,则可引起牙髓炎、根尖周炎、牙槽脓肿等,影响个体身体健康。因此,早期检查、早期发现、早期治疗,在预防和保健方面均有着重要意义。

【病因及发病机制】

龋病发生的机制,至今尚未完全明确。目前被普遍接受的龋病病因学说是四联因素论,即把龋病发生归结为细菌、食物、宿主和时间共同作用的结果。

1. 细菌因素  大量证据已表明,细菌的存在是龋病发生的主要条件。目前公认的致龋菌有变形性链球菌、乳酸杆菌和放线菌,其中最主要的致龋菌为变形性链球菌。细菌致龋离不开菌斑这个复杂的生态环境。菌斑是一种致密、黏稠、非钙化、胶质样的膜状细菌团,多位于牙齿的点、隙、裂、沟、邻接面及牙颈部等不易清洁的部位,而且较紧密地附着于牙面上,不易被唾液冲洗掉,也不易在咀嚼时被除去。由于菌斑深处缺氧,碳水化合物的代谢不完全,可产生乳酸、乙酸、丙酸和其他低级脂肪酸,在这些酸的作用下,牙齿硬组织就发生脱矿,形成龋病。

2. 食物因素  食物在口腔内的局部作用与龋病的关系非常密切。粗制食物不易附在牙面上,且对牙面有不同程度的摩擦、清洁作用,有一定的抗龋能力。精制食物,尤其是黏性食物,易附着于牙体表面,成为菌斑的主要物质。蔗糖对龋病的发生起到的重要促进作用已被公认。因糖类食物易被致龋细菌分解成酸,形成黏性多糖类黏附于牙面,所以糖类食物是致龋的基质。致龋的程度与蔗糖的物理性状、摄入量、频率、时间和方式有关。

3. 宿主因素  主要是指牙齿、唾液与机体的全身状态三个方面。

(1)牙齿:牙齿的结构、形态、排列以及牙齿的理化性质、钙化程度、微量元素的含量均与龋病的发生有很重要的关系。釉质发育不全、釉质钙化不全、氟斑牙和四环素牙均易患龋。牙齿的沟、窝、点、隙、邻接面、颈部以及牙拥挤、重叠、错位等处易形成菌斑,而且不易去除,是龋的好发部位。

(2)唾液:唾液在维持口腔正常生理方面起到重要作用。它的量与质的变化、缓冲能力的大小以及抗菌系统的变化,都与龋病发生过程有着密切关系。正常成人每天分泌唾液1000~1500 mL,对牙齿有良好的清洁作用。唾液分泌量少、流速慢,易患龋。唾液中的重碳酸盐可中和菌斑内的酸性产物,唾液中的钙、磷可以沉积在牙釉质表面,促进脱矿的釉质再矿化,从而产生防龋效应。同时,一些微量元素如硼、钼、锰、钒、铜、铁等亦有抑制龋病的作用。

(3)全身状态:宿主的全身健康状况与龋病的发生有密切的关系,患有全身慢性病者,患龋率比健康人明显增高。

4. 时间因素  龋病发病的每个过程都需要一定的时间来完成,因此,保持口腔卫生、控制菌斑形成、减少糖类食物在口腔内停留的时间,在龋病的预防工作中起重要作用。

【护理评估】

1. 健康史  了解患者口腔卫生及饮食习惯,尤其是儿童,询问有无睡前吃甜食的嗜好。

2. 身体状况  龋病好发于牙齿的窝沟,其次是牙齿的邻接面,其病变是由牙釉质或牙骨质表面开始,由浅入深逐渐累及牙本质,呈连续破坏过程。临床上为了便于诊断和治疗,根据龋损程度分为浅龋、中龋及深龋。

(1)浅龋:病变仅限于牙釉质或牙骨质。患者无明显自觉症状。初期在牙表面可有脱钙而失去固有色泽,呈白垩色点或斑,继之成黄褐色或黑色,患者无自觉症状。探诊有粗糙感或浅层龋洞形成。

(2)中龋:病变达到牙本质浅层,形成龋洞,洞内除了病变的牙本质外,还有食物残渣、细菌等。患者有冷、热、酸、甜刺激敏感的症状,尤其对冷的刺激更为明显。外界刺激去除后,症状即可消失。

(3)深龋:病变达到牙本质深层,形成黄褐色或黑色的龋洞。病变接近牙髓,对温度变化及化学刺激敏感,有明显的冷、热、酸、甜刺激痛,食物嵌入洞内压迫发生疼痛,刺激去除后疼痛立即消失,无自发痛。探诊洞内有较多软化牙本质和食物残渣。探查龋洞时酸痛明显,说明龋蚀已接近牙髓组织。

龋病病变向牙体深部发展后,一方面,可引起牙髓病、根尖周病、颌骨炎症、颌面部间隙感染等并发症,还可成为口腔病灶,通过血液、淋巴管播散,产生机体变态反应,引起其他脏器的感染性疾病。另一方面,随牙体硬组织的不断破坏,逐渐造成牙冠缺损,形成残根,甚至患牙丧失,破坏咀嚼器官的完整性,影响消化功能,造成营养缺乏。

3.辅助检查

(1)X射线检查:可借助X射线摄片检查有无邻面龋或颈部龋,了解龋洞的深度。

(2)透照检查:用光导纤维装置进行透照检查,能直接看到龋损部位及病变范围。

(3)牙髓活力测验:了解深龋的牙髓状况,以确定治疗方案。

4.心理－社会状况　龋病初期多无自觉症状,常常不知道自己已患有龋病,当龋洞较深,食物嵌塞引起疼痛时,患者才来医院就医。有的患者即使知道已经有了蛀牙也不及时治疗,当牙疼时自己吃些药,暂时止痛,认为牙病已经好了,又放弃治疗,从而延误了龋病最佳治疗时机,而导致牙髓病、根尖周病等并发症的发生。

【治疗要点】

1.去除病因,提高机体抵抗力,对症治疗,适当使用中成药。

2.手术治疗　牙齿硬组织是高度钙化的组织,一旦遭到破坏后无自身修复功能,需依靠人工方法进行修复。对龋齿的治疗一般采用充填术恢复缺损。

【常见护理诊断/问题】

1.疼痛　与牙本质及牙髓受刺激有关。

2. 焦虑　与担心疾病影响个人形象有关。

3. 潜在并发症　如牙髓炎、根尖周炎等。

4. 知识缺乏　缺乏龋病的预防及早期治疗的相关知识。

【护理目标】

1. 患者主诉疼痛减轻或消失。

2. 患者焦虑程度减轻,情绪稳定,积极配合治疗和护理。

3. 患者没有发生并发症或及时诊治。

4. 患者对病情有所了解,掌握了预防及保健知识。

【护理措施】

1. 一般护理　嘱患者多饮水,清淡饮食,补充所需维生素和矿物质,加强体质锻炼增强机体抵抗力。指导患者早晚及餐后用漱口液漱口,清除口腔残留食物,消除各种致病因素。

2. 饮食指导　摒弃不良饮食习惯,如避免过量食用糖类食物,避免饮食过于精细。

3. 手术配合及术后护理　牙齿一旦形成龋洞,无自身修复功能,需要采用人工修复的方法即充填术进行修复。在进行充填术的过程中,护士应做好术前准备和术中配合。协助医生完成充填术后,告知患者注意事项。银汞合金充填的牙齿24 h 内不能咀嚼硬食物,以免充填物脱落。深龋充填后如有疼痛,及时到医院复诊。

4. 心理护理　耐心向患者介绍病情、疾病的发生发展和转归过程,使其树立信心,尽快解除患者的焦虑、烦躁、恐惧的心理,以利于康复。

5. 健康教育　向社区居民和患者宣传预防龋病的有关知识,增强人们的口腔保健意识。

(1) 保持口腔卫生:龋病的发生与口腔卫生状况密切相关,因此,应养成饭后漱口、早晚刷牙的习惯,尤其是睡前刷牙更为重要,以减少菌斑及食物残渣的滞留时间。正确的刷牙方法是防龋的一项重要措施。应使用保健牙刷,采用上下竖刷法,拉锯式的横刷法会导致牙龈萎缩及楔状缺损。

(2) 定期进行口腔检查:根据需要及客观条件而定时限,一般 2～12 岁半年一次,12 岁以上一年一次,以便早期发现龋病,及时治疗。

(3) 采取特殊的防护措施:使用含氟牙膏以及点隙窝沟封闭防龋等,提高牙齿的抗龋能力。

(4) 增强营养,限制蔗糖的摄入频率:实验表明,龋病的发生率随进甜食频率的增多而增长,因此,要教育儿童和青少年养成少吃零食、合理饮食的习惯,尤其在临睡前不能进食甜食。可使用蔗糖代用品,如木糖醇、甘露醇等,可以防止和降低龋病的发生。

**【护理评价】**

通过治疗和护理措施的实施,评价患者是否达到:疼痛减轻或消失;焦虑程度减轻,情绪稳定,积极配合治疗和护理;没有发生并发症;对病情有所了解,掌握了预防及保健知识,积极配合医护工作。

## 二、楔状缺损

**楔状缺损**(wedge-shaped defect)是牙齿唇颊侧颈部硬组织发生缓慢消耗所致的缺损,因这种缺损常呈楔形而得名。

**【病因及发病机制】**

1. 刷牙　刷牙是发生楔状缺损的主要原因,也被称为刷牙磨损。依据包括:①不刷牙的人很少发生典型的楔状缺损,用力横刷的人,常有典型的楔状缺损;②不发生在牙的舌面;③唇向错位的牙楔状缺损常比较严重;④楔状缺损的牙常伴有牙龈萎缩。

2. 牙颈部的结构　牙颈部釉牙骨质界处的结构比较薄弱,易被磨去,易发生缺损。

3. 酸的作用　龈沟内的酸性渗出物与缺损有关。

4. 牙体组织疲劳　颊侧牙颈部是咬合力应力集中区。长期的咀嚼力使牙体组织疲劳,于应力集中区出现破坏。

**【护理评估】**

1. 健康史　了解患者的刷牙方法,是否采用拉锯式的横刷法。

2. 身体状况　典型楔状缺损由两个平面相交而成,有的由三个平面组成,少数的缺损呈卵圆形。缺损边缘整齐,表面坚硬而光滑。一般为牙体组织本色,有时可有程度不等的着色;缺损可分为浅形、深形和穿髓形。浅形和深形可无症状,也可发生牙本质过敏症。穿髓形有牙髓病、根尖周病的症状,甚至发生牙齿横折。楔状缺损好发于前牙、尖牙及前磨牙。

3. 辅助检查　可借助X射线摄片检查有无邻面龋或颈部龋,了解牙齿情况;用光导纤维装置进行透照,检查有无病变及部位和范围。

4. 心理－社会状况　患者为外观担忧,对治疗效果期望值很高。

**【治疗要点】**

1. 组织缺损少,且无牙本质过敏症者,不需做特别处理。

2. 有牙本质过敏症者,应用脱敏疗法。

3. 缺损较大者可用充填法,若伴有牙髓感染或根尖周病时,可先治疗牙髓感染或根尖周病后再填充。

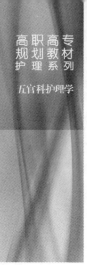

4. 若缺损已导致牙齿横折，可根据病情和条件进行根管治疗术后，做覆盖义齿或拔除。

**【常见护理诊断/问题】**

1. 潜在并发症　如牙髓病、根尖周病、牙齿折断等。
2. 知识缺乏　缺乏正确的刷牙方法及早期修复缺损的相关知识。

**【护理目标】**

1. 患者缺损处得以修复，阻止病损的发展。
2. 患者掌握正确的刷牙方法，认识到横刷法对牙齿造成的危害。

**【护理措施】**

1. 首先应指导患者采取正确的刷牙方法，即沿牙长轴方向上下竖刷，避免横刷。刷牙时不要过分用力，并选用质地较软的牙刷和较细的牙膏，以减轻对牙齿的磨损。

2. 组织缺损少，无牙本质过敏症者，不需处理；有牙本质过敏症者，协助医生进行脱敏治疗。

3. 缺损较大者，需用充填法恢复缺损部位，常用玻璃离子体粘固粉或复合树脂。选用玻璃离子体粘固粉充填时，准备隔湿消毒的纱球、75％酒精棉球及充填器械等，调拌适量材料，协助医生完成充填治疗。采用可见光进行复合树脂固化时，准备光固化机和树脂材料，协助医生对患牙进行酸蚀处理，配合吸唾、隔湿，并分别对粘合剂及树脂材料进行光照固化。

4. 有牙髓感染或根尖周病时，协助医生进行牙髓病治疗或根管治疗。

**【护理评价】**

通过治疗与护理措施的实施，评价患者是否达到：缺损处得以修复，阻止病损的发展；掌握正确的刷牙方法，认识到横刷法对牙齿造成的危害及后果。

## 第二节　牙髓病和根尖周围组织病患者的护理

牙髓病是指发生在牙髓组织的疾病。根尖周围组织病是指发生在牙齿根尖部及其周围组织包括牙周膜、牙槽骨及牙骨质的各种类型的疾病。虽然它们是各自独立的疾病体系，但因牙髓病和根尖周病的病因大多相似，牙髓组织和根尖周围组织通过根尖孔密切相连，牙髓组织中的病变产物、细菌及其毒素等很容易通过根尖孔扩散到根尖周围组织，引起根尖周病，故牙科学历来将其合并讨论，本书也将其纳入一节分别叙述。

### 一、牙髓病

**牙髓病**（disease of dental pulp）是发生在牙髓组织上的疾病，有牙髓充血、牙髓炎、牙髓变性和牙髓坏死等，最常见的是牙髓炎，主要表现为剧烈的、难以忍受的疼痛。牙髓炎又分急性牙髓炎和慢性牙髓炎。

【病因及发病机制】

感染是牙髓炎的主要病因，深龋是引起牙髓感染的主要途径，龋洞内的细菌及毒素可通过牙本质小管侵入牙髓组织或经龋洞直接进入牙髓而引起牙髓炎。其次是牙周组织疾病感染，可经根尖孔进入髓腔引起逆行性感染。另外，创伤、化学药物及物理因素，如温度、电流刺激等亦可引起牙髓炎。

由于牙髓组织处于四壁坚硬的髓腔中，仅借狭窄的根尖孔与牙周组织相通，缺乏侧支循环系统，故发炎时不易建立适当的引流。一旦发生炎症，致使髓腔压力急剧增加，不但引起剧烈疼痛，也使牙髓循环发生障碍，牙髓组织缺氧，容易导致牙髓坏死。

【护理评估】

1. 健康史　了解患者是否患有龋齿及牙周病，患牙近期有无受到物理及化学物刺激；询问疼病的性质、发作方式和持续时间。

2. 身体状况

(1) 急性牙髓炎：主要表现为剧烈的牙痛，疼痛为自发性、阵发性剧烈疼痛；夜间加重；可能与体位有关；冷热刺激可激发疼痛或使疼痛加剧。当牙髓化脓时，对热刺激极为敏感，而遇冷刺激则能缓解疼痛。呈放射性痛，疼痛沿三叉神经分布区放射到同侧的上牙、下牙或面部，患者往往不能准确指出患牙。若是由龋病引起的，检查时常可发现深龋洞，探痛明显。由于患者不能正确指出患牙部位，对可疑牙需借助温度试验或电活力器测验来确定患牙部位。

(2) 慢性牙髓炎：一般不发生剧烈的自发性疼痛，但有过自发痛病史者，有时可出现阵发性隐痛、钝痛或胀痛，疼痛呈间歇发作，时常反复，温度刺激或食物嵌入龋洞中可产生较强烈的疼痛，去除刺激后常持续较长时间方可止痛。患牙常有咬合不适，检查时可见穿髓孔或髓息肉，有轻微叩痛。

(3) 并发症：牙髓炎进一步发展导致牙髓坏死，合并感染称牙髓坏疽。牙髓感染可通过根尖孔引起根尖周围组织的感染，发展为急性或慢性根尖周炎。

3. 辅助检查　牙髓活力测试如温度测试或电活力测试等有助于了解牙髓的病变程度和确定患牙。

4. 心理-社会状况　牙髓炎多由深龋引起，疼痛症状不明显时，患者往往忽视对龋齿的治疗。当急性牙髓炎发作，出现难以忍受的疼痛时，患者才认识到其严重性。疼痛使患者坐卧不安，进食困难，夜间疼痛加重，心情极为烦躁，常以急诊就医。就医时迫切要求医生立即为其解除疼痛，求治心切，但又惧怕钻牙。

【治疗要点】

1. 应急处理　急性牙髓炎的主要症状是难以忍受的疼痛，故应首先止痛。

(1)开髓引流:通过开髓使髓腔内压力减低是急性牙髓炎止痛的最有效措施。临床用电钻快速将髓腔穿通,建立引流,使髓腔内压力减低,可立即止痛。然后用温生理盐水清洗,洞内放置丁香油棉球。

(2)药物止痛:若无条件开髓,可将洞内放置丁香油、樟脑酚棉球,也可口服或注射止痛药物。

2.牙髓病的专科治疗  急性牙髓炎应急治疗后及慢性牙髓炎,可转入专科治疗。专科治疗有很多方法,如盖髓术、活髓切断术、干髓术、根管治疗术及牙髓塑化治疗等方法。

【常见护理诊断/问题】

1.疼痛  与牙髓感染有关。

2.失眠  与疼痛有关。

3.知识缺乏  缺乏牙病早期治疗的相关知识。

【护理目标】

1.患者疼痛缓解至消失,能正常入睡。

2.患者能描述牙病早期治疗的重要性,了解口腔保健有关知识。

【护理措施】

1.一般护理  嘱患者多饮水,清淡饮食,补充所需维生素,避免烟酒及辛辣食物刺激,经常漱口,清除口腔残余食物。

2.饮食指导  注意营养,加强体质锻炼。摒弃不良饮食习惯,如避免刺激性食物及烟酒。指导患者早晚及餐后用漱口液漱口。

3.手术配合

(1)保存牙髓治疗的护理:牙髓炎疼痛缓解后,应进行根本治疗。对于年轻恒牙或炎症只波及冠髓或部分冠髓的牙,常采用盖髓术和活髓切断术。操作步骤及护理配合以活髓切断术为例。①用物准备。术前护士准备好各种无菌器械、局麻药剂、消毒剂及暂封剂等。②对患牙进行麻醉。抽取局麻药供医师进行局部传导麻醉或浸润麻醉。③除去腐质。待麻醉显效后,备挖器或大圆钻供医师除去窝洞内腐质,并准备3%过氧化氢溶液,清洗窝洞。④隔离唾液、消毒窝洞。协助医师用橡皮障或棉条隔湿,备75%酒精或樟脑酚合剂小棉球消毒牙面及窝洞,防止唾液感染手术区。⑤揭髓室顶、切除冠髓。医师用牙钻揭开髓室顶,护士协助用生理盐水冲洗髓腔,再一次消毒窝洞,用消毒锐利挖器切除冠髓,如出血较多,备1‰肾上腺素棉球止血。⑥放盖髓剂、暂封。除净冠髓后,遵医嘱调制盖髓剂(如氢氧化钙糊剂)覆盖牙髓断面。调拌用具(玻璃板及调拌刀)必须严格消毒,无菌操作。盖髓完成后,调制氧化锌丁香油粘固粉暂封窝洞。术中避免温度刺激及加压。⑦永久充填。预约患者1~2周复诊,无自觉症状后遵医嘱调制磷酸锌粘固剂垫底,用银汞合金或复合树脂作永久性充填。

(2)保存牙体治疗的护理:无条件保存活髓的牙齿可行保存牙体的治疗,本节重点介绍干髓治疗。干髓治疗主要用于后牙,因治疗后牙体变色,影响美观,故不宜用于前牙。其原理是用失活剂使牙髓失去活力,除去冠部牙髓组织,再用干髓剂覆盖残留根髓断面,使根髓长期保持无菌干化状态,以达到保留患牙的目的。干髓治疗一般有两种方式:失活干髓术和麻醉干髓术。前者应用广泛,需两次完成;后者可一次完成。

护理配合以失活干髓术为例。①用药物失活牙髓前,向患者说明治疗目的和用药后可能出现的疼痛反应,使患者有足够的思想准备。告知患者,如出现疼痛,数小时后即可消失;如疼痛难忍,可立即到医院就诊。②用砷剂作失活剂时,应向患者讲明药物的毒副作用,待患者同意能按时复诊时再行封药,以免因封药过久而引起化学性根尖周炎。砷剂封药时间为24～48 h。也可采用药性缓慢、温和的多聚甲醛失活剂,复诊时间可延长至10～14天。③备好器械及药物,按医嘱准备失活剂。医师将失活剂放入穿髓孔后,上置丁香油小棉球,护士随即调制氧化锌丁香油糊剂封闭窝洞,不可加压,以免失活过程中引起剧烈疼痛。预约患者复诊时间。④复诊时,取出失活剂,备冲洗液协助冲洗髓腔,清除牙本质残屑及残留冠髓,及时用吸唾器吸净冲洗液。备小棉球拭干并消毒窝洞,医师放置干髓剂于根管口后,调制磷酸锌粘固粉垫洞底,遵医嘱调制永久性材料作窝洞充填。

4.心理护理　耐心向患者介绍病情、疾病的发生发展和转归过程,使其树立信心,尽快解除患者的焦虑、烦躁、恐惧的心理,以利于康复。

5.健康教育　利用患者就诊机会,向患者讲解牙髓炎的发病原因、治疗方法和目的,以及牙病早期治疗的重要性。让患者了解牙髓炎早期如能得到及时正确的治疗,活髓可能得到保存,如果牙髓坏死,极易导致根尖周围组织的感染,引起并发症。因此,预防龋病及牙髓病,对保存健康牙齿有着十分重要的意义。

【护理评价】

通过治疗和护理,评价患者是否达到:疼痛减轻或消除,能正常入睡;患者能描述牙病早期治疗的重要性,了解有关口腔保健知识。

## 二、根尖周围组织病

**根尖周围组织病**(disease of periapical tissue)是指牙齿根尖部及其周围组织,包括牙骨质、牙周膜和牙槽骨发生病变的总称。根尖周组织的炎症性病变统称根尖周炎。根尖周炎多数是牙髓炎的继发病,而根尖周炎又可继发颌骨及颌周组织炎。临床上分为急性根尖周炎和慢性根尖周炎,以慢性根尖周炎多见。

【病因及发病机制】

1.急性根尖周炎　多由感染的牙髓通过根尖孔和副根尖孔刺激根尖周围组

织,引起的急性感染。另外,外伤及牙髓治疗药物渗出根尖孔刺激根尖也能引起根尖周围组织炎症。

2.慢性根尖周炎  主要来自感染的牙髓,通过根尖孔长期刺激根尖周围组织引起慢性病理改变,也可由急性根尖周炎转化而致。慢性根尖周炎按病变性质分为三种形式:根尖肉芽肿、根尖周囊肿和慢性根尖脓肿。

【护理评估】

1.健康史  询问患者是否患过牙髓炎,有无牙髓病治疗史。

2.身体状况

(1)急性根尖周炎:大多数均为慢性根尖周炎急性发作所致,按其发展过程可分为浆液期与化脓期。炎症初期,患者自觉牙根部不适,发胀,轻度钝痛。患牙有浮起感,咀嚼时疼痛加重,患者能指出患牙。检查时有明显叩痛。当形成化脓性根尖周炎时,有剧烈的跳痛,牙齿有明显伸长感,颌下区域性淋巴结肿大。若病情加重,颌面部相应区域肿胀,疼痛剧烈,可伴有体温升高。当脓肿达骨膜及黏膜下时,可扪及波动感。脓肿破溃或切开引流后,急性炎症可缓解,而转为慢性根尖周炎。

(2)慢性根尖周炎:根据病变性质不同,表现出三种形式:根尖肉芽肿、根尖囊肿和慢性根尖脓肿。一般无明显自觉症状,或症状较轻,常有反复肿胀疼痛的病史。口腔检查可发现患牙龋坏变色,牙髓坏死,无探痛但有轻微叩痛,根尖区牙龈可发现窦道孔。

根尖周炎感染若发展到颌骨,可引起颌骨骨髓炎、间隙感染等并发症。

3.辅助检查  慢性根尖周炎的诊断主要是 X 射线检查。慢性根尖肉芽肿表现为根尖部有圆形的透射影像,边界清楚,直径一般小于 1 cm;慢性根尖周脓肿表现为边界不清,形状不规则,周围骨质疏松,呈云雾状;根尖周囊肿表现为根尖圆形透射区边界清楚,有一圈由致密骨组成的阻射白线围绕。

4.心理-社会状况  急性根尖周炎患者表现出患牙的剧烈疼痛,患者烦躁、紧张,有些病变产生的口臭、面部肿胀、面部瘘管等严重影响了患者的个人形象和社交活动,使患者产生自卑心理。因慢性根尖周炎患者自觉症状不明显,常被患者忽视,当患牙出现脓肿及瘘管时,才促使患者就诊。由于患者对治疗过程缺乏了解,因而缺乏治疗耐心。

【治疗要点】

急性根尖周炎应首先缓解疼痛,然后进行根管治疗或牙髓塑化治疗。

【常见护理诊断/问题】

1.疼痛  与根尖周围炎急性发作、牙槽脓肿未引流或引流不畅有关。

2.体温过高  与根尖周围组织急性感染有关。

3. 口腔黏膜受损　与慢性根尖周炎引起瘘管有关。

4. 潜在并发症　如间隙感染、颌骨骨髓炎等。

5. 知识缺乏　缺乏疾病病因及治疗过程相关方面的知识。

【护理目标】

1. 患者疼痛缓解至消失,恢复正常咀嚼功能。

2. 患者口腔黏膜恢复正常,窦道封闭。

3. 患者体温恢复正常。

4. 患者能简述治疗过程及目的,配合医师完成治疗计划。

【护理措施】

1. 急性根尖周炎首先要缓解疼痛,需护士配合医生应急处理。

(1)开髓减压:医生开髓,拔除根髓,使根尖周渗出物通过根尖孔向根管引流,达到止痛、防止炎症扩散的目的。护士备齐所需用物,待医生开放髓腔、拔除根髓后,抽吸3%过氧化氢溶液及生理盐水,供医生冲洗髓腔。吸净冲洗液,吹干髓腔及吸干根管,备消毒棉球及短松棉捻供医生置入根管内及根管口,防止食物掉入。窝洞不封闭,以利引流。

(2)脓肿切开:对急性根尖周炎骨膜下及黏膜下脓肿,除根管引流外,同时切开排脓,才能有效控制炎症。切开脓肿前,护士协助医生对术区进行清洁、消毒、隔湿准备。黏膜下脓肿表浅可用2%丁卡因表面麻醉或氯乙烷冷冻麻醉,骨膜下脓肿多用神经阻滞麻醉。按医嘱准备麻醉药物,协助医生切开脓肿,切开后留置橡皮引流条引流。嘱患者定期换药至伤口清洁、无渗出物。

(3)用药护理:遵医嘱应用药物治疗,注意口腔卫生。

2. 根管治疗的护理

(1)器械准备:除充填术使用的器械外,另备各种规格的根管扩锉针、拔髓针、光滑髓针、根管锉、根管充填器、根充材料、消毒棉捻或纸捻等。

(2)操作步骤及护理配合:根管预备时注意保持医生操作视野清晰,正确传递拔髓及预备器械;协助医生进行冲洗根管及根管消毒;根管充填时注意准备充填器械,及时、调拌充填材料。

在以上的各项治疗过程中,护士按其操作步骤,及时、准确地为医生提供所需器械及用物,遵医嘱调制各类充填材料,与医师进行密切配合。

3. 全身治疗　按医嘱应用抗生素、镇痛剂、维生素等药物。嘱患者注意适当休息,高热患者多饮水,进食流质及半流质食物,注意口腔卫生。

4. 健康教育　护士应耐心向患者介绍根尖周炎的发病原因、病理过程,消除患者的恐惧心理,并介绍治疗的意义、时间、步骤、并发症、预后及治疗费用等事项;向患者讲明开髓减压及脓肿切开均是应急处理,当急性炎症消退后,必须继续

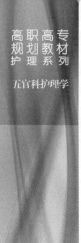

采取根治的方法,如根管治疗或牙髓塑化治疗,尽量保留患牙。

**【护理评价】**

经过治疗和护理,评价患者是否能够达到:疼痛缓解至消失,恢复正常咀嚼功能;口腔黏膜恢复正常,窦道封闭;体温恢复正常;能简述治疗过程及目的,配合医师完成治疗计划。

## 第三节　牙周组织病患者的护理

牙周组织病是指牙齿支持组织,包括牙龈、牙周膜、牙槽骨及牙骨质等发生的慢性、非特异性、感染性疾病,其中以牙龈炎和牙周炎最为常见。在口腔疾病中牙周病与龋病一样,是人类的一种多发病和常见病,据统计,牙周病发病率可达90%。

### 一、牙龈炎

**牙龈炎**(gingivitis)是指炎症损害只局限于牙龈,一般波及游离龈和龈乳头,严重时可累及附着龈。牙龈炎的病变是可逆的,一旦病因去除,炎症消退,牙龈便可恢复正常。但如果病因未及时去除,炎症未被控制,牙龈炎也可发展成为牙周炎。因此,积极防止牙龈炎,是减少牙周病发病率的重要措施。

**【病因及发病机制】**

1. 局部因素　多由于口腔卫生不良,如细菌与菌斑、牙垢和牙石、食物嵌塞、不良修复体及牙颈部龋等局部刺激所引起。特别是菌斑和牙石,在其发生、发展过程中起重要作用。

(1)细菌与菌斑:人类口腔是细菌生长的最佳场所,口腔环境具有的适宜温度、湿度及涎液供给的营养,适于细菌的生长。与牙龈炎关系密切的致病菌常有黏性放线菌、伴放线杆菌、内氏放线菌、中间普氏菌、福赛类杆菌、核梭杆菌、微小消化链球菌等。致病菌以牙菌斑的形式存在。

(2)牙石:牙石是附着在牙面或修复体表面钙化或正在钙化的牙菌斑,由唾液或龈沟中的钙盐沉积而成,不易除去。它对牙龈压迫是一种机械刺激,又是菌斑的栖身之地,对牙周组织的破坏最为明显。因此,彻底清除牙菌斑和牙石,是治疗牙周组织疾病的关键。

(3)其他因素:不良的刷牙方法、不良修复体、用口呼吸及牙位异常等也是本病的促进因素。

2. 全身因素　全身因素与牙龈炎的发生和发展有密切关系,如营养和代谢障碍、内分泌失调、某些全身疾病以及吸烟、遗传等因素,可增进宿主对细菌及其产物等致病因子的敏感性,降低牙周组织的抵抗力,促进牙龈炎的发生和发展。妊娠期由于性激素水平的改变,也可使原有的慢性龈炎加重和改变特性。

【护理评估】

1. 健康史　了解患者身体状况及口腔卫生情况,有无用口呼吸的习惯。

2. 身体状况

(1) 症状:一般无明显症状,部分患者有牙龈痒、胀感。当牙龈受到机械性刺激,如刷牙、咀嚼、说话、吸吮等时,均可引起牙龈出血,较重的睡眠时偶有自发性出血。患者口腔卫生不良,牙垢堆积,可有口臭。

(2) 体征:牙龈有色、形、质的改变,即牙龈充血、水肿、呈暗红色,牙龈边缘变厚,龈乳头圆钝肥厚,附着龈水肿,点彩消失,龈沟深度加深,向牙冠方向增生覆盖,形成假性牙周袋。重者可有龈缘糜烂、肉芽增生和龈袋溢脓。牙龈质地松软,轻触牙龈有明显出血,龈沟液渗出增多。

牙龈炎进一步发展,可引起牙周炎,使牙槽骨吸收,牙齿松动,严重影响患者的咀嚼、发音及美观等。

3. 辅助检查　血常规检查,出血、凝血功能检查有助于鉴别诊断,排除血液疾病。

4. 心理-社会状况　牙龈炎早期一般自觉症状不明显,易被患者忽略而延误治疗。较严重时患者常因牙龈出血、口臭影响人际交往,而产生苦恼、焦虑的情绪,甚至自卑感。

【治疗要点】

1. 病因治疗　去除致病因素,对治疗牙龈炎具有极为重要的意义。口内有不良修复体者,协助医师取下,消除食物嵌塞。

2. 药物治疗　抽吸3%过氧化氢溶液与生理盐水,供医师交替冲洗龈沟,涂布碘甘油。病情严重者,指导患者遵医嘱服用抗生素及维生素。

3. 手术治疗　龈上洁治术和龈下刮治术是去除牙结石和菌斑的基本手段。其方法是使用器械或超声波洁牙机除去龈上、龈下牙石,消除结石和菌斑对牙龈的刺激,以利于炎症和肿胀消退。

【常见护理诊断/问题】

1. 口腔黏膜受损　与牙龈炎症有关。
2. 社交障碍　与说话时牙龈出血、口臭有关。
3. 知识缺乏　缺乏口腔卫生保健相关知识。

【护理目标】

1. 患者牙龈组织恢复正常,出血、口臭症状消失。
2. 患者掌握口腔卫生保健相关知识,重视疾病的早期治疗。

【护理措施】

1. 龈上洁治术和龈下刮治术的护理 龈上洁治术和龈下刮治术的护理配合如下。

(1)术前准备:①向患者说明手术的目的及操作方法,取得患者合作。②根据患者情况,必要时做血液检查,如出凝血时间、血常规、血小板计数等。如有血液疾病或局部急性炎症,均不宜进行手术。③准备好消毒的洁治器械或超声波洁牙机。龈上洁治器包括镰形器和锄形器;龈下刮治器包括锄形器、匙形器和锉形器。另备磨光用具,包括电机、低速手机、橡皮磨光杯、磨光粉或脱敏糊剂。

(2)术中配合:①嘱患者用3%过氧化氢溶液或0.1%氯己定溶液含漱。②用1%碘酊消毒手术区。③根据洁治术的牙位及医师使用器械的习惯,摆放好所需的洁治器。④术中协助牵拉口角,及时吸净冲洗液。若出血较多,则用肾上腺素棉球止血。⑤牙石去净后,备橡皮杯蘸磨光粉或脱敏糊剂打磨牙面,龈下刮治则用锉形器磨光根面。⑥用3%过氧化氢溶液及生理盐水交替冲洗,拭干手术区,用镊子夹持碘甘油置于龈沟内。全口洁治应分区进行,以免遗漏。

2. 健康教育

(1)向患者介绍正确的刷牙和漱口方法及其他保持口腔卫生的措施,如牙线及牙签的正确使用,养成良好的口腔卫生习惯,并遵医嘱定期复查,巩固疗效。

(2)让患者了解牙龈炎是可以预防的。牙龈炎要及时治疗,如发展到牙周炎,将会对口腔健康带来严重的危害。增强患者的防病意识。

(3)告知患者通过以上治疗后,牙龈炎症及出血症状将会逐渐消失,口臭症状也将随之好转,恢复患者进行社会交往的信心。

【护理评价】

经过治疗与护理,评价患者是否达到:牙龈组织恢复正常,出血、口臭症状消失;掌握口腔卫生保健相关知识,重视疾病的早期治疗。

## 二、牙周炎

**牙周炎**(periodontitis)是侵犯牙周组织的一种慢性破坏性疾病,表现为牙龈、牙周膜、牙骨质及牙槽骨均有改变。除有牙龈炎的症状外,牙周袋的形成是其主要临床特征。一旦患了牙周炎,现有的治疗手段可以使牙龈的炎症消退,疾病停止发展,但已被破坏的牙周支持组织则不能完全恢复到原有水平,其危害远大于牙龈炎。

【病因及发病机制】

引起牙周炎的原因基本上与牙龈炎相同。牙龈炎如未能及时治疗或者由于致病因素增强,机体抵抗力下降,则牙龈炎可发展为牙周炎。局部因素与引起牙龈炎的局部机械刺激因素相同,尤其是龈下牙石危害性最大。同时,全身因素也可促使牙周病的发生和发展,如营养代谢障碍,影响牙周组织的修复与形成;内分泌失调、免疫功能障碍与全身慢性疾病可能造成牙周组织的退行性变,由此促使牙周病的发生和发展。

【护理评估】

1. 健康史　了解患者全身健康状况,糖尿病、全身抵抗力下降、妇女妊娠期时,可使牙周炎症状加重。

2. 身体状况

(1) 牙龈红肿出血:一组牙齿或个别牙齿的牙龈充血、水肿,颜色深红,点彩消失。在刷牙、进食、说话时牙龈出血,口腔检查时探查牙龈易出血。

(2) 牙周袋形成:由于牙周膜破坏,牙槽骨逐渐吸收,牙龈与牙根面分离,龈沟加深而形成牙周袋。用牙周探针探到龈沟深度常超过正常深度 2 mm 以上。

(3) 牙周袋溢脓及牙周脓肿:由于牙周袋内细菌感染,出现慢性化脓性炎症。轻压牙周袋外壁,有脓液溢出,并伴有口臭。当机体抵抗下降或牙周袋内的炎性渗出液排流不畅时,可出现急性炎症,形成牙周脓肿。表现为近龈缘处局部呈卵圆形突起,红肿疼痛,严重病例可出现全身不适,体温升高,常伴有区域性淋巴结肿大等症状。

(4) 牙齿松动:由于牙周膜破坏、牙槽骨吸收,牙齿支持功能丧失,从而出现牙齿松动,咀嚼功能下降或丧失。

(5) 并发症:牙周炎作为一种慢性感染性疾病,若长期发展,可因牙槽骨吸收导致多个牙齿松动、脱落,不仅严重影响咀嚼、美观、发音等功能,还会严重影响全身健康。牙周组织感染被认为是重要的口腔病灶,病灶感染能引起或加剧许多全身疾病,常见的有亚急性细菌性心内膜炎、关节炎等。

3. 辅助检查　X 线片显示牙槽骨呈水平式吸收,牙周膜间隙增宽,硬骨板模糊或消失,骨小梁疏松等。

4. 心理-社会状况　牙周炎是一种慢性疾病,早期因程度较轻,仅有牙龈红肿和刷牙、进食时出血,还没有明显的牙齿松动,易被患者忽略而延误治疗。当病情进一步发展,出现牙周脓肿、牙齿松动、咀嚼无力或疼痛时,才来就诊。此时牙齿明显松动,常需拔除。牙缺失后,严重影响咀嚼功能、发音及面容,患者表现出焦虑情绪。由于口臭较明显,常影响患者的社会交往,使其产生自卑心理。

【治疗要点】

1. 去除局部刺激因素　龈上洁治术或龈下刮治术是清除牙结石、减缓牙周袋形成的重要手段。

2. 全身及局部用药　近年来研究认为,菌斑是牙周病的主要致病原因,临床上常用螺旋霉素、甲硝唑等抗生素来杀灭细菌,控制感染。

3.消除牙周袋　经局部治疗,牙周袋仍不能消除者,可行牙周手术清除牙周袋。常用的手术方法有牙龈切除术及龈翻片术。

【常见护理诊断/问题】

1.口腔黏膜受损　与牙龈充血、水肿、色泽改变有关。

2.自我认同紊乱　与牙齿缺失、口臭影响正常的社会交往有关。

3.舒适度减弱　与牙齿松动有关。

4.知识缺乏　缺乏牙周病的预防与早期治疗相关知识。

【护理目标】

1.患者口腔黏膜恢复正常,病变停止发展。

2.患者能简述牙周病的预防及配合治疗的有关知识。

【护理措施】

1.一般护理　增强健康及机体抗病能力,指导患者加强营养,增加维生素A、维生素C的摄入,提高机体的修复能力,促进牙周组织的愈合。

2.用药护理　嘱患者按医嘱服药,控制感染。局部常用3%过氧化氢溶液冲洗牙周袋,拭干后用探针或镊子夹取少许碘甘油或碘酚置于袋内。使用碘酚时,应避免烧灼邻近黏膜组织。用0.1%氯己定溶液漱口或1%过氧化氢溶液棉签擦洗,可减少菌斑形成。

3.去除局部刺激因素　用龈上洁治术或龈下刮治术清除牙结石,操作步骤及护理配合见牙龈炎有关部分。

4.消除牙周袋的护理　经局部治疗,牙周袋仍不能消除者,可行牙周手术清除牙周袋。常用的手术方法有牙龈切除术及龈翻瓣术。护理配合以龈翻片术为例。

(1)器械准备:准备外科手术刀、牙周探针、骨膜分离器、眼科弯头尖剪刀、刮治器、小骨锉、局麻器械、缝针、缝线、持针器、调拌用具、消毒药品、无菌包等。另备牙周塞治剂及丁香油。各类器械消毒后备用。

(2)术中配合:①术前用0.1%氯己定溶液漱口,75%酒精消毒口周皮肤,铺消毒巾。②备局麻药,进行术区麻醉。③医师做翻瓣术切口时牵拉口唇,协助止血,及时传递手术器械,用生理盐水冲洗剖面,吸去冲洗液,用纱球拭干术区,保持术野清晰。④医师缝合时协助剪线。缝合完毕,调拌牙周塞治剂,将其形成长条状,置于创面,用棉签蘸水轻轻加压,使其覆盖整个术区,保护创面。

(3)术后护理:嘱患者注意保护创口,24h内不要漱口刷牙,进软食。必要时按医嘱服抗生素1周。术后5~7天拆线,6周内勿探测牙周袋,以免影响愈合。

5.健康教育

(1)宣传保持良好的口腔卫生习惯的重要性。要求患者坚持每天彻底清除牙菌斑,养成良好的控制菌斑的习惯,教会患者正确的刷牙方法和正确使用牙线,这是预防牙周病和保证牙周炎治疗顺利进行、防止牙周病复发的重要环节。尤其是在牙周炎治疗后,更应经常保持口腔卫生,除早晚刷牙外,午饭后应增加一次,每次不得少于 3 min。

(2)去除和改善与牙周病发病有关的因素,积极治疗食物嵌塞,纠正不良习惯,戒烟及均衡饮食结构,牙缺失后及时到正规医院进行修复。

(3)指导患者巩固疗效,告知患者牙周病可以治疗,但也容易复发,要定期复查,维持疗效。牙周病治疗后一般 3~6 个月应复查一次,根据病情 6~12 个月拍摄 X 线片观察牙槽骨、牙周膜等变化。

【护理评价】

经过治疗与护理,评价患者是否达到:口腔黏膜恢复正常,病变停止发展;能简述牙周病的预防及配合治疗的有关知识。

# 第四节　口腔黏膜病患者的护理

口腔黏膜病是发生在口腔黏膜和软组织上的疾病,这类疾病种类繁多,但其发病率与龋病、牙周病相比要低得多。口腔黏膜病中,除有些疾病是由局部因素引起的外,大多数疾病均与全身因素有关,甚至是全身或系统疾病在口腔的表征。现将几种常见的口腔黏膜病介绍如下。

## 一、复发性阿弗他溃疡

**复发性阿弗他溃疡**(recurrent aphthous ulcer,RAU),也称复发性口腔溃疡(recurrent oral ulcer,ROU),是口腔黏膜疾病中发病率最高的一种疾病,发病率高达 20%。其病损呈溃疡性损害,有明显的烧灼样疼痛,故冠之以希腊文"阿弗他"——灼痛,具有复发性、周期性、自限性特点,一般 7~10 天可自愈。

【病因及发病机制】

本病的病因和发病机制目前尚未完全明确,可能由多种因素所致,如与感染、消化不良、便秘、肠道寄生虫、睡眠不足、疲劳、感冒、精神刺激、内分泌乱,或缺锌、铁、叶酸、维生素 $B_{12}$ 及遗传等因素有关。女性月经期或更年期也常伴发此病。近年来,也有学者认为本病是一种自身免疫性疾病。

【护理评估】

1.健康史　询问患者近期有无消化道不适、过度疲劳及上呼吸道感染等诱因。

2.身体状况　本病好发于女性,发病年龄多在 20～45 岁之间。好发于唇、舌、颊、软腭、前庭沟等黏膜。临床上将此病分为轻型、重型和疱疹样阿弗他溃疡三种。

(1)轻型阿弗他溃疡:最常见,约占本病的 80%。好发于口腔黏膜未角化或角化程度低的部位,如唇、颊、舌尖、舌缘、前庭沟等处。早期口腔黏膜充血、水肿、有灼热感,随即出现单个或多个粟粒大小的红点或疱疹,很快破溃成圆形或椭圆形溃疡,直径为 2～4 mm,具有"红、黄、凹、痛"特征,即周围红晕、表面覆以灰黄色假膜、中央稍凹陷、有明显的烧灼痛。遇刺激而疼痛加剧,影响患者说话与进食。经 7～10 天溃疡面假膜消失,出现新生上皮,溃疡底变平,疼痛减轻,愈合后不留疤痕,具有不治而愈的自限性。反复发作,间歇期长短不一,因人而异,一般无明显全身症状。

(2)重型阿弗他溃疡:又称腺周口疮。此型是复发性口腔溃疡中较严重的一型。溃疡常单个发生,初起时溃疡与轻型口疮相同,但其直径逐渐扩大,直径为 10～30 mm,并向深层发展,累及黏液腺,形成中央凹陷、边缘不规则而隆起的"弹坑状"损害。溃疡呈紫红色或暗红色,有剧烈疼痛,并伴有发热、局部淋巴结肿大等全身症状。病程长,可持续数月之久,也有自限性,愈后有疤痕。

(3)疱疹样阿弗他溃疡:又称阿弗他口炎。溃疡小而多,散在分布在黏膜任何部位,直径小于 2 mm,数目多,可达数十个之多,似"满天星"。邻近溃疡可融合成片,黏膜充血,疼痛剧烈,可伴有头痛、低热、全身不适和颌下淋巴结肿大。有自限性,预后不留瘢痕。

3.心理-社会状况　复发性阿弗他溃疡因溃疡出现此起彼伏,新旧交替地反复发作,一般虽然没有明显的全身症状和体征,但溃疡发作期间,咀嚼使疼痛加剧,患者常惧怕进食,自感十分痛苦,迫切要求治疗。重型阿弗他溃疡因溃疡大而深,愈合慢,患者担心患口腔癌,表现出恐惧心理。

【治疗要点】

1.消炎防腐　①局部用口腔溃疡药膜(由抗生素、激素、止痛药等组成)贴敷,一日数次。也可用 1%～2% 龙胆紫溶液或 2.5% 金霉素甘油糊剂涂布。②中药散剂局部敷撒,常用养阴生肌散、锡类散、冰硼散等。③单个溃疡用 10% 硝酸银溶液或 50% 三氯醋酸溶液等烧灼。烧灼时应隔离唾液、压舌,切勿使药液超出溃疡面,以免伤及周围正常黏膜。

2.止痛　常用 0.5% 盐酸达克罗宁溶液或 1% 丁卡因溶液在疼痛难忍和进食前用棉签涂布溃疡面,可迅速麻醉止痛。

3.全身治疗　对于严重患者,可使用糖皮质激素。对免疫功能减退者,可选用转移因子。适当补充维生素 C 和复合维生素 B。

**【常见护理诊断/问题】**

1. 疼痛　与口腔黏膜病损、进食刺激有关。

2. 口腔黏膜受损　与病损有关。

3. 焦虑　与反复发作、进食疼痛有关。

4. 吞咽障碍　与口腔黏膜病损疼痛有关。

5. 知识缺乏　缺乏口腔溃疡病防治的相关知识。

**【护理目标】**

1. 患者疼痛消失,口腔黏膜恢复正常。

2. 患者焦虑程度减轻。

**【护理措施】**

1. 一般护理　适当休息,给予半流质、易消化饮食,禁食刺激性食物。疼痛剧烈时,可在饭前用 1% 丁卡因溶液涂布溃疡面。食物不可过热,以减轻对溃疡的刺激。

2. 用药护理　指导患者遵医嘱用药。

3. 口腔护理　嘱患者用 0.2% 氯己定溶液或 2% 硼酸溶液含漱,保持口腔清洁。

4. 心理护理　耐心解释和疏导,让患者了解本病具有自限性和复发性的特点,鼓励患者树立信心,配合治疗,消除焦虑情绪。

5. 健康教育　口腔溃疡的发生可能与失眠、疲劳、精神紧张等因素有关,故护士应鼓励患者保持良好的精神状态及生活习惯,去除精神紧张因素,提倡合理饮食和健康的生活方式,注意补充维生素和微量元素,保证充足睡眠和乐观情绪。向人群、患者和家属做好防病宣教,嘱患者进行自我调节,避免和减少诱发因素,防止复发。

**【护理评价】**

经过治疗与护理措施的实施,评价患者是否达到:疼痛消失,口腔黏膜恢复正常;焦虑程度减轻。

## 二、口腔单纯性疱疹

**口腔单纯性疱疹**(herpes simplex virus,HSV)又称疱疹性口炎,是由单纯疱疹病毒引起的口腔黏膜感染性疾病。单纯疱疹病毒对人体的感染甚为常见。疱疹可在咽喉、角膜、生殖器以及口腔周围颜面皮肤等处发生。口腔单纯性疱疹临床上可分为原发性疱疹性口炎和复发性疱疹性口炎两类。

**【病因及发病机制】**

本病主要由 Ⅰ 型单纯疱疹病毒感染引起。一般认为人类是单纯疱疹病毒的天然宿主,病毒常潜伏于正常人体细胞内。口腔、皮肤、眼、会阴、神经系统等是易受侵犯的部位。当上呼吸道感染、月经期、消化不良等机体抵抗力低下或存在局部刺激因素时,病毒可活跃繁殖,导致复发感染。传染途径为唾液、飞沫和接触传染。胎儿还可经产道传染。

【护理评估】

1. 健康史　了解患者近期有无上呼吸道感染、消化不良等导致机体抵抗力下降的诱因;是否接触过患该类疾病的患者。

2. 身体状况

(1)原发性疱疹性口炎:本病多见于6岁以下的儿童,以6个月至2岁最易发生,全身反应较重。患儿先有躁动不安、流涎、拒食、发热、头痛、啼哭等前驱期表现,2～3天后体温逐渐下降,口腔黏膜充血、水肿,并出现数目较多、成簇的小水疱,似针尖大小,水疱透明且疱壁薄,散在或成簇分布于唇、颊、舌、腭等处黏膜上,咽颊部也可发生。不久水疱破溃,形成表浅小溃疡,也可融合形成较大溃疡,上覆黄白色假膜,周围充血发红。患儿疼痛剧烈,局部淋巴结肿大、压痛。本病呈自限性,7～10天可自行愈合,不留疤痕。

(2)复发性疱疹性口炎:又称唇疱疹,常见于成年人,好发于唇红黏膜与皮肤交界处,有灼痛感、发痒、肿胀,继之出现多个成簇的水疱,直径为1～3 mm。初起时疱液透明,以后渐变混浊,最后破溃结痂。病程为1～2周,痂皮脱落,愈合后不留瘢痕,但可有色素沉着。若继发感染,可成脓疱,受影响的部位可再次复发。

(3)并发症:原发性单纯疱疹病毒感染时,在少数情况下,患儿严重营养不良,机体抵抗能力低下,病毒在体内广泛播散,可引起脑炎、脑膜炎、心肌炎、肺水肿等严重并发症。

3. 辅助检查

(1)形态学检查:涂片查找含嗜酸性包涵体的多核巨细胞。

(2)免疫学检查:可进行抗原、抗体检测。

4. 心理一社会状况　患儿常表现为躁动不安、哭闹拒食,家属也表现出烦躁及焦虑情绪,求治心切。唇疱疹虽然全身反应较轻,但口腔局部多有不适,因有反复发作的特点,患者十分苦恼。

【治疗要点】

本病尚无特殊疗法,主要是保持口腔清洁,对症和支持治疗。严禁使用皮质类固醇药物。

【常见护理诊断/问题】

1. 体温过高　与病毒感染有关。

2. 疼痛　与口腔黏膜病损、进食刺激有关。

3. 口腔黏膜受损　与病毒感染有关。

4. 焦虑　与反复发作、进食疼痛有关。

5. 吞咽障碍　与口腔黏膜病损疼痛有关。

6. 知识缺乏　缺乏对该病防治的相关知识。

【护理目标】

1. 患者疼痛缓解至消失，体温恢复正常。

2. 患者口腔黏膜溃疡愈合，不发生继发感染。

【护理措施】

1. 一般护理　让患者充分休息，给予高热量、易消化的流质或软食，餐后清洁口腔，注意保持口腔卫生，去除局部刺激因素。进行必要的隔离，避免与他人接触。

2. 用药护理　①局部用5%金霉素甘油糊剂或5%四环素甘油糊剂涂擦，起防腐消炎作用。用葡萄糖酸氯己定片、溶菌酶片、华素片等含化。也可用氦氖激光照射，有止痒、镇痛、收敛、缩短疗程的作用。指导患者饭前可用1%~2%普鲁卡因溶液含漱或0.5%达克罗宁、1%丁卡因溶液涂敷创面，起暂时止痛的作用，便于进食。②全身应用阿昔洛韦、利巴韦林、聚肌胞等抗病毒药物，同时给予大剂量的维生素C和复合维生素B，必要时静脉输液，维持体液平衡。

3. 口腔护理　用0.2%氯己定溶液、复方硼酸溶液、0.1%依沙吖啶溶液漱口，既保持口腔清洁，又对Ⅰ型单纯疱疹病毒有抑制作用。

4. 心理护理　对患儿家属进行心理安慰，让其了解疾病的发病原因及注意事项，认真按医嘱用药，以缩短疗程，促进病变愈合。

5. 健康教育　让患者及患者家属了解疾病的发病原因及预防措施，平时注意体育锻炼，增强体质，预防感冒。积极治疗消化系统疾病，保持口腔卫生。

【护理评价】

经过治疗与护理措施的实施，评价患者是否达到：疼痛缓解至消失，体温恢复正常；口腔黏膜溃疡愈合，不发生继发感染。

## 三、口腔白色念珠菌病

**口腔白色念珠菌病**（oral candidiasis）是真菌感染所引起的口腔黏膜病，可发生于任何年龄，多发于哺乳期婴幼儿及体弱儿童，亦称雪口病或鹅口疮，是一种口腔黏膜的传染性疾病。近年来，由于广谱抗生素和免疫抑制剂在临床上的广泛应用，发生菌群失调或免疫能力下降，被真菌感染者日益增多，口腔黏膜念珠菌病的发生率也相应增高。

【病因及发病机制】

病原菌为白色念珠菌，此菌广泛分布于自然界，存在于正常人的口腔、肠道、阴道、皮肤等处，并不致病。在某些诱因的影响下，则出现病变。当宿主防御功能降低、口腔不洁、全身大量长期应用广谱抗生素及免疫抑制剂导致菌群失调时，该菌大量繁殖而致病。婴儿常是在分娩过程中为阴道白色念珠菌感染或通过被白色念珠菌污染的哺乳器及母亲乳头感染而致病。内分泌紊乱、维生素或叶酸缺乏也可诱发本病。

【护理评估】

1. 健康史　了解患者的健康状况，是否患有慢性疾病及长期大量使用抗生素、免疫抑制的病史；询问患儿母亲的身体状况及哺乳卫生情况。

2. 身体状况　本病以婴儿最多见，好发于颊、舌、软腭、唇、口底等黏膜处。损害区黏膜充血，分散出现微凸的、色白如雪的柔软斑点，随后融合成白色或蓝色丝绒状斑片，斑片继续相互融合成大的白色凝乳状斑块。斑块略为凸起，附着不十分紧密，稍用力擦除，可见其下是潮红溢血的创面，不久又会有新的白色丝绒状斑片形成。患儿常烦躁不安、啼哭、拒食，偶有低热，全身反应一般较轻。少数病例可向咽、喉、食管、支气管等处蔓延，引起念珠菌食管炎或肺念珠菌病，出现呼吸、吞咽困难等危重现象。成人所患称为念珠菌性口炎，其病变处有假膜存在，并伴有口角炎，有时主要表现为黏膜充血糜烂及舌背乳突呈团块萎缩，味觉消失，口腔干燥，黏膜灼痛。

3. 辅助检查　涂片或培养时，显微镜下可见致病菌丝和孢子。

4. 心理—社会状况　患儿出现烦躁不安、啼哭和拒食，家属也表现烦躁及焦虑，求治心切。

【治疗要点】

1. 全身症状较轻或无全身症状者，局部使用2％～4％碳酸氢钠溶液擦拭口腔，病区清洗后局部涂抗真菌药。

2. 感染较重，伴有发热者，可采用对症支持治疗，全身给予抗真菌药物。

【常见护理诊断/问题】

1. 口腔黏膜受损　与真菌感染有关。

2. 吞咽困难　与口腔损害及波及喉部有关。

3. 知识缺乏　缺乏婴幼儿保健知识和疾病预防相关知识。

【护理目标】

1. 患者口腔黏膜恢复正常。

2. 患儿家属和患者能陈述疾病的预防知识。

【护理措施】

1. 一般护理　消除致病因素，增强机体免疫能力。长期使用激素或抗生素者，应停药或调整用药，婴儿应保持喂奶卫生。

2. 用药护理 指导患儿家属在哺乳前用 2%～4% 碳酸氢钠溶液洗涤患儿口腔,以消除能分解产酸的残留凝乳或糖类,使口腔呈碱性环境,以抑制白色念珠菌的生长繁殖。患处清洗后,涂 0.05% 甲紫液或制霉菌素液,每天 3～4 次。局部也可用 1% 克霉唑溶液、0.2% 氯已定溶液、2% 硼酸溶液清洗口腔或含漱。重症患者遵医嘱全身给予抗真菌药物,如制霉菌素、咪康唑、酮康唑等。婴幼儿要注意防止脱水。

3. 口腔护理 保持口腔清洁卫生,指导患者及家属漱口及擦洗口腔。

4. 健康教育 让患者家属了解疾病的发病原因及预防措施。经常用温开水洗涤婴幼儿口腔,哺乳期间注意妇幼卫生,常用温开水洗涤婴幼儿口腔,哺乳用具应煮沸消毒并保持干燥。母亲乳头在哺乳时最好用 1:5000 盐酸氯已定溶液清洗,再用冷开水冲净。儿童在冬季宜防止口唇干燥,以免发生皲裂。长期使用抗生素与免疫抑制剂者,应警惕白色念珠菌感染的发生,必要时考虑停药。

【护理评价】

通过治疗与护理措施的实施,评价患者是否达到:患者口腔黏膜恢复正常;患儿家属或成人患者能陈述疾病的预防知识。

## 复习思考题

1. 患者,女,21 岁,咬苹果和馒头时牙龈出血半年余。检查:下前牙舌侧牙石(＋＋),其他牙石(＋),牙龈缘色红,龈缘及龈乳头圆钝。探诊出血较明显,探诊深度 3 mm,未见牙龈退缩。

请问:

(1) 该患者主要的护理诊断有哪些?

(2) 请为该患者制订一个详细的护理计划。

2. 患者,男,55 岁。近 1 年来时常牙龈刷牙时出血,有口臭。近 1 个月来下前牙处有脓溢出,要求诊治。询问患者否认重大疾患史(无高血压心脏病史),否认血液疾病史。检查:右下 12 左下 12 排列不齐,牙石 2 度,牙龈红肿,轻探出血,牙周袋深 4～5 mm 内有脓液,探之根面粗糙有牙石。松动 1 度。X 线检查水平吸收达根长 1/3 左右。诊断:右下 12 左下 12 成人牙周炎(慢性牙周炎)。

请问:

(1) 请为该患者制订一个治疗计划。

(2) 如何对患者进行口腔卫生宣教?

(李火把)

# 第二十一章 口腔颌面部外科常见疾病患者的护理

> **学习目标**
> 1. 掌握口腔颌面部外科常见疾病的护理评估及护理措施;掌握口腔颌面部损伤的特点、急救、分类与护理;掌握牙拔除术患者的护理。
> 2. 熟悉口腔颌面部外科常见疾病的治疗要点。
> 3. 了解口腔颌面部外科常见疾病的病因及发病机制。
> 4. 能运用护理程序为患者实施整体护理。

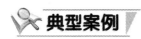

患者,男,23岁。主诉右下后牙胀痛3天,伴张口受限1天。3天前患者自觉右下后牙胀痛,后渐有咀嚼及吞咽时疼痛加重等症状,1天前出现张口受限,无冷热刺激痛及牙齿浮出感。检查双侧面部对称,右面部嚼肌区无红肿热痛,张口度一指。48近中阻生,周围软组织及牙龈发红,水肿明显,龈瓣边缘糜烂,触痛明显,龈瓣内有脓溢出。

问题:
1. 该患者患何种疾病?诊断依据是什么?
2. 该患者存在哪些护理诊断/问题?
3. 对患者采取哪些护理措施?

## 第一节 口腔颌面部感染患者的护理

**感染**(infection)是指由各种生物性因子在宿主体内繁殖及侵袭,在生物因子与宿主相互作用下,导致机体产生以防御为主的一系列全身及局部组织反应的疾患。

口腔颌面部位于消化道与呼吸道的起端,通过口腔和鼻腔与外界相通。由于口腔、鼻腔、鼻窦的腔隙,牙、牙龈、扁桃体的特殊解剖结构和这些部位的温度、湿度均适宜于细菌的寄生与繁殖,因此,有大量的微生物存在。此外,颜面皮肤的毛囊、汗腺与皮脂腺也是细菌最常寄居的部位,当这些部位遭受损伤、手术或全身抵抗力下降等因素影响时,均可导致正常微生物生态失调的内源性或外源性感染的发生。颜面及颌骨周围存在较多相互连通的潜在性筋膜间隙,其间隙含疏松的蜂窝结缔组织,形成感染易于蔓延的通道,加之颜面部血液循环丰富,鼻唇部静脉又无瓣膜,致使在鼻根至两侧口角区域内发生的感染易向颅内扩散,而被称为面部的"危险三角区"。

面颈部具有丰富的淋巴结,口腔、颜面及上呼吸道感染可顺相应淋巴引流途径扩散,发生区域性的淋巴结炎。特别是儿童淋巴结发育尚不完善,感染易穿破淋巴结被膜,形成结外蜂窝织炎。

1. 口腔颌面部感染的途径

(1)牙源性:病原菌通过病变牙或牙周组织进入体内发生感染者,称为牙源性感染。牙在解剖结构上与颌骨直接相连,牙髓及牙周感染可向根尖、牙槽骨、颌骨以及颌面部间隙扩散。由于龋病、牙周病、智齿冠周炎均为临床常见病,故牙源性途径是口腔颌面部感染的主要来源,也是颌面部特有的感染途径。

(2)腺源性:面颈部淋巴结可继发于口腔、上呼吸道感染,引起炎症改变;淋巴结感染又可穿过淋巴结被膜向周围扩散,尤其是儿童淋巴结结构发育不完善,被膜不完整,感染易向外扩散而引起筋膜间隙的蜂窝织炎。

(3)损伤性:继发于损伤后,细菌由损伤的皮肤、黏膜及拔牙创伤等进入而引起感染。

(4)血源性:机体其他部位的化脓性病灶通过血液循环形成的口腔颌面部化脓性病变。

(5)医源性:医务人员行局部麻醉、手术、穿刺等操作未严格遵守无菌操作原则造成的继发性感染称为医源性感染。

2. 病原菌　口腔颌面部感染常由金黄色葡萄球菌、溶血性链球菌、大肠杆菌及厌氧菌引起,最多见的是需氧菌与厌氧菌的混合感染。

口腔内的正常菌群或外来病原菌的污染,不一定都会发生感染,只有当人体局部或全身的防御功能减弱,或病原菌数量、毒力过大时才会发病。感染的发生一方面取决于细菌的种类、数量和毒力;另一方面还取决于机体的抵抗力、易感性、患者的年龄、营养状况,以及感染发生部位的解剖特点、局部血液循环状况等因素的影响。急性感染发生后,若机体抵抗力强,并得到及时合理的治疗,则感染可被局限,通过自行吸收或形成脓肿引流后痊愈。当机体抵抗力与病原菌毒力处于相持之势,或处理不当时,则感染可转为慢性过程。如细菌毒力超过人体抵抗力,或抗菌药物使用不力或无效时,感染可向周围组织蔓延,并通过淋巴管及血液循环扩散,引起淋巴管炎、淋巴结炎或发生败血症等。

3. 口腔颌面部感染的临床表现

(1) 局部表现：急性期局部表现为红、肿、热、痛和功能障碍，相应区域淋巴结肿痛，波及咀嚼肌可出现张口受限。如病变位于口底、咽旁，可影响进食、发音及吞咽。当急性炎症局限后，可形成脓肿。浅部脓肿，触诊局部有波动感；深部脓肿，触诊有凹陷性水肿。慢性期局部形成较硬的炎性浸润块，并出现不同程度的功能障碍。有的脓肿形成未及时治疗而自行破溃，可形成长期排脓的窦道。

(2) 全身表现：急性炎症依细菌毒力及机体抵抗力不同而有差异，主要症状有畏寒、发热、头痛、全身不适、乏力、尿量少、舌质红、脉速等。病情重、时间长者，由于代谢紊乱，可导致水电解质平衡失调、酸中毒，甚至肝、肾功能障碍。严重感染者，可伴有败血症或脓毒血症。慢性炎症患者多表现为局部炎症久治不愈，长期排脓或反复发作，有持续低热。因长期处于慢性消耗状态，患者可出现全身衰弱及营养不良，有不同程度的贫血。

(3) 实验室检查：可见白细胞总数增高，中性粒细胞比例上升，核左移。病情重而时间长者，由于代谢紊乱，可出现酸中毒，肝、肾功能障碍。

4. 口腔颌面部感染的治疗　口腔颌面部感染的治疗从全身和局部两方面考虑，轻度感染仅用局部疗法即能治愈。

(1) 局部治疗：保持局部清洁，减少局部活动度，避免不良刺激，特别对面部疖、痈应严禁挤压，以防感染扩散。可局部外敷中草药，如六合丹、金黄散等。

(2) 手术治疗：①脓肿切开引流术：炎性病灶已化脓并形成脓肿或脓肿已自行破溃而引流不畅时，应进行切开或扩大引流术。②消除病灶：由牙源性感染引起的炎症治疗好转后，应拔除病灶牙，否则炎症易反复发作。颌骨骨髓炎在急性期好转后，应及早进行死骨及病灶清除术。

(3) 全身治疗：口腔颌面部感染并发全身中毒症状，如发热、寒战、白细胞计数明显升高时，都应在局部处理的同时，全身给予支持治疗。维持水、电解质平衡，以减轻中毒症状，并及时有针对性地给予抗菌药物。

对已发生败血症、海绵窦血栓性静脉炎、全身其他脏器继发性脓肿形成、中毒性休克等严重并发症时，更应早期及时进行全身治疗。

通过抗菌药物的治疗，可以达到消灭致病微生物的目的，但应根据抗菌谱有计划性地选择药物，防止遇到感染即用广谱抗生素的倾向。用药前尽可能明确病原菌并进行药敏试验，以免细菌产生耐药性及菌群失调。

# 一、冠周炎

**冠周炎**(pericoronitis)又称为智齿冠周炎，是指智齿（第三磨牙）萌出不全或阻生时牙冠周围软组织发生的炎症。临床上以下颌智齿冠周炎多见，上颌第三磨牙冠周炎发生率较低，且临床症状较轻，并发症少，治疗相对简单。本部分主要介绍下颌智齿冠周炎。

**【病因及发病机制】**

人类种系演化过程中,随着食物种类的变化,带来咀嚼器官的退化,造成下颌骨的牙槽骨长度与下颌牙列的位置不相适应,致使第三磨牙萌出受阻,而远中牙龈瓣未能及时退缩,与覆盖下的牙冠间形成较深的盲袋,有利于食物残渣的潜藏和细菌的滋生,加上来自咀嚼的机械性损伤,使龈瓣及附近组织易受感染。当机体抵抗力下降,局部细菌毒力增强时,可引起冠周炎急性发作。智齿冠周炎主要发生在18~30岁智齿萌出期的青年人和萌出不全阻生智齿的患者。

**【护理评估】**

1.健康史 评估发病年龄,疼痛时间、部位、伴随症状等。

2.身体状况

(1)症状:智齿冠周炎常以急性炎症出现。初期一般无明显的全身反应,患者自觉患侧磨牙后区胀痛不适,当进食咀嚼、吞咽、开口活动时疼痛加重。病情继续发展,局部可呈自发性跳痛,并可反射至耳颞区,炎症侵及咀嚼肌时则开口受限。如炎症未得到及时控制,则全身症状逐渐明显,可出现发热、畏寒、头痛等症状。

(2)体征:口腔局部检查多数患者可见下颌智齿萌出不全,冠周软组织红肿、糜烂、触痛明显。探针可探及阻生牙并可从龈瓣内压出脓液。病情严重者可形成脓肿或感染向邻近组织扩散,患侧颌下淋巴结肿胀、压痛。

3.辅助检查 X线拍片检查牙龈内部牙齿状况。

4.心理-社会状况 发病初期症状轻微,常被患者忽视而延误及时治疗,当出现严重症状后才急于就诊。此时,炎症已发展,甚至出现严重的并发症。患者因疼痛、张口受限、进食困难而感到十分痛苦和焦虑。阻生牙需拔除时,患者惧怕手术疼痛而产生恐惧心理。

**【治疗要点】**

1.局部治疗 保持局部清洁,减少局部活动度,避免不良刺激。

2.手术治疗 ①脓肿切开引流术:炎性病灶已化脓并形成脓肿,应进行切开或扩大引流术。②消除病灶:炎症反复发作者,应拔除病灶牙。

3.全身治疗 并发全身中毒症状,如发热、寒战、白细胞计数明显升高时,应在局部处理的同时,全身给予支持治疗。维持水、电解质平衡,以减轻中毒症状,并及时有针对性地给予抗菌药物。

**【常见护理诊断/问题】**

1.疼痛 与牙冠周围急性感染有关。

2.语言沟通障碍 与疼痛、张口受限而致交流障碍有关。

3.潜在并发症 如颌面部间隙感染。

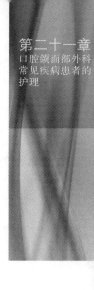

4.知识缺乏　缺乏疾病早期诊断和及时治疗的相关知识。

【护理目标】

1.患者疼痛减轻至消失。

2.患者顺利康复,不发生并发症。

3.患者了解冠周炎及时治疗的重要性。

【护理措施】

1.局部冲洗　协助医师对冠周炎龈袋用3%过氧化氢溶液和生理盐水反复冲洗,直到溢出液清亮为止。局部用探针蘸取碘甘油或碘酚送入龈袋内,每日1～3次,疗效良好。

2.保持口腔清洁　用温热盐水或含漱剂漱口,每日数次。

3.切开引流　如龈瓣附近脓肿形成,协助医生及时切开引流。

4.全身支持疗法　局部炎症及全身反应较重者,按医嘱使用抗生素。嘱患者注意休息,进食流质,不吃刺激食物,治疗期戒烟戒酒。

5.龈瓣切除　急性炎症消退后,对有足够萌出位置且牙位正常的智齿,协助医生在局麻下切除智齿冠周龈瓣,以消除盲袋。

6.健康教育　因冠周炎可能引起颌面部间隙感染,也可能成为其他全身性疾病的病灶,因此,应向患者宣传冠周炎的发病原因及早期治疗的重要性,对无保留价值的阻生牙、病灶牙,待急性炎症消退后应及时拔除,防止复发。

【护理评价】

通过治疗与护理措施的实施,评价患者是否达到:疼痛减轻至消失;顺利康复,不发生并发症;了解冠周炎及时治疗的重要性。

## 二、颌面部蜂窝织炎

**颌面部蜂窝织炎**(cellulitis of maxillofacial regions)是颜面、颌周及口咽区软组织化脓性炎症的总称。在正常的颌面部解剖结构中,存在着潜在的彼此相连的筋膜间隙,各间隙内充满着脂肪或疏松结缔组织。根据解剖结构和临床感染常出现的部位,将其分为不同名称的间隙,如眶下间隙、咬肌间隙、咽口间隙、口底间隙、翼下颌间隙、颊间隙等。当感染发生时,结缔组织溶解后,炎症产物充满筋膜间隙,故此类炎症又称间隙感染。炎症可以局限于一个间隙内,亦可波及相邻的几个间隙,形成弥散性蜂窝织炎或脓肿,甚至可沿神经、血管扩散,引起海绵窦血栓静脉炎、脑脓肿、败血症等严重并发症。

【病因及发病机制】

颌面部蜂窝织炎均为继发感染,最常见为牙源性感染,如下颌第三磨牙冠周炎、根尖周炎等;其次是腺源性感染,多见于幼儿。外伤及血源性感染少见。病原菌以葡萄球菌和链球菌为主，多为混合感染，厌氧菌所致较少。

【护理评估】

1. 健康史　仔细询问病史，了解患者是否存在未经彻底治疗的牙病史。

2. 身体状况　常表现为急性炎症过程，根据感染的性质、途径、部位不同而表现出不同的症状及体征。一般局部表现为红、肿、热、痛、功能障碍等，重者出现高热、寒战。因感染部位不同，可有其他特殊表现。如咀嚼肌受累，可出现张口受限，进食困难。炎症侵及喉头、咽旁、口底，可引起局部水肿，使咽腔缩小或压迫气管，造成不同程度的呼吸和吞咽困难。如眶下间隙感染，出现眶下区剧痛、下睑水肿、睑裂变窄、鼻唇沟消失。腐败坏死性感染，局部红、热不明显，但有广泛性水肿，全身中毒症状严重，或出现严重并发症。浅层间隙感染，炎症局限时可扪及波动感；深层间隙感染，则局部有凹陷性水肿及压痛点。穿刺抽脓检查，腐败坏死性感染脓稀薄、污黑且常有恶臭；化脓性感染脓液呈黄色或粉红色。

3. 辅助检查　实验室检查可见白细胞计数明显升高或出现中毒颗粒。

4. 心理-社会状况　蜂窝织炎所致局部及全身症状严重，患者对疾病的预后十分担忧，感到紧张及焦虑，常常表现出烦躁不安、失眠、沉默或多语，此时特别需要亲人的安慰和细心的照顾。

【治疗要点】

1. 局部治疗　局部避免不良刺激，尽量减少咀嚼、说话等局部活动。炎症初期主要是消肿、散瘀、止痛，可外敷六合丹、抑阳散、金黄散等。脓肿形成后，应及时切开排脓，局部及全身症状可迅速好转。对脓肿较深的间隙，尽可能采用颌下切口。此外，局部也可以辅以理疗、热敷等。

2. 全身治疗　根据局部及全身症状，选择适当的抗生素。还要注意加强全身营养与支持疗法。牙源性感染引起的炎症好转后，应处理病源牙，以防复发。

【常见护理诊断/问题】

1. 疼痛　与感染引起局部肿胀、组织受压有关。
2. 体温升高　与急性炎症有关。
3. 焦虑　与症状严重而致全身不适及担心预后不佳有关。
4. 潜在并发症　如海绵窦血栓静脉炎、脑脓肿、败血症等。

【护理目标】

1. 患者原有症状减轻，体温恢复正常。
2. 患者能表述焦虑原因，积极配合治疗。
3. 患者没有发生并发症或及时诊治。

【护理措施】

1. 心理护理　耐心向患者解释病情及治疗计划，减轻紧张情绪，鼓励患者说出心理感受,消除焦虑感。

2. 注意休息　为患者提供安静舒适的休息环境。急性期感染严重者应卧床休息,注意静养,尽量少说话,减少活动,避免不良刺激。

3. 病情观察　注意生命体征的变化,严密观察局部及全身症状。对于有脓肿形成者,护士应协助医师切开引流。如肿胀严重引起呼吸困难者,必要时可行气管切开术。

4. 治疗护理　遵医嘱给予止痛剂、镇静剂,应用抗生素治疗原发病灶。对于病情严重者,给予全身支持疗法、输血输液、维持电解质平衡。因患者服用抗生素量较大,要注意观察用药后的反应。

5. 饮食护理　给予高营养、易消化的流质饮食,张口受限者采用吸管进食。

6. 口腔护理　病情轻者,嘱其用温盐水或漱口液漱口;病情重者进行口腔护理,用3%过氧化氢溶液清洗。

7. 去除病因　感染控制后,嘱患者及时治疗病灶牙,对不能保留的患牙及早拔除。

【护理评价】

通过治疗与护理措施的实施,评价患者是否达到:原有症状减轻,体温恢复正常;焦虑情绪缓解;无并发症出现。

## 三、颌骨骨髓炎

**颌骨骨髓炎**(osteomyelitis of the jaws)是由细菌感染以及物理或化学因素使颌骨产生的炎性病变。它并不只是限于骨髓腔内的炎症,而是指包括骨膜、骨皮质、骨髓及其中的血管、神经等整个骨组织发生的炎症过程。根据颌骨骨髓炎的病理特点及致病因素不同,可分为化脓性颌骨骨髓炎与特异性颌骨骨髓炎,另外还有物理性(放射线)及化学性因素引起的颌骨骨髓坏死而继发感染的骨髓炎。临床上以牙源性感染引起的化脓性颌骨骨髓炎最为多见。近年来由于颌面部肿瘤放射治疗的广泛应用,放射性骨髓炎有增多趋势。本节重点介绍化脓性颌骨骨髓炎。

【病因及发病机制】

化脓性颌骨骨髓炎多发生于青壮年,病原菌主要为金黄色葡萄球菌及其他化脓菌,常见混合性细菌感染。感染途径主要为牙源性感染,约占化脓性颌骨骨髓炎的90%,多发生在下颌,常由急性根尖周炎、牙周炎、智齿冠周炎发展而来。外伤后继发骨髓炎或急性血源性感染所致者较少见。

【护理评估】

1. 健康史　评估患者是否有急性根尖周炎、牙周炎、智齿冠周炎等相关疾病。

2. 身体状况　化脓性颌骨骨髓炎一般均由急性转为慢性，最后形成死骨。炎症可以是小范围的，也可以扩大波及一侧下颌骨，甚至整个下颌骨均受累。炎症如从骨髓向四周发展，破坏颌骨，称为中央性颌骨骨髓炎；由骨膜下脓肿损害骨皮质，称为边缘性颌骨骨髓炎。如病情未得到及时控制，少数亦可发展至破坏整块颌骨。

(1)中央性颌骨骨髓炎：按临床发展过程分为急性期与慢性期。①急性期：由于细菌的毒性、全身状态、炎症发展的严重程度与病变范围不同，临床表现也有明显差异。感染初期炎症局限于牙槽骨或颌骨体部的骨髓腔内，因炎症被致密骨板包围，不易向外扩散，故患者感病变区牙剧烈疼痛，并沿三叉神经分布区放射。牙松动，不能咀嚼。如果炎症未得到及时控制，则受累区牙龈丰满，面颊肿胀。如脓液穿破骨壁得到引流，炎症可逐渐减轻，否则，骨髓腔内的炎症发展扩散，可形成弥漫性骨髓炎。下颌中央性颌骨骨髓炎可沿下牙槽神经管扩散，波及下牙槽神经时下唇麻木，咀嚼肌受累则张口受限，重者伴发多间隙感染。②慢性期：常为急性期的延续。急性期如未得到及时、合理、彻底的治疗，即进入慢性期。此时患者全身及局部症状缓解，口内或颌面部皮肤形成多数瘘孔并长期流脓，有时混杂有小块死骨。如有大块死骨形成，可发生病理性骨折，出现咬合错乱及面部畸形。若死骨不清除，病变可持续数月至数年，一旦瘘管阻塞，炎症又可急性发作。

(2)边缘性颌骨骨髓炎：多见于青年人，好发于下颌支，其感染来源与中央性一样，多为牙源性感染，其中又以下颌智齿冠周炎最为多见。边缘性颌骨骨髓炎也有急性和慢性之分，病变也可以是局限型或弥散型。急性期临床特点与颌周间隙感染相似。如未得到及时的治疗，病变继续发展而转入慢性期。慢性期出现骨膜溶解，骨皮质脱钙疏松并有小块死骨形成。腮腺嚼肌区炎性浸润出现硬块，轻微压痛，凹陷性水肿和张口受限，患者进食困难。全身症状较轻，可有长期排脓的瘘孔，探诊骨面粗糙。瘘孔阻塞时，炎症可急性发作。炎症发展至骨髓腔时，感染可在骨髓腔内扩散，可并发中央性颌骨骨髓炎，且有大块死骨形成。

3. 辅助检查　中央性颌骨骨髓炎进入慢性期后，X线片可见病变区骨质疏松，骨密质破坏。2～3个月后，显示骨破坏局限，有死骨形成，与周围骨质分界清楚或伴病理性骨折；边缘性颌骨骨髓炎慢性期与周围骨无明显分界。下颌支后前位X线片可见骨皮质不光滑，或有小片死骨形成。

4. 心理－社会状况　急性颌骨骨髓炎一般都来势迅猛，病情严重。一旦患了此病，患者及家属均感紧张，手足无措，对疾病的预后十分担忧。慢性颌骨骨髓炎因病程迁延，时好时坏，患者对治疗缺乏信心。如果发生病理性颌骨骨折，出现咬合错乱和面部畸形，由此将导致患者自我形象紊乱，产生自卑心理，严重影响其正常生活及社会交往。

【治疗要点】

急性颌骨骨髓炎的治疗与颌面部间隙感染相同,全身支持并给予足量、有效的抗生素后,配合必要的外科手术,如及时切开引流、拔除病源牙。

慢性颌骨骨髓炎时应努力改善机体状况,保持引流通畅,及时拔除病源牙,彻底清除病灶、刮治或摘除死骨。

及时治疗冠周炎、尖周炎等牙源性感染,对预防发生颌骨骨髓炎有积极意义。如已形成骨髓炎,在急性期应予彻底治疗,以免转为慢性。

【常见护理诊断/问题】

1. 疼痛　与炎症被致密骨板包围,不易向外扩散有关。
2. 体温过高　与感染有关。
3. 焦虑　与病程长、经久不愈,担心预后不佳有关。
4. 营养失调　低于机体需要量与感染造成机体消耗增加及摄入不足有关。

【护理目标】

1. 患者原有症状缓解或消失,不适感降低。
2. 患者焦虑情绪减轻,能积极配合治疗。
3. 患者体温恢复正常。
4. 患者摄入量能满足机体基本需要。

【护理措施】

1. 注意休息　为患者提供安静舒适的环境,保证患者有足够的休息及睡眠。
2. 治疗护理　根据临床反应、细菌培养及药物敏感试验结果,遵医嘱使用足量的抗生素,控制感染。进行引流的患者密切观察引流量及脓液性质。需进行手术治疗者,按照手术常规进行护理。
3. 饮食护理　进食营养丰富的流质或软食,对张口受限的患者应给予管饲进食,保证营养供给。高热失水者应给予静脉补液,维持水电解质平衡。
4. 口腔护理　对因病理性骨折或摘除死骨术后用钢丝或夹板固定颌骨的患者,做好口腔护理。可采用加压冲洗法,即用吊筒盛温生理盐水或1∶5000呋喃西林溶液,将冲洗头放入口内,边冲洗边用吸引器吸出冲洗液,以达到彻底清洁口腔的目的。
5. 物理疗法　急性炎症初期,用超短波治疗能缓解疼痛,消除肿胀。术后患者可配合理疗及热敷,可改善局部血运及张口度,加速创口愈合。
6. 心理护理　与患者及家属进行积极的交流与沟通,鼓励患者说出心理感受,了解家庭系统对患者心理的影响。对焦虑的患者进行疏导,介绍认识患同种疾病的恢复期患者,利用现身说法增强患者的信心,恢复自信,积极配合治疗。
7. 出院指导　结扎丝及夹板去除后,告诉患者逐渐练习张闭口运动,直至功能恢复。练习时要有耐心和毅力。勿吃坚硬食物,保证营养摄入,以利于身体恢复。

【护理评价】

通过治疗与护理措施的实施,评价患者是否能够达到:原有症状缓解或消失,不适感降低;焦虑情绪减轻,能积极配合治疗;体温恢复正常;摄入量能满足机体基本需要。

### 四、面部疖痈

面部皮肤是人体毛囊及皮脂腺、汗腺最丰富的部位之一,又是人体长期暴露的部分,易致细菌感染。单个毛囊及附件的急性化脓性炎症者称疖(furuncle),其病变局限于皮肤浅层组织。相邻多个毛囊及其附件同时发生急性化脓性炎症者称痈(carbuncle),其病变波及皮肤深层毛囊间组织时,可沿筋膜浅面扩散波及皮下脂肪层,造成较大范围的炎性浸润或组织坏死。

【病因及发病机制】

病原菌主要为金黄色葡萄球菌。正常的毛囊及附件常有细菌存在,但只有在局部因素影响或全身抵抗力下降时,细菌才大量繁殖引起感染。皮肤不洁或剃须等原因引起皮肤的损伤,均可成为局部诱因;全身衰竭,患消耗性疾病或糖尿病的患者,也易发生疖痈。

【护理评估】

1. 健康史　仔细询问病史,了解患者是否患消耗性疾病、全身衰竭或糖尿病;有无皮肤不洁或剃须等导致皮肤损伤的情况;了解诊治过程,询问患者有无搔抓、挤压、热敷等局部不当的处理措施。

2. 身体状况　疖初起为皮肤上出现红、肿、热、痛的小硬结,呈锥形隆起,有触痛。2～3天内硬结顶部出现黄白色脓头,周围为红色硬盘。患者自觉局部瘙痒、烧灼感及跳痛,以后脓头破溃,脓液排出后症状减轻,炎症逐渐消退,创口愈合。

痈多发生于成年人,以上唇痈多见。发病初期,局部即出现稍隆起的紫红色浸润区,质地坚硬,界限不清。感染可波及深层筋膜及肌组织,在皮肤及口唇黏膜中出现多数脓头,继而中央部坏死、溶解、塌陷,状似蜂窝。唇痈患者因唇部极度肿胀、疼痛、张口受限而致进食、语言困难。局部区域淋巴结肿大,全身中毒症状明显,如畏寒、高热、头痛、食欲减退等。痈较疖更易伴发颅内海绵窦静脉炎、败血症、脓毒血症及中毒性休克和水电解质紊乱,从而导致较高的死亡率。

3. 辅助检查　实验室检查可见白细胞计数及中性粒细胞比例升高。脓液培养可明确致病菌种类。

4. 心理-社会状况　当面疖痈发生于年轻患者时,常认为影响到自己的面容，妨碍其社会交往。个别患者为使其尽快消除，擅自采用不正确的处理方法，如挤压、烧灼等，这样往往会导致炎症扩散，甚至产生严重并发症。

【治疗要点】

1. 手术治疗　适用于疖与痈的脓肿形成期。根据脓肿的大小选择恰当的切开方式。较小的疖肿，可以在局部浸润麻醉下切开脓腔，放出脓液，内置纱条引流。对于较大、较深的痈，最好在静脉全麻下切开脓腔，根据脓肿大小给予"一"字、"十"字切开，注意探查并开放一切潜在的脓腔，清除坏死组织及脓液，内置红粉纱条，以化腐提脓引流。

2. 药物治疗　全身支持治疗，并合理、正确地使用抗生素，控制感染。

【常见护理诊断/问题】

1. 潜在并发症　如败血症或脓毒血症。

2. 体温过高　与感染导致全身中毒反应有关。

3. 知识缺乏　缺乏对疖痈的正确处理方法及面部解剖生理特点的相关知识。

【护理目标】

1. 患者症状消失，体温恢复正常，不发生并发症。

2. 患者能自述疖痈的正确处理方法，了解面部解剖特点与疾病的关系。

【护理措施】

面部疖痈的治疗采用局部和全身治疗相结合的方法。护理配合如下：

1. 疖初起时局部可用 2% 碘酊涂擦患处，每日一次，并保持局部清洁。痈的局部用 3% 高渗盐水或含抗生素的盐水纱布在患处持续湿敷，可促进早期痈的局限、软化和穿破。同时可局部外敷中药，如六合丹等。

2. 面部疖伴有蜂窝织炎和面痈患者给予全身抗菌药物治疗，最好进行药敏试验，以便选择正确的抗生素。治疗过程中，密切观察患者生命体征的变化及药物疗效。

3. 重症患者加强全身支持疗法，遵医嘱输液或小量输血，加强营养。如出现中毒性休克或并发症，及时采取相应的治疗及护理措施。

4. 提供舒适安静的休息环境，嘱患者卧床休息。唇痈患者应限制唇部活动，如说话及咀嚼等。进食采用管喂或鼻饲流质。保持局部清洁，防止食物污染患处。

5. 健康教育　详细向患者介绍颜面部的生理特点，让患者知道疖痈处理不当可导致的严重后果，充分认识"面无善疮"的道理。告诉患者当面部发生疖痈时，切忌搔抓、挤压、挑刺、热敷等，一定及时到医院请医生处理，防止感染扩散。

【护理评价】

通过治疗和护理，评价患者是否达到：症状消失，体温恢复正常；不发生并发症;能自述疖痈的正确处理方法;了解面部解剖特点与疾病的关系。

# 第二节 口腔颌面部损伤患者的护理

口腔颌面部居人体显露部位,不论平时或战时均易遭受损伤,因此临床上口腔颌面部损伤较为常见。平时多因工伤、交通事故和生活中的意外所致;战时则以火器伤为主。由于损伤原因和程度不同,症状与体征亦各有异,轻者不留后患,重者可丧失生命。

## 一、损伤的特点与急救

人体遭受损伤后,受伤部位出现肿胀、疼痛、出血、功能障碍和相应的全身反应,这是损伤的共同特点。口腔颌面部由于解剖生理特点及特别的功能需求,损伤后有其特殊性,故急救措施也有其特点。

【口腔颌面部损伤的特点】

1. **易并发颅脑损伤** 颜面骨骼与颅骨毗邻,尤其是上颌骨与颅底紧密连接,上颌骨或面中1/3部损伤时常同时并发颅脑损伤,包括脑震荡、脑挫伤、颅内血肿和颅底骨折。口腔颌面部损伤常伴有涎腺、面神经及三叉神经损伤,导致涎瘘、面瘫和三叉神经分布区麻木等,诊治患者时需特别留意。

2. **口腔颌面部血循环丰富** 由于颌面部血运丰富,血管吻合支多,加之静脉瓣缺乏,因此伤后易引起大量出血,而且颌面部皮下组织疏松,筋膜间隙多,伤后易形成组织内水肿,易继发感染或纤维化形成瘢痕。同时,因血运丰富,组织再生修复能力和抗感染能力强,易于创口愈合,因此,在伤后48 h内仍可争取做初期缝合。

3. **易发生窒息** 口腔颌面部在呼吸道上端,外伤后可因软组织移位、水肿、舌后坠、血凝块和分泌物的堵塞而影响呼吸或发生窒息。

4. **易发生感染** 口腔颌面部腔窦多,如口腔、鼻腔、上颌窦等,在这些腔窦内存在大量的病原菌,受伤后伤口常与这些腔窦相通,由于异物的污染与存留,则易发生感染。

5. **易致功能障碍和颜面部畸形** 颌面骨折或颞下颌关节损伤均可影响咀嚼功能,而且口腔颌面部也是呼吸道及消化道的入口,对呼吸、咀嚼、吞咽、语言及表情等方面有重要的生理功能。损伤后引起的组织移位、缺损或面神经损伤,都可造成不同程度的颜面畸形和功能障碍,给患者生活和精神上带来极大痛苦。

【口腔颌面部损伤的急救】

口腔颌面部损伤的伤员可能出现危及生命的并发症,如窒息、出血、休克及颅

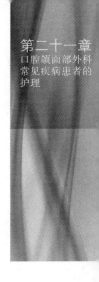

第二十一章
口腔颌面部外科常见疾病患者的护理

脑损伤等，应及时抢救。

1. 窒息的急救　防治窒息的关键在于及早发现及处理，把急救工作做在窒息发生之前。如已出现呼吸困难，更应分秒必争。外伤性窒息的原因大致分两种：一为阻塞性窒息，二为吸入性窒息。阻塞性窒息可因异物、血凝块、移位的组织瓣，以及下颌骨颏部双侧骨折及粉碎性骨折造成舌后坠或上颌骨骨折、软腭下后坠，阻塞咽腔面而发生窒息；也可因鼻腔及口咽组织肿胀导致呼吸道阻塞而引起窒息。吸入性窒息多因患者昏迷，血液、分泌物、呕吐物等被吸入气管而引起窒息。

窒息的前期症状有烦躁不安、出汗、口唇发绀、鼻翼扇动和呼吸困难，严重时出现"三凹"体征，随之发生脉弱、脉速、血压下降及瞳孔散大等危象，以致死亡。急救措施如下：

（1）解除阻塞：用手指或器械伸入口腔咽喉部，迅速取出堵塞物。用口吸橡皮管或用吸引器吸出分泌物、血液、血凝块等。如有舌后坠时，先托双侧下颌角向前上方，立即用穿好粗丝线的大弯针在舌尖约 2 cm 处贯穿舌体，将舌拉出口外，将缝线固定于外衣扣上或颈部绷带上。无缝合针线时，可用大别针如上法操作。上颌骨水平骨折，软腭向下后坠落压于舌背时，在清除异物后，将筷子或压舌板、铅笔横放于双侧前磨牙部位，将上颌骨向上提吊，并将两侧固定于头部绷带上。

（2）改变患者体位：先解开颈部衣扣，并使伤员的头部偏向一侧或采取俯卧位，便于唾液及分泌物自然流出。采用俯卧位时，需垫高伤员的前额。

（3）放入通气管：对因肿胀压迫呼吸道的伤员可经口鼻插入通气管，以解除窒息。对下颌体前部粉碎性骨折或双侧骨折的患者，需运送时，即使神志清醒，亦应放通气管。

（4）环甲膜穿刺或气管切开：以上方法都不能使呼吸道维持畅通时，应迅速用粗针头，由环甲膜刺入气管内，或行紧急环甲膜切开术，暂时解除窒息。随后，再改行常规气管切开术。

2. 出血的急救　口腔颌面部损伤后出血较多，如伤及较大血管，处理不及时，可导致死亡。应根据损伤部位、出血的来源和程度（动脉、静脉或毛细血管）及现场条件采用相应的止血方法。

（1）压迫止血：①指压止血法：用手指压迫出血部位供应动脉的近心端，可达到暂时止血的目的。如颞部、头顶、前额部出血，可压迫耳屏前的颞浅动脉；颜面出血，可压迫下颌角前切迹处的颌外动脉；头颈部大出血，在紧急时，可在胸锁乳突肌前缘，以手指触到搏动后，向后压迫于第 6 颈椎横突上。②包扎止血法：用于毛细血管、小静脉及小动脉出血。将移位的组织瓣复位后，包扎稍加压力，即可止血。③填塞止血法：开放性或洞穿性创口或口底出血，可用纱布填塞，外面再用绷带加压包扎。在填塞纱布时,应注意保持呼吸道通畅,防止发生窒息。

(2)结扎止血:对较大的出血点,可用血管钳夹住作结扎止血或连同止血钳包扎后转送。

(3)药物止血:药物止血适用于组织渗血、小静脉和小动脉出血。局部应用云南白药、吸收性明胶海绵及止血粉等。全身性止血药物亦可应用,如酚磺乙胺、维生素K等。

3. 休克的急救　口腔颌面部严重的复合伤,可引起出血性休克或创伤性休克,要注意休克早期和休克期的全身变化。休克的处理原则为安静、镇痛、止血和输液,可用药物协助恢复和维持血压。对失血性休克,则以补充血容量为根本措施。

4. 合并颅脑损伤的急救　由于口腔颌面部与颅脑邻近,颌面伤员伴发颅脑损伤比例较大,应加以注意。凡有颅脑损伤的患者,应卧床休息,严密观察神志、脉搏、呼吸、血压及瞳孔的变化,减少搬动,暂停不急需的检查或手术;如鼻或外耳道有脑脊液外流时,禁止作耳、鼻内填塞与冲洗,以免引起颅内感染。对烦躁不安的患者,可给予适量的镇静剂,但禁用吗啡,以免抑制呼吸,影响瞳孔变化及引起呕吐,增加颅内压;如有颅内压增高现象,应控制入水量,并静脉推注或滴注20%甘露醇200 mL或静脉注射50%葡萄糖溶液40~60 mL,每日3~4次,以减轻脑水肿,降低颅内压。地塞米松对控制脑水肿亦有良效。如病情恶化,颅内有血肿形成,应及时请有关专科医师会诊处理。

5. 预防与控制感染　口腔颌面部损伤的创面常被细菌和尘土等污染,甚至有异物嵌入组织内,因此,感染对患者的危害性有时比原发损伤更为严重。所以预防和控制感染也是急救治疗中的重要问题。在有条件时,应尽早进行清创缝合术;如没有条件,应早期包扎创口,防止外界细菌继续侵入。为了预防破伤风,伤后应及时注射破伤风抗毒素,及早使用广谱抗生素。

6. 包扎和运送

(1)包扎:包扎是急救过程中不可缺少的治疗措施,起到压迫止血、暂时固定骨折、保护并缩小创面、减少污染或唾液外流等作用。常用的包扎方法有:①四尾带包扎法:将绷带撕(剪)成四尾形,颏部衬以棉垫,将左右后两尾结在头顶前,左右前两尾结在枕骨结下,然后将二尾末端结扎于头顶部,起包扎和制动作用。②"十字"绷带包扎法:用绷带先围绕额枕部缠绕2~3圈后,自一侧反折,由耳前区向下绕过颏部至对侧,再由耳前区向上越过顶部呈环形包绕,如此反复数次,末端用胶布固定。或在围绕额枕部2~3圈后将绷带穿越绕头绷带而不用反折方法,亦可达到同样效果。

(2)运送:运送伤员时应保持呼吸道通畅。昏迷伤员可采用俯卧位,颈部垫

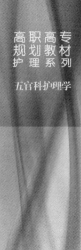

高,使鼻腔悬空,有利于唾液外流和防止舌后坠。一般伤员可采取侧卧位或头侧向位,避免血凝块及分泌物堆积在口咽部。运送途中,应随时观察伤情变化,防止窒息或休克发生。搬动疑有颈椎损伤的伤员,应2～4人同时搬运,有一人稳定头部并加以牵引,其他人则以协调的力量将伤员平直滚抬到担架上,颈下应放置小枕,头部两侧用小枕固定,防止头的摆动。

## 二、损伤的分类与护理

【口腔颌面部损伤的类型】

口腔颌面部损伤的类型很多,临床上以软组织损伤、牙、牙槽骨损伤及颌骨骨折为常见。

1. 口腔颌面部软组织损伤　口腔颌面部软组织损伤分为闭合性损伤与开放性损伤。前者常见有挫伤和血肿,表现为皮肤变色及皮下瘀血、疼痛、肿胀等;后者常见有擦伤、刺割伤、撕裂或撕脱伤、咬伤、火器伤等。损伤部位有不同程度的伤口出血、肿胀、疼痛,甚至咀嚼功能障碍等。严重的头皮撕脱或撕裂伤可出现休克症状。

2. 牙及牙槽骨损伤　牙及牙槽骨损伤多发生在前牙区,常因碰撞、打击、跌倒或咀嚼硬物而引起。轻则牙体松动,重则发生牙脱位、牙折断,以致伴发牙槽骨骨折时。主要表现为一个或多个牙齿松动或脱位、牙折。牙槽骨骨折时常伴唇和牙龈的肿胀和撕裂伤。骨折片移位,引起咬合紊乱。

3. 颌骨骨折　颌骨骨折包括上颌骨骨折、下颌骨骨折及上、下颌骨联合骨折等。由于下颌骨位于面部最突出的部分,因而下颌骨骨折较上颌骨为常见。下颌骨骨折时,骨折线易发生在解剖结构较薄弱的部位,如颏部、颏孔区、下颌角部、髁突等处,由于下颌骨周围有强大的开、闭口肌肉附着,因此,骨折时一般均有错位、咬颌关系紊乱等。其主要表现为局部肿胀、疼痛、出血和骨折处压痛,咬颌错乱,骨折段异常活动。下颌骨骨折伴有下牙槽神经损伤时,会出现下唇麻木。

【护理评估】

1. 健康史　仔细了解患者的受伤过程,评估患者全身情况。
2. 身体状况　患者的症状和体征参见口腔颌面部损伤的类型。
3. 辅助检查　影像学检查有无骨折,明确骨折部位、类型等。
4. 心理－社会状况　日常生活中,颌面部损伤多因突如其来的外伤、暴力或交通事故所致,常给患者及家属带来重大打击,受伤后常有不同程度的面部畸形,从而加重了患者的心理负担,使患者出现不同程度的恐惧与焦虑情绪。

【常见护理诊断/问题】

1. 疼痛　与外伤导致皮肤黏膜破损、骨折有关。

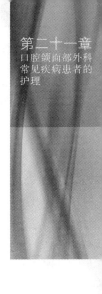

2.口腔黏膜受损　与损伤、下颌制动致口腔护理障碍有关。

3.吞咽困难　与疼痛、咬合错乱、咀嚼功能障碍、下颌制动等有关。

4.恐惧　与突发的伤害及手术有关。

5.潜在并发症　如出血、感染、窒息等。

6.营养失调　低于机体需要量与张口受限、咀嚼及吞咽困难有关。

【护理目标】

1.患者疼痛减轻或消失。

2.患者恢复正常的咬合关系和咀嚼功能。

3.患者接受现实,恐惧、悲观情绪减轻。

4.患者未发生并发症或并发症被及时发现并处理。

【护理措施】

1.一般护理　口腔颌面部损伤发病急、病情变化快,常因窒息、出血、休克及合并颅脑损伤等而使病情加重。因此,在口腔颌面部损伤患者的急救和治疗工作中,护理工作十分重要。

(1)观察生命体征:测量体温、脉搏、呼吸和血压,密切观察神志及瞳孔的变化。

(2)遵医嘱做皮试:如青霉素、普鲁卡因、破伤风抗毒素等皮肤试验,及时注射破伤风抗毒素。

(3)根据伤情准备急救用品:如氧气、吸引器、气管切开包、急救药品、输液架等。

(4)清创缝合:经急救处理,伤员情况好转后,协助医师及早对局部创口进行清创术。

(5)治疗护理:按医嘱及时输血、输液,全身应用抗生素。

(6)保持患者呼吸道通畅:及时清除口、鼻腔分泌物、呕吐物、异物及血凝块以预防窒息,必要时行气管插管或气管切开术,缺氧患者及时给氧。

(7)体位:患者取仰卧头偏向一侧体位,以利于口内液体自行流出。出血不多及合并颅脑损伤的患者,可采取半卧位,以利于血液回流,减轻局部组织水肿。

(8)局部观察:颌骨骨折用夹板或颌间栓丝固定的患者,应定期检查,发现栓结丝松动或刺伤黏膜时,及时报告医师根据病情调整。

(9)口腔护理:颌间固定的患者不但进食困难,而且因无法咀嚼而失去口腔自洁作用,食物残渣很易积聚于栓结丝、夹板和牙间隙内。因此,对这类患者保持口腔卫生十分重要,在每次进食后,都应用冲洗器、棉签或小牙刷进行口腔的清洗,并用漱口剂含漱。

(10)心理护理:根据患者不同的心理问题加以疏导,鼓励患者说出使其不安

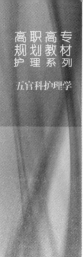

及担忧的问题,给予耐心解释及安慰,树立战胜伤痛的信心和勇气。

(11)健康指导:对口腔颌面部损伤,全身状况良好者,鼓励患者早期下床活动和及时进行功能训练,以改善局部和全身的血液循环;对颌骨骨折患者,应指导其掌握张口训练的时机与方法,逐渐恢复咀嚼功能,减少并发症的发生。

2.饮食护理 口腔颌面部损伤的伤员,由于张口受限,局部创口疼痛及咬颌错乱等,不能咀嚼食物,特别是作颌间固定的伤员,多数患者正常摄食很困难,因此,合理饮食对减少患者体内消耗、促进创伤恢复非常重要。

(1)饮食的性质和种类:根据医嘱可给流质、半流质、软食或普食。根据病情需要,可用高蛋白质、高热量及维生素丰富的饮食。特殊患者应由医师制定特殊饮食方案,如腮腺或颌下腺损伤在治疗期不食酸性饮食;而腮腺导管损伤后,经导管吻合或导管再造术治疗期间,应让患者多食酸性饮食,以促使导管畅通。

(2)进食方法:根据伤情轻重及口腔情况而有不同。对伤情较重者,不宜经口腔进食者,可采用鼻饲法或静脉补充营养。如伤员的唇、颊、腭部有损伤,不能吸吮时应进行喂食。可在小壶嘴上套一条橡皮管,将橡皮管另一端插入口内,缓慢喂入流质。

另外,也可采用吊筒喂食法,即将筒挂在输液架上,用橡皮管的一端接在吊筒上,另一端放入患者口内舌背上,食物借重力流入,或另接一橡皮球加压,使食物流入口内。这种方法可由患者用手控制流量,避免呛食。此法可进食流质或半流质饮食。在喂食过程中,应耐心仔细,顺着伤员吞咽的节奏,慢慢喂入,切勿过速,并注意饮食的温度。

【护理评价】

通过治疗和护理,评价患者是否达到:疼痛减轻或消失;恢复正常的咬合关系和咀嚼功能;恐惧、悲观情绪减轻;不发生并发症,顺利康复出院。

## 第三节 口腔颌面部肿瘤患者的护理

口腔癌占全身恶性肿瘤的1.9%～3.5%,占头颈部恶性肿瘤的4.7%～20.3%,仅次于鼻咽癌,居头颈部恶性肿瘤的第二位。按部位来看,以舌癌占首位,第二位为牙龈癌。口腔癌的病因至今不明确,可能与烟酒刺激、异物长期刺激、不良口腔卫生、营养不良、黏膜白斑等因素有关。

对口腔颌面部肿瘤的治疗,良性肿瘤以手术切除为主,恶性肿瘤根据肿瘤的组织来源、细胞分化程度、生长部位、生长速度、临床分期以及患者的健康状况和精神状态等方面情况,选择适当的治疗方法。常用的治疗方法有放射、化学药物和中药为主的综合治疗;手术、放射及化学药物的综合治疗和以手术为主、化学药物为辅的治疗。此外,还有免疫、冷冻、激光治疗等。提高口腔癌患者长期生存率的关键是提高人们对早期口腔癌的认识,争取早期发现、早期治疗。

本节只介绍恶性肿瘤中发病率较高的舌癌及牙龈癌手术治疗的护理知识。

## 一、舌癌

**舌癌**(carcinoma of the tongue)是最常见的口腔癌,多为鳞癌,男性多于女性,发病年龄在40~60岁居多,但近年来有女性增多及发病年龄更年轻化的趋势。舌癌的致病原因迄今尚未明了,可能与下列因素有关:烟酒嗜好、慢性刺激与损伤、癌前病变、生物性因素、营养因素、精神及内分泌因素等。另外,可能与机体免疫状态、遗传因素有关。

【护理评估】

1. 健康史　了解患者的基本情况、主诉、目前的健康状况、日常生活情况、家族史等。应重点了解有无烟酒嗜好;有无锐利牙尖、残根或不良修复体;口腔内有无白斑或扁平苔藓等危险因素。

2. 身体状况　舌癌多发于舌缘,其次为舌尖、舌背及舌根等处,常为溃疡型或浸润型。一般恶性程度较高,生长快,浸润性较强,常波及舌肌,致舌运动受限,有时说话、进食及吞咽均发生困难。晚期舌癌可蔓延至口底及下颌骨,使全舌固定,向后发展可以侵犯腭舌弓及扁桃体。如有继发感染或侵犯舌根部癌肿,常发生剧烈疼痛,疼痛可反射至耳颞部及整个同侧的头面部。因舌体具有丰富的淋巴管和血液循环,加以舌的机械运动频繁,故舌癌早期发生淋巴结转移,远处可转移到肺部。

3. 辅助检查

(1) X射线检查:主要了解舌癌有无颌骨浸润及侵犯范围,并常规摄胸片检查肺部有无转移。

(2) CT和MRI:主要用于判断舌癌病损部位、范围、破坏性质、病变累及范围、大小及性质。

(3) 活检:确定病变性质、肿瘤类型及分化程度等。

(4) 肿瘤标志物检查:协助对肿瘤的判断。

4. 心理-社会状况　当患者被诊断为舌癌后,多数表现为恐惧、不安和悲观,对治疗预后十分担忧,同时也给患者家庭带来沉重的心理和经济压力。个别晚期患者会因不堪忍受疼痛的痛苦,对治疗丧失信心而产生轻生念头。

【治疗要点】

舌癌以综合治疗为主,晚期患者首先采取手术治疗。对波及口底及下颌骨的舌癌,应施一侧舌、下颌骨及颈淋巴联合清扫术。

【常见护理诊断/问题】

1. 恐惧　与预感到肿瘤会导致死亡有关。
2. 有窒息的危险　与术后易发生舌后坠而发生呼吸道阻塞有关。
3. 有感染的危险　与术后口腔清洁困难、局部创口血性分泌物增加有关。
4. 营养失调　低于机体需要量与术后张口受限、咀嚼吞咽困难有关。
5. 语言沟通障碍　与舌体被切除有关。
6. 知识缺乏　缺乏出院后自我护理的相关知识和技能。

【护理目标】

1. 患者能采取有效的方法应对恐惧,恐惧感减轻或消失。
2. 患者不发生窒息及口腔伤口感染,无并发症。
3. 患者进食基本满足身体需要量。
4. 患者学会基本的自我护理知识和技能。

【护理措施】

1. 术前护理

(1)心理护理:针对患者对疾病和手术的恐惧心理,耐心做好患者的心理护理,鼓励患者树立战胜疾病的信心和勇气,并介绍同种病例术后恢复期的患者与其交谈,使其减轻恐惧感,以最佳的心理状态接受治疗。对术后出现张口、语言及进食困难等问题,均应事先告诉患者,使其有充分的心理准备。

(2)口腔护理:术前根据患者的口腔情况作牙周清洁,及时治疗口腔及鼻腔炎症。给予含漱剂漱口,如复方硼酸溶液或1%～1.5%过氧化氢溶液,防止术后伤口感染。

(3)常规准备:按外科手术常规做好输血、备皮准备。行颈淋巴清扫者需进行面部、耳部、耳周、锁骨周围、腋窝的皮肤准备,原则上是备皮范围大于手术区5～10 cm。如患者病灶过大,需作邻近组织瓣转移或游离组织瓣整复者,用肥皂及热水清洁供皮区,然后用75%酒精消毒后包扎备用。

(4)修复体准备:需作一侧下颌骨切除者,术前应为患者做好健侧的斜面导板,并试戴合适,便于手术后立即佩带,防止下颌偏位。

2. 术中护理

(1)手术护士应加强与医生和病房护士的联系,术前访视患者,以了解病情及手术的特殊需要,同时进行心理护理,消除患者对手术的顾虑。

(2)器械护士需刷手、穿无菌衣、戴无菌手套,在手术台上协助医生进行手术。手术开始前清点手术器械、敷料及缝针数目,手术结束前仔细核对,防止异物遗留在伤口内。负责手术标本的保管及送检,防止弄错或丢失。

(3)巡回护士在手术前准备各种用物及药品,术中主动配合麻醉及手术,协助输血、输液及给药,并供应手术台上所需物品。同时密切观察病情,保证患者不发生意外。给药或输血时严格执行查对制度,防止发生差错事故。手术即将结束时协助器械护士共同核对敷料和器械,包扎患者伤口,做好护理记录。

3. 术后护理

(1)保持呼吸道通畅:患者因切除一侧舌体及下颌骨而易引起舌后坠,发生呼吸道阻塞,故应密切观察病情,及时清除口腔的分泌物,防止呕吐物或血液吸入气管引起呼吸障碍或窒息。

(2)注意伤口渗血情况:保持负压引流管通畅。因头面部血运丰富,术后应严密观察颈部敷料及口内创口有无渗血或出血。行舌颌颈联合根治术并装有负压引流者,密切观察引流量,保证引流管通畅。

(3)给予高热量、高营养的饮食:如混合奶、要素饮食等进行管喂。滴入要素饮食时速度不宜过快,同时给予静脉补液,以维持和增强机体抗病力。

(4)口腔护理:术后因张口受限,咀嚼困难,有时伴有伤口渗血,以致漱口不便,故必须定时进行口腔护理。先用1%～1.5%过氧化氢液清除口内分泌物及血痂,再用生理盐水冲净。也可根据病情用氯己定或复方硼砂溶液漱口,每日3～4次,以减轻口臭,防止伤口感染。

(5)术后皮瓣观察:对舌癌切除行游离组织瓣整复者采取平卧位,术后48h内每隔1～2h观察一次口内皮瓣的颜色,注意有无肿胀。若发现异常,应立即通知医师,以便及时采取必要措施。

(6)遵医嘱应用抗生素,观察用药情况,防止感染及并发症,保证创口Ⅰ期愈合。

【护理评价】

通过治疗和护理,评价患者是否达到:恐惧感减轻或消失;不发生窒息及口腔伤口感染,无并发症;进食基本满足身体需要量;学会基本的自我护理知识和技能。

## 二、牙龈癌

**牙龈癌**(carcinoma of gingiva)中下牙龈癌较上牙龈癌多见,男性多于女性。

【护理评估】

1. 健康史  同舌癌。

2. 身体状况  牙龈癌多为分化度较高的鳞状细胞癌,生长较慢,以溃疡型为最多见。早期向牙槽突及颌骨浸润,使骨质破坏,引起牙松动和疼痛。上牙龈癌可侵入上颌窦及腭部;下牙龈癌可侵及口底及颊部,如向后发展到磨牙区及咽部时,可引起张口困难。下牙龈癌比上牙龈癌淋巴结转移早,同时也较多见。下牙龈癌多转移到患侧下颌下及颏下淋巴结,再转移到颈深淋巴结;上牙龈癌则转移到患侧下颌下及颈深淋巴结。远处转移较少见。

3. 辅助检查

(1)常规 X 线检查:被侵犯颌骨呈特征性"扇形"骨质破坏,边缘呈虫蚀状;胸片检查可了解肺部有无转移灶。

(2)CT 检查:CT 检查可显示肿物浸润范围,判断骨质受侵情况。增强扫描协助判断颈部转移淋巴结的内部结构、数目及是否侵犯颈动、静脉。

(3)MRI 检查:核磁共振成像检查能显示软组织病变的全貌并能立体定位,在对血管的侵犯以及肿瘤的分期方面优于 CT。

(4)活检:确定病变性质、肿瘤类型及分化程度等。

(5)肿瘤标志物检查:协助对肿瘤的判断。

4. 心理-社会状况 牙龈癌患者的心理表现与舌癌相似。由于手术将对患者的面容及生理功能造成破坏,常会给患者带来极大的痛苦。如上颌骨切除可使患者面部塌陷,双侧不对称;下颌骨切除后使颌骨偏斜或畸形,患者的语言、咀嚼和吞咽功能均会骤然降低或基本丧失,这将极大地影响患者的生活质量及在家庭和社会中的地位和交往,对患者产生严重的心理和精神创伤,患者常常悲观厌世,甚至自杀。

【治疗要点】

1. 原发癌的治疗

(1)早期病变($T_1$):下颌牙龈癌如病变仅限于牙槽突而未超过根尖水平,可作保存下颌下缘(约 1 cm 宽)的矩形或牙槽突切除。上颌者可作根尖水平以下的低位上颌骨及患侧腭骨切除,保存鼻腔底黏膜。病变接近或超过根尖水平,常提示肿瘤已侵犯骨髓腔,矩形切除则不足,而应作节段性下颌骨切除。

(2)中等大小病变($T_2 \sim T_3$):常常需要作半侧下颌骨切除。下颌前部病变根据病变及 X 线片显示的骨质破坏范围来决定。手术同时常需作气管切开,术后面容畸形显著,功能障碍大。因此,此种手术同时常需考虑修复问题。

(3)晚期病变($T_4$):能否手术切除取决于肿瘤向颊、舌侧软组织及向后对颞下窝扩展的情况。晚期病变常需综合治疗,以手术联合术后放射治疗较佳。

上颌牙龈癌根据病变扩展范围作次全(保留眶板)或全部上颌骨切除。若上颌牙龈癌累及上颌结节,宜作包括翼突在内的全部上颌骨切除。手术前或手术后配合放射治疗皆可。

2. 颈淋巴结的处理 临床检查有肿大淋巴结,特别是二腹肌群淋巴结肿大者,应作根治性颈清除术。此时常和原发癌切除同时进行,称颌颈联合根治术。未触及肿大淋巴结、原发病变属 $T_2$ 或 $T_3$ 者,可作肩胛舌骨上或功能性颈清扫术。

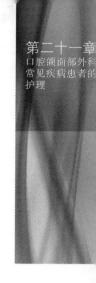

**【常见护理诊断/问题】**

1. 恐惧　与预感肿瘤会导致死亡有关。
2. 自我认同紊乱　与颌骨切除后导致面部组织缺损有关。
3. 有窒息的危险　与手术后全麻未醒、分泌物吸入、舌后坠有关。
4. 营养失调　低于机体需要量与手术创伤、张口受限有关。

**【护理目标】**

1. 患者恐惧感减轻,面对现实,树立战胜疾病的信心。
2. 患者正确对待手术创伤,以乐观的态度面对生活。
3. 患者不发生窒息。
4. 患者进食基本能满足身体需要。

**【护理措施】**

因肿瘤侵袭颌骨,造成骨质破坏,手术须将牙龈癌患者病变部位一侧上颌骨或下颌骨截除,有转移者须施行颈淋巴清扫术。这些手术破坏性较大,手术范围广泛,术后将出现语言不清、流涎、进食困难、感觉麻木等问题,故术后的精心护理尤为重要。

1. 术前护理

(1) 心理护理:颌骨截除后将破坏患者正常的颌面外形和生理功能,必然会给患者带来很大的痛苦,因此,对患者应具有高度的责任心和同情心,术前积极做好患者的心理护理,使其勇敢面对现实,如实告知患者术后将出现的问题以及应对措施。如颌骨截除后出现的局部塌陷及咀嚼和发音困难可行义颌修复,将能使患者的面形、咀嚼和发音功能得到一定程度的恢复。并介绍同种病例的患者与其认识、交谈,让其了解义颌修复后的效果,从而使患者以积极的心理状态接受手术。

(2) 口腔护理:与舌癌患者相同。

(3) 常规准备:按外科常规做输血及皮肤准备。除面颊皮肤外,需要口内植皮者做好供皮区皮肤准备。

(4) 修复体准备:一侧下颌骨截除者需做好健侧的斜面导板,上颌骨截除者必要时备腭护板或预成赝复体。

2. 术后护理

(1) 保持呼吸道通畅,特别是全麻未清醒时,应及时吸出分泌物。为防止舌后坠,应将穿过舌体的牵引线拉紧,使舌前伸,并行固定。如下颌骨截除超过中线行气管切开者,按气管切开术后进行护理。

(2) 手术次日改为半卧位,鼓励患者咳嗽排痰。如痰液黏稠,可行雾化吸入,每日2~3次,防止呼吸道感染。

(3) 给予患者高热量、高蛋白质、高维生素的流质饮食,不能进食者进行鼻饲,根据伤口愈合情况逐渐改成口服流质或半流质饮食,保证患者的身体需要。

(4) 做好口腔护理,保持口腔卫生,进食后及时用漱口剂漱口。

(5) 上颌骨截除口内植皮者,应注意包扎的敷料或填塞的碘仿纱布的固位情况,防止松动脱落。一般于术后1周拆线,同时除去口腔内固定的敷料。

(6) 遵医嘱用抗生素预防感染,对立即植骨者,在拆线及创口愈合后还应继续使用1周。

(7) 下颌骨截除后的患者使用斜面导板应维持半年以上;上颌骨截除者待创口初步愈合后应尽早进行张口训练,及时进行颌面部义颌修复,防止瘢痕收缩,恢复患者的面容、语言及进食功能,这样对患者心理上将起到一定的安慰作用。

【护理评价】

通过治疗和护理,评价患者是否达到:恐惧感减轻,树立战胜疾病的信心;正确对待手术创伤,以乐观的态度面对生活;不发生窒息;进食基本能满足身体需要。

# 第四节　先天性唇裂和腭裂患者的护理

先天性唇腭裂畸形是人类最常见的先天发育缺陷之一,发病率较高。根据调查,新生儿唇腭裂的发生率约为1.82:1000,即每1000个新生儿中,就约有2个先天性唇腭裂畸形患儿,近年来且有上升趋势。先天性唇腭裂畸形常造成容貌缺陷及生理功能障碍(如咀嚼、吞咽、消化、语音、表情以及呼吸等功能障碍)。对这类患者的治疗,主要采用手术整复的方法,以达到恢复功能和形态的目的。

唇裂手术的年龄,主要依据患儿健康状况和畸形程度等作出决定。一般认为,单侧唇裂整复术最适宜的年龄是3～6个月;双侧唇裂因整复术较复杂,手术时间也较长,一般可推迟到6～12个月。

施行腭裂手术的年龄,目前国内外尚存在两种意见:一种认为应该早期进行整复手术,即在学说话前2岁左右为宜;第二种意见则认为在学龄前,即5～6岁施行为好。两种意见均各有其论点和优缺点。总之,在选择腭裂手术年龄时,应结合患儿全身健康情况、手术方法、医院设备及技术条件而定,以保证手术的安全性。

## 一、先天性唇裂

【病因及发病机制】

唇裂(cleft lip)是胎儿在发育过程中,受到某些因素的影响,使上颌突与球状突未能融合而发生裂隙。导致胚胎发育障碍的病因,目前尚未完全明了,可能为多种因素影响,而非单一因素所致。根据大量研究表明,唇裂的发生可能与遗传、营养、感染、损伤、药物、物理、烟酒和内分泌等因素有关。

【护理评估】

1. 健康史　了解患儿的全身情况,发育是否正常;了解有无先天性疾病,如先天性心脏病、胸腺肥大等;询问有无过敏史及传染病史。

2. 身体状况　唇裂分为单侧唇裂和双侧唇裂。根据裂隙的程度分为3度:Ⅰ度唇裂:仅限于红唇部裂开;Ⅱ度唇裂:上唇部分裂开,但未裂至鼻底;Ⅲ度唇裂:整个上唇至鼻底完全裂开。根据患者的临床体征,评估患者的唇裂程度。

患儿因唇部缺隙,吸吮及进食均有一定困难,加之唇部裂开,冷空气直接进入口咽部,患儿极易患呼吸道感染疾患。常会影响患儿的生长发育,可有营养和发育不良的体征。

3. 心理－社会状况　先天性唇裂患儿如未在婴幼儿期进行整复术者,常有自卑心理,性格孤僻,不愿与人交往,常会受到同龄儿童的歧视。患儿父母也受到极大的心理创伤,对患儿的前途忧心忡忡,担心唇裂畸形会影响患儿的智力发育。

【常见护理诊断/问题】

1. 知识缺乏　缺乏对疾病正确的认识,缺乏正确的喂养知识。

2. 组织完整性受损　与先天性畸形有关。

3. 潜在并发症　如手术切口裂开。

4. 有感染的危险　与唇部切口暴露、未及时清除鼻涕、血痂或食物残渣有关。

【护理目标】

1. 患儿父母能正确照顾和喂养患儿。

2. 患儿缺损组织得以恢复。

3. 患儿手术切口愈合良好,不发生感染。

【护理措施】

1. 术前准备

(1) 全面体检:包括体重、营养状况、心肺情况等。血红蛋白、白细胞、出血时间及凝血时间都应在正常范围。如有明显发育不良或面部有湿疹、疖疮、皮肤病时,为预防感染,均应推迟手术。

(2) 心理护理:让患儿父母了解先天性唇裂患儿智力一般均正常,不必过分忧虑。向患儿及家属介绍唇裂的预后情况,增强信心,消除心理创伤,鼓励其参与社会活动和人际交往。

(3) 术前教育:向患儿父母介绍术前注意事项,指导家属注意患儿保暖,防止受凉感冒而影响手术;指导患儿父母改变喂养方式,术前3天停止母乳或奶瓶喂养,改用汤匙或滴管,以适应术后的需要。

(4)局部皮肤准备:术前1天做局部皮肤准备,用肥皂水清洗上下唇和鼻部,并用生理盐水棉球擦洗口腔。若是成人,则应备局部皮肤,上至颧弓、下至下颌下缘、左右至耳郭,并剃须、剪去鼻毛。

(5)术前1天做青霉素、普鲁卡因皮肤过敏试验。全身麻醉患者,术前6~8 h禁食禁饮。进手术室前嘱患者排空大小便。

(6)术前镇静剂注射:术前30 min按医嘱肌注阿托品、苯巴比妥,使患者镇静。

(7)输血准备:双侧唇裂患儿术前做好输血准备。

(8)口服液:婴幼儿应在术前4 h给予10%葡萄糖溶液或糖水100~150 mL口服,随后即需禁食。

2.术后护理

(1)术后麻醉未清醒时,应使患儿平卧、头偏向一侧,以免误吸。患儿清醒后,松开患儿衣领,取屈膝侧卧位,头偏向一侧,以利于口内分泌物流出。

(2)可用护臂夹板固定双臂制动或戴手套,以免患儿用手搔抓唇部创口。

(3)患儿清醒后4 h,可给予少量葡萄糖水,若无呕吐,可开始喂乳或流质,示范并指导患儿家属用滴管或小汤匙喂食。喂食时,汤匙置于健侧,尽量不接触伤口,以免引起伤口感染。术后10天方可吮吸母乳或奶瓶。

(4)观察患儿术后有无脱水、高热等症状,并及时处理。注意保暖,防止感冒流涕,以免引起创口糜烂,甚至裂开。

(5)术区在术后1天可加压包扎,防止伤口出血。术后第2天即可使唇部创口暴露,每日用75%酒精清洗,切忌用力擦拭。如有血痂存积,可用3%过氧化氢溶液和生理盐水清洗,以防痂下感染,保持创口清洁。

(6)张力较大时,使用唇弓固定,唇弓松紧要适度。使用唇弓期间,应注意观察皮肤对胶布有无过敏反应及皮肤压伤,如有发生,应时拆除。一般于术后10天去除。

(7)遵医嘱给予适当的抗生素,以预防感染。如创口愈合良好,可在术后5~7天拆去缝线。口内缝线可稍晚拆除,特别是不合作的幼儿,无须强行拆除,可任其自然脱落。如有缝线处感染,应提前拆除,并行清洁换药和加强减张固定。术后或拆线后,需提醒患儿家属防止患儿跌跤及碰撞唇部,否则,虽然伤口已愈合,但也有裂开的危险。

(8)出院指导:教会患儿家属清洁唇部的方法。出院后1个月内,勿吃坚硬食物,保护创口勿使其裂开。术后3个月复诊,如唇部或鼻部的修复仍有缺陷,适时行二期修复术。

【护理评价】

通过治疗和护理,评价患者或患儿父母是否达到:患儿父母能正确照顾和喂养患儿；患儿缺损组织得以恢复，手术切口愈合良好，不发生感染。

## 二、先天性腭裂

**【病因及发病机制】**

腭裂(cleft palate)与唇裂一样，是胎儿在发育过程中，因某种因素的影响，使面部各突起的互相连接受到阻挠而形成的裂隙。腭裂可单独发生，也可与唇裂伴发。绝大多数畸形的发生是遗传与环境两种因素共同作用的结果。此外，妇科疾病或经常接触放射线等，也可能导致胎儿发生畸形。

**【护理评估】**

1.健康史　询问患者有无全身其他疾病及过敏史。

2.身体状况　腭裂可造成鼻口相通，导致吮吸、进食、发音等功能障碍。进食时食物易从鼻腔溢出，发音时呈含橄榄语音。又因鼻腔失去对空气过滤和加温的作用，易发生上呼吸道感染。患者可有上颌骨发育不全，面中1/3塌陷，呈蝶形脸。腭裂患者由于不能形成腭咽闭合，故进食吞咽时常有食物反流，易引起咽鼓管和中耳的感染，部分患者有听力降低。腭裂按其裂隙程度不同，分为软腭裂、不完全腭裂、单侧完全性腭裂和双侧完全性腭裂。

3.心理-社会状况　腭裂患者除具有唇裂患者相同的社会心理问题外，还在发音、饮食、吞咽、呼吸等方面存在严重的功能障碍，尤其是语言功能障碍，对儿童的心理产生严重的不良影响，抑制了儿童阶段天真活泼的特性，使患者性格更为孤僻，不愿意与人交往。患者及家属对手术效果表示担忧或期望过高。

**【常见护理诊断/问题】**

1.焦虑　与患者及家属担心手术效果有关。

2.有窒息的危险　与全麻术后呕吐、麻醉插管导致口咽部组织水肿及喂养不当有关。

3.潜在并发症　如手术切口裂开。

4.语言沟通障碍　与腭裂造成生理缺陷导致说话不清有关。

**【护理目标】**

1.患者及家属的焦虑度降低。

2.患者不发生窒息。

3.患者手术切口无感染，愈合良好。

4.患者语言功能得到改善。

**【护理措施】**

1.术前准备

(1)腭裂手术与唇裂手术一样，术前需对患儿进行全面的健康检查。此外，因腭裂手术时间长,出血较多,还应做好输血准备。

(2)向患儿及家属介绍同样疾病的患者治愈后的情况,以缓解患儿及家属的焦虑情绪。

(3)指导患儿父母采取正确的喂养方法,即用汤匙或滴管喂饲,以适应术后的进食方法。并告知患儿家属(或成年患者)术后应保持安静,不能大声哭笑和喊叫,不吃硬的和过烫食物,以免影响伤口愈合。

(4)裂隙较大者术前1周制作腭护板,并试戴合适,以备术后用于保护创口。

(5)术前3天开始用1:5000呋喃西林溶液漱口,呋喃西林麻黄碱溶液滴鼻,每日3次。用含漱剂反复漱口,保持口鼻清洁。

2. 术后护理

(1)全麻未清醒时,应有专人护理,严密观察生命体征,直至麻醉完全清醒。

(2)患者取平卧位,头偏向一侧,嘴边置弯盘或卫生纸,使口腔分泌物流入其内。分泌物过多时,可用吸痰管及时吸出口、鼻腔血性渗出物和呕吐物(吸引时切勿接触伤口,以免引起出血),防止窒息及吸入性肺炎的发生。全麻完全清醒后可采取头高脚低位,以减轻局部水肿。

(3)严密观察患者的伤口及鼻腔有无渗血及喉头水肿;保持腭护板固位良好;注意保暖,预防感冒。

(4)观察口内松弛切口内碘仿纱条是否脱落,注意不能让患者用手触摸伤口。

(5)注意术后出血情况。手术当天唾液内带血水而未见明显渗血或出血点,不需特殊处理;如口内有血凝块,则应注意检查出血点,并告诉医生及时处理。

(6)遵医嘱应用抗生素,预防感染。一般应持续至碘仿纱条抽除或体温恢复正常为止。鼻内可用1%呋喃西林麻黄碱滴入,每天3次。

(7)严禁患者大声哭泣喊叫,严禁患者将手指、玩具等放入口中,以防伤口复裂。每日应清洗口腔,鼓励患者进食后多饮水,以保持口腔卫生及伤口的清洁。

(8)麻醉清醒后4 h,可喂少量糖水,观察30 min无呕吐,开始给予流食,维持至术后2~3周,再改为半流质1周,1个月后可进普食。

(9)若创口愈合良好,术后第5天去除硬腭表面压迫的碘仿纱条;术后7~8天拆除缝线;术后8~10天抽除两侧松弛切口内填塞的碘仿纱条。对于不配合的患者,也可让缝线自行脱落。

(10)嘱患者术后1~2个月后,开始进行软腭活动锻炼及语言训练。

3. 语音训练  腭裂整复术后为正确发音、恢复语言创造了解剖条件,但一般仍需进行一段时间的功能训练后,才可能获得较正确的语音;而对年龄较大或成年时方行手术治疗者,由于其已经形成一定的腭裂语音习惯,即使进行了解剖上的重建,发音效果往往仍不能令人满意,在这种情况下,语音训练就更成为整个腭裂治疗中十分重要的环节。

腭裂整复术后1~2个月开始进行语音训练。其训练分为两个阶段进行。

第一阶段：主要是练习软腭及咽部的肌肉活动，使其有效地完成"腭咽闭合"动作。此阶段中较常用的有以下几种方法。①吹气法：这是一种最简单而有效的方法。可以训练正确的呼吸方向，以及逐渐增加口腔中的气压。可用玻璃管吹水泡或肥皂泡，或练习吹笛子、吹气球、吹喇叭、吹口琴等。②练习唇舌部肌肉活动：唇舌的肌肉活动与正确发音有密切关系。腭裂患者在发音时常常运用唇舌的运动强行代偿，因此必须重新训练，以纠正其不正确的习惯，使唇舌肌肉变得灵活和协调。

第二阶段：在软腭、咽部以及唇舌部的肌肉活动已趋正常，"腭咽闭合"也已基本恢复正常后，就可以开始第二阶段的发音练习。这需要在一定的指导下，患者经过长时间坚持不懈的努力才能取得良好的效果。①练习单音：可按学习汉语拼音法进行训练，在练习字母发音时，最好由专门人员指导，并注意观察患者不能准确发音的原因，并随时予以纠正。在这方面学校的教师和家属应积极协助，反复耐心地教导练习，直到掌握为止。②练习单字的拼音：能够准确发出元音及辅音字母后，即可以开始练习单字的拼音。③练习语句及谈话：在拼音的基础上，可练习一些简短的语句。在练习语句时，要求语句中的每个单字发音清楚，待能缓慢而正确地读出短句后，再进一步练习朗读较长的文章，速度也可逐渐加快。可先由练习唱歌、朗诵、读报等做起，然后再练习谈话。

【护理评价】

通过治疗和护理，评价患者及家属是否达到：患者及家属焦虑度降低；患者不发生窒息；手术切口无感染，愈合良好；语言功能得到改善。

## 第五节 牙拔除术患者的护理

**牙拔除术**（exodontia）是口腔颌面外科最常见和最基本的手术。牙拔除术与其他外科手术一样，可造成局部软、硬组织的不同程度损伤，出现出血、疼痛、肿胀等反应，也可能引发不同程度的全身反应，如体温、脉搏、血压的变化，还可对患者的心理造成明显影响。因此，必须合理掌握拔牙的适应证和禁忌证，认真操作，按照无菌原则实施牙拔除术。

【适应证】

1. 牙体病　牙体广泛龋坏无法修复、牙根情况不宜作覆盖义齿或桩冠；无法保留的隐裂牙、牙根纵裂牙或牙槽骨严重吸收者。

2. 根尖周病　已不能用根管治疗、根尖切除等方法保留者。

3. 牙周病　松动度达Ⅲ度、牙槽骨已大部被破坏或反复感染治疗无效者。

4. 外伤牙　牙根折断、骨折线上明显影响骨折愈合的牙。

5. 阻生牙、埋伏牙　反复引起冠周炎或引起邻牙牙根吸收或破坏者。

6. 多生牙、错位牙　形状异常、影响美观和咀嚼功能或阻碍继位恒牙萌出者。

7. 滞留乳牙　影响恒牙正常萌出或根尖外露造成创伤性溃疡者。

8. 治疗需要　因正畸和义齿修复需要拔除的牙、恶性肿瘤放疗区的牙、良性肿瘤累及的牙及无对位的第三磨牙造成食物嵌塞者。

【禁忌证】

1. 心血管系统病症　患有严重的心脏病，血压超过 20.4/14.7 kPa（180/100 mmHg）的患者。

2. 血液系统疾病　严重贫血、再生障碍性贫血、白血病、恶性淋巴瘤等患者，拔牙后可能出现出血不止及引起败血症等严重并发症，因此应避免拔牙。如必须拔除时，应控制病情，术前做好应急准备，必要时应收住院，请有关科室协助诊治。

3. 严重的慢性病　如糖尿病（血糖在 8.88 mmol/L 以上）、重症甲状腺功能亢进、严重肝肾疾病、活动性肺结核，或长期应用抗凝药物、肾上腺皮质激素治疗等患者不宜拔牙，口腔恶性肿瘤病灶区的牙不宜拔除。

4. 牙源性急性炎症期　急性炎症如冠周炎、蜂窝织炎、牙槽脓肿等。急性炎症期是否可以拔牙应根据炎症的性质、炎症发展的阶段、细菌毒性、手术难度、全身健康情况等决定。容易拔除且拔除后有利于炎症的引流和控制时，可在抗生素控制下拔牙。发生腐败坏死性龈炎、急性传染性口炎时，则应暂缓拔牙。

5. 月经期与妊娠期妇女　月经期一般不要拔牙，以免引起代偿性拔牙创出血。妊娠期前 3 个月和后 3 个月最好不要拔牙，否则易引起流产或早产。

【牙拔除术前准备】

1. 患者的心理准备　向患者简要介绍病情、手术的必要性、术中的感觉及术后可能出现的情况，使患者消除顾虑和恐惧，争取其主动配合治疗。

2. 术前检查　包括全身检查（询问病史、测血压等）和局部检查（牙体、牙周、黏膜情况等）。

3. 患者体位　拔上颌牙时，上颌平面与地面呈 45°，头部位于术者的肩肘关节之间；拔下颌牙时，下颌平面与地面平行，头部与术者的肘关节高度一致。

4. 手术区的处理　拔牙区用 1% 碘酊消毒，对于复杂牙拔除，口周围及面部皮肤应使用 75% 乙醇消毒，铺无菌孔巾。

5. 器械准备　根据所拔牙位选择合适的牙钳和牙挺，依手术步骤的需要准备牙龈分离器、刮匙等辅助器械。

【拔牙器械】

1. 牙钳

(1)牙钳的结构:由钳喙、关节和钳柄构成。

(2)牙钳的种类:①上颌牙钳:包括前牙钳、前磨牙钳、磨牙钳、第三磨牙钳、根钳、上颌牛角钳等;②下颌牙钳:包括前牙钳、前磨牙钳、磨牙钳、第三磨牙钳、根钳、下颌牛角钳等。

(3)牙钳的握持方法:右手握持,钳柄置于手掌中,一侧紧贴掌心,另一侧以示指和中指把握,无名指和小指伸入钳柄之间,以便分开钳柄。

2.牙挺

(1)牙挺的构造:由挺刃、挺杆和挺柄构成。

(2)牙挺的分类:①按用途分为牙挺、根挺、根尖挺、特殊挺等;②按形状分为直挺、弯挺、横柄挺等。

(3)牙挺的握持方法:右手握持,挺柄置于掌心,用中指、无名指和小指握持挺柄另一侧,示指固定在挺杆上。

3.辅助器械

(1)牙龈分离器:用于分离牙龈,临床可用探针代替。

(2)刮匙:用于刮除骨碎片、牙碎片、肉芽组织和囊壁组织。

【牙拔除术的基本步骤及护理】

1.术前护理

(1)了解患者要求和全身健康情况,正确掌握牙拔除术的禁忌证和适应证。

(2)拔牙前再次询问患者有无全身或局部疾患,以便做好术前准备及术后护理。

(3)向患者耐心说明手术过程中及术后可能出现的反应及并发症,消除其恐惧心理。

(4)仔细询问患者有关药物过敏史,必要时做药物过敏试验。

(5)嘱患者避免空腹拔牙,复杂牙拔牙前应照X线片,了解牙位及牙根情况。

(6)选择合适的拔牙器械,并备好所需敷料。复杂牙拔除术还要做好口腔卫生,常用1:5000呋喃西林或0.05%氯己定漱口液漱口,麻醉区用1%碘酊消毒。

(7)检查患牙邻牙是否有炎症、龋坏、叩痛及松动度等情况。

(8)术前调节灯光,光源集中在手术野,胸前铺胸巾并固定。

(9)做好巡回,主动配合,及时提供医生所需物品,并注意病员在术中的情况。

2.术中护理 拔牙前再次核对患者要拔的牙齿,仔细观察患者的反应,麻醉显效后,配合医生按照以下操作程序拔出患牙。

(1)分离牙龈:用牙龈分离器分离附着在牙颈部的牙龈。

(2)挺松病牙:以牙槽嵴为支点,用牙挺将稳固的患牙挺松。

(3)安放牙钳:核对牙位,选择正确牙钳,仔细观察夹持位置。

(4)拔除病牙:采用摇动、扭转和牵引的方法拔除患牙。

(5)术中配合:配合医生保持手术野干净,随时传递医生所需器械,协助医生牵开患侧口角,用消毒棉球止血和剪线等。

(6)拔牙创面处理:协助医生做好拔牙创面处理。

(7)密切观察患者:密切观察患者的反应,如呼吸、脉搏等情况。如患者出现晕厥时,应及时提醒医生暂时停止手术,调整椅位,让其平卧,待症状缓解后,方可继续拔牙。

3. 术后护理和注意事项

(1)嘱患者咬纱布 30 min 后吐出,若出血较多,可以延长至 1 h,但不能留置太长时间。拔牙当天不能漱口,以免冲掉血凝块。拔牙后 24 h 内,唾液混有淡红色血丝是正常现象。

(2)拔牙后不要用舌舔吸伤口或反复吐唾液、吮吸。拔牙后 1 h 可进温软食物,不宜吃过热、过硬的食物,不用患侧咀嚼。

(3)嘱患者术后如有明显的出血、疼痛、肿胀、发热、张口受限等症状时,应及时复诊。伤口有缝线者,嘱术后 5~7 天拆线。

(4)若病情需要服消炎、止痛药,应做好用药指导。

(5)拔牙术完毕,应检查拔除牙牙根是否完整,清点器械,检查针头、缝针与牙挺有无折断。如有断端,应检查断端是否已取出,若有疑问,应及时与医生取得联系。

(6)一般拔牙后 2~3 个月行义齿修复。

(7)如计划种植牙,拔牙后 6 个月与医生联系。

**【牙拔除术的并发症及处理】**

在拔牙术中或术后有可能发生并发症。多数并发症是由于患者机体状态的改变或者牙齿解剖结构本身变异等情况引起,少数可以由诊断及治疗中的失误或经验不足造成。为了预防与减少拔牙并发症的发生,应该加强责任心,术前仔细检查,正确诊断和合理治疗十分重要。拔牙并发症主要有术中并发症和术后并发症。本节重点介绍发生率较高的三种并发症,即拔牙术中牙及牙根折断、拔牙术后出血及干槽症的护理。

1. 牙及牙根折断　牙及牙根折断是拔牙术中最常见的并发症。造成牙及牙根折断的原因很多,在拔牙过程中,尽量防止由于技术原因和操作不当而造成的牙及牙根折断。先将患牙摇松或挺松后再拔除,能减少断根。

对于断根,尤其是根尖有炎症者,原则上均应拔除,以免引起感染或影响创口愈合。有时也要根据患者的全身和局部情况考虑,如体质虚弱、创伤大、手术时间长、断根在根尖 1/3 以下、根尖周又无炎症,或者断根接近上颌窦或下颌管部位时，为避免手术造成过大创伤或引起严重的并发症，可以不取。

(1)术前护理：①仔细检查已拔出的牙，结合 X 线片检查，了解断根的数目、位置、长度及弯曲度等；②观察断根与上颌窦或下颌管的关系；③向患者说明断根是拔牙术中较常见的并发症，消除其恐惧心理，以最佳状态配合治疗；④积极配合医生选择合理的断根拔除方案；⑤调整体位和光源，增加照明条件，选择合适的拔牙根器械。

(2)术中护理：①配合医生保持手术野清晰(吸引器的使用、用消毒棉球止血等)，调整光源对准断根部位；②断根的拔除一般创伤较大，必须严格执行操作规程，以防术后创口感染；③对于手术时间较长者，协助医生检查麻醉效果，必要时可再次注射麻药。

(3)术后护理和注意事项：同牙拔除术的术后护理。

2.拔牙术后出血　正常情况下，拔牙后 15 min 左右创口内形成血凝块。如术后 30 min 去除敷料，牙槽窝出血不止，称原发性出血。术后 48 h 以后因创口感染等引起的出血称继发性出血。

术后出血，绝大多数为局部原因所致。常见的有：急性炎症期拔牙；牙龈及黏骨膜撕裂未缝合或缝合不当；牙槽窝内残留炎性的肉芽组织；牙槽窝内小血管破裂；手术创伤大，牙槽骨折裂没有复位；创口护理不当。对全身因素所致的拔牙后出血(如高血压、血液疾病、肝脏疾病等)，应以预防为主。

(1)术前护理：了解全身情况，向患者耐心解释，使其消除恐惧、紧张状态。

(2)术中护理：针对不同情况采取相应的止血措施。①轻微出血：按照医生要求，根据牙槽窝大小剪取合适的碘仿海绵，填塞拔牙创面并咬纱球压迫止血。②牙槽窝内的出血：协助医生止血，并及时吸取口内血液、唾液，保持术野清晰。局麻下彻底刮除不良的血凝块或残留的炎性肉芽组织及骨碎片，用碘仿纱条填塞止血。③牙龈及骨黏膜撕裂后的出血：准备好缝针、缝线，提供医生缝合止血用品。④局部处理的同时，应根据患者的情况给予止血药物，必要时应住院观察治疗或转内科处理。全身用药时，应给患者讲明药物的使用方法。⑤对出血患者，经止血处理后可留院观察 30 min，协助医生确定没有再次出血的可能，方可让患者离院。

3.干槽症　干槽症是以疼痛和拔牙创面愈合障碍为主要特征的拔牙术后并发症。病因不明，多数学者认为与创伤、局部供血不良及患者抵抗力低下、细菌感染有关。多发生在拔除阻生下颌第三磨牙术后 2～3 天，创口持续剧烈疼痛，并向耳、颞部放射。检查可见牙槽窝内血凝块腐败、坏死或脱落，牙槽骨壁暴露或有灰白色假膜覆盖，触及骨壁痛感明显，创口周围牙龈红肿，口臭明显，局部淋巴结肿大、压痛，偶有张口受限。疼痛可持续 1～2 周。

干槽症的治疗原则：消炎、止痛、清创，隔离外界刺激保护骨面，促进肉芽组织的生长。尽量减小创伤、预防感染，减小拔牙创口，术后注意保护血凝块和口腔卫生是预防干槽症的主要措施。

(1)术前护理:①了解患者的心理状况,缓解患者的焦虑情绪。②耐心解释拔牙术后出现干槽症的原因及其处理措施,取得患者的理解和信任,以配合治疗。③协助医生调整好体位,光线集中于手术野,告诉患者在治疗过程中不能随意讲话及转动头部。④准备好局麻药物和处理干槽症的各种器械、药品、碘仿纱条等物品。

(2)术中护理:①严格遵守无菌操作原则,用品摆放合理,便于取用。②指导患者在治疗过程中不要用口呼吸,避免误吞冲洗液。③协助医生刮除坏死的血凝块和感染组织。用3%过氧化氢溶液和生理盐水彻底冲洗拔牙创,及时吸净流出的冲洗液、血液和唾液,保持术野清晰,同时应避免影响医生的操作。④牙槽窝清理干净后,剪取大小合适的碘仿纱条供医生严密填塞牙槽窝用。

(3)术后护理:①嘱患者服药麻醉过后可能会有疼痛,嘱患者按医嘱服用镇痛药,缓解疼痛。②预防感染:按医嘱服用抗生素,并观察服药后有无不良反应;进食后注意漱口,保持口腔清洁,正常刷牙,预防感染。③预约复诊时间:嘱患者7~10天后复诊,取出纱条。如果中途纱条脱落,嘱患者及时复诊,重新填塞碘仿纱条,保证拔牙创的正常愈合。一般愈合过程为1~2周。

### 复习思考题

1.患儿,男,3岁,右侧下颌区肿胀,哭闹。1周前上呼吸道感染,不肯进食2日。检查右侧下颌区丰满,皮肤发红发亮,波动感(+),凹陷性水肿(+),压痛(+),下颌淋巴结肿大。

请问:

(1)该患儿的护理问题有哪些?

(2)根据该患儿的护理问题制订一个护理计划。

(3)请为该患儿制定合理的健康教育方案。

2.患者,男,25岁。左下后牙肿痛5天。检查右下近中倾斜低位阻生,远中颊尖暴露,近中龈袋深,压之溢脓;龈瓣边缘红肿、糜烂,有明显触痛,张口轻度受限。X线片示:左下近中倾斜,边界清楚。诊断:左下冠周炎。

请问:

(1)该患者的护理问题有哪些?

(2)根据该患者的护理问题制订一个护理计划。

(3)如何对该患者进行健康教育?

(李火把)

# 第二十二章 口腔修复科常见疾病患者的护理

> **学习目标**
> 1. 掌握牙列缺损义齿修复患者的护理措施及健康指导。
> 2. 熟悉牙列缺损的概念及病因;熟悉种植义齿患者的围手术期护理。
> 3. 了解牙列缺损义齿修复患者的护理评估、辅助检查及治疗要点。
> 4. 运用本章所学知识为牙列缺损义齿修复患者实施整体护理。

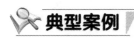 典型案例

患者,男,30岁,因左下后牙龋坏拔除后3个月,现来修复科门诊要求镶牙。既往体健,无药物过敏史。检查:36缺失,牙槽嵴丰满,近远中距正常,对合牙无伸长。口腔CBCT示36区牙槽骨正常。诊断:36牙体缺失。经医生介绍后,患者选择种植义齿修复。

问题:
1. 该患者存在的护理诊断有哪些?
2. 该患者行种植义齿修复后健康教育的内容有哪些?

## 第一节 牙列缺损义齿修复患者的护理

**牙列缺损**(defect of dentition)是指在上、下颌牙列的不同部位有不同数目的牙齿缺损,牙列内同时有不同数目的天然牙存在。牙列缺损是口腔修复临床常见的缺损,如未及时修复,可造成缺隙的邻牙倾斜移位,影响口腔功能,或引起龋病、牙周病、颞颌关节功能紊乱等疾患。为了恢复牙列缺损造成的功能障碍和对口颌系统健康的损害,通常采用人工替代材料修复的方法来恢复缺失牙的解剖形态和生理功能。常用的修复方式包括固定义齿、可摘局部义齿、种植义齿等,每种方式有其特定的适用范围和优缺点。

【病因及发病机制】

1. 龋病 龋病若未得到及时治疗,可导致牙齿硬组织不断破坏,造成牙冠部分或全部破坏,形成残冠或残根。如感染继续扩散,可引起根尖周组织病变,出现

根尖脓肿、患牙松动,一部分牙齿因无法治疗而被拔除,造成牙列缺损。

2. 牙周病　因牙周组织逐渐破坏形成牙周袋,牙槽骨吸收等造成牙齿松动、脱落或被拔除,导致牙列缺损。

3. 外伤　跌伤或突如其来的暴力,可导致口内牙齿受伤折断、松动或直接脱落,前牙的发生率较高。严重者可能伴有牙槽嵴或颌骨的缺损。

4. 颌骨疾病　如上下颌骨的各种肿瘤、颌骨骨髓炎等,均可导致牙列缺损。

5. 发育障碍　儿童在生长发育期,因遗传、内分泌障碍、营养不良等影响牙齿及颌骨的发育。牙齿钙化或萌出过程发生障碍,不形成牙胚,或形成牙胚后又因钙化等因素使牙齿不能萌出;或因发育畸形,在颌骨内不稳固而被拔除或过早自行脱落造成牙列缺损。

【护理评估】

1. 健康史　了解和收集患者的全身状况,询问有无药物过敏史或牙用材料过敏史,有无慢性疾病或传染性疾病。

2. 身体状况　患者因牙体、牙列缺损的范围、程度、部位、数量的不同,可有不同的症状和体征。

(1)咀嚼功能减退:受缺牙数量、部位及持续时间的影响,如前牙缺失的切割功能及后牙缺失的磨碎功能,且久未修复的个别牙缺失,因邻牙向缺隙侧倾斜,移位及对颌牙伸长而致咬合紊乱,咀嚼功能减退。

(2)牙周组织改变:缺牙后久未修复,出现邻牙牙间间隙,继发龋病、牙周袋等症状。

(3)发音功能障碍:前牙缺失影响发音的准确性及清晰度,特别是唇音、舌音、舌齿音等。

(4)颞下颌关节病变:长期、多数后牙缺失,且久未修复,有可能造成颞下颌关节的病变,如关系紊乱,下颌不能正常行使功能;偏侧咀嚼肌张力不平衡;多数牙缺失不能维持正常咬合垂直距离;咀嚼肌失去正常张力及关节盘突关系失调。

3. 辅助检查　通过X线片检查,了解患者患牙当前情况或治疗情况。

4. 心理-社会状况　评估患者对修复治疗的认知情况,对修复体的期望程度,是否存在紧张、恐惧心理,对修复治疗必要的牙体制备有无足够的思想准备。了解患者的经济状况及文化背景。

【治疗要点】

牙体缺损采用义齿进行修复。按照其固位方式不同,分为固定义齿、可摘局部义齿和种植义齿三种。

1. 固定义齿　利用缺牙间隙相邻两侧或一侧的天然牙或牙根作为基牙,通过其上的固定体将义齿粘固于天然牙上,患者不能自行取戴,故称为固定义齿。

2.可摘局部义齿 利用天然牙与黏膜作为支持,通过基托和固位体卡环将义齿固定在牙列内,患者可以自行取戴,故称可摘局部义齿,又称活动义齿。

3.种植义齿 种植义齿是将金属钛的种植体植入缺失牙部位牙槽嵴下方的颌骨内,种植体表面与骨组织形成紧密结合,稳固的种植体相当于人工牙根,与上方的义齿人工牙连接,起到固定义齿、承受咬合力的作用。牙列缺损者的种植义齿多数采用黏结或螺丝固定的方式,患者不需摘戴义齿,感觉舒适,使用方便,功能效果好。

【常见护理诊断/问题】

1.恐惧 与陌生的治疗环境及惧怕磨牙有关。

2.组织完整性受损 与牙列缺损所致有关。

3.语言沟通障碍 与牙列缺损导致发音不清有关。

4.知识缺乏 缺乏对修复治疗方面的相关知识。

【护理目标】

1.患者的紧张、担忧心理减轻或消除。

2.患者了解修复治疗的相关知识。

3.患者能积极接受治疗和护理,使组织完整性得到修复。

【护理措施】

1.接诊前的准备 根据需要备齐修复治疗用物及药品,摆放在固定位置。了解当日医师出诊情况、患者预约情况、修复体情况等。

2.接诊工作 对初次就诊的患者应了解患者的主诉及牙列缺损情况,修复前的准备是否完成。

3.护理配合 护士在修复治疗过程中应根据治疗需要,及时增减器械及传递所需用物,主动配合。

本节主要介绍可摘局部义齿的护理。

(1)牙体预备的护理:包括治疗前准备和协助牙体预备,治疗前准备需要引导患者入椅位,戴胸巾,根据需要调节椅位及光源;医师进行牙体预备前,向患者解释治疗操作过程,以取得患者配合。协助牙体预备是指医师根据修复设计的需要,对支持凹、隙卡沟进行预备时,协助选择、更换砂石针及金刚砂车针,牵拉口角、暴露术区、吸唾等。

(2)制取印模的护理:可摘局部义齿必须在口外模型上制作,因此必须首先取得口腔软硬组织的印模,灌注成与口腔形态完全一致的模型。主要包括以下几个过程:①选择托盘:牙体预备完成后,取印模前要按患者牙弓的大小、形状、高度、缺牙的数目、部位以及印模材料的不同来选择托盘。要求托盘与牙弓内、外侧应有3~4 mm间隙,以容纳印模材料。上颌托盘后缘应盖过最后一个磨牙后垫区。

如托盘的高度及长度不足,可用蜡添加。应选择有孔及边缘有倒凹的托盘,防止印模材料与托盘剥脱。如果使用平底无孔托盘,应在边缘加蜡或者贴一圈胶布形成倒凹。如无合适的托盘,也可为患者制作个别托盘。②印模材料选择:根据可摘局部义齿制作要求选择藻酸盐印模材料或硅橡胶印模材料。③取印模体位要求:取上颌印模时,让患者坐直或微仰,避免印模材料向后流动刺激患者软腭;取下颌印模时,患者头稍向前倾。④调拌印模材料:取适量藻酸盐材料粉剂放于橡皮碗内,按比例加适量清水,用调拌刀调匀。为避免材料与托盘分离,有的材料要求取模前在托盘组织面及边缘涂上黏合剂,然后取适量的硅橡胶糊剂及催化剂于调拌纸上,用塑料调拌刀调和,调匀后放入托盘。⑤取印模的方法:将调拌好的印模材料盛入托盘中,取上颌印模时,右手持托盘,以旋转方式从左侧口角斜行旋转放入口内,使托盘的后部先就位,前部后就位,可使过多的印模材料从前部排出。托盘柄要对准面部中线,也可以将托盘由前向后轻轻加压,使印模材料由后部排出。以同样方法制取下颌印模,嘱患者轻微抬舌并前伸和左右摆动,切勿过分抬高舌尖,以免影响舌侧口底部印模边缘的准确度。

(3)义齿试戴护理配合:①仔细核对患者姓名、病历及义齿,安排患者于治疗椅上。将已完成的义齿放入检查盘内,备齐所需用物。②医师调磨义齿基托倒凹及过长的边缘时,应用强力吸引器吸去磨除的碎屑。个别卡环需要调整,按医嘱传递所需牙用钳。在医师试戴调磨过程中,及时添加咬合纸,协助更换砂石针。③若义齿基托与组织面不密合或咬合过低,用自凝树脂直接法在口内重衬或恢复咬合接触时,调拌牙托粉或造牙粉。做重衬时,用棉球蘸取液状石蜡供医师涂于患者口腔黏膜的重衬区域,待自凝树脂呈黏丝状时,涂于基托组织面或许增加咬合的合面,将义齿戴入患者口内就位。④义齿经试戴合适后,将义齿在布轮上进行抛光、消毒后交患者戴入。初次戴用可摘局部义齿者,常会感到配戴困难,应教会患者取戴方法。

4.健康教育

(1)使患者了解牙列缺损后及时修复的重要性。

(2)了解修复体戴用后的注意事项:初戴义齿常有异物感、发音不清、咀嚼不便、恶心或呕吐等,告知患者经耐心戴用1~2周后,即可习惯。隐形义齿修复后的定期检查极为关键,患者应定期进行口腔检查,以便医师了解义齿的情况。发现基牙松动或者基托下黏膜发红时,应该停用义齿。

(3)掌握可摘局部义齿的使用及保护方法:可摘戴义齿不宜强力摘戴,以免卡环变形。戴义齿时不要用牙咬合就位,以免卡环变形或义齿折断。初戴义齿时,让患者最好不吃硬食,也不宜咬切食物,先练习吃软食物,以便逐渐适应。

(4)保持义齿清洁:在饭后及睡前应取下可摘义齿刷洗干净。可用清水蘸肥皂刷洗,也可用牙膏刷洗,以免食物残渣沉积于义齿上。夜间应将义齿取下放入冷水杯中,切忌放入沸水或乙醇等药液中。

(5)义齿不能长期不戴,否则会因变形而不能使用。义齿戴用几年后,如出现松脱、摩擦痛等,应到口腔修复科就诊,不要勉强使用,以免损伤邻牙或其他口腔组织。

【护理评价】

通过治疗和护理措施的实施,评价患者是否达到:对修复治疗的方法及相关知识有所了解;能积极接受治疗和护理,使组织完整性得到修复。

## 第二节 种植义齿患者的护理

**种植义齿**(dental implant)是将与人体有良好组织相容性的纯钛种植体,通过微创手术植入缺牙部位,经过一段时间达到骨整合后,再在人工牙根上连接义齿以修复缺失的牙齿。它属于当今口腔医学精尖技术,被誉为人类的"第三副牙齿",由下部的牙种植体和上部的人工义齿组成。它能显著地提高患者的咀嚼功能,且感觉舒适、似真牙,许多常规义齿难以解决的疑难修复临床病例通过种植义齿均能得到满意疗效。

【病因及发病机制】

因各种原因造成的上下颌无牙或部分、个别牙缺失,邻牙不宜作基牙或为了避免邻牙受损,通过种植牙根与骨界面的骨性结合,在人工牙根的基础上完成牙体的修复,使其行使正常牙的各种功能,更好地满足患者义齿修复后的局部外形、咀嚼功能和舒适感。

【护理评估】

1. 健康史　了解有无种植牙的禁忌证,如高血压、某些心脏病、支气管哮喘等呼吸道疾病、甲状腺功能亢进、糖尿病等内分泌系统及神经精神方面的异常等。

2. 身体状况　牙齿缺失,咀嚼功能障碍,在不同程度上影响患者的发音、语言及面部外形等功能。

3. 辅助检查　X线检查种植区有无埋伏牙、残根,有无引起颌骨囊肿、炎症、良恶性肿瘤及其他骨异常改变。

4. 心理-社会状况　应了解患者种植义齿的理由及渴望,对种植义齿的要求是否合理,向患者解释、说明种植义齿的利弊及常见并发症,告知患者义齿修复后的注意事项,从而延长义齿的使用年限。

【治疗要点】

1. 局部和全颌种植义齿上部结构的分类设计。

2. 局部和全颌种植义齿上部结构的制作。

【常见护理诊断/问题】

1. 出血　与术中黏膜和黏膜下剥离损伤有关。

2. 疼痛　与术中剥离或种植牙根压迫损伤颊神经有关。

3. 潜在并发症　如伤口裂开、伤口感染等。

4. 知识缺乏　缺乏种植义齿相关方面的知识。

【护理目标】

1. 患者的紧张、担忧心理减轻或消除。

2. 患者了解种植义齿治疗的相关知识。

3. 患者能在种植义齿期间进行自我口腔健康维护。

【护理措施】

## (一) 一期种植手术的护理

1. 种植手术的前期准备

(1) 检查缺牙的部位、间隙大小、牙槽骨的宽度、牙槽嵴状况和黏膜组织状况,根据其大小、宽度和高度选择种植体。

(2) 通过放射检查了解牙槽骨密度、数量及有无疾病,通常只要患者牙周状况允许,都可以进行种植牙修复。

(3) 检查血常规、凝血酶原时间、血糖、乙型肝炎标志物等。

(4) 待以上准备工作全部完成、各项条件符合种植手术要求后,与患者预约手术时间。

2. 种植手术的术前准备

(1) 手术室的准备:手术室采取紫外线灯进行空气消毒。

(2) 种植体的准备:根据病情准备相应的种植体。

(3) 用物及器械的准备:①一般用物:包括手术衣、治疗巾、无菌手套、注射器、敷料等。②手术包:准备包内备种植体配套的外科器械、洞巾、检查盘、牙用镊、探针、刀柄、止血钳、骨膜分离器、拉钩、组织剪、组织镊、不锈钢长度尺、骨锤、小药杯、纱布、棉签、持针器、线剪、缝针、缝线等。③种植机的准备:种植机由控制调整部分、微型电动马达、变速种植机头、冷却水道和脚踏开关组成。术前做好消毒工作并把各部件连接好,接通电源检查机头运转及喷水情况。④药物准备:包括麻药、氯己定含漱液、酒精棉球、碘伏棉球、生理盐水等。⑤患者思想准备:消除患者的紧张感,使其能配合手术的进行。

3. 种植术中的护理配合

(1) 安排好患者,调整椅位及灯光。

(2)让患者用氯己定含漱液含漱 3 次,每次至少 1 min,然后用酒精棉球及碘伏棉球消毒口周及颌面皮肤。

(3)将 X 线片放在读片灯上,便于医生操作。

(4)打开手术包,将灭菌后的种植器械盒及修复器械盒放于无菌区内。

(5)戴无菌手套,协助铺巾,摆好器械。

(6)备碘伏棉球,消毒口内种植区黏膜,准备麻药。

(7)在医生切开分离骨膜时,牵开口角,吸唾,协助暴露术区。

(8)在牙槽脊暴露后,准备持针器及缝线,以备悬吊组织瓣。

(9)在术中,及时吸去冷却水,充分暴露手术区域,以便医生操作。

(10)种植体植入后配合医生进行缝合。

(11)手术完毕后,擦净患者口周血迹,清理用物。

4.种植术后处理

(1)手术完毕,观察患者,检查其全身情况,为预防创面感染,常规应用抗生素 5～7 天。

(2)进行种植义齿修复后的指导:①术后 2 h 方可进食,避免进食过硬及过热的食物。②术后 24 h 内不要刷牙,以免再次损伤引起出血。术后 7～10 天拆除口内缝合线,有特殊情况时请及时随诊。③注意保持口腔卫生,种植牙对口腔卫生要求较高,进食后及时漱口,嘱咐患者采用正确的刷牙方法,必要时可用漱口液含液,避免因感染而致种植体松脱。④协助做好义齿修复后的宣教工作,教会患者自身维护是义齿长久使用及保持良好功能的关键。⑤建立患者资料档案,为复诊及随访提供方便。

## (二)二期手术的护理

1.术前准备拍 X 线片,确定种植体位置及周围骨结合的情况,并检查口腔黏膜的情况。

2.用物及器械准备

(1)一般用物:同一期手术。

(2)特殊器械:牙龈成型基台、环形切刀、修复螺丝刀等。

3.术中配合

(1)嘱患者用氯己定含漱液漱口。

(2)切除牙龈,暴露种植体顶部位置,根据种植体型号选择牙龈成型基台,固定于种植体上,7～10 天后再行冠修。

## (三)健康教育

做好患者术前思想工作,了解种植牙的相关情况,如修复目的、手术过程、完成义齿修复所需要的时间、种植后的维护及种植效果等。通常情况下，患者需要签种植义齿的手术同意书。应教会患者如何进行口腔护理，使患者了解到种植牙和口腔真牙同属一个功能整体，两者相互影响，因此，在强调种植牙维护的同时，真牙的龋坏或牙周病也需及时治疗。定期复查，检查种植牙有无松动，并对种植牙作必要的清洁处理。改变不良咬合习惯，避免种植牙发生创伤。改变不良生活习惯，如吸烟、酗酒、偏食及糖尿病、肾脏疾病等都可影响种植牙的近期或远期效果。

【护理评价】

通过治疗和护理措施的实施，评价患者是否达到：对种植义齿修复治疗的方法及相关知识有所了解；能愉快地接受治疗和护理，使组织完整性得到修复。

### 复习思考题

1. 牙列缺损义齿修复的护理配合要点有哪些？如何进行健康教育？
2. 种植义齿修复后的健康教育内容有哪些？

（戴晓英）

# 第二十三章 口腔正畸科常见疾病患者的护理

**学习目标**

1. 掌握正畸治疗患者的档案资料收集管理、护理措施及健康指导。
2. 熟悉正畸治疗的概念及错𬌗畸形的病因。
3. 了解正畸治疗患者的护理评估、辅助检查和矫治要点。
4. 运用本章所学知识为正畸治疗患者实施整体护理。

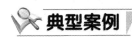

患儿,女,12岁,因牙列不齐至门诊正畸科就诊,其母诉孩子喜好吃软食且有咬唇、偏侧咀嚼等习惯。初步检查:恒牙列,磨牙远中关系,尖牙远中关系,上下牙列不齐,前牙深覆牙合、深覆盖,上中线居中,下中线左偏约 1 mm,建议门诊行正畸矫治。

问题:
1. 该患儿存在哪些护理诊断/问题?
2. 该患儿接受正畸矫治后健康宣教的重点有哪些?

## 第一节 正畸档案资料的管理

为各年龄段牙性畸形诊治,诊疗过程中需对每一位患者都进行精心、严格的矫治设计并建立治疗档案。

1. **一般资料** 初诊患者要求采集基本资料,包括姓名、性别、出生年月、民族、职业、地址及联系方式等。

2. **病历资料** 包括主诉、家族遗传史、个人疾病史等。记录患者的症状、体征,口内检查包括牙列式、前后牙咬合关系、上下牙弓及𬌗曲线;颜面检查包括面部有无畸形、是否对称等。

3. **影像资料** 建立患者的个人档案,将其面部照相及影像学检查等电子资料拷贝归档。

4. **模型资料** 根据记存模型要求修整模型,按照患者个人档案号对模型进行编号,并标记患者个人信息及取模时间。

## 第二节　正畸患者的护理

正畸(orthodontics)是指矫正牙齿、解除错𬌗畸形,其主要研究错𬌗畸形的病因及发病机制,诊断分析及其预防和治疗。错𬌗畸形(malocclusion deformity)是指儿童生长发育过程中,由先天遗传因素或后天环境因素导致的牙齿排列不齐、上下牙弓和𬌗关系异常、颌骨大小形态位置异常、面部畸形等,错𬌗畸形与牙周病、龋齿一起被列为口腔三大常见病,其患病率高达50%。错𬌗畸形的矫治目标是平衡、稳定和美观。

【病因及发病机制】

错𬌗畸形的病因及发病机制较为复杂,可能由单一因素及单一机制起作用,也可能为多种因素或多种机制共同作用的结果,概括起来可分为遗传因素和后天因素两大方面。

1. 遗传因素　在错𬌗畸形的病因中所占比例较高,主要源于种族食物结构的变化、咀嚼器官的退化及个体发育不同。

2. 后天因素　是指出生后由环境及其他尚未预测的因素造成。

(1)先天性的缺牙或额外牙:出生后的某些急慢性疾病对颌骨及牙齿的影响,如维生素D缺乏引起钙磷代谢障碍可导致颌骨、牙弓发育畸形,临床上常呈下颌前突、下颌角大、前牙开颌、牙列拥挤等错牙合表现。

(2)口腔不良习惯:如咬唇习惯、吮指习惯、偏侧咀嚼及啃物习惯等,均可造成错𬌗畸形的发生。

(3)儿童替牙期:常因局部障碍造成错𬌗畸形,如乳牙早失、乳牙滞留、恒牙的早萌等是造成错𬌗畸形常见的局部因素。

【护理评估】

1. 健康史　询问有无与错𬌗畸形的形成与发展有关的全身性疾病史,如某些慢性疾病、营养不良性佝偻病等;有无家族遗传史;有无导致错𬌗畸形的口腔不良习惯、饮食习惯以及乳恒牙、替牙期的局部障碍。

2. 身体状况　错𬌗畸形的表现多种多样,主要包括以下症状和体征:

(1)个别牙齿错位:包括牙的唇向错位、颊向错位、舌向错位、腭向错位、近中错位、远中错位、高位、低位、转位、易位、斜轴等。

(2)牙弓形态和牙齿排列异常:包括牙弓狭窄、腭盖高拱、牙列拥挤、牙列稀疏等。

(3)牙弓、颌骨、颅面关系的异常:包括前牙开𬌗、双颌前突、下牙弓前突、前牙反𬌗、上颌前突及下颌后缩等。

3.辅助检查 根据病史、牙颌面的检查及X线片资料,分析其病因,作出分类诊断及矫治设计。诊断是对资料综合分析后取得的,因此应包括:

(1)收集全部病史资料和检查所得,分析形成错𬌗畸形的因素和机制。

(2)根据错𬌗畸形的临床表现和X线测量分析得出颅面结构及错𬌗特征。

(3)通过模型测量分析得出排齐牙列建立正常合关系所需间隙。

(4)通过腕骨X线片分析患者生长发育潜能。

4.心理-社会状况 多数家长及患者对该病认识不足造成就医不及时,因此,一方面,要人们能够正确地认识到错𬌗畸形可影响牙𬌗、颌骨、颌面的发育,造成不同程度的口腔、语言、面部外形及消化系统的功能障碍;另一方面,有些错𬌗畸形严重影响外貌,造成患者的自卑感和孤僻,甚至造成严重的心理、精神障碍。要注意评估患者对疾病的认知程度及情绪变化,选择适当的治疗时机和治疗方法,以获得较为满意的效果。

【治疗要点】

1.预防矫治 采用多种措施来预防各种错𬌗畸形的发生。儿童萌牙后要定期进行口腔检查,做到早发现、早干预,如口腔不良习惯的早期纠正、龋病的早期治疗、乳牙早失的缺隙保持以及滞留牙、多生牙的及时拔除等,能有效防止错𬌗畸形的发生。

2.阻断矫治 错𬌗畸形发生的早期,可通过简单的方法进行早期矫治,阻断错𬌗畸形的发展,使颌面的发育导向正常,常称阻断矫治。如早期牙源性前牙反𬌗使用简单合垫舌簧矫正器矫治,防止向严重的骨骼畸形发展。

3.一般矫治 是口腔正畸矫治中最多见的,根据不同牙颌面畸形选用各类矫治器,如固定矫治器、可摘矫治器、功能矫治器等。

4.外科矫治 是指对生长发育完成后的严重的骨源性错𬌗畸形需采用外科手术的方法来矫正其错𬌗,称为正颌外科或外科正畸。

【常见护理诊断/问题】

1.自我形象紊乱 与错𬌗畸形导致面部畸形影响美观有关。

2.焦虑 与患者担心正畸治疗的效果有关。

3.疼痛 与矫治器的机械力作用使口腔黏膜破损或形成溃疡有关。

4.知识缺乏 患者缺少正畸治疗期间口腔的自我保健相关知识。

【护理目标】

1.患者的紧张、担忧心理减轻或消除。

2.患者了解正畸治疗的方案步骤和相关知识。

3.患者能在正畸治疗期间进行自我口腔健康维护。

【护理措施】

1. 矫正装置　佩戴前拔牙的患者,若出现矫正初期的拔牙区疼痛、出血、感染等症状,应及时就诊,请临床医生作进一步处理。

2. 矫正器的佩戴　对患者的进食、语言、美观等可产生不同程度的影响,因此,应指导患者矫正期间勿进食过硬、过黏的食物,不做啃咬的动作等。

3. 保持口腔清洁　掌握口腔清洁的正确方式,包括如何刷牙,必要时需至门诊就诊,进行口腔清洗。

4. 心理护理　耐心向患者介绍正畸矫治的方案和步骤,使其树立信心,尽快解除患者的焦虑情绪。

5. 家长协助或督促患者严格执行医嘱的各项要求,按医嘱佩戴橡皮圈及按预约时间复诊等。

【护理评价】

通过治疗和护理措施的实施,评价患者是否能够达到:了解正畸治疗的方案、步骤及相关知识;依从性良好,积极配合治疗;正畸治疗期间进行正确的口腔健康维护。

### 知识链接

#### 错𬌗畸形矫正时机

一般来讲,乳牙反𬌗,应在4岁左右开始矫正,多数人可以恢复正常。但也有儿童由于遗传等因素的影响,换牙之后又出现反𬌗,即使如此,乳牙期的矫治也是必要的,因为可以减轻畸形的严重程度和对颌骨的影响。对于轻度骨性错𬌗畸形,一般在12~14岁,乳牙刚刚替换完成时开始矫治。对于严重骨性错𬌗畸形,应在成年后正畸正颌联合治疗。由于每个人错𬌗畸形表现各不相同,故开始矫治的时间也会有差别。因此,定期进行口腔检查,听从医生的指导是非常必要的。对需要进行较复杂矫治的,应到专业的口腔正畸科进行详细的检查、诊断和治疗。

### 复习思考题

1. 错𬌗畸形患者的最佳矫正时间是什么?
2. 错𬌗畸形患者矫正期间的护理措施有哪些?

(戴晓英)

# 附录　中英文名词对照索引

## A
| | |
|---|---|
| 暗适应 | dark adaptation |

## B
| | |
|---|---|
| 白内障 | cataract |
| 鼻 | nose |
| 鼻出血 | epistaxis |
| 鼻窦 | nasal sinuses |
| 鼻疖 | furuncle of nose |
| 鼻腔 | nasal cavity |
| 变应性鼻炎 | allergic rhinitis |
| 病毒性结膜炎 | viral conjunctivitis |
| 玻璃体 | vitreous body |

## C
| | |
|---|---|
| 唇 | lip |
| 唇腭裂 | cleft lip and palate |

## D
| | |
|---|---|
| 单纯疱疹病毒性角膜炎 | herpes simplex keratitis, HSK |
| 倒睫 | trichiasis |
| 低视力 | low vision |

## E
| | |
|---|---|
| 耳 | ear |
| 耳聋 | deaf |
| 耳鸣 | tinnitus |

## F
| | |
|---|---|
| 房水 | aqueous humor |
| 分泌性中耳炎 | secretory otitis media |

## G

| | |
|---|---|
| 干眼症 | dry eye syndrome |
| 根尖周病 | periapical disease |
| 巩膜 | sclera |
| 共同性斜视 | concomitant strabismus |
| 鼓膜 | ear drum |
| 鼓膜外伤 | injury of tympanic membrane |
| 固有口腔 | cavum oris proprium |
| 冠周炎 | pericoronitis |

## H

| | |
|---|---|
| 恒牙 | permanent teeth |
| 喉 | larynx |
| 喉阻塞 | laryngeal obstruction |
| 黄斑 | macula lutea |

## J

| | |
|---|---|
| 激光 | laser light |
| 急性鼻窦炎 | acute sinusitis |
| 急性闭角型青光眼 | acute angle-closure glaucoma |
| 急性扁桃体炎 | acute tonsillitis |
| 急性喉炎 | acute laryngitis |
| 急性化脓性中耳炎 | acute suppurative otitis media |
| 急性会厌炎 | acute epiglottitis |
| 急性细菌性结膜炎 | acute bacterial conjunctivitis |
| 颊 | cheek |
| 睑板腺囊肿 | chalazion |
| 睑闭合不全 | lagophthalmus |
| 睑内翻 | entropion |
| 睑腺炎 | hordeolum |
| 角膜 | cornea |
| 结膜 | conjunctiva |
| 近视 | myopia |
| 晶状体 | lens |

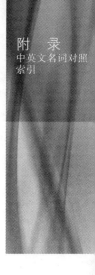

## K

| | |
|---|---|
| 口腔 | oral cavity |
| 口腔单纯疱疹 | oral herpes simplex |
| 口腔颌面部 | oral and maxillofacial region |
| 口腔念珠菌病 | oral candidosis |
| 口腔前庭 | vestibule of month |

## L

| | |
|---|---|
| 泪器 | lacrimal apparatus |
| 裂隙灯显微镜 | slit-lamp biomicroscope |

## M

| | |
|---|---|
| 麻痹性斜视 | paralytic strabismus |
| 慢性鼻窦炎 | chronic sinusitis |
| 慢性鼻炎 | chronic rhinitis |
| 慢性扁桃体炎 | chronic tonsillitis |
| 慢性化脓性中耳炎 | chronic suppurative otitis media |
| 慢性咽炎 | chronic pharyngitis |
| 盲 | blind |
| 梅尼埃病 | Meniere disease |
| 免疫性结膜炎 | Immunologic conjunctivitis |

## N

| | |
|---|---|
| 年龄相关性白内障 | age-related cataract |
| 年龄相关性黄斑变性 | age-related macular degeneration, ARMD |

## P

| | |
|---|---|
| 葡萄膜 | uvea |

## Q

| | |
|---|---|
| 气管切开术 | tracheotomy |
| 青光眼 | glaucoma |
| 屈光不正 | refractive error |
| 龋病 | dental caries |

## R

| | |
|---|---|
| 乳牙 | deciduous teeth |
| 弱视 | amblyopia |

## S

| 三叉神经痛 | trigeminal teeth, TN |
| 散光 | astigmatism |
| 嗓音保健 | voice health |
| 沙眼 | trachoma |
| 上睑下垂 | ptosis |
| 舌 | tongue |
| 食管异物 | esophageal foreign body |
| 视力 | visual acuity |
| 视路 | visual pathway |
| 视盘 | optic disc |
| 视网膜 | retina |
| 视网膜静脉阻塞 | retinal vein occlusion, RVO |
| 视网膜脱离 | retinal detachment, RD |
| 视网膜中央动脉阻塞 | central retinal artery occlusion, CRAO |
| 视野 | visual field |
| 手足口病 | hand-foot-and-mouth disease, HFMD |

## T

| 糖尿病性白内障 | diabetic cataract |
| 糖尿病性视网膜病变 | diabetic retinopathy, DR |

## W

| 外鼻 | externa nose |
| 外耳道炎 | externa otitis |

## X

| 细菌性角膜炎 | bacterial keratitis |
| 先天性白内障 | congenital cataract |
| 先天性青光眼 | congenital glaucoma |
| 斜视 | strabismus |

## Y

| 牙拔除术 | extraction of teeth |
| 牙髓病 | dental pulp disease |
| 牙龈 | gingiva |
| 牙龈炎 | gingivitis |

| | |
|---|---|
| 牙种植术 | dental implants surgery |
| 牙周炎 | periodontitis |
| 咽 | pharyngeal |
| 眼部化学烧伤 | ocular chemical injury |
| 眼钝挫伤 | ocular blunt trauma |
| 眼睑 | eye lids |
| 眼内压 | intraocular pressure |
| 眼外肌 | extraocular muscle |
| 翼状胬肉 | pterygium |
| 吲哚青绿血管造影 | indocyanine green angiography, ICGA |
| 荧光素血管造影 | fundus fluorescence angiography, FFA |
| 远视 | hyperopia |

## Z

| | |
|---|---|
| 真菌性角膜炎 | fungal keratitis |
| 助听器 | hearing aid |
| 阻塞性睡眠呼吸暂停低通气综合征 | obstructive sleep apnea-hypopnea syndrome, OSAHS |

# 参考文献

[1] 赵堪兴.眼科学(第8版)[M].北京:人民卫生出版社,2013.
[2] 王宇鹰.眼耳鼻咽喉口腔科护理学[M].北京:人民卫生出版社,2014.
[3] 王珊珊.五官科护理学[M].北京:中国医药科技出版社,2015.
[4] 牛卫东.眼耳鼻咽喉口腔科护理学(第2版)[M].北京:人民军医出版社,2012.
[5] 刘家琦.实用眼科学(第3版)[M].北京:人民卫生出版社,2010.
[6] 蒋小剑.五官科护理[M].北京:北京出版社,2014.
[7] 陈明全.眼耳鼻喉口腔科护理学[M].天津:天津科学技术出版社,2013.
[8] 席淑新.眼耳鼻咽喉口腔科护理学(第3版)[M].北京:人民卫生出版社,2012.
[9] 叶文忠.五官科护理学[M].郑州:河南科学技术出版社,2012.
[10] 席淑新,陶磊.实用耳鼻咽喉头颈外科护理学[M].北京:人民卫生出版社.2014.
[11] 徐淑秀.眼耳鼻咽喉口腔科护理学[M].合肥:安徽科学技术出版社,2010.
[12] 陈燕燕.眼耳鼻咽喉口腔科护理学(第3版)[M].北京:人民卫生出版社,2014.
[13] 杜礼安.五官科护理学[M].北京:化学工业出版社,2014.
[14] 席淑新,赵佛容.眼耳鼻咽喉口腔科护理学(第4版)[M].北京:人民卫生出版社,2017.
[15] 李敏.眼耳鼻咽喉口腔科护理学[M].北京:人民卫生出版社,2014.
[16] 唐丽玲.眼耳鼻咽喉口腔科护理学[M].南京:江苏科学技术出版社,2013.
[17] 王直中.耳鼻咽喉头颈外科手术彩色图解[M].南京:江苏科学技术出版社,2013.
[18] 房民琴,王志英.五官科护理学[M].北京:中国医药科技出版社,2016.
[19] 任重.眼耳鼻咽喉口腔科护理学[M].北京:人民卫生出版社,2006.
[20] 陈明全.眼耳鼻咽喉口腔科护理学[M].天津:天津科学技术出版社,2014.
[21] 肖跃群.眼耳鼻咽喉口腔科护理(第2版)[M].北京:人民卫生出版社,2014.